贝塞斯达临床血液学手册

The Bethesda Handbook of Clinical Hematology

第 3 版

原　著　Griffin P. Rodgers

Neal S. Young

主　译　陈文明

北京大学医学出版社

BEISAISIDA LINCHUANG XUEYEXUE SHOUCE（DI 3 BAN）

图书在版编目（CIP）数据

贝塞斯达临床血液学手册：第 3 版 /（美）格里芬·罗杰斯
（Griffin P. Rodgers），（美）尼尔·杨（Neal S. Young），原著；
陈文明主译 . —北京：北京大学医学出版社，2018. 1
　　书名原文：The Bethesda Handbook of Clinical Hematology
　　ISBN 978-7-5659-1666-3

　　Ⅰ . ①贝… 　Ⅱ . ①格… ②尼… ③陈… 　Ⅲ . ①血液病 –
诊疗 – 手册 　Ⅳ . ① R552-621

中国版本图书馆 CIP 数据核字（2017）第 213773 号

北京市版权局著作权合同登记号：图字：01-2016-5258

The Bethesda handbook of clinical hematology, 3rd Edition
Griffin P. Rodgers, Neal S. Young
ISBN 978-1-4511-8270-5
© 2013 by Lippincott Williams & Wilkins, A Wolters Kluwer business
© 2010 by LIPPINCOTT WILLIAMS & WILKINS, a WOLTERS KLUWER business
©2005, First Edition, Lippincott Williams & Wilkins
This is a simplified Chinese translation published by arrangement with Wolters Kluwer Health
Inc., USA. Wolters Kluwer Health did not participate in the translation of this title and therefore
it does not take any responsibility for the inaccuracy or errors of this translation.
Simplified Chinese translation Copyright © 2018 by Peking University Medical Press. All Rights
Reserved.

贝塞斯达临床血液学手册（第3版）

主　　译：陈文明
出版发行：北京大学医学出版社
地　　址：（100191）北京市海淀区学院路38号　北京大学医学部院内
电　　话：发行部 010-82802230；图书邮购 010-82802495
网　　址：http://www.pumpress.com.cn
E - m a i l：booksale@bjmu.edu.cn
印　　刷：北京圣彩虹制版印刷技术有限公司
经　　销：新华书店
责任编辑：陈 奋 袁帅军　　责任校对：金彤文　　责任印制：李 啸
开　　本：880mm×1230mm　　1/32　　印张：22　　字数：672千字
版　　次：2018年1月第1版　2018年1月第1次印刷
书　　号：ISBN 978-7-5659-1666-3
定　　价：120.00元
版权所有，违者必究
（凡属质量问题请与本社发行部联系退换）

译校者名单

主　　译　　陈文明　首都医科大学附属北京朝阳医院
秘　　书　　高　文　首都医科大学附属北京朝阳医院
译校者名单　（按姓名汉语拼音排序）

陈文明　首都医科大学附属北京朝阳医院

高　大　内蒙古医科大学附属医院

侯　健　第二军医大学长征医院

侯　明　山东大学齐鲁医院

胡建达　福建医科大学附属协和医院

胡　豫　武汉协和医院

金　洁　浙江大学医学院附属第一医院

景红梅　北京大学第三医院

赖永榕　广西医科大学附属第一医院

李建勇　江苏省人民医院

李　剑　北京协和医院

李　娟　中山大学附属第一医院

李　薇　吉林大学白求恩第一医院

刘代红　中国人民解放军总医院

刘卓刚　中国医科大学附属盛京医院

马梁明　山西医科大学附属山西大医院

秘营昌　中国医学科学院血液病医院

任汉云　北京大学第一医院

邵宗鸿　天津医科大学总医院

沈晓梅　云南省第一人民医院

王学峰　上海交通大学医学院附属瑞金医院

魏旭东　河南省肿瘤医院

吴德沛　苏州大学附属第一医院

吴润晖　首都医科大学附属北京儿童医院

肖志坚　中国医学科学院血液病医院

许兰平　北京大学人民医院

杨林花　山西医科大学第二医院

周剑峰　华中科技大学同济医学院附属同济医院

朱　军　北京大学肿瘤医院

参译者名单（按姓名汉语拼音排序）

何天珩　首都医科大学附属北京朝阳医院

李　洁　首都医科大学附属北京朝阳医院

林泽宇　首都医科大学附属北京朝阳医院

司美佳　首都医科大学附属北京朝阳医院

王桐桐　首都医科大学附属北京朝阳医院

吴晓晓　首都医科大学附属北京朝阳医院

谢　悦　首都医科大学附属北京朝阳医院

张之尧　首都医科大学附属北京朝阳医院

周慧星　首都医科大学附属北京朝阳医院

统　　筹　王云亭

策　　划　黄大海

主译简介

陈文明，主任医师，教授，医学博士，博士生导师。首都医科大学附属北京朝阳医院血液科主任；北京市多发性骨髓瘤医疗研究中心主任；首都医科大学血液病学系主任。《医学参考报》检验医学频道编辑部主任。国际骨髓瘤工作组顾问，中国多发性骨髓瘤工作组专家；中国中西医结合学会血液病分会常委；中国医师协会血液科医师分会委员、中华医学会血液学分会造血干细胞移植学组成员、中国抗癌协会血液肿瘤分会委员；中国免疫学会血液免疫分会委员。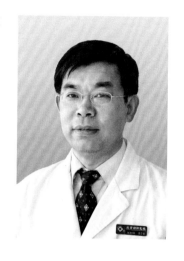先后获国家科技重大专项、国家自然科学基金、国家"十一五"支撑计划、北京市自然科学基金等 10 余项资助，发表学术论文 150 余篇。

译者前言

  《贝塞斯达临床血液学手册》（第 3 版）由世界知名专家 Griffin P. Rodgers 教授 [美国国家糖尿病、消化与肾病研究所（NIDDK）主席，美国国立卫生研究院心肺血液研究所（NIH-NHLBI）分子与临床血液学分部主席] 及 Griffin P. Rodgers 教授 [美国国立卫生研究院心肺血液研究所（NIH-NHLBI）血液学分部主席] 共同主编，他们均来自美国马里兰州贝塞斯达市。本书由 50 余名美国知名血液学专家参与编写，全书共有 30 章节，涵盖血液系统各类疾病。本手册最新一版为第 3 版，深受美国血液专科医师的青睐，是中青年血液专科医师必备的工具书，也是其他专科医师重要的参考书籍。

  尽管国内也有一些血液学专著，但是内容不够精简，不利于临床医师查阅使用。为了给中国的血液科医师提供一本实用性强的参考书，我们组织国内各医院对相关疾病有深入研究的专家翻译了本手册，以求达到与原著相似的风格。在此对于各位专家对本书付出的心血表示衷心的感谢！

  由于血液系统疾病的研究进展非常快，本书不追求最新进展，但求实用，所以本手册没有涵盖目前血液学的所有进展，是其不足之处，但求再版时更新。

陈文明

中国医药教育协会血液学专业委员会主任委员

首都医科大学附属北京朝阳医院血液科主任

首都医科大学血液学系主任

2017 年 12 月于北京

原著前言

生命短暂，艺术永恒。
—Hippocrates c. 460-357 BC

血液和骨髓样本的方便可及性使血液学成为历史上内科学基础研究的先驱学科。由于其诊疗与中心实验室的密切关系，血液学在国立卫生研究院蓬勃发展。来自贝塞斯达各研究所的研究人员通过对常见病或罕见疾病患者的研究，建立了相关疾病严格的诊疗规范与评估标准，对血液学的发展做出了卓著贡献。血液学研究已经逐渐培养出一套科学的研究体系，不仅涉及实验室结果的评估，还涉及民众对血液系统疾病认知的普及及其最新研究成果的临床转化。大华盛顿地区的医疗机构和个人之间的科研培训以及患者教育大大推进了学科的发展。

本手册的目的是使临床实践知识方便可及，图文并茂，以便临床应用。本手册广泛适用于血液学或肿瘤学专业的医学生、住院医师、研究员，以及涉及血液病诊疗的内科医生、家庭医生和儿科医生。我们特邀领域内认可的临床专家以及当前在血液学研究和血液学患者日常管理中有丰富经验的高级研究员作为该手册的作者，并鼓励使用表格、公式及有意义的图形和文本结构，对相关疾病的核心知识进行呈现。本手册按疾病类别和血液病会诊常见疾病汇集成册，并额外整理了现代诊疗手段与诊疗方法作为独立章节，方便临床与研究人员应用。

本手册第 3 版的顺利出版得益于读者的大力支持和建设性意见，更重要的是，在互联网时代广大读者对纸质书的坚持。该手册的重点是为从业人员提供各级培训的实用、权威、最新的血液病诊断和治疗依据以及血液学会诊问题的指导。随着学科领域的进步，血液学的许多方面已与内科多有交叉，但是血液学仍然是复杂并具有挑战性的——从新型抗凝剂到对曾经致命的恶性疾病（如慢性粒细胞白血病和再生障碍性贫血）的日常管理均有其特殊性。

此次再版对所有章节都进行了修订和更新。我们期待读者们的建议与指正。

Griffin P. Rodgers，MD，MACP

Neal S. Young,MD，MACP

免责声明：Rodgers 博士和 Young 博士作为编辑和作者的工作是在他们作为美国政府雇员的范围之外进行的。 他们的工作代表了他们的个人和专业观点，不一定是美国政府的观点。

原著者名单

Jame Abraham, MD *Mary Babb Randolph Cancer Center, West Virginia University, Morgantown, West Virginia*

Georg Aue, MD *Staff Clinician, Hematology Branch, National Heart Lung and Blood Institute, National Institutes of Health, Bethesda, Maryland*

A. John Barrett, MD *Chief, Allogeneic Stem Cell Transplantation Section, Hematology Branch, National Heart, Lung and Blood Institute National Institutes of Health, Bethesda, Maryland*

Minoo Battiwalla, MD, MS *Staff Clinician, Hematology Branch, National Heart, Lung and Blood Institute, National Institutes of Health, Bethesda, Maryland*

Charles D. Bolan, Jr. *Professor, Department of Medicine, Uniformed Services University of the Health Sciences; Program Director, Hematology Fellowship, Hematology Branch, National Heart, Lung and Blood Institute, National Institutes of Health—Clinical Center, Bethesda, Maryland*

Richard W. Childs, MD *Chief, Section of Transplantation Immunotherapy, Hematology Branch, National Heart, Lung and Blood Institute National Institutes of Health—Clinical Center, Bethesda, Maryland*

Michael Craig, MD *Mary Babb Randolph Cancer Center, West Virginia University, Morgantown, West Virginia*

Ronan Desmond, MD *Staff Clinician, Hematology Branch, National Heart, Lung and Blood Institute, National Institutes of Health, Bethesda, Maryland*

Bogdan Dumitriu, MD *Clinical Fellow, Hematology National Heart, Lung and Blood Institute, National Institutes of Health, Bethesda, Maryland*

Cynthia E. Dunbar, MD *Senior Investigator, Hematology Branch, National Heart, Lung and Blood Institute, National Institutes of Health, Bethesda, Maryland*

Mohammed Z.H. Farooqui, D.O *Hematologist, Hematology Branch, Hatfield Clinical Research Center, National Heart, Lung, and Blood Institute, National institutes of Health, Bethesda, Maryland*

Thomas A. Fleisher, MD *Chief, Department of Laboratory Medicine, National Institutes of Health, Bethesda, Maryland*

Patrick F. Fogarty, MD *Director, Penn Comprehensive Hemostasis and Thrombosis Program, Hospital of the University of Pennsylvania, Philadelphia, Pennsylvania*

Peiman Hematti, MD *Associate Professor of Medicine, Department of Medicine, University of Wisconsin-Madison School of Medicine and Public Health, University of Wisconsin Carbone Cancer Center, Madison, Wisconsin*

Matthew M. Hsieh, MD *Staff Clinician, National Heart, Lung and Blood Institute, National Institutes of Health, Bethesda, Maryland*

Elizabeth A. Jaben, MD *Assistant Professor, Laboratory Medicine and Pathology, Mayo Clinic; Medical Director, Transfusion Medicine, Laboratory Medicine and Pathology, Mayo Clinic Hospital, Phoenix, Arizona*

Elaine S. Jaffe, MD *National Cancer Institute, National Institutes of Health, Bethesda, Maryland*

Abraham S. Kanate, MD *Fellow, Blood and Marrow Transplant Program, Stanford University Hospital, Stanford, California*

Harvey G. Klein, MD *Senior Investigator and Chief, Transfusion Medicine, National Institutes of Health, Bethesda, Maryland*

Jeffrey K. Klotz, MD *Chief, Hematology/Oncology, Madigan Army Medical Center, Tacoma, Washington*

C. Ola Landgren, MD *Senior Investigator, Chief Multiple Myeloma Section, National Cancer Institute, Bethesda, Maryland*

Susan F. Leitman, MD *Chief, Blood Services Section, Department of Transfusion Medicine, National Institutes of Health, Bethesda, Maryland*

Richard F. Little, MD, MPH, *Senior Investigator, Clinical Investigations Branch, National Cancer Institute, Bethesda, Maryland*

Johnson M. Liu, MD, FACP *Professor, Department of Pediatrics, Hofstra North Shore-LIJ School of Medicine, Hempstead, New York; Attending Physician, Department of Pediatrics, Steven & Alexandra Cohen Children's Medical Center of NY, New Hyde Park, New York*

Jay N. Lozier, MD, PhD, FACP *Senior Physician, Department of Laboratory Medicine, NIH Clinical Center, Bethesda, Maryland*

Jaroslaw P. Maciejewski, MD, PhD, FACP *Staff Physician, Cleveland Clinic Department of Hematologic Oncology and Blood Disorders, Department Chair, Department of Translational Hematology and Oncology Research, Taussig Cancer Institute, Professor of Medicine, Cleveland Clinic Lerner College of Medicine, Case Western Reserve University, Cleveland, Ohio*

Harry L. Malech, MD *Chief, Laboratory of Host Defenses, National Institute of Allergy and Infectious Diseases, National Institutes of Health; Senior Investigator, Attending Physician, National Institutes of Health Clinical Center, Bethesda, Maryland*

Vera Malkovska, MD, MRCP, FRCPath *Associate Research Professor of Pediatrics, George Washington University, Washington, DC; Director of Hematology, Washington Cancer Institute, Medstar Washington Hospital Center, Washington, DC*

Elisabet E. Manasanch, MD *Clinical Fellow, Medical Oncology Branch, National Cancer Institute, National Institutes of Health, Bethesda, Maryland*

Jeffery L. Miller, MD *Tenured Investigator, Chief, Section on Molecular Genomics and Therapeutics, Molecular Medicine Branch, National Institute of Diabetes and Digestive and Kidney Diseases, National Institutes of Health, Bethesda, Maryland*

Raul C. Braylan, MD *Chief, Hematology Laboratory, Department of Laboratory Medicine Clinical Center, National Institutes of Health, Bethesda, Maryland*

Pierre Noel, MD *Professor of Medicine, Hematology-Oncology, Mayo College of Medicine, Scottsdale, Arizona*

Matthew J. Olnes, MD, PhD, FACP *Special Volunteer, Hematology Branch, National Heart, Lung and Blood Institute, National Institutes of Health, Bethesda, Maryland; Service Chief, Hematology and Medical Oncology, Alaska Native Tribal Health Consortium, Anchorage, Alaska*

Patricia A. Oneal, MD *Assistant Professor, Medicine, Division of Hematology and Oncology, Howard University, Washington, DC*

Ankur R. Parikh, D.O *Special Volunteer, Hematology Branch, National Institutes of Health, Bethesda, Maryland; Medical Oncologist/Hematologist, Medical Oncology, Cancer Treatment Centers of America, Philadelphia, Pennsylvania*

Griffin P. Rodgers, MD, MACP *Director, National Institute of Diabetes, Digestive, and Kidney Diseases; Chief, Molecular and Clinical Hematology Branch, National Heart, Lung, and Blood Institute National Institutes of Health, Bethesda, Maryland*

Bartlomiej Przychodzen, BSc *Translational Hematology and Oncology Research, Cleveland Clinic, Taussig Cancer Institute, Cleveland, Ohio*

Roger J. Kurlander, MD *Staff Clinician, Hematology Section, Department of Laboratory Medicine, Clinical Center, National Institutes of Health, Bethesda, Maryland*

Geraldine P. Schechter, MD *Professor, Department of Medicine, George Washington University; Hematologist, Hematology Section, Medical Service, Washington Veterans Affairs Medical Center, Washington, DC*

Phillip Scheinberg, MD *Special Volunteer, Hematology Branch, National Heart, Lung and Blood Institute, National Institutes of Health, Bethesda, Maryland; Chief, Hematology Service, Oncology Center, Hospital São José, Beneficência Portuguesa, São Paulo, Brazil*

Nirali N. Shah, MD *Research Fellow, Pediatric Oncology Branch, National Cancer Institute, National Institutes of Health, Bethesda, Maryland*

Ramaprasad Srinivasan, MD, PhD *Urologic Oncology Branch, National Cancer Institute, Bethesda, Maryland*

Louis M. Staudt, MD, PhD *Deputy Chief, Metabolism Branch, National Cancer Institute-Center for Cancer Research, National Institutes of Health, Bethesda, Maryland*

Nishant Tageja, MD *Clinical Fellow, Medical Oncology Branch, National Cancer Institute, Bethesda, Maryland*

John F. Tisdale, MD *Senior Investigator, National Heart, Lung and Blood Institute, National Institutes of Health, Bethesda, Maryland*

Danielle M. Townsley, MD, MSc *Staff Clinician, Hematology Branch, National Heart, Lung and Blood Institute, National Institutes of Health, Bethesda, Maryland*

Alan S. Wayne, MD *Clinical Director, Pediatric Oncology Branch, National Cancer Institute, National Institutes of Health, Bethesda, Maryland*

Adrian Wiestner, MD, PhD *Hematology Branch, National Heart, Lung and Blood Institute, National Institutes of Health, Bethesda, Maryland*

Wyndham H. Wilson, MD, PhD *Chief, Lymphoid Therapeutics Section, Center for Cancer Research, National Cancer Institute, Bethesda, Maryland*

Fang Yin, MD *Clinical Fellow, Hematology Branch, National Heart, Lung and Blood Institute, National Institutes of Health, Bethesda, Maryland*

Neal S. Young, MD, MA *Chief, Hematology Branch, National Heart, Lung and Blood Institute, National Institutes of Health, Bethesda, Maryland*

Agnes S. M. Yong, MBBCh, MRCP(UK), FRCPath, FRCPA, PhD *Clinical Senior Lecturer, School of Medicine, Faculty of Health Sciences, University of Adelaide, Adelaide, Australia; Senior Consultant Hematologist, Division of Hematology, IMVS, SA Pathology, Royal Adelaide Hospital, Adelaide, Australia*

目　录

1

铁 缺 乏

Bogdan Dumitriu, Jeffrey Miller 和 Griffin P. Rodgers
高 大 译

　　铁缺乏是全世界最常见的贫血原因，有超过 10 亿人受到影响 [1]。在美国，有 10% 的育龄期妇女和婴幼儿存在铁缺乏 [2]。老年患者中由于储存铁利用障碍，功能性铁缺乏更常见 [3]。临床症状包括疲劳、乏力、头痛、面色苍白、口炎和舌炎。症状可能还包括爱好非营养性的或异常的食物（异食癖）、不宁腿综合征 [4] 或甜菜尿（红色尿）[5]。严重的铁缺乏的症状有：普卢默 - 威尔逊（Plummer-Wilson）综合征（缺铁性贫血伴随的吞咽困难、食管蹼、萎缩性舌炎）、反甲（匙状甲）、萎黄病（"绿色贫血"）或蓝巩膜，这些症状在现代工业化国家非常罕见。

绝对与功能性铁缺乏

　　缺铁性贫血的原因：
- 全身铁总量减少（"绝对的"铁缺乏）
- 储存铁利用不足（"功能性"铁缺乏）

铁代谢

　　人体含铁总量约为 3 ~ 4 g，其中约一半的量存在于循环红细胞的血红蛋白内（图 1.1）。非红细胞铁分布在网状内皮系统（RES）、肌红蛋白和肝。细胞内的铁以铁蛋白形式储存，循环中铁蛋白的水平

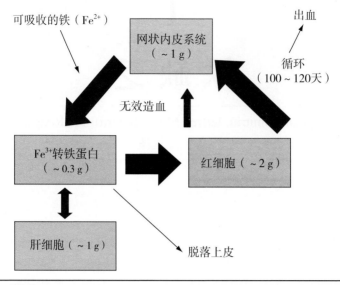

图 1.1　铁循环

通常与细胞内的储存铁含量密切相关[6]。

　　维持红细胞造血平均每天需要 20 mg 铁。日常红细胞造血所需的铁大多数是通过 RES 吞噬衰老变性的红细胞再由红细胞铁回收来供应的，每天从食物中摄取 1 ～ 2 mg 的铁以补偿其在汗液、尿、粪便中的损失[7]。育龄期女性因月经而额外损失铁（平均每天损失 0.3 ～ 0.5 mg 铁)[8]。为平衡这些损失：

- 成年男性每天需从饮食中摄取约 1 mg 铁，而经期女性需要这个量的 2 倍。
- 在妊娠期、快速发育增长期，须积极补铁以平衡血红蛋白和肌红蛋白产量的增加。
- 铁的负平衡是由于铁的损失增加（多数由于出血）、膳食摄入量不足以及铁的需要量增加（表 1.1）。

　　膳食铁以肉类和蔬菜中的三价铁（Fe^{3+}）盐以及肉类中的血红素的形式存在[7]。血红素铁可溶于十二指肠的碱性 pH 环境中，以完整的铁卟啉复合物的形式被吸收，生物利用度最高。与之相反，三价铁在碱性条件下不溶于水，因而不能被十二指肠黏膜吸收。它必须溶解

表 1.1　绝对的铁缺乏的原因
铁丢失过多
出血
月经过多
胃肠出血
外科手术
创伤
分娩
过多放血
献血
Factitious
血液透析
血尿
慢性血红蛋白尿
心脏机械瓣膜溶血
阵发性睡眠性血红蛋白尿症
铁摄入减少
饮食缺陷
限制肉食
吸收不良
胃酸缺乏
胃萎缩
胃部分切除
胃旁路
质子泵抑制剂
幽门螺旋杆菌
炎性肠病
乳糜泻
需铁量增加
妊娠或哺乳
迅速生长

在胃的酸性环境中并与氨基酸类的小分子物质松散地结合才能被吸收。在十二指肠黏膜中的高价铁还原酶将三价铁还原为二价铁状态，这样二价铁才能被转运到肠细胞内吸收 [9]。抗坏血酸增加铁的溶解度并能增强还原酶活性，增强铁的吸收 [10]。相反，胃酸缺乏和食物中的

铁螯合剂（如茶和谷物中常有的鞣酸和草酸盐）都会破坏三价铁的吸收。尽管药用铁是亚铁的状态，不受这些因素的影响，但也需要在进食任何食物 2 h 之后使用，以免影响吸收。

二价铁由十二指肠细胞通过受铁调素调节的膜转铁蛋白转出释放，在与转铁蛋白结合之前被氧化为三价铁[9]。铁调素与膜转铁蛋白结合后诱导其转入细胞内并降解，从而减少细胞内的铁转出[11]。同样的转运机制也存在于巨噬细胞和肝细胞[12]。

铁一旦释放到循环中就会和转铁蛋白结合[9]。每个转铁蛋白分子可以结合 1 个或 2 个铁原子，而且更容易被红细胞摄取用于造血[13]。因此，二铁转铁蛋白的浓度是支持红细胞生成的关键。维持红细胞生成的稳定状态需要一定浓度的二铁转铁蛋白，即转铁蛋白血清饱和度至少 16%[14]。

绝对的铁缺乏

铁绝对缺乏时，首先表现为体内储存铁的消耗，继而出现缺铁性红细胞生成（表 1.2）。

表 1.2　缺铁时实验室指标的异常变化

	实验室检测项目	结果
早期变化	铁蛋白	< 40 μg/L
后期变化	血清铁	< 50 μg/L
	转铁蛋白饱和度	< 15%
	总铁结合能力	> 450 μg/dl
	红细胞计数	$< 4 \times 10^6/mm^3$
	红细胞分布宽度	> 14.5%
	平均红细胞体积	< 80 fl
	血红蛋白	< 13 g/dl 男性
		< 12 g/dl 女性

Adapted from Alleyne M, Horne MK, Miller JL. Individualized treatment for iron-deficiency anemia in adults. Am J Med. 2008;121（11）:943-948.

- 负铁平衡最早的标志是骨髓可染铁（RES 的含铁血黄素）减少和血清铁蛋白减少。血清铁蛋白可以准确地反映体内铁储存状态，因此，很少需要骨髓活检。血清铁蛋白低于 30 ng/dl 表示绝对铁缺乏，但在炎症或肝疾病状态下的参考值会更高（100 ng/ml）[16]。

- 全自动血细胞分析仪能检测网织红细胞内的血红蛋白含量。由于成熟红细胞在循环中的半衰期长，网织红细胞内血红蛋白减少可能在监测急性缺铁情况下或铁剂治疗反应时是有用的。非地中海贫血患者，网织红细胞平均血红蛋白低于 26 pg 提示早期铁缺乏[17]。

- 据报道，随着储存铁的耗尽，供给红细胞的铁随之减少，而循环中转铁蛋白受体增加[18]。血清可溶性转铁蛋白受体浓度升高并不是铁缺乏的特异指标，而与红细胞增生有关。最近的一项前瞻性多中心试验表明，对于慢性病贫血，诊断绝对的铁缺乏是有益处的[19]，但一般不推荐用于临床实践[18]。

- 随着储存铁耗尽，血清铁和转铁蛋白饱和度开始下降，而转铁蛋白浓度通常上升。

- 当转铁蛋白饱和度降到不足 16% 时，生成红细胞所需铁的供应速度就会受限，从而红细胞数量开始下降。

- 新生的铁缺乏红细胞比老的红细胞体积小，因此红细胞分布宽度（RDW）开始增加。

- 当小原血细胞越来越多，特别是当血红蛋白达到 10 g/dl 时，平均细胞体积（MCV）会低于正常范围。

功能性铁缺乏

功能性铁缺乏的特征是低铁血症（hypoferremia），而储存铁充足或增加。内源性促红细胞生成素（EPO）增多刺激红细胞生成活性，而储存铁利用受限，红细胞生成减少[20]。妊娠期女性，每日对铁的需要量增加至 5 ~ 7 mg，因此需要额外补充铁剂以避免储存铁缺乏[21]。

注射促红细胞生成素刺激剂（ESA）的慢性肾病（CKD）患者需铁量也增加。这些患者尽管有足够的铁储存，但是仍然需要补充铁剂后运用促红细胞生成素才能有效[22]。由于红细胞生成活性增加和无效红细胞生成的病理机制，使得珠蛋白生成障碍性贫血患者对铁吸收的增加并最终导致铁超负荷[23]。

慢性炎症状态的贫血或慢性疾病贫血（ACD）多见于铁扣留综合征，另有少数病因如产铁调素腺瘤、铜缺乏和难治性缺铁性贫血（IRIDA）也已有过报道[24]。ACD多由慢性感染、炎症或肿瘤性疾病引起。功能性铁缺乏引起的贫血多数症状较轻或者没有症状[25]。尽管有时红细胞计数是正常的，但是MCV通常在正常值的下限或是低于正常值。血清铁浓度和转铁蛋白饱和度异常通常能反映绝对的铁缺乏，但是此时转铁蛋白浓度不升高甚至可能下降[25]。此外，还需要找到升高的血清铁蛋白中储存铁的或者骨髓中可染色的铁作为证据。

慢性疾病患者也可以患有绝对的铁缺乏，但有可能因为铁储备的实验室数据受炎症的影响而使得诊断极其困难。慢性炎症在无储存铁的情况下仍可出现转铁蛋白受抑制，血清铁蛋白水平也可升高[26]。

近年来，铁相关疾病的铁调素生物学迅速发展。相关诊断[27]和治疗[28-29]的应用也随文提出（表1.3）。但其实际临床应用价值还有待进一步明确[30]。但是，研究表明缺铁性贫血患者的血清铁调素水平极低[31]。相反，健康志愿者的铁调素高[32]。铁调素在炎症刺激因子例如白介素-6的刺激下可以升高[33]，因此，与健康志愿者的铁调素水平（5～350 ng/ml）相比，炎症患者的血清铁调素水平（100～4000 ng/ml）波动范围更大[31]。

缺铁性贫血的治疗

膳食铁

评估患者铁缺乏时需问患者饮食营养史、铁吸收不良因素或有无影响铁吸收的物质。非素食患者应该鼓励在他们的日常饮食中增

表 1.3　血清铁调素的诊断与治疗价值

疾病	血清铁	铁蛋白	转铁蛋白饱和度	铁调素	铁调素治疗*
IDA	降低	降低	降低	降低	—
ACD	正常或升高	正常或升高	降低	正常或升高	拮抗剂
ACD+IDA	正常	正常	降低	正常	拮抗剂
ESA 抵抗	下降或正常	正常	降低	升高	拮抗剂
无效红细胞生成	正常或升高	升高	升高	降低或正常	激动剂
输血患者	升高	升高	升高	正常	激动剂

* Predicted.

IDA，缺铁性贫血；ACD，慢性病性贫血；ESA，促红素刺激因子

From Goodnough LT，Nemeth E，Ganz T. Detection，evaluation，and management of iron-restricted erythropoiesis. Blood. 2010；116（23）：4754-4761.

加瘦肉或肝以及维生素 C 以促进铁吸收。因为肉类中的亚铁血红素非常容易吸收而且没有胃肠道的副作用。在饮食中的亚铁血红素也能促进无机铁的吸收。通常有贫血症状的患者仅通过食物补铁是远远不够的 [34]。

口服铁治疗

　　一些口服铁剂可用于治疗，它们均含铁硫酸盐、葡萄糖酸铁或延胡索酸铁（表 1.4）。多数都制成片剂，如非肠溶片、肠溶片或缓释片，也有部分为酏剂，含有较少的铁元素。

　　缓释制剂或肠溶制剂的铁元素很少引起胃肠道副作用，但这类铁剂通常每片含铁量较少，价格比非肠溶片昂贵（表 1.4）。而且这些肠溶剂型的铁吸收部位在十二指肠以下部位，太靠近远侧，而这并不是铁剂吸收的最佳肠道位置。

　　对于重度贫血患者，在空腹状态下，每天补充 200 mg 的铁元素就能够为骨髓提供足够的铁，将患者血红蛋白浓度提高至 0.25 g/dl[35]。但是口服铁剂会导致一些患者出现恶心或便秘症状。因为这些症状通常

表 1.4　口服铁剂

铁盐	剂型	含量（mg）	元素铁（mg）	价格*
硫酸铁	片剂	325	65	$ 11.99/100 片
	酏剂	220/5.0 ml	44	$ 15.99/480 ml
	溶液	75/1.0 ml	15	$ 18.99/50 ml
葡萄糖酸铁	片剂	324	38	$ 8.14/100 片
延胡索酸铁	片剂	324	106	$ 11.95/60 片

* Per drugs.com January 2012.

与铁摄入的量相关，所以口服铁剂应当从小剂量开始，如出现不适反应，则需终止口服治疗，直至症状缓解后重新从低剂量开始口服。使用含铁的补品时，铁元素的最低含量应在 10～20 mg，而且复合维生素药物中，通常含铁量更低。这些低剂量的维生素或补品，虽然也有治疗价值，但效果更缓慢[36]。口服补铁药物的患者，需要适当口服通便药物，这有助于避免患者口服铁剂后产生对正常饮食的恶心反应。口服通便药物会降低体内对铁的吸收，但一般不会造成患者对铁剂的耐受。另外，睡前用药有助于提高对口服铁剂的耐受。

很多种药物都可以抑制口服铁剂的吸收（表 1.5），不应与铁剂在几个小时内一同口服。相反，口服铁剂也会阻碍其他药物的吸收（表 1.6）。

表 1.5　口服铁剂的吸收

	抑制铁吸收	促进铁吸收
饮食	咖啡、牛奶、茶、膳食纤维、磷酸酯饮料/食物 含锌、钙、锰或铜的非处方药	维生素 C 酸性食物——西红柿，柑橘等
药物	抗酸剂：H₂ 受体阻滞药、碱性液体、质子泵抑制剂 四环素类、喹诺酮类 胰酶，双膦酸盐，考来烯胺（消胆胺）	非肠溶的铁 空腹摄入铁剂

表 1.6 影响铁吸收的联合用药
喹诺酮类抗生素
甲状腺素
双膦酸盐
青霉胺
头孢地尼
霉酚酸酯
左旋多巴，卡比多巴，甲基多巴
锌或铜盐

Data from Lexicomp.com

对于可能存在铁剂吸收不良的患者，应接受口服铁的吸收测试：将空腹 8 ~ 12 h 的血清铁浓度同摄入 65 mg 铁元素（325 mg 硫酸亚铁片剂）后 1 h 测定的血清铁浓度进行对比[37]。血清铁浓度从基线增加至 100 µg/dl 以上则证明充分吸收。一旦存在铁剂吸收不良，须加以明确诊断胃肠道疾病并采取对症治疗。对于铁吸收不良的患者（如胃分流术后、乳糜泻、自身免疫性胃炎和幽门螺旋杆菌感染）可以考虑接受肠外补铁治疗[38]。

补铁疗程通常需要几周时间，直至贫血状态被纠正。此外，有必要通过连续增加补铁量，使铁储备重新恢复。以下几种计算方法可用来确定治疗所需时间（表 1.7）。当患者贫血状态纠正之后，铁吸收的速率将变得缓慢[37]。贫血好转后，血清铁蛋白含量变化由铁储备的补充水平决定。在当贫血纠正后，血清铁蛋白浓度在终止铁剂补充之前能够达到 40 ~ 50 µg/L[39]。

静脉补铁治疗

CKD 和透析患者接受 ESA 治疗时，需要通过静脉给药（IV）补铁治疗[40]。与口服铁剂治疗相比，静脉补铁 100 mg/ 次，每周 2 次，红细胞生成素使用量减少 46% 可使红细胞容积维持在相同水平[41]。其他一些贫血相关的炎症反应，通过 ESA 和静脉补铁治疗可以得到改善，如炎性肠病（IBD）、类风湿关节炎和恶性肿瘤[24]。其

表 1.7 铁剂用量估算

A. 估算纠正贫血的总元素铁的剂量。额外增加 5000 mg 用以补充储存铁

血红蛋白（g/dl）	元素铁（mg）[*]
＞ 11	5000
9 ～ 11	10 000
＜ 9	15 000

B. 基于血细胞容量和血细胞比容

总铁缺乏量 = 储存铁缺乏量 + 血红蛋白缺乏量
储存铁缺乏量 =500–1000 mg
血红蛋白缺乏量 = 体重（lb）×（目标血红蛋白值 – 实际血红蛋白值）
目标血红蛋白值 = 14 g/dl
口服元素铁预估量（mg）=10 × 总铁缺乏量

* 假设吸收 10%，患者 60 kg

他适应证还包括一些不能耐受口服治疗量铁剂的患者，如在妊娠期间或有严重的复发性胃肠道或子宫出血。

目前美国市场有 4 种剂型的肠外补铁剂型：右旋糖酐铁（Dex-Ferrum™，INFeD™），葡萄糖酸钠蔗糖铁（Ferrlecit™），蔗糖铁（Venofer™）和纳米氧化铁（Feraheme™）（表 1.8）。1999 年，FDA 批准 Ferrlecit ™治疗肾衰竭患者贫血，在此之前右旋糖酐铁剂是唯一被批准的治疗肾性贫血的药物。因有右旋糖酐铁过敏反应发生的报

表 1.8 静脉补铁

商品名	铁盐	含铁量	最大用量
Ferrlecit ™	葡萄糖酸盐	12.5 mg/ml	125 mg/1 h
Venofer ™	蔗糖	20 mg/ml	100~200 mg/15 min
Feraheme ™	PSC*	30 mg/ml	500 mg/1 min
Injectafer ™ (Europe only)	羧基麦芽糖	50 mg/ml	1000 mg/15 min
Monofer ™ (Europe only)	异麦芽糖	100 mg/ml	20 mg/（kg·60 min）

* 葡萄糖山梨酸羧甲基醚缩聚物

道，所以它是目前唯一一种需要使用前做药敏试验的铁剂。因为关于非右旋糖酐类制剂的不良反应的报道较少[42]，所以目前右旋糖酐铁在临床治疗中正逐渐被替代。每周静脉补铁量取决于铁缺乏的程度。是否增加单次补铁剂量取决于铁缺乏是否被快速纠正、入院就诊是否减少以及治疗并发症是否增多[43]。注射铁剂氧化应激和其他炎症改变的临床表现目前尚不完全清楚[40]。

输血治疗

对于急性贫血症状，病情不稳定的患者可采取红细胞输注治疗。浓缩红细胞（PRBCs）的铁含量大约是每 1.0 ml 中含有 1.0 mg 血红素铁。输注 1 个单位 PRBCs，血红蛋白和血细胞比容大约可增加 1 g/dl 和 3%[44]。在输注红细胞治疗后的 2 ～ 3 周，铁含量参数可能会发生改变[45]。

补铁疗效

口服足量或未经肠道补铁的健康人体：

- 3 ～ 4 天内，外周血网织红细胞数增加。
- 补铁第 1 周内，血红蛋白开始增加。

若补铁治疗 1 ～ 2 周未出现血红蛋白含量增高，考虑可能的原因是：铁缺乏诊断有误，存在持续性失血（这种情况下，网织红细胞增加但贫血无改善），治疗依从性差，口服铁剂吸收不良或合并其他因素所致。

功能性铁缺乏的治疗

血红蛋白生成期间，铁需要量增加，可通过口服或肠外补铁治疗加以补充。在妊娠期间，因不能耐受口服剂型而需要肠外补铁。CKD 或晚期肾病患者在用 ESA 治疗时需要充足的铁储备量。对于透析患者的补铁治疗通常采取肠外补铁的方式[40]。

解决铁缺乏唯一理想的方法就是找寻它们的根本病因并给予充分治疗。贫血症状一般比较轻微，铁补充剂治疗通常针对那些贫血严重，需要考虑输血治疗的患者。对于口服给药吸收差的患者，肠外补铁治疗可能有效 [25]。采用 EPO 和铁剂结合能够消除对输注红细胞的依赖，但对于体内铁分布不均的患者来说（如体内铁元素以不可利用的形式储存时）输血仍是更为有效的治疗。长期安全性评价对于临床治疗过程中确定铁剂给药方案和剂量限值十分必要。

进展期恶性肿瘤患者的贫血治疗

接受化学治疗（化疗）的进展期恶性肿瘤患者，有合并贫血的高危风险。在此情况下，肠外铁剂和 ESA 治疗是标准方案。对于化学治疗导致的贫血患者来说，接受 ESA 治疗期间，肠外铁剂效果优于口服铁剂 [46]。近年来多项研究表明，各种肿瘤患者接受 ESA 治疗后存活率下降 [47]。由于 ESA 相关因素导致肿瘤患者的血栓栓塞疾病，促血管增生效应和血压增高的风险显著增加 [47]，近期美国食品和药品管理局（FDA）对肿瘤患者接受 ESA 治疗发出了黑框警告。目前，强制性风险评估的在线网站为 www.esa-apprise.com。对于 ESA 治疗的使用进一步建议已在手册附录中明确说明。

慢性炎性疾病相关的贫血治疗

据报道类风湿关节炎相关贫血对肠外补铁或单独 ESA 治疗均有效，如同时接受肠道外补铁和 ESA 治疗，血红蛋白可从最高 11.5g/dl 提升到最高 12.5 g/dl [48-49]。据报道，在一些病例中发现，EAS 治疗结合肠外补铁，会有额外的效果 [50]。对于炎性肠病患者，①完全的铁缺乏是普遍存在的，②通常通过补铁治疗就可获得改善，③因胃肠道耐受性差，通常需选择肠外补铁治疗，④使用促红素治疗可促进红细胞系统造血 [51]。反之，慢性感染的贫血患者，包括人类免疫缺陷病毒（HIV）感染患者，只有在明确的铁缺乏情况下，方可接受补铁治疗，因为特定的微生物感染（如小肠结肠炎耶尔森菌或肺炎克雷伯菌）会导致体内铁供给增加 [52-53]。

小结

目前对于缺铁性贫血病理生理机制的认识更为明确，有多种可供选择的口服和肠外铁剂产品，但缺铁性贫血仍然是美国和世界范围内最普遍存在的健康问题之一。除了评估血液状态和铁参数外，我们更应该试图确定绝对的和功能性铁缺乏的原因。发生出血或营养性铁缺乏时，诊断和病因治疗通常应在初级医疗机构进行。

当口服铁剂治疗不理想或病因不明时，专业护理是必要的。在一些病例中，需要采取肠外补铁治疗。基于药物安全性的提高，肠外补铁治疗可以在门诊进行。制订补铁治疗方案的最终效果是纠正贫血并补足铁储备。铁调素生物学的快速进展预计将会进一步提高缺铁性贫血这类疾病的诊断和治疗水平。

参考文献

1. Rastogi T, Mathers C. Global Burden of Iron Deficiency Anaemia in the year 2000. WHO report; 2002:1-13.
2. Centers for Disease Control and Prevention. Recommendations to prevent and control iron deficiency in the United States. *MMWR Morb Mortal Wkly Rep*. 1998;47(RR3):1-29.
3. Vanasse GJ, Berliner N. Anemia in elderly patients: an emerging problem for the 21st century. *Hematology Am Soc Hematol Educ Program*. 2010;2010:271-275.
4. Silber MH, Richardson JW. Multiple blood donations associated with iron deficiency in patients with restless legs syndrome. *Mayo Clin Proc*. 2003;78(1):52.
5. Tunnessen WW, Smith C, Oski FA. Beeturia: a sign of iron deficiency. *Am J Dis Child*. 1969;117(4):424.
6. Heeney MM, Andrews NC. Iron homeostasis and inherited iron overload disorders: an overview. *Hematol Oncol Clin North Am*. December 2004;18(6):1379-1403.
7. Bothwell TH, Baynes RD, MacFarlane BJ, MacPhail AP. Nutritional iron requirements and food iron absorption. *J Intern Med*. 1989;226:357-365.
8. Bothwell TH, Charlton RW. *Iron Deficiency in Women*. Washington, DC: The Nutrition Foundation; 1981.
9. Andrews NC. Understanding heme transport. *N Engl J Med*. 2005;353:2508-2509.
10. McKie AT, Barrow D, Latunde-Dada GO, et al. An iron-regulated ferric reductase associated with absorption of dietary iron. *Science*. 2001;291:1755-1759.
11. Nemeth E, Tuttle MS, Powelson J, et al. Hepcidin regulates cellular iron efflux by binding to ferroportin and inducing its internalization. *Science*. 2004;306(5704):2090-2093.
12. Donovan A, Lima CA, Pinkus JL, et al. The iron exporter ferroportin/Slc40a1 is essential for iron homeostasis. *Cell Metab*. 2005;1(3):191-200.
13. Huebers HA, Csiba E, Huebers E, Finch CA. Competitive advantage of diferric transferrin in delivering iron to reticulocytes. *Proc Natl Acad Sci*. 1983;80:300-304.
14. Bainton DF, Finch CA. The diagnosis of iron deficiency anemia. *Am J Med*. 1964;37:62-70.
15. Alleyne M, Horne MK, Miller JL. Individualized treatment for iron-deficiency anemia in adults. *Am J Med*. 2008;121(11):943-948.
16. Lipschitz DA, Cook JD, Finch CA. A clinical evaluation of serum ferritin as an index of iron stores. *N Engl J Med*. 1974;290:1212-1216.
17. Mast AE, Blinder MA, Dietzen DJ. Reticulocyte hemoglobin content. *Am J Hematol*. 2008;83(4):307-310.
18. Mast AE, Blinder MA, Gronowski AM, Chumley C, Scott MG. Clinical utility of the soluble transferrin receptor and comparison with serum ferritin in several populations. *Clin Chem*. 1998;44(1):45-51.

19. Skikne BS, Punnonen K, Caldron PH, et al. Improved differential diagnosis of anemia of chronic disease and iron deficiency anemia: a prospective multicenter evaluation of soluble transferrin receptor and the sTfR/log ferritin index. *Am J Hematol*. 2011;86(11):923-927.

20. Hillman RS, Henderson PA. Control of marrow production by the level of iron supply. *J Clin Invest*. 1969;48:454-460.

21. Bothwell TH. Iron requirements in pregnancy and strategies to meet them. *Am J Clin Nutr*. 2000;72(1 suppl):257S-264S.

22. Nurko S. Anemia in chronic kidney disease: causes, diagnosis, treatment. *Cleve Clin J Med*. 2006;73(3):289-297.

23. Ginzburg Y, Rivella S. β-thalassemia: a model for elucidating the dynamic regulation of ineffective erythropoiesis and iron metabolism. *Blood*. 2011;118(16):4321-4330.

24. Goodnough LT, Nemeth E, Ganz T. Detection, evaluation, and management of iron-restricted erythropoiesis. *Blood*. 2010;116(23):4754-4761.

25. Weiss G, Goodnough LT. Anemia of chronic disease. *N Engl J Med*. 2005;352:1011-1023.

26. Cash, JM, Sears, DA. The anemia of chronic disease: spectrum of associated diseases in a series of unselected hospitalized patients. *Am J Med*. 1989;87:638-644.

27. Ganz T. Hepcidin and iron regulation, 10 years later. *Blood*. 2011;117(17):4425-4433.

28. Sasu BJ, Cooke KS, Arvedson TL, et al. Antihepcidin antibody treatment modulates iron metabolism and is effective in a mouse model of inflammation-induced anemia. *Blood*. 2010;115(17):3616-3624.

29. Hashizume M, Uchiyama Y, Horai N, Tomosugi N, Mihara M. Tocilizumab, a humanized anti-interleukin-6 receptor antibody, improved anemia in monkey arthritis by suppressing IL-6-induced hepcidin production. *Rheumatol Int*. 2010;30(7):917-923.

30. Young B, Zaritsky J. Hepcidin for clinicians. *Clin J Am Soc Nephrol*. 2009;4(8):1384-1387.

31. Ganz T, Olbina G, Girelli D, Nemeth E, Westerman M. Immunoassay for human serum hepcidin. *Blood*. 2008;112(10):4292-4297.

32. Pak M, Lopez MA, Gabayan V, Ganz T, Rivera S. Suppression of hepcidin during anemia requires erythropoietic activity. *Blood*. 2006;108:3730-3735.

33. Nemeth E, Rivera S, Gabayan V, et al. IL-6 mediates hypoferremia of inflammation by inducing the synthesis of the iron regulatory hormone hepcidin. *J Clin Invest*. 2004;113:1271-1276.

34. Crosby WH. The rationale for treating iron deficiency anemia. *Arch Intern Med*. 1984;144:471-472.

35. Pritchard JA. Hemoglobin regeneration in severe iron-deficiency anemia. *JAMA*. 1966;195:97-100.

36. Radtke H, Tegtmeier J, Rocker L, Salama A, Kiesewetter H. Daily doses of 20 mg of elemental iron compensate for iron loss in regular blood donors: a randomized, double-blind, placebo-controlled study. *Transfusion*. 2004;44:1427-1432.

37. Cook JD. Diagnosis and management of iron-deficiency anemia. *Best Pract Res Clin Haematol*. 2005;18:219-332.

38. Hershko C, Hoffbrand AV, Keret D, et al. Role of autoimmune gastritis, Helicobacter pylori and celiac disease in refractory or unexplained iron deficiency anemia. *Haematologica*. 2005;90(5):585-595.

39. Skikne BS, Flowers CH, Cook JD. Serum transferrin receptor: a quantitative measure of tissue iron deficiency. *Blood*. 1990;75(9):1870-1876.

40. National Kidney Foundation. KDOQI clinical practice guidelines and clinical practice recommendations for anemia in chronic kidney disease. *Am J Kidney Dis*. 2006;47:S11-S45.

41. Silverberg DS, Iaina A, Peer G, et al. Intravenous iron supplementation for the treatment of the anemia of moderate to severe chronic renal failure patients not receiving dialysis. *Am J Kidney Dis*. 1996;27:234-238.

42. Chertow GM, Mason PD, Vaage-Nilsen O, Ahlmén J. Update on adverse drug events associated with parenteral iron. *Nephrol Dial Transplant*. 2006;21:378-382.

43. Gozzard D. When is high-dose intravenous iron repletion needed? Assessing new treatment options. *Drug Des Dev Ther*. 2011;5:51-60.

44. Wiesen AR, Hospenthal DR, Byrd JC, Glass KL, Howard RS, Diehl LF. Equilibration of hemoglobin concentration after transfusion in medical inpatients not actively bleeding. *Ann Intern Med*. 1994;121(4):278-230.

45. Hod EA, Brittenham GM, Billote GB, et al. Transfusion of human volunteers with older, stored red blood cells produces extravascular hemolysis and circulating non-transferrin-bound iron. *Blood*. 2011;118(25):6675-6682.

46. Auerbach M, Ballard H, Trout JR, et al. Intravenous iron optimizes the response to recombinant human erythropoietin in cancer patients with chemotherapy-related anemia: a multicenter, open-label, randomized trial. *J Clin Oncol*. 2004;22:1301-1307.

47. Unites States Food and Drug Administration. FDA Drug Safety Communication: Erythropoiesis-Stimulating Agents (ESAs): Procrit, Epogen and Aranesp. http://www.fda.gov/Drugs/DrugSafety/PostmarketDrugSafetyInformationforPatientsandProviders/ucm200297.htm

48. Bentley DP, Williams P. Parenteral iron therapy in the anaemia of rheumatoid arthritis. *Rheumatol Rehabil*. 1982;21:88-92.

49. Pincus T, Olsen NJ, Russell IJ, et al. Multicenter study of recombinant human erythropoietin in correction of anemia in rheumatoid arthritis. *Am J Med*. 1990;89:161-168.

50. Nordstrom D, Lindroth Y, Marsal L, et al. Availability of iron and degree of inflammation modifies the response to recombinant human erythropoietin when treating anemia of chronic disease in patients with rheumatoid arthritis. 1997;17:67-73.

51. Gasche C, Lomer MCE, Cavill I, Weiss G. Iron, anaemia, and inflammatory bowel disease. *Gut.* 2004;53:1190-1197.

52. Henry DH, Beall GN, Benson CA, et al. Recombinant human erythropoietin in the treatment of anemia associated with human immunodeficiency virus (HIV) infection and zidovudine. *Ann Intern Med.* 1992;117:739-748.

53. Maynor L, Brophy DF. Risk of infection with intravenous iron therapy. *Ann Pharmacother.* September 2007;41(9):1476-1480.

2

维生素 B$_{12}$ 与叶酸缺乏

Danielle M. Townsley 和 Griffin P. Rodgers

杨林花　译

除铁缺乏外，维生素 B$_{12}$ 与叶酸的缺乏是造成贫血最常见的营养性因素。该缺乏在不同人群中的发病率不同。长期隐匿性吸收不良可导致维生素 B$_{12}$ 缺乏，且随年龄增长，其发病率逐渐升高。叶酸缺乏主要是饮食摄入不足所致，在具有营养不良风险的人群或食物中未强化叶酸的地区最普遍。

维生素的需要量来源和储存

为避免出现明显不良反应，每天成人维生素 B$_{12}$ 的需要量为 1 ～ 3 µg，叶酸不超过 200 µg（表 2.1）[1-2]。然而，最近有研究指出，每天补充 4 ～ 7 µg 维生素 B$_{12}$ 可以有效预防由于其不足导致的生化改变[3]。这表明每天 2.4 µg 的膳食营养素供给量（recommended dietary allowance，RDA）是不足的。为避免胎儿神经管畸形，自 1996 年美国食品和药品管理局（FDA）强制执行所有谷物强化维生素含量以来，叶酸需要量更容易得到满足[4]。

食草动物肠道中的细菌能合成并提供维生素 B$_{12}$，最终以肉类的形式供应给人类；而植物制品除非受到细菌污染，否则均不含有维生素 B$_{12}$。叶酸可由植物合成并直接通过蔬菜、水果或间接通过肉类供给人类。

正常人体内叶酸储备量可维持 2 ~ 3 个月。对于营养处于临界状态的人（如长期酗酒者）来说，储备量消耗会加快 [5]。相比于叶酸，维生素 B_{12} 的储备量可以维持 5 ~ 10 年（表 2.1）。

表 2.1　维生素 B_{12} 和叶酸：生物来源及剂量

	维生素 B_{12}	叶酸
来源	细菌→肉	植物→肉
每天需要量	1 ~ 3 μg	≤ 200 μg
人体储存量	2 ~ 5 mg	≤ 20 mg
缺乏所需时间	5 ~ 10 年	2 ~ 3 个月
补充剂量		
口服	每天 2 mg	
肠外	每月 1 mg	每天 1 mg
每月花费 *		
口服	$4.38	$2.38
肠外	$1.20	

*W.G. Magnuson 临床中心药剂科 2011 年 12 月平均批发价格

维生素 B_{12} 与叶酸的代谢作用

叶酸与维生素 B_{12} 的代谢关系密切（图 2.1）。叶酸衍生物是胸苷酸合成的重要辅因子，而胸苷酸合成是 DNA 合成的限速步骤。相比之下，RNA 合成并不依赖叶酸。因此，叶酸缺乏只影响基因的转录而不影响 RNA 的翻译，会延迟细胞分裂而不影响细胞质内蛋白质的合成。这就导致了巨幼细胞贫血中核浆发育不平衡的特征性表现。维生素 B_{12} 参与叶酸的再循环，因此当维生素 B_{12} 缺乏限制叶酸的供应，导致血细胞巨幼变，这种限制至少可以通过增加叶酸摄入而得到部分纠正。大剂量叶酸可以改善维生素 B_{12} 缺乏对造血的影响，而补充维生素 B_{12} 并不能克服叶酸缺乏对造血的影响。

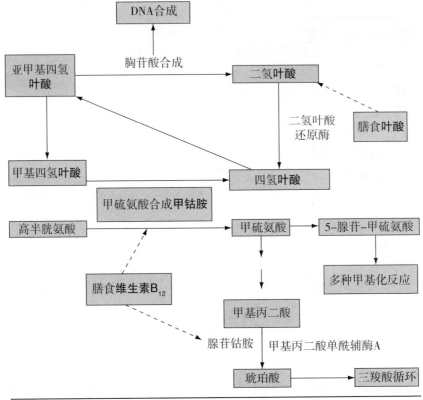

图 2.1　叶酸与维生素 B$_{12}$（钴胺素）的代谢途径

　　维生素 B$_{12}$（钴胺素）也是 S- 腺苷 - 甲硫氨酸合成通路的必需物质，S- 腺苷 - 甲硫氨酸是脑内诸多反应（如蛋白质、膜磷脂及神经递质合成）的唯一甲基供体[6]。因此，维生素 B$_{12}$ 缺乏常常会引起一系列神经精神症状和体征。叶酸并不参与此反应，故不能逆转维生素 B$_{12}$ 缺乏所造成的神经精神障碍[7]。甲基四氢叶酸为 S- 腺苷 - 甲硫氨酸的前体，其为甲硫氨酸的合成提供甲基。因此，叶酸缺乏会限制 S- 腺苷 - 甲硫氨酸的合成，并导致神经精神症状，但这种情况非常少见[8]。

维生素 B₁₂ 缺乏症的研究进展

钴胺素缺乏很少因摄入不足或利用增多引起（表 2.2），但在某种程度上是由于钴胺素肠肝循环作用所致。尽管严格的素食者会耗尽维生素 B₁₂，但蔬菜中的细菌可以提供接近足量的维生素 B₁₂。发育中的胎儿能从母体获取维生素 B₁₂，这也增加了母体维生素缺乏的风险，特别是在母体维生素基线水平低的情况下。肠道寄生虫偶尔也可造成维生素 B₁₂ 缺乏，如鱼绦虫、阔节裂头绦虫可以与宿主竞争钴胺素 [9]。

表 2.2　维生素 B₁₂ 缺乏的原因

胃肠道	胃黏膜萎缩：胃酸缺乏，胃酸缺乏 + 内因子缺乏
	减肥手术
	胃切除术
	胃旁路术
	回肠末端切除术
	严重乳糜泻
	胃克罗恩病
	小肠细菌增殖过快（胃酸缺乏、解剖结构异常、小肠运动障碍）
	佐林格 - 埃利森综合征
	胰腺功能不全
	人类免疫缺陷病毒感染
	肠寄生虫病
药物	大剂量维生素 C、二甲双胍、质子泵抑制剂
利用增加	妊娠
中毒	氧化亚氮
饮食结构	严格素食主义
罕见先天障碍	先天内因子缺乏
	内因子 - 钴胺素受体缺乏
	血浆钴胺素转运异常
	先天性细胞内钴胺素代谢缺陷

氧化亚氮麻醉可急性阻断钴胺素的代谢，从而引起迅速出现的、常为一过性的巨幼细胞贫血 [10]。但是，因疾病或者吸毒而长期服用氧化亚氮与严重的神经精神损伤甚至死亡相关 [11]。最近有证据表明，糖尿病患者长期服用二甲双胍与维生素 B_{12} 水平降低有关，机制不明 [12]。

通常，胃底、胰腺或小肠这三个胃肠道位置中的任一个出现异常，可导致维生素 B_{12} 吸收不良，如这些部位的切除或旁路术 [13]。减肥手术（胃转流手术）日益流行，这也成为维生素 B_{12} 缺乏的重要危险因素。另外，炎症也是维生素 B_{12} 缺乏的病因。

- 胃：胃底的壁细胞可合成、分泌胃酸及内因子。在胃内，与食物蛋白质结合的维生素 B_{12} 必须通过胃蛋白酶及胃酸的消化作用才能解离出来，并与维生素 B_{12} 结合蛋白"R- 蛋白"结合 [1]。部分胃底的壁细胞可同时分泌胃酸与内因子，随后维生素 B_{12} 在十二指肠的碱性环境内转运并结合到内因子上。因此，任何破坏壁细胞的过程均可导致维生素 B_{12} 的吸收不良甚至缺乏。最常见的病因是自身免疫性萎缩性胃炎，该病的发病率随年龄增加而增加，也与其他自身免疫性疾病有关，如甲状腺炎。幽门螺旋杆菌常引起胃窦炎，也可引起胃底感染 [14-15]。质子泵抑制剂可造成慢性胃酸缺乏，但很少引起临床显著的维生素 B_{12} 吸收不良。然而，佐林格 - 埃利森综合征患者分泌胃酸过量可导致维生素 B_{12} 吸收障碍，因为大量胃酸会使小肠酸化，而小肠必须维持碱性环境才能使维生素 B_{12} 从 R- 蛋白转运到内因子上。在恶性贫血病例中，体内产生内因子抗体，也将造成小肠吸收维生素 B_{12} 所必需的维生素 B_{12}- 内因子复合体减少。

- 胰腺：胰酶缺乏导致小肠内 R- 蛋白消化障碍，因而抑制维生素 B_{12} 的释放进而影响其与内因子的结合。尽管胰功能不全可引起钴胺素吸收不良，但很少有明显的临床表现。

- 小肠：在回肠末端，维生素 B_{12}- 内因子复合体以内吞形式被黏膜上皮细胞吸收。炎性肠病、重度乳糜泻或热带口炎性腹泻可以干扰这一过程 [16]。在老年人群中发生肠道细菌过度繁殖尤为常见，细菌可与宿主竞争利用维生素 B_{12} 而导致宿主吸收减少[17]。HIV 感染有时可伴有维生素 B_{12} 吸收障碍，合并慢性腹泻时更为显著。

叶酸缺乏的研究进展

饮食中新鲜蔬菜不足是造成叶酸缺乏的主要原因（表 2.3）。烹调过程会破坏大部分叶酸，故过熟的蔬菜及肉类并非理想的叶酸来源（对维生素 B_{12} 的影响较小）。累及空肠的胃肠疾病，影响叶酸吸收的主要部位，此外还有某些情况（妊娠）可增加人体对叶酸的需求。酗酒和长期大量用药（表 2.3）可因干扰叶酸代谢或抑制其吸收而导致叶酸缺乏。

表 2.3　叶酸缺乏原因

饮食	缺乏新鲜蔬菜
胃肠道疾病	乳糜泻（谷蛋白敏感性肠病）
	疱疹样皮炎
	热带口炎性腹泻
	小肠切除术
	克罗恩病
	肠肝分流
	结节外淋巴瘤
	淀粉样变性
药物	细胞毒性药物：甲氨蝶呤
	抗生素：乙胺嘧啶、环丝氨酸、甲氧苄啶（妊娠）
	利尿剂：氨苯蝶啶
	抗惊厥药：苯妥英钠、卡马西平、苯巴比妥、扑米酮
酒精	
利用／丢失增加	妊娠
	慢性溶血（如镰状细胞贫血）
	剥脱性皮炎
	慢性血液透析

患病风险人群

内因子缺乏所致的维生素 B_{12} 缺乏（恶性贫血）被认为仅限于欧裔老年患者。这种人群发病年龄的中位数在 70 岁左右。

- 内因子缺乏可能同样普遍存在于非洲裔美国人和拉丁美洲人中，发生维生素 B_{12} 缺乏的年龄较欧裔老年患者早 10 年 [18-19]。
- 老年患者缺乏维生素 B_{12} 的原因主要是胃酸缺乏及小肠细菌过度繁殖，而不是缺乏内因子 [15,20]。

维生素 B_{12} 缺乏主要见于老年人群 [21]，叶酸缺乏则可发生在叶酸摄入不足或需求量增加的任何群体中，如妊娠或溶血性贫血（表 2.3）。在美国，自从强制要求谷物添加叶酸后，继发于营养不良的叶酸缺乏已经十分罕见。一项针对百岁老人的研究表明，在高龄人群中，红细胞内叶酸水平低者所占比例不足 6% [22]。

临床表现

维生素 B_{12} 与叶酸缺乏的临床表现多样（表 2.4）。即使缺乏相应血液学征象，对任何新发神经精神症状的患者都应评估维生素 B_{12} 与叶酸的状态 [7]。舌黏膜的改变及口角、口炎可能是健康体检发现叶酸缺乏最早的征象 [23]。

实验室检查

血液学异常

叶酸或维生素 B_{12} 缺乏时，大红细胞症可早于贫血发生（表 2.5）[5,24]。全自动血细胞分析仪的问世，使得单纯性大红细胞增多成为营养性贫血的典型表现，但其他原因引起的大红细胞增多也较常见（表 2.6）[25]。当 5fl 的平均细胞体积（MCV）增大而又无法解释时，甚至处于正常范围，也应值得怀疑。当患者合并铁缺乏或地中海贫血时，血细胞体积增大可能会被掩盖。血红蛋白浓度低于 10g/L 时，维生素 B_{12} 或叶

表 2.4　叶酸及维生素 B₁₂ 缺乏的临床及实验室表现

血液系统

　　大红细胞症
　　贫血（通常为大细胞性贫血，若合并铁缺乏或地中海贫血可为
　　正细胞或小细胞性贫血）
　　全血细胞减少

神经系统

　　周围神经病变（感觉异常，反射减弱）
　　脊髓变性（无力，反射亢进，振动觉和位置觉减弱）
　　记忆力减退，定向障碍，抑郁

消化系统

　　吸收不良（体重减轻、腹泻、腹痛）、舌炎

生殖系统

　　不育，流产

酸缺乏可导致血清乳酸脱氢酶明显升高[5,24]。这是由骨髓内大量未成熟红细胞死亡以及外周血中红细胞寿命缩短所致，这种现象可能会误导临床医师怀疑肿瘤转移性疾病或原发性溶血性贫血。

　　叶酸或维生素 B₁₂ 缺乏时，外周血中性粒细胞分叶增多是最早期的改变，若不行血涂片镜检，这一现象常被忽略。当出现 5 叶中性粒细胞达 5% 或 6 叶中性粒细胞达 1% 时，常提示维生素缺乏，但也可见于骨髓增殖异常性疾病。维生素缺乏进展期可表现为严重贫血，甚至全血细胞减少。

　　一般不需行骨髓检查来评估维生素 B₁₂ 及叶酸的状态，当二者缺乏时，骨髓中均有不同程度的巨幼细胞改变。行骨髓检查前，需先排除维生素 B₁₂ 及叶酸缺乏，再考虑排除骨髓发育不良性疾病或冒烟型白血病。

血清维生素浓度

　　当怀疑维生素 B₁₂ 或叶酸缺乏时，诊断需要检测禁食状态下患者血清维生素的浓度，但是结果有时难以解释（表 2.7）。

表 2.5	实验室参数变化				
	正常	负平衡	储存耗竭	组织缺乏	贫血
叶酸缺乏					
血清叶酸（ng/ml）	5 ~ 20	< 3	< 3	< 3	< 3
RBC 叶酸（ng/ml）	> 200	> 200	< 200	< 200	< 200
血清高半胱氨酸（μmol/L）	5 ~ 15	5 ~ 15	5 ~ 15	15 ~ 250	15 ~ 250
中性粒细胞多分叶	0	0	0	+	++
MCV（fl）	80 ~ 95	80 ~ 95	80 ~ 95	90 ~ 110	100 ~ 130
血红蛋白（g/dl）	12 ~ 15	12 ~ 15	12 ~ 15	12 ~ 15	< 12
维生素 B_{12} 缺乏					
血清钴胺素（pg/ml）	200 ~ 900	150 ~ 500	100 ~ 300	50 ~ 250	50 ~ 250
血清 MMA（μmol/L）	< 0.4	< 0.4	< 0.4	0.4 ~ 20	1 ~ 20
中性粒细胞多分叶	0	0	0	+	++
MCV（fl）	80 ~ 95	80 ~ 95	80 ~ 95	90 ~ 110	100 ~ 130
血红蛋白（g/dl）	12 ~ 15	12 ~ 15	12 ~ 15	12 ~ 15	< 12

MCV，细胞平均容积；MMA，甲基丙二酸；RBC，红细胞

血清叶酸浓度持续低于 3 ng/ml 并不能如实反映体内维生素的含量，此项检测甚至不能鉴别维生素负平衡状态和实际的组织缺乏[26]。总的来说，血清叶酸水平反映近期叶酸摄入量，而红细胞内叶酸更能反映组织叶酸储备情况。红细胞内叶酸自红细胞生成之始便储存于细胞内，并在红细胞持续存在达 3 ~ 4 个月，故测量的平均值无法反映近期摄入量的减少。此外，红细胞内叶酸检测的重复性相对较差，临界值可能具有误导性[26-27]。更为复杂的是，维生素 B_{12} 缺乏可致红细胞内叶酸减少，从而引起误诊（表 2.7）。

针对血清维生素 B_{12} 的判断同样存在问题，因在少数叶酸缺乏的病例中，血清维生素 B_{12} 也可降低[1]。维生素 B_{12} 生理水平是不确定的，这和检测叶酸时遇到的问题相似。血清维生素 B_{12} "正常范围"的

表 2.6   红细胞体积增大的原因（伴或不伴贫血）

	单纯性大红细胞	大红细胞性贫血
药物		
细胞毒性药物（甲氨蝶呤，羟基脲，阿糖胞苷，硫唑嘌呤，其他）	+	+
抗癫痫药（苯妥英钠，卡马西平，扑米酮）	+	+
抗反转录病毒药	+	+
抗生素（复方新诺明）	+	+
肝疾病	+	+
酒精中毒 ± 肝疾病	+	+
网织红细胞增多	0	+
叶酸缺乏	+	+
维生素 B₁₂ 缺乏	+	+
骨髓发育不良	+	+
甲状腺功能减退症	+	+
年龄 > 75 岁	+	+
唐氏综合征	+	0
伪像（红细胞凝集）	+	0

表 2.7   叶酸及维生素 B₁₂ 缺乏的实验室检测

	叶酸	维生素 B₁₂
血清叶酸	NI 至 ↓	NI 至 ↑
红细胞内叶酸	NI 至 ↓	NI 至 ↓
血清维生素 B₁₂	NI 至 ↓	NI 至 ↓
甲基丙二酸	NI	↑ ↑
高半胱氨酸	↑	↑ ↑
乳酸脱氢酶	↑	↑
触珠蛋白	NI 至 ↓	NI 至 ↓

NI，正常

下限在 200 pg/ml，某些健康、无贫血者在献血后的体内维生素 B_{12} 的浓度可以低至此水平。然而，真正维生素 B_{12} 缺乏的患者体内维生素 B_{12} 的浓度可达 300 pg/ml 甚至更高[26,28]。造成此差异的原因是，化验所测得的是血清总维生素 B_{12}，而不是与钴胺传递蛋白结合的维生素 B_{12}，后者具有代谢活性，最多仅占血清总维生素 B_{12} 的 20%。钴胺传递蛋白 1 可结合体内其他 80% 以上的血清维生素 B_{12}，因此钴胺传递蛋白 1 相对浓度较低的患者，其维生素 B_{12} 的测定值可以低得惊人（< 100 pg/ml）却不会出现任何不良临床表现，因其体内有足量的与钴胺传递蛋白 2 结合的维生素 B_{12}，而钴胺传递蛋白 2 是将维生素 B_{12} 转运到造血前体细胞所必需的。有时健康人钴胺传递蛋白 1 呈低水平[29]，其在多发性骨髓瘤患者体内的水平也很低[30]。若可检测与钴胺传递蛋白特异性结合的维生素 B_{12}，而不是血清总维生素 B_{12}，那么我们就可以更容易地识别此类患者[31]。

血清甲基丙二酸与高半胱氨酸

血清甲基丙二酸（MMA）与高半胱氨酸（Hcy）的检测虽比维生素检测昂贵，但能更可靠地判断维生素 B_{12} 的缺乏情况[32]。有些因素可导致这些代谢物升高（表 2.8），在排除这些影响因素的情况下，MMA 及 Hcy 可以特异性地反映维生素 B_{12} 与叶酸的缺乏情况[19,32]。当维生素 B_{12} 缺乏时，MMA 与 Hcy 均可升高，而叶酸缺乏时仅血清 Hcy 升高。在维生素 B_{12} 缺乏病例中，仅有 1% ~ 2% 的 Hcy 升高，而在叶酸缺乏病例中，10% 存在血清 MMA 升高。因此，仅有 Hcy 升高并不能鉴别维生素 B_{12} 与叶酸缺乏，只能提示叶酸缺乏的可能性大。

虽然有研究表明血清 MMA 与 Hcy 正常可排除维生素 B_{12} 缺乏所导致的代谢异常，但此类检测的阴性预测值仍然受到质疑。有报道指出，代谢物水平正常但有症状者也对维生素 B_{12} 治疗有明显的反应[19,33]。

治疗性试验

当条件有限或者根据实验室检查结果难以得出诊断结论时，一次性补充一种维生素的治疗性试验有助于明确诊断。维生素 B_{12} 对叶酸

表 2.8　甲基丙二酸与同型半胱氨酸升高的原因

	甲基丙二酸	高半胱氨酸
维生素缺乏		叶酸缺乏
	维生素 B$_{12}$ 缺乏	维生素 B$_{12}$ 缺乏
		维生素 B$_6$（吡哆醇）缺乏
基因特征		纯合子性不耐热四氢叶酸还原酶缺乏
肾疾病	肾功能不全	肾功能不全
内分泌	妊娠	甲状腺功能减退症
药物		烟酸，左旋多巴
代谢	容量减少	容量减少

代谢无影响，应首先补充。补充叶酸能改善维生素 B$_{12}$ 缺乏性贫血，但不能改善神经症状。通过观察网织红细胞数及血红蛋白的变化也可以判断治疗反应（见下文）。给予一种维生素 2～5 天后可复查 Hcy或 MMA 的水平，但该方法价格更昂贵，且只有在真正缺乏的维生素得到补充后 Hcy 和 MMA 水平才会下降[32]。

明确维生素 B$_{12}$ 与叶酸缺乏的原因

- 实际上，所有叶酸缺乏的病因都是可防可治的，因此必须明确病因。若患者饮食摄入正常，则有必要进行胃肠道检查以明确表 2.3 中列出的潜在病因是否存在。
- 如果出现维生素 B$_{12}$ 缺乏，而患者并不是素食者，也没有胃肠道症状，不做进一步检查而仅给予维生素治疗的做法尚存在争议。
  若患者和（或）内科医师认为必须确认病变位于胃部，则有必要检测抗内因子抗体[34]。半数病例中抗内因子抗体为阳性并最终诊断为恶性贫血。抗壁细胞抗体更为常见，但少部分正常人也可检测出该抗体。血清胃泌素水平升高提示萎缩性胃炎[35]。
  如果年轻患者罹患胃酸缺乏或恶性贫血（如小于 50 岁或更年

轻的非裔美国人），则有必要行胃肠道检查（表 2.2）[18]。在过去，Schilling 试验用于检测维生素 B_{12} 吸收不良，但由于没有商业来源的放射性标记的钴胺素，而且结果常具有误导性，该试验已被废弃。许多恶性肿瘤（特别是胃癌），在恶性贫血患者中的发病率略高于其年龄、性别匹配的对照组，虽然不主张进行更具侵入性的检查，但监测该类患者是否有胃肠道出血仍是一种明智的选择 [36]。

治疗 / 反应

治疗有两大目标：一是补足缺乏的维生素，二是纠正缺乏的病因。第一个目标容易达到，第二个目标却不容易。即使实验室结果存有疑问，若临床表现可疑则也应该给予治疗。因为实验室数据不一定都具有敏感性，而治疗不足的后果可以是毁灭性的 [32-33]。当前数据表明，在维生素 B_{12} 或叶酸纠正后，继续给药并无益处。例如，Hcy 水平升高与血栓形成风险有关，但单纯补充维生素 B_{12} 或叶酸对降低 Hcy 水平及血管意外的风险并无作用 [37-38]。

过去，北美国家常肌内注射维生素 B_{12}，而瑞典选择口服 [39]。最近，两项随机对照临床试验展现了口服维生素 B_{12} 的作用 [40-41]。即使是恶性贫血患者，也有约 1% 的维生素 B_{12} 可通过单纯扩散被黏膜吸收。因此推荐每日服用 1 ~ 2 mg 的维生素 B_{12} 中有 10 ~ 20 µg 被吸收，远多于每日需要量。然而，含 1 mg 维生素 B_{12} 的片剂有时很难在药房买到。

多数医师更愿意选择肌内注射维生素 B_{12} 这种方式治疗伴有神经症状的患者，这种治疗方法患者是完全可以接受的。虽然有多种方案，第一周应每日注射 50 ~ 100 µg，以后每周注射一次，持续 1 个月，以后每月注射 1 mg。对多数维生素 B_{12} 缺乏的患者来说，因原发病无法纠正，因而需要终身治疗。

口服叶酸的常规剂量为每天 1 mg（表 2.1）。此剂量对于妊娠和慢性溶血的患者都是足够的。若叶酸缺乏是由摄入不足引起，应补充叶酸直到饮食摄入量足够为止。通常，每天补充叶酸持续 1 个月可以补足机体的叶酸储备。若叶酸缺乏为小肠功能障碍所致，则有必要给予更长时间、更大剂量的叶酸治疗。在补充叶酸之前，应排除合并维生素 B_{12} 缺乏，因为补充叶酸后，维生素 B_{12} 缺乏引起贫血可以改善但神经症状可能会继续进展，从而导致漏诊。

维生素 B_{12} 或叶酸缺乏纠正后的表现相同：

- 维生素替代治疗开始，精神症状与舌炎即可改善[1]。
- 4 ～ 5 天后，网织红细胞增多，随后 MCV 进一步改善。
- 之后，血红蛋白浓度开始回升。
- 神经异常（如感觉异常）可于数月内缓慢改善，若持续时间已久，则可能永远无法完全恢复。

若血液学反应迟缓，则应寻找贫血的其他原因。铁缺乏合并维生素 B_{12} 或叶酸缺乏并不少见。潜在的慢性病性贫血也有可能发生。

参考文献

1. Chanarin I. *The Megaloblastic Anaemias*. 3rd ed. Oxford: Blackwell; 1990.
2. Tighe P, Ward M, McNulty H, et al. A dose-finding trial of the effect of long-term folic acid intervention: implications for food fortification policy. *Am J Clin Nutr*. 2011;93(1):1-2.
3. Bor MV, von Castel-Roberts KM, Kauwell GP, et al. Daily intake of 4 to 7 microg dietary vitamin B-12-related biomarkers in a healthy young population. *Am J Clin Nutr*. 2010;91:571-577.
4. Jacques PF, Selhub J, Bostom AG, Wilson PWF, Rosenberg IH. The effect of folic acid fortification on plasma folate and total homocysteine concentrations. *N Engl J Med*. 1999;340:1449-1454.
5. Lindenbaum J, Allen RH. Clinical spectrum and diagnosis of folate deficiency. In: *Bailey LB, ed, Folate in Health and Disease*. New York, NY: Marcel Dekker; 1995:43-74.
6. Reynolds EH, Carney MWP, Toone BK. Methylation and mood. *Lancet*. 1984;2:196-198.
7. Lindenbaum J, Healton EB, Savage DG, et al. Neuropsychiatric disorders caused by cobalamin deficiency in the absence of anemia or macrocytosis. *N Eng J Med*. 1988;318:1720-1728.
8. Carmel R, Green R, Rosenblatt DS, Watkins D. Update on cobalamin, folate, and homocysteine. *Hematology Am Soc Hematol Educ Program*. 2003:62-81.
9. Tanowitz HB, Weiss LM, Wittner M. Tapeworms. *Curr Infect Dis Rep*. 2001;3(1):77-84.
10. Hathout L, El-Saden S. Nitrous oxide-induced B-12 deficiency myelopathy: perspectives on the clinical biochemistry of vitamin B-12. *J Neurol Sci*. 2011;301(1-2):1-8.
11. Flippo TS, Holder WD Jr. Neurologic degeneration associated with nitrous oxide anesthesia in patients with vitamin B12 deficiency. *Arch Surg*. 1993;128(12):1391-1395.
12. de Jager J, Kooy A, Lehert P, et al. Long term treatment with metformin in patients with type 2 diabetes and risk of vitamin B-12 deficiency: randomized placebo controlled trial. *BMJ*. 2010;340:c2181.
13. Skroubis G, Sakellaropoulos G, Pouggouras K, Mead N, Nikiforidis G, Kalfarentzos F. Comparison of nutritional deficiencies after Roux-en-Y gastric bypass and after biliopancreatic diversion with Roux-en-Y gastric bypass. *Obes Surg*. 2002;12:551-558.
14. Kaptan K, Beyan C, Ural AU, et al. Helicobacter pylori—is it a novel causative agent in vitamin B12 deficiency? *Arch Intern Med*. 2000;160:1349-1353.
15. Hershko C, Ronson A, Souroujon M, Maschler I, Heyd J, Patz J. Variable hematologic presentation of autoimmune gastritis: age-related progression from iron deficiency to cobalamin depletion. *Blood*. 2006;107:1673-1679.
16. Dahele A, Ghosh S. Vitamin B12 deficiency in untreated celiac disease. *Am J Gastroenterol*. 2001;96:745-750.
17. Haboubi NY, Montgomery RD. Small-bowel bacterial overgrowth in elderly people: clinical significance and response to treatment. *Age Aging*. 1992;21:13-19.
18. Carmel R, Johnson CS. Racial patterns in pernicious anemia. *N Engl J Med*. 1978;298:647-650.
19. Savage DG, Lindenbaum J, Stabler SP, Allen RH. Sensitivity of serum methylmalonic acid and total homocysteine determinations for diagnosing cobalamin and folate deficiencies. *Am J Med*. 1994;96:239-246.

20. Dharmarajan TS, Adiga GU, Norkus EP. Vitamin B12 deficiency, recognizing subtle symptoms in older patients. *Geriatrics.* 2003;58:30-38.
21. Johnson MA, Hausman DB, Davey A, et al. Vitamin B12 deficiency in African American and white octogenarians and centenarians in Georgia. *J Nutr Health Aging.* 2010;14(5):339-345.
22. Hausman DB, Johnson MA, Davey A, et al. The oldest old: red blood cell and plasma folate in African American and white octogenarians and centenarians in Georgia. *J Nutr Health Aging.* 2011;15(9):744-750.
23. Bjorkegren K, Svardsudd K. Reported symptoms and clinical findings in relation to serum cobalamin, folate, methylmalonic acid and total homocysteine among elderly Swedes: a population-based study. *J Intern Med.* 2003;254(4):343-352.
24. Stabler SP, Allen RH, Savage DG, Lindenbaum J. Clinical spectrum and diagnosis of cobalamin deficiency. *Blood.* 1990;76:871-881.
25. Savage DG, Ogundipe A, Allen RH, Stabler SP, Lindenbaum J. Etiology and diagnostic evaluation of macrocytosis. *Am J Med Sci.* 2000;319:343-352.
26. Klee GG. Cobalamin and folate evaluation: measurement of methylmalonic acid and homocysteine vs vitamin B12 and folate. *Clin Chem.* 2000;46:1277-1283.
27. Pfeiffer CM, Zhang M, Lacher DA, et al. Comparison of serum and red blood cell folate microbiologic assays for national population surveys. *J Nutr.* 2011;141(7):1402-1409.
28. Tucker KL, Rich S, Rosenberg I, et al. Plasma vitamin B-12 concentrations relate to intake source in the Framingham Offspring Study. *Am J Clin Nutr.* 2000;71:514-522.
29. Carmel R. A new case of deficiency of the R binder for cobalamin, with observations on minor cobalamin-binding proteins in serum and saliva. *Blood.* 1982;59:152-156.
30. Hansen OP, Drivsholm A, Hippe E. Vitamin B12 metabolism in myelomatosis. *Scand J Haematol.* 1977;18:395-402.
31. Ulleland M, Eilertsen I, Quadros EV, et al. Direct assay for cobalamin bound to transcobalamin (holo-transcobalamin) in serum. *Clin Chem.* 2002;48:526-532.
32. Lindenbaum J, Savage DG, Stabler SP, Allen RH. Diagnosis of cobalamin deficiency II: relative sensitivities of serum cobalamin, methylmalonic acid, and total homocysteine concentrations. *Am J Hematol.* 1990;34:99-107.
33. Solomon LR. Cobalamin-responsive disorders in the ambulatory care setting: unreliability of cobalamin, methylmalonic acid, and homocysteine testing. *Blood.* 2005;105:978-986.
34. Fairbanks VF, Lennon VA, Kokmen E, Howard FM. Tests for pernicious anemia: serum intrinsic factor blocking antibody. *Mayo Clin Proc.* 1983;58:203-204.
35. Lindgren A, Lindstedt G, Kilander AF. Advantages of serum pepsinogen A combined with gastrin or pepsinogen C as first-line analytes in the evaluation of suspected cobalamin deficiency: a study in patients previously not subjected to gastrointestinal surgery. *J Intern Med.* 1998;244:341-349.
36. Schafer LW, Larson DE, Melton LJ, et al. Risk of development of gastric carcinoma in patients with pernicious anemia: a population-based study in Rochester, Minnesota. *Mayo Clin Proc.* 1985;60:444-448.
37. SEARCH Collaborative Group, Armitage JM, Bowman L, et al. Effects of homocysteine-lowering with folic acid plus vitamin B12 vs placebo on mortality and major morbidity in myocardial infarction survivors: a randomized trial. *JAMA.* 2010;303(24):2486-2494.
38. Løland KH, Bleie O, Blix AJ, et al. Effect of homocysteine-lowering B vitamin treatment on angiographic progression of coronary artery disease: a Western Norway B Vitamin Intervention Trial (WENBIT) substudy. *Am J Cardiol.* June 2010;105(11):1577.
39. Hvas A-M, Nexo E. Diagnosis and treatment of vitamin B12 deficiency. An update. *Haematologica.* 2006;91:1506-1512.
40. Kuzminski AM, Giacco EJD, Allen RH, Stabler SP, Lindenbaum J. Effective treatment of cobalamin deficiency with oral cobalamin. *Blood.* 1998;92:1191-1198.
41. Bolaman Z, Kadikoylu G, Yukselen V, Yavasoglu I, Barutca S, Senturk T. Oral versus intramuscular cobalamin treatment in megaloblastic anemia: a single-center, prospective, randomized, open-label study. *Clin Ther.* 2003;25:3124-3134.

3

溶血性贫血

Patricia A. Oneal，Geraldine P. Schechter，
Griffin P. Rodgers 和 Jeffery L. Miller

王季诺 译 李 剑 审校

很多疾病都有红细胞溶血的临床特点。血红蛋白病和免疫介导的溶血是最常见的病因（分别参见第4章和第24章的相关部分）。很罕见的遗传性或获得性疾病也可直接或间接地导致红细胞破坏增加[1]。理解溶血的机制可有助于诊断、预后和选择最合适的治疗。在这个后基因时代，遗传性溶血综合征病例的基因型和表现型之间的相关性是一大研究热点。遗传学的发现正被转化为新型临床工具，以期成为机制特异性治疗方法。

溶血性贫血被定义为由于红细胞加速破坏而造成的循环血液中红细胞水平下降。所有循环红细胞受到很多生理因素的影响，例如血液湍流、内皮损伤，以及年龄相关的分解代谢改变。通常，受损的红细胞会被网状内皮系统从循环中清除。在溶血综合征中，被网状内皮系统清除的红细胞增多（血管外溶血）或者细胞在循环中溶解（血管内溶血），从而导致红细胞生存期缩短到小于100天（正常生存期约为120天）。当足够多的红细胞被破坏后，组织会出现缺氧，这会导致红细胞生成素释放增加，刺激骨髓产生更多的红细胞。

溶血性贫血的一个特点就是外周血中未成熟红细胞（网织红细胞）数目增加。在轻度溶血中，红细胞生成足够代偿红细胞破坏，因而贫血程度较轻。同样，急性溶血或存在潜在造血缺陷的患者可能会表现出无网织红细胞增多的重度贫血。因此，对于疑似溶血的评价需

要考虑溶血本身以及骨髓的代偿能力。诊断方法通常是从常见原因到罕见病因的筛查。应当根据溶血的程度和目前可用的治疗方法指导诊断思路。根据本章节的内容，临床医生应学会为疑似溶血性贫血的患者提供相应的临床方法、鉴别诊断和诊疗计划。

病因和鉴别诊断

将溶血性贫血的各种原因分类即可得到溶血的鉴别诊断。溶血起因于红细胞内源性或外源性的损伤（图 3.1）。内源性溶血可以根据血红蛋白、细胞膜或酶相关因素。同样，无内源性缺陷因素时，患者的免疫状态或感染源也可导致溶血。其他红细胞环境的物理或化学因素也会造成溶血。根据这些分类，我们在表 3.1 中列出了更全面的鉴别诊断。

绝大多数溶血的内源性病因是遗传性的，而外源性病因通常是获得性的。在一些疾病例如阵发性睡眠性血红蛋白尿症（PNH）或葡糖 -6- 磷酸脱氢酶缺乏症中，内外因都可能造成溶血。识别出溶血的始发部位（血管内或血管外）有助于明确红细胞破坏的病因 [6]。

为了完善鉴别诊断，仅有部分类似典型溶血表现的疾病也应当被考虑。除了如血红蛋白、绝对网织红细胞计数（ARC）或间接胆红素的某个数值变化外，实验室评价都是正常的。例如，急性出血后网织红细胞代偿性增多，可能会被错误地当做溶血的证据。在缺乏其他临床或实验室异常时，人为的网状细胞过多症可能是由于出故障的自动细胞计数仪造成。尽管脾功能亢进与红细胞清除率升高和贫血有关，但无脾患者出现红细胞形态不正常通常与溶血无关。此外，患有慢性

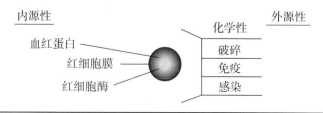

图 3.1　溶血的内源性和外源性原因

表 3.1　溶血性贫血的鉴别诊断

溶血的内源性因素	溶血的外源性因素
血红蛋白（详见第 4 章）	免疫
血红蛋白 S 病[*]	输血导致的同种抗体[*]
珠蛋白生成障碍性贫血（地中海贫血）	新生儿溶血病[*]
其他血红蛋白病	自身免疫综合征[*]
不稳定性血红蛋白病	破裂 / 物理损伤
细胞膜	心脏瓣膜（机械性和感染性）[*]
遗传性球形红细胞增多症	弥散性血管内凝血[*]
遗传性椭圆形红细胞增多症	血栓性血小板减少性紫癜[*]
遗传性口形红细胞增多症	溶血性尿毒症综合征[*]
遗传性棘状红细胞增多症	血液透析[*]
遗传性热异形性红细胞增多症	恶性肿瘤（转移性肿瘤）[*]
溶血性尿毒症综合征[*]	烧伤[*]
McLeod 综合征	溺水[*]
阵发性睡眠性血红蛋白尿症[*]	马拉松 / 行军性血红蛋白尿症[*]
异常的（蛋白）	血管炎
锚蛋白	恶性高血压[*]
带 3 蛋白	动静脉畸形[*]
带 4.1 蛋白	感染
带 4.2 蛋白	疟疾
带 4.5 蛋白	巴贝虫病[*]
血型糖蛋白 C（Leach 表型）	巴尔通体病（奥罗亚热）[*]
血影蛋白	产气荚膜梭菌[*]
整合蛋白	化学因素
酶	葡糖 -6- 磷酸脱氢酶缺乏时合用的
葡糖 -6- 磷酸脱氢酶	氧化剂[*]
丙酮酸激酶	昆虫和蛇毒[*]
磷酸葡糖异构酶	铅
嘧啶 5'- 核苷酸酶	氯（血透液中）
腺苷脱氨酶	氯胺（血透液中）
醛缩酶	砷化氢气体
2,3- 二磷酸甘油酸变位酶	

溶血的内源性因素	溶血的外源性因素
烯醇化酶	*其他原因*
γ- 谷氨酰半胱氨酸合成酶	*肝病*
谷胱甘肽过氧化物酶	脾功能亢进
谷胱甘肽还原酶	
谷胱甘肽合成酶	
血红素加氧酶 -1	
己糖激酶	
卵磷脂胆固醇酰基转移酶	
磷酸果糖激酶	
磷酸甘油激酶	
丙糖磷酸异构酶	

斜体表示最常见的原因；星号（*）表示与血管内溶血有关 [2-5]

特发性高间接胆红素血症（Gilbert 综合征）的患者经常会为了排除溶血而被转诊至血液科 [7]。

疑似溶血患者的诊断流程

和绝大多数的疾病一样，溶血的诊断方法包括临床和实验室联合检查，通常由临床医生的判断和技能主导（图 3.2）。

所有患有不能解释的贫血患者均应怀疑轻度或慢性溶血。详尽的病史和体格检查是评价每个患者的基础。

病史

发病 / 持续时间（遗传性或者获得性）。

乏力病史。

黄疸病史。

腹痛 / 胆石症（慢性溶血）。

药物（可能加重酶缺乏）。

旅行（考虑感染）。

近期或现症感染的病史。

血管或心脏手术。

失血或滞留（会导致非溶血的网织红细胞增加）。

尿色异常（血管内溶血）。

完整的家族史（黄疸、胆囊疾病、脾切除、遗传性贫血或其他遗传疾病）。

体格检查

苍白。

发热。

脉搏增快。

黄疸（慢性溶血）。

心瓣膜机械音。

脾大。

实验室检查可用于明确可疑诊断，提供潜在发病机制的依据，以及监测患者的治疗反应。全血球计数（CBC）通常可以用于确诊贫血。网织红细胞增多会使平均红细胞体积（MCV）和红细胞分布宽度（RDW）增加。所有怀疑溶血的患者都应做网织红细胞计数。除非红细胞生成受到抑制，否则在发生溶血时都有网织红细胞数目增加。红细胞生成受到抑制的急性溶血还会导致一种体积较大的、中央淡染区缩小的多色网织红细胞进入循环。这种网织红细胞又名移动细胞，可以在外周血涂片中发现[8]。网织红细胞也可以通过其 RNA 内容物被识别，因此细胞中 RNA 的自动检测提供了一个替代手工检验的精确方法。新生儿的网织红细胞正常值为 2.5% ~ 6.5%，出生后第 2 周降至小于 2%。非贫血成年人的网织红细胞占循环血红细胞的 0.5% ~ 1.5%，与成年人每日正常红细胞数量的 1% 正常转化率持平。因为红细胞生成增加，在溶血状态下，我们通常会发现一个在正常范围以上的百分率。但是，在贫血状态下，未校正的网织红细胞百分率也可以反映网织红细胞的生存时间延长及循环红细胞数量减少。因此，绝对网织红细胞计数（ARC）比未校正网织红细胞百分率能更准确地反映代偿性反应[9]。

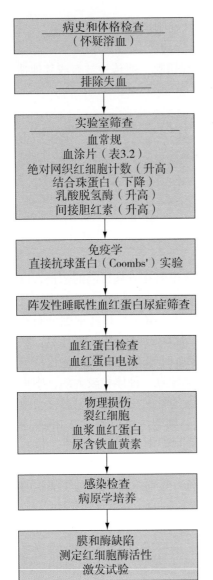

图 3.2　溶血性贫血的诊断流程

绝对网织红细胞计数（ARC）＝网织红细胞百分率 /100× 红细胞数量 /µl

正常 ARC 范围为 25 000 ～ 75 000/µl。溶血患者的 ARC 通常升高至 100 000/µl 以上。如果是急性溶血，网织红细胞升高可能会延迟 3 ～ 5 天。

骨髓检查对于明确简单溶血的病因不是必需的，但是绝不应忽视外周血涂片。这项检查非常简单、快速、廉价，而且可以为溶血机制的判断提供重要线索（表 3.2）。

表 3.2　红细胞形态学和对应病理学

细胞类型	内源性	外源性
 棘红细胞	谷胱甘肽过氧化物酶缺乏，遗传性棘红细胞增多症，无 β 脂蛋白血症，McLeod 综合征，卵磷脂胆固醇酰基转移酶缺乏症	肝病（棘红细胞溶血性贫血） 无脾症
 嗜碱性点彩红细胞	血红蛋白病 无效红细胞生成	铅中毒 5' 核酸苷酶缺乏
 椭圆形红细胞	遗传性椭圆形红细胞增多症 带 4.1 蛋白异常 糖蛋白 C 缺乏 热异形性红细胞增多症	
 Heinz 小体	葡糖 -6- 磷酸脱氢酶缺乏症 珠蛋白生成障碍性贫血（地中海贫血） 不稳定性血红蛋白病	药物引起的氧化损伤

续表

细胞类型	内源性	外源性
寄生虫		疟疾（如图所示） 巴贝西虫病 巴尔通体病
热异形细胞	遗传性热异形性红细胞增多症 α- 血影蛋白突变	烧伤
破裂细胞		微血管病性溶血性贫血（见表 3.1）
镰状红细胞	血红蛋白 SS 病 血红蛋白 SC 病 血红蛋白 Sβ- 珠蛋白生成障碍性贫血	
球形红细胞	遗传性球形红细胞增多症；锚蛋白 / 血影蛋白缺乏；血红蛋白 C 病，B 和 3 缺陷；蛋白 4.2 缺陷	免疫介导的溶血 感染 化学损伤
口形红细胞	遗传性口形红细胞增多症 Rh 不相容病	酒精中毒 肝病
靶形红细胞	珠蛋白生成障碍性贫血 血红蛋白 C 病 不稳定血红蛋白病	肝病

急性血管内溶血

因为急性血管内溶血可能造成的严重后果，所以我们需要特别关注与其相关的临床综合征。识别急性血管内溶血对于给予的针对性特殊治疗以及预防急性肾衰竭和死亡都非常重要。溶血检查很可能引出针对产气荚膜梭菌脓毒症或血栓性血小板减少性紫癜的诊断和治疗。血管内溶血几乎都是由外源性机制引起的，可以被快速地纠正或逆转（表3.1）。

几个关键的实验室指标可被用于评价血管内溶血的严重程度。溶解的红细胞可以释放出乳酸脱氢酶。被释放入循环的少量血红蛋白，和触珠蛋白结合在肝代谢。发生严重血管内溶血时，血清触珠蛋白会急剧下降至不可检测的程度。没有和触珠蛋白结合的游离血红蛋白被氧化为高铁血红蛋白，或者与血色素结合蛋白或白蛋白等转运蛋白相结合，然后被肝从循环中清除。肉眼观察血浆或血清可以发现 100 ~ 200 mg/dl 水平的游离血红蛋白。肾小管上皮细胞重吸收游离血红蛋白的能力有限，因而导致血红蛋白尿。因为肾小管上皮细胞会脱落，所以用铁染色可以在尿沉渣中检测出含有含铁血黄素的肾小管上皮细胞。溶血中止后触珠蛋白水平可以迅速恢复，但是尿含铁血黄素阳性仍会维持较长一段时间（图3.3）。尿含铁血黄素阳性而尿血红蛋白阴性常常提示为亚急性或慢性血管内溶血。在排除肝硬化的前提下，降低的触珠蛋白水平（< 28 mg/dl）对于预测溶血可达到92%的敏感性和98%的特异性[10]。

酶和膜缺陷要点

一旦排除了最可能导致溶血的因素，临床医生则必须考虑到那些在日常实践中并不常见的病因，如酶或膜的异常。由于存在太多的病因和检测差异，有时实验室检查也容易混淆。因此，诊断性检查的程度取决于溶血的严重程度和特异性诊断对治疗的影响。阵发性睡眠性血红蛋白尿（PNH）可通过流式细胞仪确诊，这是因为造血细胞膜上

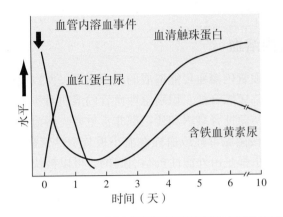

图 3.3　急性血管内溶血的指标

(From Hillman RS，Finch CA. Red Cell Manual. 7th ed. Philadelphia，PA；F. A. Davis；1996，with permission.)

缺乏相关的糖基磷脂酰肌醇 - 锚定蛋白（例如 CD59）（见第 6 章）。红细胞骨架异常的总体评价可以通过外周血涂片实现。对于酶方面的疾病，可以在相关实验室进行特异性功能检测。

红细胞酶疾病

　　酶缺陷通常和先天性非球形细胞性溶血性贫血有关。葡糖 -6- 磷酸脱氢酶缺乏症（G6PD）和磷酸甘油酸激酶（PGK）缺乏是伴 X 染色体遗传的。由于其他红细胞酶异常为常染色体隐性遗传，因此在婴儿期或儿童期出现无法解释的溶血时要怀疑到这些病因。G6PD 缺乏症是人类最常见的酶缺陷病[11]，其他和溶血相关的酶病很难被诊断出。基于这些酶病极低的发生率，疑似酶病的实验室检查需要在专门的或研究性的实验室（例如：梅奥医学实验室，罗彻斯特，明尼苏达）中进行，以检测每种酶的功能活性。但是在急性溶血时，由于网织红细胞和其他"年轻"红细胞具有相对较高的酶活性水平，这使得他们的功能性缺陷的程度经常被低估。随着人类基因组信息的临床应用的提高，基因检测使得红细胞酶疾病的诊断更加便捷、准确。临床基因分型的成功将依赖于所能识别的基因突变的数量，以及基因型和表型之间的关联强度。与已知溶血相关的酶的基因组数据可从网上获取（http：//fmp-8.cit.nih.gov/hembase/index.php）。

溶血相关的酶缺乏都与红细胞氧化损伤的预防和产生能量（ATP）有关。谷胱甘肽还原（己糖磷酸支路）对于预防过氧化氢对细胞蛋白（包括血红蛋白）造成的氧化性损伤非常重要。一旦红细胞失去线粒体，糖酵解（Embden-Meyerhof 途径）将成为给红细胞供能的唯一途径。以下是与溶血相关酶病的简要概述（按照相关代谢途径排序）。

参与谷胱甘肽代谢的酶

G6PD 是最常见的与溶血相关的红细胞酶疾病。作为一种伴 X 染色体疾病，该病多发于男性，但是由于 X 染色体的嵌合现象和遗传复合物的异质性，该病在女性中也可发生。在世界范围内已有约 4 亿人受该病影响，其中地中海地区、非洲和中国的发病率最高[11]。根据酶缺乏的情况和溶血的严重程度，对 G6PD 缺乏进行分类。

重度酶缺乏（低于正常活性的 10%）伴有慢性或间歇性溶血（地中海和亚洲人群）。

中度酶缺乏（正常活性的 10% ~ 60%）伴有间歇性溶血，通常与感染或药物有关。10% ~ 15% 的非洲裔美国男性患有 G6PD 中度缺乏。

轻度酶缺乏（高于正常活性的 60%）不伴有明显溶血。

重要的是，在各类 G6PD 缺乏的患者中，溶血的严重程度取决于两大因素：G6PD 蛋白和氧化应激。G6PD 缺乏是基因突变导致功能性 G6PD 合成下降（数量缺陷）或异常 G6PD 的产生（质量缺陷）。美国约翰霍普金斯大学（http：//omim.org/entry/305900）已经总结了已知的 400 种 G6PD 变异型。G6PD 缺乏的婴儿因红细胞裂解导致胆红素增加以及未成熟肝的不完全清除而患上新生儿高胆红素血症。有严重 G6PD 缺乏的婴儿患新生儿高胆红素血症的风险最高。

决定溶血程度的第二大因素是细胞内氧化应激。G6PD 催化葡萄糖 -6- 磷酸转变为 6- 磷酸葡萄糖。这一生化反应伴随着 NADPH 的产生及随后谷胱甘肽的还原。暴露于氧化剂或氧化应激的红细胞将使还原型谷胱甘肽（GSH）耗竭。一旦 GSH 耗竭，红细胞内含巯基的蛋白（包括血红蛋白）将会被氧化。血红蛋白的氧化导致硫血红蛋白的生成和血红蛋白沉淀物 Heinz 小体的出现。在急性药物诱导的溶血过程中会产生 Heinz 小体内含物。患有中度 G6PD 缺乏的患者通常在稳定状态下无明显症状，但在感染（例如急性病毒性肝炎和肺炎）时，氧化应激会导致这类患者出现急性溶血性贫血。溶血也与摄入含有嘧啶苷元（香豌豆嘧啶和异脲咪）的蚕豆有关。在地中海人群中，蚕豆病的发生通常与 G6PD 变异有关。对于 G6PD 缺乏的患者，应当避免使用某些可能增加溶血风险的药物和化学物质（表 3.3）[12]。溶血通常发生在摄食这些药物或蚕豆之后的 1～3 天，多数在停止摄入后的1 周左右恢复。

疑似 G6PD 缺乏的患者可以做简单的检测 NADPH 生成的定性或定量的荧光试验。在急性溶血发作时，检测到的酶活性水平可能会因低活性的衰老红细胞减少而增加。进一步确诊 G6PD 缺乏需要对患者或家属进行基因检测。G6PD 缺乏症的治疗取决于患者的溶血程度。患者以及护理患有 G6PD 缺乏症婴儿的母亲需要时常避免使用有害食物和药物。感染的患者需要仔细监测进行性溶血的早期征象。在急性溶血发作时，输血可以挽救生命。对于 G6PD 缺乏伴有严重溶血且其他治疗无效时，可以考虑脾切除术，但此方法存在争议。

γ-谷氨酰半胱氨酸合成酶　是谷胱甘肽生物合成的限速酶。溶血性贫血与这种酶的活性降低和正常的谷胱甘肽合成酶水平有关。这种罕见患者多表现为终生贫血，间歇性黄疸和成年期脊髓小脑退行性改变[13]。

表 3.3　葡糖 -6- 磷酸脱氧酶缺乏患者应当避免使用的常见药物和化学物质

氨苯砜
亚甲蓝
呋喃妥因
非那吡啶（苯偶氮吡胺）
伯氨喹
拉布立酶
甲苯胺蓝

谷胱甘肽过氧化物酶（GSH-Px） 主要负责清除红细胞的过氧化氢。这种蛋白的产生依赖于足够多的硒 [14]。GSH-Px 活性的中度缺陷可能引起 Heinz 小体的形成和婴儿非球形溶血性贫血。与 G6PD 缺乏相似，此类患者也需要避免使用氧化剂。

谷胱甘肽还原酶 是一种在黄素腺嘌呤二核苷酸存在下还原氧化型谷胱甘肽的酶。谷胱甘肽还原酶缺乏会导致药物诱导的溶血易感性增加。在饮食中补充核黄素后，谷胱甘肽还原酶活性升高。而且一小部分患者对核黄素膳食补充反应良好。在一些谷胱甘肽还原酶缺乏的病例中，因为一个用于编码谷胱甘肽还原酶的 2246 位碱基对缺失，所以补充核黄素并不能恢复酶活性 [15]。

谷胱甘肽合成酶 缺乏是由编码谷胱甘肽合成酶的基因突变导致的常染色体隐性遗传病，继发红细胞中谷胱甘肽水平降低。该病的主要特点是尿中代谢物羟脯氨酸的积聚 [16]。患者的临床表现为三联征：溶血，代谢性酸中毒和精神衰退。治疗方法包括使用维生素 C，维生素 E，碳酸氢盐和避免使用氧化性药物。

参与糖酵解的酶

丙酮酸激酶（PK） 缺乏与 150 多种基因突变有关 [17]。PK 缺乏是与先天性非球形溶血性贫血有关的第二大常见的酶病。该病在高加索人群中发病率约为 1∶20 000。PK 负责将磷酸烯醇式丙酮酸转化为丙酮酸，同时将腺苷二磷酸（ADP）转化为腺苷三磷酸（ATP）。随着红细胞的不断老化，PK 逐渐变性，其活性也逐渐下降。最终结果是 PK 活性下降至某个危险水平，造成糖酵解过程的失败。因为糖酵解是成熟红细胞唯一的 ATP 合成途径，糖酵解失败会导致 ATP 耗竭和溶血。

和其他遗传性溶血病因一致，推测 PK 缺乏可能是由于为疟疾感染提供某种保护 [18]。这个基因的变异型的选择可能与其他因素相关，因为 PK 缺乏在非洲和其他疟疾流行地区较为少见。大多数患者都是这两个最常见的突变型基因的杂合子。约有 1/3 的患者会在新生儿期出现黄疸，其中还有 1/3 需要输血。新生儿期患者可能死于严重贫血。轻度酶病的患者贫血程度比较轻，通常儿童期才会被诊断。不过，PK 的活性和临床溶血的严重程度相关性较差，这会干扰预后的准确性[17]。目前还没有预测脾切除术疗效的可靠方法。

葡糖磷酸异构酶（GPI） 缺乏是和溶血相关的第三大常见糖酵解酶缺乏。GPI 催化葡糖 -6- 磷酸生成果糖 -6- 磷酸。这个病在所有人种中均有发生，但在欧洲人群中较为流行。已经鉴定出超过 24 种基因变异型，其酶活性和疾病严重程度有关。严重病例中，患者在出生时即有明显的贫血和高胆红素血症。除了慢性溶血和高胆红素血症，病毒和细菌感染可以引发急性溶血危象[19]。

醛缩酶 A 缺乏可以引起中重度的终生性溶血性贫血，在急性溶血危象时可能需要输血。醛缩酶催化果糖 -1，6- 双磷酸转变为磷酸二羟丙酮和 3- 磷酸甘油醛。醛缩酶变异型的异常表现导致溶血和肌病[20]。其他先天性异常还包括身材矮小、智力低下、青春期延迟和特殊面容。

2，3- 二磷酸甘油酸变位酶（DPGM） 缺乏超过 50% 可引起代偿性溶血性贫血。DPGM 将 1，3- 二磷酸甘油酸转变为 2，3- 二磷酸甘油酸（2，3-DPG）。缺乏该酶可因继发的 2，3-DPG 缺乏导致同时发生溶血和红细胞增多症[21]。

烯醇酶 可将 2- 磷酸甘油酸转化为磷酸烯醇丙酮酸。病例研究发现在轻度球形红细胞溶血性贫血的患者中该酶活性下降[22]。

己糖激酶 缺乏是一种罕见的先天性溶血性贫血，常见于北欧人群。己糖激酶是糖酵解的初始酶，催化葡糖转化为葡糖 -6- 磷酸。网织红细胞内己糖激酶的活性要比成熟红细胞内的更高。正常红细胞中该酶活性降至正常水平的 25% 时将导致贫血[23]。

磷酸果糖激酶 缺乏（又称 Tarui 病）会引起糖原贮积病，表现为溶血和肌病。磷酸果糖激酶是一种变构酶，不可逆地催化果糖 -6-磷酸转变为果糖 -1，6- 二磷酸。绝大多数患者表现为劳累性肌病：虚弱，易疲劳，运动时肌肉抽搐和肌红蛋白尿。溶血是由钙离子流失引起红细胞变形性降低导致的[24]。

磷酸甘油激酶（PGK） 缺乏引起中至重度非球形红细胞性溶血性贫血。PGK 将 1，3- 二磷酸甘油酸转化为 3- 磷酸甘油酸。PGK 缺乏是唯一一种与糖酵解相关的伴 X 染色体疾病。这一疾病的表型多样，可能表现出不同程度的溶血性贫血、智力低下和肌病[25]。

磷酸丙糖异构酶（TPI）　缺乏是一种以严重溶血和感染易感性增加为特点的罕见疾病。除此之外，进行性神经退化也是该病的一大特点。在婴儿期，缺乏症状通常非常明显，表现为痉挛、运动迟缓、肌张力减退、虚弱和抽搐 [26]。

其他溶血相关的酶病

嘧啶 5' 核酸苷酶（尿苷 5' 单磷酸水解酶）　缺乏导致在红细胞内高浓度的嘧啶核苷酸积聚，从而出现红细胞嗜碱性点彩。通过测定核苷酸 OD_{260} : OD_{280} 比值下降和酶活性下降可以诊断该病。疾病的严重程度因人而异，但是患者常表现为终生溶血以及相应的后遗症 [27]。

腺苷脱氢酶（ADA）　是一种嘌呤分解酶，它将腺苷酸转化为肌苷。ADA 缺乏导致遗传性重症联合免疫缺陷。相反，ADA 增加将导致溶血性贫血。研究发现网织红细胞中 ADA 的增加是由 ADA mRNA 翻译增加导致 [28]。

血红素加氧酶 -1　是一种将血红素转化为胆红素的酶。血红素加氧酶 -1 具有抗氧化应激的作用。2 例患儿表现为严重的发育迟缓，无脾症，异常凝血 / 纤维蛋白溶解系统和持续性溶血性贫血。该酶缺乏可能使巨噬细胞代谢血红素能力下降，外周血出现破碎红细胞。血管内溶血不伴高胆红素血症或触珠蛋白减少（由于巨噬细胞降解血红素障碍所致） [29]。

卵磷脂胆固醇酰基转移酶（LCAT）　是一种参与脂蛋白代谢的酶。LCAT 缺乏将使未酯化胆固醇过量，引起红细胞膜缺陷。患者也可产生蛋白尿、角膜浑浊，以及血清 HDL 水平下降（正常值的 55% ~ 10%）等肾病表现 [30]。

红细胞膜缺陷

红细胞膜含有分布在脂双层上的整合蛋白和外周蛋白。整合膜蛋白在脂双层的细胞质面交织形成格子状结构（细胞骨架），以保证红细胞的强度和变形性。带 3 蛋白作为阴离子交换体（AE1），是在生理状态下将脂质双分子层和细胞膜骨架连接的主要蛋白。细胞骨架蛋白包括血影蛋白、锚蛋白、肌动蛋白、带 3 蛋白、带 4.1 蛋白和带 4.2 蛋白。其他红细胞膜蛋白发挥维持渗透平衡或黏附的作用。红细胞膜上大量蛋白的具体作用仍不清楚。

免疫介导的溶血是因抗体作用于红细胞膜蛋白而产生。约有 24 种蛋白参与输血相关的同种免疫（参见第 24 章）。非免疫性溶血可能是由与这些蛋白相关的极少数红细胞表型引起。无 Rh 表型导致的非免疫性溶血通常较轻微，可以被低于 10% 的网织红细胞完全代偿。红细胞形态可能为口形或球形，同时红细胞渗透脆性增加[31]。弱表达的 Kell 血型导致所谓的"McLeod 表型"。这一表型是伴 X 染色体的，在慢性肉芽肿疾病（CGD）患者中的发病率相对较高。神经退行性变和棘红细胞增多症是 McLeod 表型的典型特征。该病引起的溶血通常症状较轻，如网织红细胞计数的轻度升高[32]。

对于溶血患者，怀疑红细胞膜异常的第一个提示来源于外周血涂片镜检。正如表 3.2 所示，球形红细胞、椭圆形红细胞、口形红细胞、棘红细胞或热异形红细胞是潜在膜缺陷的最初警示。

遗传性球形红细胞增多症（HS） 是北欧人群中最常见的遗传性贫血，发病率为 1 : 5 000。该病通常由编码红细胞骨架组成（α- 或 β- 血影蛋白，锚蛋白，带 3 蛋白，带 4.2 蛋白）的基因发生突变导致的。常染色体显性或隐性遗传均存在，超过半数病例有阳性家族史。患者通常在儿童期得到诊断，表现为临床三联征：贫血、黄疸和脾大。球形红细胞体积较小（低 MCV），缺乏正常红细胞的中央淡染区。通过阴性 DAT 试验可排除免疫性球形红细胞增多症。

在大多数病例中，临床表现和血液学参数足以明确诊断[33]。如果诊断很难或很复杂，可以考虑通过检测膜渗透脆性、膜蛋白定量电泳或者基因分析等来确诊。通过测定在浓度逐渐升高的盐水中红细胞释放出的总血红蛋白比例，HS 的渗透脆性试验可以检测溶血。血液循环中 HS 球形红细胞会在正常红细胞不受影响的盐水浓度下发生溶血。也可以用冷溶血试验检测 HS 红细胞溶血的增加，即将悬浮在高渗盐水中的红细胞短暂地加热至 37℃ 后在 10 min 内冷却至 4℃。在冷溶血试验中，可以看到患者球形红细胞和正常细胞之间有明显的溶血分布差异，这在无症状的基因携带者中也可出现[34]。但是，红细胞膜渗透脆性试验缺乏敏感性和特异性，因此该试验并不能比一个好的血涂片提供的价值更大，应当谨慎进行。

遗传性椭圆形红细胞增多症（HE） 在非洲和亚洲流行。该病也是由编码 α- 或 β- 血影蛋白和带 4.1 蛋白的基因突变所致。对于纯合子患者，溶血是终生的，并且随急性或慢性疾病加重[35]。杂合子 HE 患者通常无明显临床症状，轻度网织红细胞增多症和红细胞形态学的特征性异常是诊断的唯一线索。

遗传性热异形性红细胞增多症 是 HE 的严重类型，由带 4.1 蛋白或 α- 血影蛋白基因突变所致。临床主要表现为轻至重度溶血性贫血和显著的异形红细胞。这些异常细胞中的血影蛋白对热变性的敏感性增加，细胞表现出机械脆性。因此，红细胞体积分布（RDW）变宽，破碎红细胞增加，外周血涂片可见小球形红细胞[36]。

遗传性口形红细胞增多症 表现为红细胞中央环形淡染区变为压扁状。尽管所有患者口形红细胞的临床特点近乎一致，但研究形态学改变的原因时发现了更特异的临床分类，包括脱水性遗传性口形红细胞增多症（干瘪细胞增多症），过度脱水性遗传性口形红细胞增多症和冷脱水细胞增多症。常见临床表现包括严重程度不一的溶血和红细胞阳离子泄漏[37]。更重要的是，脾切除术不仅对该病无效，反而可能会使血栓栓塞疾病风险增高[38]。

棘红细胞增多症 可能是由肝硬化产生的异常脂质或由其他异常脂质或带 3 蛋白异常导致。无 β 脂蛋白血症是一种罕见基因病，能引起低脂血症棘红细胞增多症、脂肪吸收障碍、色素性视网膜炎和共济失调。该病为常染色体隐性遗传病。该病患儿在出生时正常，但是很快会出现脂肪泻、腹胀和生长障碍。视网膜色素变性和共济失调多出现在 5 ~ 10 岁，并且逐渐进展。因此，在一个无溶血和肝病的儿童的外周血涂片中见到棘红细胞应当引起临床医生警惕相关的神经退行性病变[39]。

已确诊溶血的治疗

溶血性贫血的治疗策略取决于红细胞破坏的原因、贫血的程度和患者的心肺状态。

对于外源性病因，治疗方案通常在确诊时即可制定。免疫介导的溶血可能需要免疫球蛋白输注，皮质类激素或其他免疫抑制治疗。输血治疗（悬浮红细胞）除非必须否则应尽可能避免。如果患者存在严重的心肺功能异常，那么即使供者细胞相容性不完全匹配，红细胞输注不应被推迟。在这些罕见病例中，输血科需要提供可获得的最匹配的血制品，输血过程也应当严密监控。用抗菌药治疗感染。对于血栓性血小板减少性紫癜，血浆置换和免疫抑制治疗特异性地用于逆转ADAMTS-13 的损耗。ADAMTS-13 缺失会形成过多的高分子量的血管性假血友病因子（vWF）多聚体，而这会诱发弥散性血小板血栓。对于免疫介导或 G6PD 介导的溶血，预防时需要停止或避免使用相关药物。监测尿血红蛋白和含铁血黄素水平可评价血管内溶血治疗的疗效。

对于获得性内源性红细胞疾病——阵发性睡眠性血红蛋白尿症（PNH）——使用依库珠单抗（Eculizumab）可获得较好的疗效。依库珠单抗是一种补体 C5 的抑制性抗体，可控制血管内溶血并将其转化为轻度血管外溶血（参见第 6 章）。依库珠单抗还可降低伴发血管内溶血的血栓风险。在使用依库珠单抗之前需要接种抗脑膜炎球菌疫苗 [40-41]。还有报道认为，依库珠单抗可逆转非典型性溶血尿毒综合征患者的血栓性微血管病和肾衰竭 [42]。

尽管在分子水平对这些基因病的界定取得了众多进展，但针对其他溶血的内源性病因的特异性治疗仍然远远不够。溶血的内因通常都是遗传性的，在婴儿期或儿童期即可发病。有些病例由于溶血情况可随时间而改变，其预后和诊疗变得非常复杂。首要的问题就是是否需要治疗。慢性溶血可能只需要每年检查血常规、绝对网织红细胞计数和血涂片以确定患者是否能维持适当的红细胞生成水平。这类患者若感染细小病毒可能会使红细胞生成急剧下降，诱发贫血急性加重。由于在红细胞加速生成中，叶酸会被大量消耗，因此对于所有慢性贫血的患者都需要补充叶酸（1 mg/ 天）。美国从 20 世纪 90 年代中叶开始推行食品叶酸强化，因此在美国是否所有慢性溶血患者都需要补充叶酸尚未被评估。输血治疗因人而异，要考虑到铁超负荷的可能。即使不输血，无效红细胞生成也会引起铁超负荷。血色素代谢增加也会引起色素性胆石形成的增加。

　　脾切除术或骨髓移植术等治疗应用于显著威胁生命的重度溶血。如前所述，脾切除术不鼓励于遗传性口形红细胞增多症的患者[38]。对于其他膜缺陷病引起的严重溶血，均有脾切除术适应证，并能使患者获益。儿童脾切除术应尽可能在 6 岁以后进行，以避免增加败血症风险。必须要权衡脾切除术风险和终生输血的风险。行脾切除术后，患者需要接受特殊护理以弥补脾功能的缺失。脾负责清除荚膜包裹的细菌，例如肺炎链球菌、流感嗜血杆菌和脑膜炎奈瑟菌。肺炎球菌多糖疫苗和早期经验性抗生素药物的联合使用可为脾切除术后患者提供高水平的保护。在所有脾切除术患者中，有 40% ~ 50% 死于败血症，其中珠蛋白生成障碍性贫血和镰状细胞综合征的儿童死亡率最高[43]。对在任何情况下，患者均应被告知无脾所带来的势不可挡的高风险以及危及生命的严重感染。

结论

　　很多遗传性和获得性疾病都可表现为溶血。鉴别诊断对于选择诊断和治疗策略都很重要，需要考虑引起红细胞损伤的内源性和外源性病因。因为治疗方法大不相同，应认真追寻溶血的病因。当未找到常见的溶血原因，医生应考虑寻找潜在的酶或膜缺陷。

　　临床上，溶血的严重程度取决于红细胞破坏的速率和患者产生新鲜红细胞的代偿能力。可以是轻微或无症状的溶血，或者是中度溶血，也可以是不治疗就会危及生命的溶血。应根据疾病的严重程度和溶血的病因逐一制订治疗计划。

有用的网址

http://www.ncbi.nlm.nih.gov:80/entrez/query.fcgi?db=OMIM
http://fmp-8.cit.nih.gov/hembase/index.php

参考文献

1. Lichtman MA, Beutler E, Kipps TJ, et al. *Williams Hematology*. 8th ed. New York, NY: McGraw-Hill Publishers; 2010.
2. Dacie JV. *The Haemolytic Anaemias: Secondary or Symptomatic Haemolytic Anaemias*. 3rd ed. Vols. 1–5. New York, NY: Churchill Livingstone; 1985–1999.
3. Nathan DG, Orkin SH, Oski FA. *Hematology of Infancy and Childhood*. 6th ed. Philadelphia, PA: WB Saunders; 2003.
4. Foerster J, Lee RG. Wintrobe MM, eds. *Wintrobe's Clinical Hematology*. 10th ed. Philadelphia, PA: Williams & Wilkins; 2008.
5. Hoffman, R, Benz EJ, Shattil, SJ, et al. *Hematology: Basic Principles and Practice*. 4th ed. Philadelphia, PA: Elsevier; 2005.
6. Beutler E, Luzzatto L. Hemolytic anemia. *Semin Hematol*. 1999;36:38-47.
7. Strassburg CP. Hyperbilirubinemia syndromes (Gilbert-Meulengracht, Crigler-Najjar, Dubin-Johnson, Rotor syndrome). *Best Pract Res Clin Gastroenterol*. 2010;5:555-571.
8. Finch CA, Hillman RS. *Red Cell Manual*. 7th ed. Philadelphia, PA: F.A. Davis; 1996.
9. Riley RS, Ben-Ezra JM, Tidwell A, et al. Reticulocytes and reticulocyte enumeration. *J Clin Lab Anal*. 2001;15:267-294.
10. Körmöczi GF, Säemann MD, Buchta C, et al. Influence of clinical factors on the haemolysis marker haptoglobin. *Eur J Clin Invest*. 2006;36:202-209.
11. Cappellini MD, Fiorelli G. Glucose-6-phosphate dehydrogenase deficiency. *Lancet*. 2008;371:64-74.
12. Youngster I, Arcavi L, Schechmaster R, et al. Medications and glucose-6-phosphate dehydrogenase deficiency: an evidence-based review. *Drug Saf*. 2010;33:713-726.
13. Hamilton D, Wu JH, Alaoui-Jamali M, et al. A novel missense mutation in the γ-glutamylcysteine synthetase catalytic subunit gene causes both decreased enzymatic activity and glutathione production. *Blood*. 2003;102:725-730.
14. Gondo H, Ideguchi H, Hayashi S, et al. Acute hemolysis in glutathione peroxidase deficiency. *Int J Hematol*. 1992;55:215-218.
15. Mojzikova R, Dolezel P, Pavlicek J, et al. Partial glutathione reductase deficiency as a cause of diverse clinical manifestations in a family with unstable hemoglobin (Hemoglobin Haná, β63(E7) His-Asn). *Blood Cells Mol Dis*. 2010; 45:219-222.
16. Ristoff E, Larsson A. Inborn errors in the metabolism of glutathione. *Orphanet J Rare Dis*. 2007;2:16-24.
17. Zanella A, Fermo E, Bianchi P, et al. Red cell pyruvate kinase deficiency: molecular and clinical aspects. *Br J Haematol*. 2005;130:11-25.
18. Wang C, Chiarelli LR, Bianchi P. Human erythrocyte pyruvate kinase: characterization of the recombinant enzyme and a mutant form (R510Q) causing nonspherocytic hemolytic anemia. *Blood*. 2001;98(10):3113-3120.
19. Kugler W, Lakomek M. Glucose-6-phosphate isomerase deficiency. *Baillière's Clin Haematol*. 2000;13:89-101.
20. Yao DC, Tolan DR, Murray MF, et al. Hemolytic anemia and severe rhabdomyolysis caused by compound heterozygous mutations of the gene for erythrocyte/muscle isozyme of aldolase, ALDOA. *Blood*. 2004;103:2401-2403.
21. Jacobasch G, Rapoport SM. Hemolytic anemias due to erythrocyte enzyme deficiencies. *Mol Aspects Med*. 1996;17:143-170.
22. Boulard-Heitzmann P, Boulard M, Tallineau C. Decreased red cell enolase in 40 year old woman with compensated haemolysis. *Scand J Haematol*. 1984;33:401-404.
23. Kanno H. Hexokinase: gene structure and mutations. *Baillière's Clin Haematol*. 2000;13:83-88.
24. Sabina RL, Waldenström A, Ronquist G. The contribution of Ca²⁺-calmodulin activation of human erythrocyte AMP deaminase (isoform E) to the erythrocyte metabolic dysregulation of familial phosphofructokinase deficiency. *Haematologica*. 2006;91:652-655.
25. Beutler E. PGK deficiency. *Br J Haematol*. 2007;136:3-11.
26. Oláh J, Orosz F, Keserü GM, et al. Triosephosphate isomerase deficiency: a neurodegenerative misfolding disease. *Biochem Soc Trans*. 2002;30:30-38.
27. Zanella A, Bianchi P, Fermo E, et al. Hereditary pyrimidine 5′-nucleotidase deficiency: from genetics to clinical manifestations. *Br J Haematol*. 2006;133:113-123.
28. Chottiner EG, Cloft HJ, Tartaglia AP, et al. Elevated adenosine deaminase activity and hereditary hemolytic anemia: evidence for abnormal translational control of protein synthesis. *J Clin Invest*. 1987;79:1001-1005.
29. Fraser ST, Midwinter RG, Berger BS, et al. Heme oxygenase-1: a critical link between iron metabolism, erythropoiesis, and development. *Adv Hematol*. 2011;2011:473709.
30. Hovingh GK, de Groot E, van der Steeg W, et al. Inherited disorders of HDL metabolism and atherosclerosis. *Curr Opin Lipidol*. 2005;16:139-145.
31. Nash R, Shojania AM. Hematological aspect of Rh deficiency: a case report and review of literature. *Am J Hematol*. 1987;24:267-275.
32. Walker RH, Danek A, Uttner I, et al. McLeod phenotype without the McLeod syndrome. *Transfusion*. 2007;47:299-305.
33. Bolton-Maggs PH, Stevens RF, Dodd NJ, et al. Guidelines for the diagnosis and management of hereditary spherocytosis. *Br J Haematol*. 2004;126:455-474.
34. Iglauer A, Reinhardt D, Schöter W, et al. Cryohemolysis test as a diagnostic tool for hereditary spherocytosis. *Ann Hematol*. 1999;78:555-557.
35. Delaunay J. The molecular basis of hereditary red cell membrane disorders. *Blood Rev*. 2007;21:1-20.

36. Ramos MC, Schafernak KT, Peterson LC. Hereditary pyropoikilocytosis: a rare but potentially severe form of congenital hemolytic anemia. *J Pediatr Hematol Oncol.* 2007;29:128-129.
37. Delaunay J. The hereditary stomatocytoses: genetic disorders of the red cell membrane permeability to monovalent cations. *Semin Hematol.* 2004;41:165-172.
38. Stewart GW, Amess JA, Eber SW, et al. Thrombo-embolic disease after splenectomy for hereditary stomatocytosis. *Br J Haematol.* 1996;93:303-310.
39. Jung HH, Danek A, Walker RH. Neuroacanthocytosis syndromes. *Orphanet J Rare Dis.* 2011;25:68.
40. Brodsky RA, Young NS, Antonioli E, et al. Multicenter phase 3 study of the complement inhibitor eculizumab for the treatment of patients with paroxysmal nocturnal hemoglobinuria. *Blood.* 2008;111:1840–1847.
41. Parker CJ. Management of paroxysmal nocturnal hemoglobinuria in the era of complement inhibitory therapy. *Hematology Am Soc Hematol Educ Program.* 2011;2011:21-29.
42. Nurnberger J, Witzke O, Opazo Saez A, et al. Eculizumab for atypical hemolytic-uremic syndrome. *N Engl J Med.* 2009;360:542-544.
43. Bisharat N, Omari H, Lavi I, et al. Risk of infection and death among post-splenectomy patients. *J Infect.* 2001;43:182-186.

4

溶血性贫血：地中海贫血和镰状细胞性贫血

Matthew M. Hsieh, John F. Tisdale 和 Griffin P. Rodgers

赖永榕　译

正常红细胞内的血红蛋白是由两条 α 链和两条 β 链组成，α 与 β 合成比值是 1：1。地中海贫血是 α 链或 β 链生成不足导致的一组定量性疾病，从而导致 β 链或 α 链的不平衡累积。相反，血红蛋白病（或异常血红蛋白结构变异体）是不同于定量性疾病的 β 链或 α 链结构异常但数量正常的一组疾病，镰状细胞性贫血（SCD）是最好的例子。这两类疾病共同的特征是溶血性贫血和输血相关的并发症，但在病理生理、临床表现和临床管理上都不同。地中海贫血和血红蛋白病都在疟疾流行地区常见，原因是异常血红蛋白基因可为抵抗疟疾感染提供保护[1]。

病理生理学

地中海贫血

正常情况下人体有 4 个 α 珠蛋白基因，每条 16 号染色体上有两个（表 4.2）。α 珠蛋白链是合成胎儿血红蛋白和成人血红蛋白的基本组成部分。α 地中海贫血综合征大部分是因为染色体不等交换或重组所导致的大片 α 珠蛋白基因缺失所致，少部分是因为 α 珠蛋白基因突变所致。缺失的 DNA 片段在大小上有变化，涉及在同一条染色

表 4.1　地中海贫血和镰状细胞性贫血的基本特征

	α 地中海贫血	β 地中海贫血	镰状细胞性贫血
地理分布	赤道非洲，地中海的中东，阿拉伯半岛，加勒比地区，印度，东南亚，中国南部		非洲，地中海部分地区，中东国家，印度部分地区
病理生理	Hb 定量缺陷：基因缺失导致 α 链减少和溶血性贫血	Hb 定量缺陷：基因突变导致 β 链减少和溶血性贫血	Hb 定性缺陷：Hb S 聚合导致血管闭塞和溶血性贫血
治疗	简单输血，铁螯合	简单输血，铁螯合，羟基脲治疗，移植	简单和交换性输血，止痛，羟基脲，移植

Hb S，镰状血红蛋白

表 4.2　正常的和变异的血红蛋白

通用名称	特定名称	分子结构	比例
成人血红蛋白	A	$\alpha2\beta2$	成人：97% 新生儿：20% ～ 25%
成人血红蛋白	A_2	$\alpha2\delta2$	成人：2.5% 新生儿：0.5%
胎儿血红蛋白	F	$\alpha2\gamma2$	成人：< 1% 新生儿：75% ～ 80%
	Hb H	$\beta4$	成人：0% 新生儿：Hb H 患者 15% ～ 20%
	Hb Bart	$\gamma4$	成人：0%； 新生儿：Hb H 患者 15% ～ 20%，胎儿水肿患者：100%

体上的一个等位基因缺失（–+，等同于 α+ 或反式）或同一条染色体上的两个等位基因都缺失（––，等同于 α- 或顺式）。一个基因缺失（–+/++）导致静止型基因携带者，两个基因缺失（––/++，–+/–+）通常导致轻型 α 地中海贫血或 α 地中海贫血特征，表现为小细胞低色素性贫血，贫血程度较轻或不贫血（图 4.1）。缺失三个基因（––/–+）导致 Hb H（β4）形成，Hb H 是一种不稳定的血红蛋白。Hb H 病表

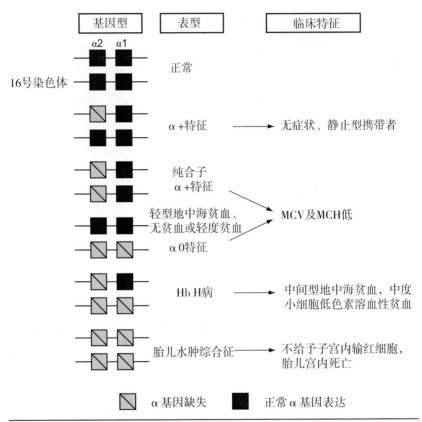

图 4.1　α 地中海贫血基因缺失和相应的表型图解。**Hb**，血红蛋白；**MCH**，红细胞平均血红蛋白；**MCV**，红细胞平均容积

现为中等严重程度的小细胞低色素溶血性贫血和脾大。缺失 4 个基因形成 Hb Bart（γ4）导致胎儿水肿综合征。Hb Bart 运输氧气能力贫乏，造成严重的组织缺氧，导致心脏和肝衰竭，不给子宫内输红细胞往往会导致胎儿胎内死亡。

　　两个 α 珠蛋白缺失的单倍型（−+）和（−−）常发生在东南亚地区，而单倍型（−−）在地中海地区少见，在非洲更罕见。因此，所有的 α 地中海贫血综合征类型都可在东南亚见到，但胎儿水肿综合征在地中海和非洲非常少见，甚至罕见。除了 α 珠蛋白基因缺失，还有 α 珠蛋白结构变异体，它可能会单独出现或结合 α 珠蛋白缺失出现，导致 α 珠蛋白合成进一步减少。最有特征的 α 珠蛋白变异体就是 Hb CS （Constant Spring）。

　　与 α 珠蛋白基因不同，只有 2 个 β 珠蛋白基因，分别位于 11 号染色体的两条单体上。虽然已发现有将近 200 个突变类型，但大部分 β 地中海贫血症个体仅仅由大约 20 个突变类型所导致。突变类型按区域种族位置分组：地中海盆地、东南亚、非洲和亚洲的印度。所有能导致疾病的突变类型可改变 β 珠蛋白基因的转录、加工或翻译。一些突变类型减少 β 珠蛋白生成的 10%，而另一些突变类型减少 β 珠蛋白生成多达 90%。纯合子和杂合子的多样性影响等位基因，导致 β 地中海贫血综合征的多样性。

　　有一个异常等位基因的患者有轻型 β 地中海贫血症或相关特征：β 链的合成大约减少一半。尽管正常的 Hb A （α2β2）轻度减少，却没有过多的 α 链累积。表现为小红细胞低色素，却没有有临床意义的贫血、溶血或无效红细胞造血。中间型 β 地中海贫血是指患者有轻度溶血性贫血，通常继发于合并两个轻微的 β 地中海贫血症等位基因杂合子，δ 和 β 地中海贫血症杂合子，Hb E 和 β 地中海贫血症杂合子，合并有遗传性胎儿血红蛋白持续增多症（HPFH）的 β 地中海贫血症，或者共有 α 地中海贫血症和 β 地中海贫血症。两个严重的 β 链等位基因表型指的是重型 β 地中海贫血症或 Cooley 贫血：β 链合成和 Hb A 几乎缺失，α 链大量过剩，随之导致严重的溶血性贫血。Hb A_2 和 Hb F 的代偿性增加不足以弥补 β 链生成的不足。

血红蛋白病：血红蛋白结构变异体

　　α 链或 β 链变异的血红蛋白或者血红蛋白病常由点突变造成。血红蛋白病的命名采用字母表示（S、C 或 E），有时根据第一次发现的地理位置（O[Arab] 或 D[Punjab]）及名字检索情况（Lepore 或 Constant Spring），还有就是按在血红蛋白链的肽链、位置和核苷酸置换命名（$\beta^{6Glu \to Val}$）。

血红蛋白 S

镰状血红蛋白（Hb S）是血红蛋白病中最具代表性的。SCD 是一种遗传性疾病，它是由于 β 珠蛋白链上第六位密码子谷氨酸被缬氨酸所替代而引起的（$β^{6Glu→Val}$），它常与血红蛋白分子结合，结果 Hb S 在脱氧状态时较少溶解（正常是氧化 - 脱氧循环），在红细胞内迅速沉淀和聚合，造成了星月状的形态学改变。这些坚硬的镰状细胞引起溶血和血管闭塞，导致所有 SCD 的并发症。

镰状红细胞的寿命是 10 ～ 20 天，而正常的红细胞寿命是 120 天。在缺乏有临床意义的疼痛发作时，往往有一个慢性溶血性贫血过程，其平均血红蛋白在 6 ～ 8 g/dl，尽管其代偿性网织红细胞增高超过 5% 或 150 k/μl。大多数镰状红细胞在脾内被清除，一些通过机械作用和氧化应激在血管内被破坏。溶血是由于炎症介质被激活引起的，例如肿瘤坏死因子 -α（TNF-α）、白介素 -2（IL-2）、凝血酶和血小板活化因子 [2]。通常白细胞数处于基线水平，但在纯合子 SCD（Hb SS）患者中，白细胞常增多与频发疼痛危机、脑卒中和寿命缩短有关。溶血而释放的游离血红蛋白，消耗一氧化氮，参与内皮细胞功能紊乱而促进血管收缩。

其他的血红蛋白病（E，C，Lepore，D，O^{Arab}，Constant Spring）

Hb E 是一种常见的血红蛋白变异体，在中国南方和东南亚发生率大约为 15% ～ 30%。Hb E 是由于 β 链上 26 位氨基酸正常的谷氨酸被赖氨酸所替代造成（$β^{26Glu→Val}$），导致仅有 50% 的 mRNA 被正常剪接。杂合或纯合的 Hb E 个体有轻度贫血、小细胞低色素性。当 Hb E 复合 β 地中海贫血时，临床特征类似于中间型 β 地中海贫血。

Hb C 是由于 β 链第六个氨基酸上正常的谷氨酸被赖氨酸所替代而引起。Hb C 在非洲血统的人中最常见，是在美国第二常见、在世界上第三常见的血红蛋白病。Hb C 携带者无症状；纯合子 Hb C 个体（Hb CC）有轻微溶血性贫血，但大多数无症状。Hb C 复合 β 地中海贫血有轻到中度贫血及重型 β 地中海贫血的一些特征。Hb C 和 Hb S 复合杂合子（Hb SC），与 SCD 纯合子（Hb SS）相比，贫血更轻、腿部溃疡更少、疼痛危机和骨坏死更少、机会感染更少。然而，视网膜增生性疾病、无血管坏死和脾大在 Hb SC 患者中出现得更早、更频繁。

Hb Lepore 是一种融合的珠蛋白链，是由 δ 链 N 端的一半和 β 链 C 端的一半组成，与正常的 β 链相比，它的产量非常低（2.5%）。尽管在希腊人或意大利人中典型可见，这种变异体也可在北欧血统的许多部落里见到。Hb Lepore 可单独发生，也可复合 β 地中海贫血突变发生，导致与重型 β 地中海贫血相似的症状。Hb D（等同于 Hb Los Angeles 或 Hb Punjab）是另一种 β 链的变异体，在亚洲的印度人群中可见。当复合 β 地中海贫血或 SCD，会有轻度贫血。Hb O^{Arab} 是一种罕见的 β 链变异体，当复合 SCD（Hb SO^{Arab}），表现类似于重型 SCD。

Hb Constant Spring 在东南亚人群中的发生率为 5%～10%，是由于 α 链上的终止密码子的一个点突变造成，导致了一个延长的 α 链（α^{CS}）。由于 α^{CS} 的合成大量减少（到大约 1%），Hb CS 表现像 α 链缺失。当 α^{CS} 联合一个顺式 α- 地中海贫血缺失，它的表现像 Hb H 病（--/α^{CS}α）。幸运的是，α^{CS} 在同一个等位基因与正常 α 链典型结合，这种类型的胎儿水肿综合征还没被发现。

诊断和筛查

SCD 和地中海贫血的诊断多在新生儿和产前进行初诊。出生后诊断的目标是判定 α 地中海贫血携带者或 β 地中海贫血携带者，是 Hb S，C，E 或者是其他重要的血红蛋白病。当血常规红细胞参数有提示性时，外周血涂片和 HPLC 可提供进一步诊断。HPLC 基本替代了传统的电泳，因为它对 Hb A$_2$、F 和 S 的定量更可靠。血红蛋白病可通过在碱性环境下（从 Hb D/G 中分离 Hb S）或酸性环境下（分离 Hb C，E 和 O^{Arab}）的等电聚焦或凝胶电泳来确诊。特殊的地中海贫血突变体需要通过 PCR 技术检测 DNA 来确诊。血细胞计数指标变化较大，如果并发铁缺乏、其他复合杂合子或其他血红蛋白病，其指标可能会变得不典型。任何输血都会改变其原有疾病的血液学参数。

表 4.3　地中海贫血和镰状细胞性贫血的血液学特征

正常	红细胞数：正常 MCV > 78 fl（或立方微升）或 MCH > 27 pg *Hb A > 95%，F < 1%，A_2 < 3%
轻型 α 地 中 海 贫 血 （静止或携带者）	MCV < 78 fl 或 MCH < 25 pg，RBC 数增高 *Hb A，F < 1% ~ 7%[†]，A_2 ~ 3.5%[‡]
β 地中海贫血特征	MCV < 78 fl 或 MCH < 27 pg，RBC 数增高 *Hb A，F < 1% ~ 7%[†]，A_2 ~ 4% ~ 4.5%[‡]
中间型 α 地中海贫血 （Hb H 病）	MCV < 70 fl 或 MCH < 25 pg，RBC 数增高 *Hb A，F < 1% ~ 7%[†]，A_2 正常，Hb H 0.8% ~ 40% 外周血涂片严重的红细胞大小不均，小细胞低色素， Hb H 沉淀
重型 β 地中海贫血	MCV < 70 fl 或 MCH < 25 pg，RBC 数增高 *Hb A_2 > 4%[†]，Hb F 1% ~ 7%[†]，Hb A_2 > 4%[‡] 外周血涂片严重的红细胞大小不均，小细胞低色素
SCD 特征	*Hb A 接近 50%，Hb S 35% ~ 40%
SCD	*Hb SS：Hb S > 70%，A_2 < 4%，Hb F 多变；外周血 涂片可见镰状细胞 Hb SC：Hb S 和 C 各占 30% ~ 40%；外周血涂片少量 镰状细胞，球形红细胞和靶形红细胞增多
Hb S/β+ 地中海贫血	*Hb A 多变，典型的 Hb S > 50%
Hb S/β0 地中海贫血	* 典型的 Hb S > 50%，Hb A 多变（10% ~ 30%）

* 血红蛋白电泳筛查或高效液相（HPLC）检测
† 在复合 δβ 地贫或遗传性胎儿血红蛋白持续增多症（HPFH）的患者 Hb F 可增高
‡ 在合并缺铁、α 地中海贫血、δβ 地中海贫血或某些 β 链突变的患者 Hb A_2 可能会少于 3.5%
Hb，血红蛋白；MCV，平均红细胞体积；MCH，平均红细胞血红蛋白量；RBC，红细胞；
SC，Hb S 和 C 杂合子

α- 地中海贫血特征

　　红细胞计数增多、Hb A_2 值正常或临界值、平均血细胞体积（MCV）低于 78 fl、平均血细胞血红蛋白（MCH）低于 25 pg，应疑诊为 α 地中海贫血特征。Hb H 病的外周血涂片在甲酚蓝染色红细胞和网织红细胞中显示 Hb H 沉淀（Hb H 包涵体）。

β 地中海贫血特征和重型 β 地中海贫血

红细胞计数增多、MCV 低于 78 fl、MCH 低于 27 pg、血红蛋白正常或稍低应疑诊为 β 地中海贫血特征。在 HPLC 中，Hb F 值多变（在地中海变异体中高，在非洲变异体中低），Hb A 值正常和 Hb A_2 值 > 4%。然而，在合并铁缺乏、α 地中海贫血、复合杂合子的 δ 和 β 地中海贫血或某些 β 链突变时，Hb A_2 值可正常（< 3%）。重型 β 地中海贫血，MCV 常少于 70 fl，MCH 少于 25 pg，血红蛋白在 5 ~ 9 g/dl，HPLC 中无 Hb A。

SCD 特征和 SCD

SCD 特征（SCT）或 SCD 可以通过联合血细胞计数、HPLC 和镰状细胞溶解试验来诊断。SCT 的红细胞参数接近正常；血红蛋白可能轻微降低或正常，MCH 和红细胞分布宽度（RDW）可能轻微升高，HPLC 检测 Hb S 为 35% ~ 40%。SCD 病的血红蛋白在 6 ~ 8 g/dl 之间，外周血涂片中可见镰状红细胞，HPLC 检测 Hb S 占总血红蛋白的 80% ~ 90%，Hb A_2 值轻微升高（由于 Hb S 和 Hb A_2 的共洗脱）。SCT 和 SCD 的确诊通过进一步的镰状细胞溶解试验和酸、碱凝胶电泳来筛查其他并发的血红蛋白病（如 Hb D 或 G）来诊断。镰状 SC 病通过 HPLC 更容易发现。另外，Hb SC 的外周血涂片显示少量镰状细胞、球形红细胞和靶状红细胞增多、红细胞分布宽度不均。

镰状细胞性病的临床表现及治疗

血管闭塞发作（疼痛危象）

血管闭塞发作（VOE）是 SCD 最常见的临床表现[3]，常见于感染、压力增大、脱水或者天气 / 气温变化时。常规的疼痛评估和治疗调整包括疼痛关怀服务以及其他相关咨询，对评定 SCD 引起疼痛的复杂的病因学有着重要作用。评估应从 VOE 发作时和发作前完整的病史开始。体格检查和重要的体征可判断疼痛发作的相关症状和体征。急性疼痛可影响机体的多个部位：骨头、关节、心肺血管系统、中枢神经系统和腹腔内器官；而慢性疼痛主要局限于腿部溃疡和骨骼系统。

轻度疼痛通常在门诊处理，给予联合非甾体抗炎药、对氨基乙酰酚和（或）口服阿片类药物。中到重度急性疼痛的患者则需要留在观察病房或急诊病房中进行治疗，首先要进行疼痛快速评估，给予含 5% 的葡萄糖的 1/2 浓度的生理盐水（D5 1/2 NS）、加入 20 mEq 的 KCl（不能超过 3/2 的日常维持量）进行补液治疗，并给予阿片类止痛药物（吗啡、氢吗啡酮、芬太尼）治疗。止痛药物的选择、剂量、使用频率需根据患者在门诊时使用的止痛药及既往的治疗反应来调整。严重疼痛时需要住院治疗，连续性使用微量泵（PCA）输入阿片类止痛药物来缓解疼痛。对于无法进行静脉给药的患者，皮下注射的方法可作为一个短期的代替治疗方案，但是，由于肌内注射的个体吸收差异较大，应尽量避免。哌替啶经体内循环代谢形成的去甲哌替啶，有着长期的半衰期，并能导致情绪异常，引起癫痫发作，因此，哌替啶不作为临床缓解疼痛的一线用药。阿片类止痛药物通过肝代谢经肾排泄，在肝功能不全的患者中，需要减少其用量。哌替啶和吗啡可产生具有活性的代谢产物，肾病患者使用时需小心。阿片类药物常见的不良反应主要有：恶心、呕吐、皮肤瘙痒、便秘、呼吸抑制，需要监测并及时治疗。

非阿片类止痛药如对乙酰氨基酚、非甾体抗炎药的止痛效果有限，因而通常与阿片类口服药联合使用。肝功能正常的成年患者服用对乙酰氨基酚的总量不能超过每天 4 mg，且需要监测胃肠道、肾、血液中的药物毒性反应。苯二氮䓬类药物、抗抑郁药、止吐药、阿片受体拮抗药（如喷他佐辛、纳布啡、布托啡诺）能有效增加阿片类止痛药的兴奋作用从而增强止痛效果。加巴喷丁、三环类抗抑郁药可以用于治疗神经性疼痛。

一项对长期阿片类药物治疗的综述中发现[4]，阿片类药物的疗效不佳可能是因为：①阿片受体数量的减少而导致药物耐受；②个体对慢性的已知的毒性药物的缓慢刺激最终导致阿片类药物诱导的超敏反应；③机体组织的进行性损伤而加剧疼痛。长期、高剂量地使用阿片类药物进行止痛治疗与睾酮缺乏，免疫抑制有关。在长期镇痛治疗中，阿片类药物剂量每 6 ～ 8 周降阶梯疗法或旋转式周期性使用阿片

表 4-4　常见阿片受体激动药治疗急性疼痛的比较

	等效镇痛剂量	代谢及排泄部位*	肝损害者剂量调整	肾损害者剂量调整
芬太尼	IV 或经皮给药：25 μg/h	肝：无活性代谢产物 肾：75% 代谢产物	不需要	
氢吗啡酮	IV：1.5 mg PO：7.5 mg	肝：无活性代谢产物 肾：小量排泄	考虑	GFR 20～50 ml/min：常规剂量的 50%～75%GFR<20 ml/min：常规剂量的 25%～50%
羟吗啡酮	IV：1 mg PO：10 mg	肝：活性或无活性代谢产物 肾：排泄 30%～40%	考虑	
哌替啶	IV：75 mg PO：300 mg	肝：儿种活性代谢产物 肾：排泄 >70%	是	肾损害时应避免使用哌替啶
吗啡	IV：10 mg PO：30 mg	肝：活性或无活性代谢产物 肾：排泄 90%	是	GFR 20～50 ml/min：常规剂量的 50%～75%GFR<20 ml/min：避免使用美施康定或慎用常规剂量的 25%～50%
羟考酮	IV：不可用 PO：30 mg	肝：活性代谢产物 肾：代谢产物可变排泄	是，起始剂量为常规剂量 1/3～1/2	GFR 20～50 ml/min：常规剂量的 33% 50%GFR<20 ml/min：常规剂量的 33%
氢可酮	IV：不可用 PO：20～30 mg	肝：活性代谢产物 肾：排泄 30%	考虑	GFR 20～50 ml/min：常规剂量约 50%～75%

* 阿片受体激动药通常在肝中代谢为有活性或无活性代谢产物，经肾的排泄量不恒定。
GFR，肾小球滤过率；IV，静脉注射；PO，口服。

类戒断治疗可改善预期的镇痛效果，并尽量减少不利影响（表 4.4）。

在典型的 VOE 发作时，输红细胞不能有效改善症状，但对于并发症，如急性胸部综合征（ACS）、卒中或其他器官缺血和损坏，有重要作用。

感染

由于功能性无脾，SCD 患者易受到有荚膜的病原微生物感染，如肺炎链球菌、流感嗜血杆菌和脑膜炎奈瑟球菌。因此，发热时应进行评估，并应立即作为潜在的脓毒症事件处理，在等待血液或尿液细菌培养和胸部 X 线检查结果时给予经验性抗生素治疗。新诊断可以立即启动青霉素类药物预防和关于警惕性监测感染的家庭教育。在安慰剂对照的临床试验中[5]，预防性使用青霉素类药物可以防止 84% 威胁生命的肺炎链球菌感染。肺炎链球菌疫苗接种应与青霉素预防治疗同时开始。对于大于 5 岁已完成疫苗接种的患者，可以停止青霉素类药物的使用，因为与安慰剂组相比，试验组的优势没有显著统计学差异。青霉素过敏的患者可以改用阿奇霉素（10 mg/kg，最多每天 250 mg）。

人类细小病毒 B19 常在学龄儿童中传播。B19 病毒感染红系祖细胞并导致暂时性红细胞再生障碍性贫血。虽然临床严重程度变化很大，但急性感染常有流感样症状、发热、疼痛、脾梗死。实验室检查提示急性贫血、网织红细胞减少和微小病毒 IgM 抗体阳性。中度的 SCD 病如 Hb SC 病或 Hb S/β^+ 地中海贫血、羟基脲治疗或慢性输血并不能阻止患者引发 B19 病毒相关的严重并发症[6]。微小病毒感染也称为第五病，这些患者在遭受转化性再生障碍性贫血危象时并没有特征性的面部皮疹。B19 病毒可以通过胎盘引起胎儿水肿和死胎。因此，怀孕的工作人员应被严格隔离保护。

中枢神经系统疾病

脑卒中

脑卒中是 SCD 主要的并发症，与 Hb SC 病患者相比，Hb SS 病的患者较为常见。儿童通常为血栓性脑卒中，而成人以出血性脑卒中多见。20 岁前脑卒中的发病率为 11%，因此 2 ~ 18 岁的 Hb SS 儿童应每 6 ~ 12 个月进行一次经颅多普勒（TCD）筛查。用于早期预防脑卒中的一项脑卒中预防（STOP）试验显示在 2 ~ 16 岁患儿中，相比于支持治疗（青霉素预防、接种疫苗、补充叶酸、紧急危机的治疗、必要性输血），保证长期输血维持血红蛋白 S 低于 30% 的患儿颈内或大脑中动脉 TCD 速度大于 200 cm/s 能改善 TCD 的速度，脑梗死的发病率更低 [7]。对最初的 STOP 试验随访研究发现，当长期输血被中断后，TCD 速度迅速变为异常，少数几个儿童发生急性卒中 [8]。18 岁以上患者往往有较低的 TCD 速度，因此 TCD 可能不是一个很好的筛选工具。

有可疑性脑卒中或短暂性脑缺血发作（TIA）的儿童应及时进行评估、补液、治疗缺氧或高热，随即稳定血压。组织型纤溶酶原激活物（t-PA）在儿童患者中未得到大量使用因而不推荐常规使用。抗血小板药物、阿司匹林或氯吡格雷疗效不确定，但可在适当的情况下使用。如果血栓性脑卒中存在，应进行换血以降低 Hb S 水平至小于 30%。如果出血性脑卒中存在，应确定出血的部位和程度并进行个体化治疗，应进行换血以降低 Hb S 水平小于 30%。如果影像学检查没有发现任何异常，可以继续观察、简单输血和（或）参与临床试验性治疗。

由于血栓性脑卒中的复发率很高，应计划进行长期输血治疗以维持 Hb S 小于 30% 直到患者 16 ~ 18 岁。出血性脑卒中和血管病变（动脉瘤、动脉狭窄或烟雾病）也应考虑长期输血治疗。有 HLA 匹配同胞供者的患者应进行异基因造血干细胞移植。一项输血对比羟基脲预防脑卒中的多中心试验（SWiTCH）被迫提早中止，该试验在二级预防中应用长期输血 + 祛铁对比羟基脲治疗 + 放血治疗预防脑卒中的疗效，两组无显著统计学差异：输血治疗组的 66 例患者中无脑卒中，而羟基脲治疗组的 60 例患者中有 7 位发生脑卒中 [9]。另一项对无症状梗死患者进行输血治疗的国际试验（SIT）正在进行中，该试验对脑部 MRI 有梗死灶、TCD 速度正常的儿童进行长期输血和不输血的对比研究。

成人急性脑卒中或 TIA 的处理与儿童类似 [3]，血栓性脑卒中应考虑使用 t-PA、抗血小板等药物，也可进行换血治疗；如果是出血性脑卒中，应根据出血部位和出血程度进行治疗。换血治疗可使 Hb S 的水平达到预期的 30% 以下。若要长期治疗或二级预防，抗血小板药物应继续使用。

对于复发性脑卒中的患者，可加华法林或双嘧达莫，或替代抗血小板治疗。通常因成年人脑卒中的二级预防，输血治疗应持续进行，羟基脲治疗仅在临床试验中使用。有 HLA 匹配同胞供者的患者应进行异基因造血干细胞移植。

目前尚未有单一的、灵敏的检测方法来鉴别哪些是脑卒中高风险患者。对于那些具有血栓性脑卒中的一般风险因素（年龄、TIA 前期症状、系统性高血压）的患者或者具有特定危险因素（有 ACS 病史、指 / 趾炎、重度贫血、白细胞增多症）的 SCD 患者，应进行脑部 MRI/MRA 检测。

眼部疾病

反复的血管闭塞性发作会导致眼部的新生血管形成而最终导致视力损伤。这种增殖性改变通常在疾病的早期无症状，临床上检出视网膜病变的患者通常在 15 ~ 30 岁。Hb SC 病和镰状细胞病 - 地中海贫血的患者更易发展为有临床意义的眼科疾病。应在青春期开始时每年进行眼科检查，仔细评估视敏度、瞳孔反应性，以及检查眼部的前后结构。眼部疾病的 I 期有外周动脉闭塞；II 期和 III 期有血管重塑和血管新生；IV 期有玻璃体积血；V 期有视网膜脱离。

在 SCD 和 SCT 的患者，由于红细胞可吸附小梁网，使眼压升高，引起急性青光眼，因此直接的眼外伤引起的出血进入眼前房，需要紧急评估，

心血管的临床表现

与其他类型的慢性贫血患者相比，SCD 患者的血压更低。虽然可能存在其他机制，肾钠排泄可能是其中一个原因。SCD 患者的血压与年龄、血红蛋白和体质系数相关，收缩压或舒张压接近于那些年龄、性别和种族相匹配的正常个体，但他们的卒中和死亡的风险增加。

其他心脏表现包括常见的收缩期杂音，与贫血的程度有关。响亮的 P_2 期杂音可能提示右心室高压或肺动脉高压。超声心动图中发现：10% 的患者有少量的心包积液；心排血量增多、心脏腔室增大、心肌壁厚增加以提高心搏量而不增加心率。长期持续心排血量的增加，1/2 的成人患者和 1/3 的儿童患者生理活动能力减少。除了输血引起铁超负荷的患者，充血性心力衰竭不常见，但会导致扩张型心肌病。因冠状动脉闭塞引起的心肌梗死罕见，但小血管疾病引起的损伤可能会出现。在成人 SCD 患者中，由于不明原因的心律失常或自主神经功能紊乱引起猝死的病例已有报道，可能是因为大量的铁沉积在心脏，干扰了心脏的传导系统。

肺部并发症

急性并发症

ACS 的典型表现为咳嗽、胸痛和其他呼吸道症状，如果体温大于 38.5℃、胸部 X 线片提示一个新的肺部浸润、肺部听诊有啰音（通常在多个肺叶）可以确诊 [10]。儿童患者多有呼吸道症状（喘息，咳嗽，发烧）；而成人患者多有肌肉骨骼疼痛和呼吸困难。ACS 的高危因素为 HbSS、低 Hb F，高基线 Hb（11 g/dl 或更大），高白细胞计数（大于 15 K/μl）和前期有 ACS。ACS 是 SCD 成人和儿童患者常见的死亡原因，也是住院治疗的第二大原因，通常并发于手术和麻醉不良事件。ACS 的并发症包括中枢神经系统损伤（缺氧、梗死或出血）、癫痫发作、呼吸窘迫（有或无多器官功能衰竭）。频繁的 ACS 发作可导致寿命缩短。

不到一半的 ACS 可找到病因，包括肺炎、肺血管闭塞、脂肪栓塞或肺血栓栓塞引起的肺梗死。痰微生物培养可找到各种非典型病原体（衣原体或支原体），病毒（呼吸道合胞病毒），细菌（金黄色葡萄球菌，肺炎链球菌或流感嗜血杆菌）；但 30% 的患者微生物培养结果为阴性 [11]。全身性脂肪栓塞综合征罕见，当有骨髓梗死 / 坏死、脂肪被释放、沉积在肺血管时才会发生。脂肪栓塞可诱发或与 ACS 同时发生，这将会导致多器官功能衰竭。发生全身性脂肪栓塞综合征的危险因素是 Hb SC 基因型、怀孕，以及既往有皮质类固醇治疗史。

ACS 的治疗包括吸氧、抗生素覆盖非典型病原体、简单或交换性输血提高血氧饱和度、支气管扩张药（如气道高反应往往伴随着 ACS）、镇痛。所有这些治疗都旨在减少镰状红细胞的比例，并降低镰状红细胞聚合。在成功纠正 ACS 发作后，防止其下次发作的方案包括接种疫苗（特别是对肺炎链球菌）、使用羟基脲、继续输血或异基因造血干细胞移植。

慢性并发症

肺动脉高压的发病机制是多因素的，包括镰状细胞相关的血管病变，ACS 反复发作导致肺损伤，贫血引起高血流量，慢性血栓栓塞性疾病和慢性溶血。临床上，肺动脉高压可表现为呼吸困难、杵状指、响亮的第二心音（P_2）、胸部 X 线片提示右心扩大，休息状态下氧饱和度低于 95%。肺动脉高压初筛可以通过超声心动图提示三尖瓣反流射流速度（TRV）≥ 2.9 m/s，右心脏导管检查平均肺动脉压≥ 25 mmHg [12]。

目前对肺动脉高压治疗没有单一的首选方法，输血使血红蛋白维持在 9 g/dl，可以减少一些肺动脉压力，但输血可导致红细胞抗体的发生限制了该方法的广泛应用。羟基脲能减少血管闭塞的风险和 ACS 的发作频率和严重程度，但只能延迟肺动脉高压的发生。改善贫血、减轻左侧心力衰竭，西地那非、华法林抗凝（目标 INR 2-3）、前列环素类似物、内皮素受体拮抗药和一氧化氮等药物应考虑应用；连续或夜间吸氧也可以考虑。

胆囊、肝和脾的临床表现

SCD 可以多种方式影响肝、胆和脾系统（表 4.5），慢性溶血引起的胆红素血症（通常小于 4 mg/L 非结合胆红素）是比较常见的。影响总胆红素水平升高的其他因素包括：胆固醇摄入、存在 Gilbert 综合征、使用头孢菌素类抗生素。胆汁淤积和胆石病可在 2 ～ 4 岁的患者中发生，其临床表现与非 SCD 患者的相似，治疗方式相同。直接或结合胆红素从基线 0.1 mg/dl 提高到 0.4 mg/dl 可提示镰状细胞相关的肝疾病。

急性脾梗死主要由于红细胞镰变引起，表现为虚弱、脸色苍

表 4.5	SCD 在胆囊、肝和脾的临床表现
胆囊	1. 胆汁淤积
	2. 急性和慢性胆石症
肝	1. 含铁血黄素沉着症：由于输血导致的铁过载
	2. 肝危象（RUQ 综合征）：可出现疼痛危象和发热、黄疸、右上腹痛伴肝增大，一过性 AST/ALT 升高。转氨酶水平通常在几天内改善
	3. 病毒性肝炎：主要源于输血。AST 和 ALT 通常缓慢升高达数月
	4. 肝隔断症：通常胆红素（> 20 mg/dl）、碱性磷酸酶升高（高于正常上限的 2～3 倍）和肝大。通常行输血治疗
脾	1. 脾梗死：通常发生于 2～3 岁患血红蛋白 SS 病的儿童
	2. 急性脾隔断症：血红蛋白急性下降 > 2 g/dl；急性脾增大；多见于儿童。通常行输血治疗；可考虑长期输血治疗

ALT，丙氨酸氨基转移酶；AST，天冬氨酸氨基转移酶；RUQ，右上象限；SCD，镰状细胞性贫血

白、呼吸急促、血红蛋白急性下降（通常为 2 g/dl 或下降大于基线的 20%）或由于急性脾大（脾触诊大于 2 cm）而导致腹部胀满。感染可促成该综合征的发生，通常见于 5 岁以下 Hb SS 病的儿童、年龄较大的 Hb SC 病的儿童与或少数成人 Hb S/β⁺ 地中海贫血患者。儿童往往反复严重发作而需要即刻输血，慢性输血治疗和（或）脾切除应作为一个长期计划进行讨论。发生在儿童中的急性脾功能减退往往比较严重，在成人中通常是自限性的，仅需要支持治疗和观察。

肾功能异常

肾镰状细胞相关性的临床表现有：近端肾小管肌酐的超常分泌，这就解释了血肌酐低（接近 0.5 mg/dl）的原因；血清肌酐接近 1.0 mg/dl，可提示细微的肾功能不全。肾髓质由肾小管和被称为直小血管的血管集合体组成，此区域长期处于酸性、缺氧和高渗的环境中，因此很容易引起 Hb S 的聚合。随着时间的推移，直小血管功能逐渐丧失而失去尿液浓缩的功能。在儿童时期就形成低渗尿，也可导致夜尿增多，这就是 SCD 患者容易脱水的原因。镰状性的 Hb S 可导致肾乳头坏死和血尿。其他肾的临床表现包括慢性肾小球损害引起的蛋白

尿，由于个体差异可由肾功能不全发展为肾衰竭；使用血管紧张素转换酶（ACE）抑制药可以改善这种进展。由肾功能不全引起的血红蛋白降低，可以注射促红细胞生成素（叠加使用羟基脲）和（或）输血进行治疗。尽管在肾衰竭患者中血清红细胞生成素水平有所提高，但与他们的贫血程度相比还是相对较低的。

阴茎异常勃起

阴茎异常勃起是一个持续的痛性勃起，通常为断断续续勃起（每次持续时间＜3 h，可自行恢复）或长期勃起（＞3 h）。阴茎异常勃起可开始于青春期，而多达80%的SCD男性患者在20岁之前至少经历一次发作。异常勃起是由引流的静脉血管闭塞造成的，身体检查时发现勃起通常是硬阴茎软龟头。在阴茎异常勃起时可口服水化的镇痛药。长时间阴茎异常勃起提示泌尿外科的急症，需要紧急评估、静脉补液和镇痛治疗。如果治疗后1 h症状仍未改善，需要在局部麻醉下注入稀释的肾上腺素到阴茎海绵体内[13]，或者单纯的换血会起作用。

复发性阴茎异常勃起可导致阳痿和纤维化，而目前尚未有相关研究表明有很好的治疗方式。在龟头和远端阴茎海绵体之间进行分流手术（Winter法），使用α-拟肾上腺素药（如伪麻黄碱）、减少勃起频率的药物、三环类抗抑郁药、β受体阻滞药或亮丙瑞林，可有效改善症状。最近的研究将患者分成两个可能截然不同的表型的小组，结果显示一组具有阴茎异常勃起和腿部溃疡的症状，而另一组则具有高风险的血管闭塞和股坏死。

骨骼并发症和腿部溃疡

骨髓血窦反复出现血管闭塞，最终导致骨梗死。当股骨、肱骨、或胫骨等近关节的骨头发生缺血性坏死时，骨坏死也随之而来。在儿童骨骼发育未成熟时，发生骨坏死应使用非甾体抗炎药、止痛药和保护负重骨骼等保守治疗方案。在成人中，二次退化性关节炎可加重骨坏死，而通常保守治疗是无效的。股骨头髓芯减压术、截骨、积极的物理疗法可暂时减缓疼痛，增加关节的灵活性，关节置换可用于严重的患者和疾病晚期。

　　婴儿或儿童的指（趾）炎或"手足"综合征多表现为一个或多个肢体（手或脚）的疼痛或肿胀。X 线平片显示骨膜抬高和虫蛀外观。这种综合征通常需要水合补液和止痛，输血或使用抗生素是没有必要的，它没有相关的长期后遗症。

　　菌血症可导致骨髓炎或化脓性关节炎，由于骨头的血管闭塞在急性期引起局部发热、压痛和肿胀，增加白细胞计数和血培养阳性有助于区分疼痛危机和感染。从骨头或关节病灶抽吸的液体进行细菌培养阳性可确诊为炎症。这两种类型的感染都需要手术排液治疗和短期（2 ~ 6 周）静脉注射抗生素。此外，在恢复期为提高运动范围而进行的短暂的关节训练可能会导致脓毒性关节炎。

　　腿部溃疡在 Hb SS 患者中出现的概率为 10% ~ 20%，少于 Hb SC 或 Hb S/β⁺ 地中海贫血的患者。腿部溃疡的发生概率会随着年龄的增长而增加，并与较低的平均血红蛋白（6 g/dl 或更小）和较高的 LDL 相关。这些症状的确切病因还不清楚，但创伤、慢性血管阻塞症、水肿和溶血都与之相关[15]。溃疡通常出现在足部、脚踝、胫骨的背面，其他位置则很少出现。开始为小范围的色素沉着、水肿、疼痛、感觉迟钝，随后出现裸露的和高于皮肤的溃疡。溃疡通常为局部感染，很少发展为骨髓炎。为促进伤口愈合需要注意两个重要的原则：通过抬高腿部和（或）加压包扎来减缓局部水肿，通过频繁的干湿换药使溃疡面尽快形成肉芽组织而起到清创作用。治疗腿部溃疡可有多种方法，目前尚无统一的治疗规范。局部或全身应用抗生素通常没有什么帮助，并最终导致选择耐药菌的产生。溃疡小于 4 cm 通常在数周可愈合；较大的可能需要对伤口进行一定护理，或者可在整形外科进行皮瓣移植。反复发作或持续性溃疡可以考虑输血治疗，在腿部溃疡使用羟基脲目前仍有争议。有研究表明羟基脲可诱发 SCD 和骨髓增生性疾病患者腿部溃疡的形成，但羟基脲的多中心研究（MSH）中发现，羟基脲并未改变腿部溃疡的发病率[16]，然而，还有其他研究发现 Hb 水平 F 的提高可减少腿部溃疡的发病率。

治疗

输血

输血不仅是 SCD 治疗中的一个重要和常用的治疗方法（表 4.6），还是慢性并发症的一级或二级预防措施。输血可分为简单间断输血、简单长期输血和交换性输血，应告知输血科输血的类型（简单或交换）、指征和持续的时间（偶尔或长期）。需做好详细的输血史记录，包括之前输注红细胞的总单位数、有无红细胞抗体、Hb S 的百分比、血红蛋白或红细胞比容的目标等。镰状细胞患者与献血者（主要是白种人）红细胞抗原的不同是产生同种异体免疫反应最主要的原因。通过红细胞 Rh（D、E/e 和 C/c）和 K（Kell）抗原配型，而不是只通过 ABO 配型，可减少同种异体免疫反应的发生率。发展中国家非常规使用白细胞滤器也是产生高同种异体免疫反应的一个原因。目前血库存储血液是常规滤去白细胞的。当患者有输血史，再次输血时需把其他的次要抗原（如 Kidd、S、D）进行配型。其他并发症（包括在非镰状细胞疾病患者常见的输血反应）同样会出现于镰状细胞疾病患者的输血过程中，如容量负荷过多、急性或迟发型溶血反应、输血相关疾病的感染及铁过载。

胎儿血红蛋白（HbF）的诱导

通过观察到小于 6 个月的携带有 Hb SS 的婴儿没有出现镰状细胞疾病相关的症状，以及合并遗传 SCD 和 HPFH 的沙特阿拉伯及印度人的轻微症状，人们第一次认识到了 Hb F 的作用。目前羟基脲是唯一被美国食品药品管理局（FDA）批准可用于诱导 Hb F 的药物。羟基脲是一种细胞周期（S 阶段）的特殊阻断药，能阻断核苷酸向脱氧核苷酸的转化，其最主要的临床作用是诱导 Hb F 并能抑制 Hb S 的聚合，其他作用还包括减少白细胞和血小板、减少溶血反应、减少骨髓细胞数和一氧化氮的产生。

MSH 研究是一个随机安慰剂对照临床试验，它验证了羟基脲的疗效和安全性。用羟基脲治疗的 150 位患者，疼痛发作和 ACS 减

表 4.6　镰状细胞病输血治疗的指征

简单间断输血指征	可考虑输血的情况
1. 急性胸痛综合征（轻度至中度） 2. 严重贫血（Hb < 5 g/dl）或 Hb 较基础值减少 20% 3. 全身麻醉的大手术术前准备（目标 Hb 9 ~ 10 g/dl 和 Hb S ≤ 60%）[17] 4. 有心力衰竭、呼吸困难、低血压或其他器官衰竭的患者 5. 感染相关性贫血（微小病毒 B_{19}）或溶血相关性贫血（伴随 G-6-PD 缺乏） 6. 肝梗死 7. 脾梗死（多见于儿童，血红蛋白下降 2 g/dl，急性脾大，血小板减少）	1. 长时间持续阴茎勃起 2. 下肢难愈合的溃疡
简单长期输血适应证	**可考虑简单长期输血的情况**
1. 预防原发或继发性卒中[7] 2. 有并发症的妊娠（如进行性贫血、子痫前期、频发疼痛发作、有流产史、多胎妊娠）——从 20 周开始[18]	儿童急性胸痛综合征[19] 1. 中、重度肺动脉高压 2. 梗死、出血或血管性卒中 3. 慢性心力衰竭 4. 儿童脾梗死；输血直到 5 ~ 6 岁 5. 慢性乏力性疼痛 6. 肾功能不全引起的贫血 7. 复发性阴茎异常勃起
交换性输血的适应证	
1. 急性胸痛综合征（中、重度） 2. 脑卒中（血栓性、考虑出血性） 3. 单一或多器官衰竭 4. 有以下情况的 HbSC 患者： —需麻醉的重大手术术前准备[20] —肝梗死	

少、输血次数减少，并且毒副反应降低[16]。约 70% 的 SCD 患者对羟基脲有反应，表现为：Hb F 水平持续比基线增加 2 倍或增加约 10% ~ 15%，总血红蛋白升高 1 ~ 2 g/dl，或主观感觉疼痛程度减轻及疼痛发作频率减少（表 4.7）。羟基脲是否能预防或逆转终末器官损

害正在研究中。

羟基脲起始剂量为 10 ~ 15 mg/(kg·d)，每 6 ~ 8 周可以 5 mg/(kg·d) 的幅度增加剂量，直到最大剂量为 25 mg/(kg·d)。合并有肝、肾功能损害需减少剂量。治疗一周后，含有 Hb F 的网织红细胞会升高，2 ~ 3 周后含有 Hb F 的红细胞会升高。其他血液学作用包括增加平均红细胞体积（达到 > 100），白细胞（主要是中性粒细胞）、血小板和网织红细胞减少。需要 2 ~ 3 个月的治疗才能使 Hb F 的作用和血细胞计数达到稳定，6 ~ 12 个月的治疗才能达到临床获益。羟基脲用于不同年龄段的儿童都安全，而且能减轻疼痛和减少镰状细胞

表 4.7	羟基脲的使用
适应证	• 任何年龄 • Hb SS 或 Hb S/β⁰ 地中海贫血患者有下列情况时：疼痛频发、有 ACS 的病史、需住院的严重血管闭塞事件（≥ 3 次 / 年）、重度贫血
剂量	• 从 10 ~ 15mg/(kg·d) 开始 • 每 6 ~ 8 周以 5 mg/(kg·d) 增加剂量，目标剂量为 25 ~ 35 mg/(kg·d) • 持续时间：6 ~ 12 个月的治疗
监测	• 最初：每 2 ~ 4 周监测 CBC，每 2 ~ 4 周检查生化指标，每 6 ~ 8 周测 Hb F • 在羟基脲剂量稳定时，每 8 ~ 12 周监测 CBC、生化，每 8 ~ 12 周测 Hb F • 保持 ANC > 2000/μl，网织红细胞 > 100 K/μl，血小板 > 100 K/μl • 如果骨髓毒性发生，停止 2 周，血细胞计数恢复后以小剂量开始重新服用
治疗终点	• 疼痛发作的程度减轻，频率减少 • Hb F 较治疗前基线增加 10% ~ 20% 或 2 ~ 2.5 倍 • 严重贫血时，血红蛋白增加 1 ~ 2 g/dl • 生活质量改善，体重增加
注意事项	• 肝肾功能不全时需减少剂量 • 男女均需避孕

ACS，急性冠脉综合征；ANC，中性粒细胞绝对计数；CBC，全血细胞计数、Hb，血红蛋白

相关并发症 [21]。

研究发现其他 Hb F 诱导剂，如 5- 阿扎胞苷、地西他滨和 HDAC 阻滞药，这些药物主要目标是"重新激活"在出生后血红蛋白转换过程中沉默了的 γ- 球蛋白基因的表达。

其他药物

药物改善 SCD 的病理生理机制是根据它们在体外能减少 Hb S 的聚合能力，这些药物包括 HbS 的调节物（尿素、有机化合物）、Gardos 通道抑制剂（克霉唑、ICA 17403）、氯离子和阳离子通道阻断药（双嘧达莫、吡咯烷酮羧酸、NS-3623）及抗黏附剂（泊洛沙姆 188、己酮可可碱）。促红细胞生成素，比用于肾衰竭时剂量增加 2 ~ 5 倍，联合羟基脲，可以增加血红蛋白的总量。

专题

避孕与妊娠

在动物模型中，羟基脲可以引起胚胎致畸，因此男性和女性患者在使用羟基脲时都应该避孕，而且有计划妊娠时应该停用羟基脲。最近，MSH 研究者长期随访表明，女性在接受羟基脲治疗的过程中怀孕或男性接受羟基脲治疗所育的新生儿没有任何致畸的案例 [22]，但任何意外怀孕另当别论。羟基脲也从母乳分泌，应避免母乳喂养。

羟基脲是一种口服化疗药物，因此，羟基脲被告知有诱发肿瘤的风险不足为奇。虽然有些案例报道 SCD 患者接受羟基脲治疗后发展为白血病，但是这个概率和一般人的患病概率是一样。骨髓增殖性疾病或先天性心脏病患者使用羟基脲不会增加额外风险。

患有 SCD 的孕妇发生流产、先兆子痫、镰状细胞疼痛危象、急性贫血、急性溶血或感染的风险增加 [23-24]。孕产妇死亡率低，总的妊娠结局乐观，但婴儿往往是早产（平均在 34 ~ 37 周）、小胎龄（小于第十个百分点）。Hb SS 女性比 SC 女性更易合并严重并发症。对合并有进行性贫血、频发疼痛发作、先兆子痫、有流产史或多胎妊娠的孕妇应考虑常规输血，但不鼓励预防性输血。

表 4.8 镰状细胞病患者围术期准备

术前

1. Hb SS 和 Hb S/β^0 地中海贫血患者需单间断输血使血红蛋白达到 10 g/dl。Hb SC 患者可能需要交换性输血，尤其是腹部手术的术前准备

2. 为了减少同种免疫反应，血液配型时需增加其他抗原配型，如 C、E、Kell、Kidd（Jk）、S 和 Duffy（Fy）

3. 水化

术后

1. 水化、吸氧、监测呼吸及末梢循环情况

2. 监测急性胸部综合征、感染、疼痛危象和卒中情况

麻醉和手术

SCD 患者手术和全身麻醉的风险比一般人高，Hb SS 或 Hb S/β^0 地中海贫血患者比 Hb SC 或 Hb S/β^+ 患者风险更高[17]。局部麻醉时可能出现同样常见的并发症。ACS 和术后感染是最常见的并发症，其次是疼痛危象和卒中（表 4.8）。

镰状细胞特征

大约 8% 的非洲裔美国人有镰状细胞特征（sickle cell trait，SCT）。在生理条件下，不会发生血管闭塞。镰状细胞基因携带者的预期寿命正常，能成功参加竞技体育和军事训练。有因为横纹肌溶解征导致的运动相关死亡率，应尽量避免热应力、脱水和睡眠严重不足。目前，是否在竞技性大学体育运动中开展镰状细胞病的普查是存在争议的。然而，大多数医疗机构（包括血液病学家和儿科医生）认为适当的教育、尽量避免脱水和对横纹肌溶解征的密切监测（就像目前用于美国军事的服务中的那样）的效果比在运动员中普遍筛查来预防并发症和死亡率的效果更好。

与一般人群相比，SCT 患者患心脏病、脑卒中、下肢溃疡或关节炎的风险并没有增加，也并没有发生更多的麻醉并发症风险。然而，

SCT 患者有更高的眼外伤、低渗尿、血尿、脾梗死、肺栓塞和蛋白尿的风险 [25]。如果眼外伤导致前房出血（前房积血）、红细胞可能堵塞小梁流出通道、增加眼内压，这可能导致急性青光眼，需要紧急评估和治疗；患有 SCT 的孕妇尿路感染的风险增加。

地中海贫血的临床症状和治疗

地中海贫血的症状多种多样，严重程度和 α 与 β 链的比例失衡有关，失衡越高，症状越严重，多余不匹配的 α 或 β 链沉淀在红细胞前体，将导致红细胞过早死亡和无效红细胞生成。多余不匹配的 α 或 β 链导致细胞内血红蛋白变性，诱发脾梗死及溶血，最终导致脾大和贫血。对重型 β- 地中海贫血患者，任何能减少 α 链过剩（合并 α- 地中海贫血，或增加 δ 或 γ 链生成）或保留一些 β 链合成（轻型或 β- 地中海贫血基因携带者）的遗传因素均可改善 β- 地中海贫血的严重程度。

无规律的红细胞输注、慢性溶血性贫血和组织缺氧刺激骨髓扩张可导致骨骼和代谢紊乱：骨骼畸形、骨折、髓外造血、胃肠道铁的吸收增加。此外，红细胞膜损伤、血小板和内皮细胞的活化、抗凝因子（抗凝血酶Ⅲ，蛋白质 C 和 S）的水平异常会增加血栓栓塞的风险。

地中海贫血的其他并发症还包括下肢溃疡、胆结石和叶酸缺乏。还有一些罕见的并发症，如 α- 地中海贫血患者出现智力发育迟缓和生长发育异常（*ATRX* 基因突变），以及轻型 β- 地中海贫血中可有血小板减少（*GATA1* 基因突变）。

输血和脾大

输血和铁螯合治疗是主要的治疗方法，可以提高地中海贫血患者的生活质量和延长寿命。婴儿或儿童时期诊断的地中海贫血，输血治疗的开始取决于贫血对孩子影响的程度：疲劳、生长缓慢、骨骼畸形、消瘦或脏器肿大。一旦开始，合理的血红蛋白目标为 9 ~ 10 g/dl，虽然有人采用更高的目标。输血维持每 2 ~ 4 周一次，并持续到成年。规律输血能改善患者的临床症状和体征。如果在 SCD 患者输血时应考虑主要和次要血型（ABO，Rh，Kell，Kidd，Duff）的配型和预先滤去白细胞，可减少红细胞同种异体免疫反应。

脾大多见于输血不规律或有红细胞同种异体免疫反应的地中海贫血患者，并可导致进行性贫血、白细胞减少症和血小板减少症。非脾切除患者血红蛋白会以每周 1.5 g/dl 的速度下降；脾功能亢进患者的血红蛋白下降速度会更高，最终还会导致输血后血红蛋白上升不足。脾切除术可以改善这些血液学参数和输血的有效性，但脾切除术前需进行微生物（肺炎链球菌，乙型流感嗜血杆菌和脑膜炎奈瑟菌）的免疫接种并且患者年龄应在 5 岁以上。脾切除术后输血能使血红蛋白以每周 1 g/dl 的速度下降。预防性使用青霉素是合理的。脾切除术后血小板增多症是多样的，但一般不需要抗血小板治疗。

铁过载和铁螯合治疗

慢性输血和早期铁螯合治疗使地中海贫血的主要并发症从继发于溶血性贫血转变为铁过载的相关并发症。当铁蛋白达到 1000 ng/L、接受 20 U 的红细胞或从开始接受慢性红细胞输血已达 18 个月，应开始铁螯合剂治疗。累积输血导致过量的铁超过了转铁蛋白系统的能力，过量的铁会沉积于肝、心脏和各种内分泌器官。最严重的结果是不均匀的铁沉积在心肌细胞，最终导致心力衰竭和突然发生不可预测的心律失常，这是以往导致患者死亡的主要原因。所以，MRI 的 $T2^*$ 值迅速成为心脏铁过载评价的标准方法：5 ~ 10 ms 表示严重铁过载，10 ~ 20 ms 表示中度铁过载，大于 20 ms 表示正常无铁过载[26]。过量的铁也会沉积于肝，导致肝炎、功能衰竭和纤维化。而 MRI $T2^*$ 值、超导感受器（SQUID）和血清铁蛋白有助于评估肝的铁含量，但肝活检仍然是标准。此外，铁过载也影响内分泌器官导致儿童生长缓慢、甲状腺功能减退、性腺功能减退（青春期延迟或不启动）、甲状旁腺功能减退致低钙血症和骨质疏松、糖尿病。所有这些均需与内分泌专家合作处理。

长期维持铁螯合治疗可使过量铁的毒性作用减少，去铁胺（得斯芬）用于大于 2 岁半的患者，每天剂量为 20 ~ 60 mg/kg（或每位青少年或成人用 1.5 ~ 4 g），皮下注射或静脉注射 8 ~ 12 或 24 h[27-28]，通常至少每周治疗 5 天。一天两次皮下注射去铁胺可能也有效[29]。去铁胺的副作用少见，副作用包括视觉或听觉的受损、感觉神经病变、肾或肺功能的改变、关节疼痛、骨骺发育不良或生长发育延迟。口服地拉罗同（Exjade）的剂量需达到每天 30 mg/kg，当有心脏铁过载时，剂量需达到 40 mg/kg，副作用包括腹痛、腹泻、皮疹、关节痛、肝酶和血清肌酐轻度升高。口服去铁酮最近刚刚被批准，去铁酮的副作用有胃肠道不适、关节痛、粒细胞缺乏症。这三种螯合剂分别已被证实可以减少肝或心脏铁过载；对于那些有严重心脏铁过载的患者，许多血液学专家更倾向于联合治疗以达到快速铁螯合效果。铁螯合治疗前应进行眼睛和听力评估，而且在进行输血和螯合治疗时每年应检查一次眼睛和听力。

胎儿血红蛋白诱导

Hb F 诱导治疗地中海贫血的主要目的是增加血红蛋白总量。不幸的是，羟基脲不能使大多数接受慢性输血的重型地中海贫血患者达到此目标，可能因为输血减弱了 Hb F 的反应或者某些基因突变抵消了 Hb F 诱导作用。但是，羟基脲还是对 Hb Lepore/β 地中海贫血和 Hb E/β 地中海贫血和中间型 β 地中海贫血有一定的作用。促红细胞生成素可与羟基脲联合使用，但治疗反应多样。其他 Hb F 的诱导剂（如地西他滨）也可以考虑使用。

根治性治疗

造血干细胞移植

清髓性造血干细胞移植（HSCT）是目前唯一能治愈 SCD 和地中海贫血的方法[30-31]，HLA 相合的同胞供者移植的疗效最好。对于 SCD，造血干细胞移植通常推荐用于小于 17 岁对羟基脲治疗无反应或已有 SCD 相关器官损伤（如脑卒中、ACS、频繁的疼痛危象和多部位骨坏死）的患者。对于地中海贫血，造血干细胞移植也被常规推荐用于小于 17 岁合并铁损害导致的肝功能异常或肝纤维化的患者（Pesaro 分级为 Ⅱ 或 Ⅲ 级）。90% ~ 95% 的患者可达到无病生存，10% 的患者发生移植物抗宿主病（GVHD）。通常 GVHD 容易治疗，多数患儿可逐渐停用免疫抑制药。移植后患者的生活质量和生长速度可提高。先前由原发疾病引起的器官损伤和 HSCT 的长期影响（继发肿瘤的风险稍有增加、性腺激素的减少 / 不孕、甲状腺功能的变化）须严密的定期监测。

最近令人鼓舞的临床资料表明，非清髓性 HSCT 可以实现供者与宿主嵌合造血，这种方法的成功率接近于清髓性 HSCT [32]。这种非清髓性的方法，预处理方案产生较少的毒性作用，适合于不符合清髓性造血干细胞移植标准者或有较严重器官功能障碍的年轻或老年患者。对于没有匹配的同胞供者的患者，脐带血移植可以考虑用于儿童患者。在白种人中采用匹配的无关供者和在非裔美国人中采用半相合供者的移植方法目前正在研究和优化中。

基因治疗

在造血干细胞中插入一个正常的珠蛋白基因或治疗性的珠蛋白基因再进行自体移植，一直以来不断被尝试用于治疗 SCD 和地中海贫血患者 [33]。朝着这个目标取得的重要进展是利用人类免疫缺陷病毒（HIV）的慢病毒载体取得的。用着这种方法对 β- 地中海贫血和 SCD 小鼠模型的基因治疗已经成功。另外的进步是在非人类灵长类动物自体移植模型中成功达到中等水平的基因修饰细胞的植入。人类基因治疗已进入临床试验阶段，第一个报道的 β- 地中海贫血 /Hb E 患者的结果已证明这种治疗方法的潜能 [34]。进一步的研究应是明确这个患者所获得的治疗效果是来源于内生 Hb F、Hb E 的效果还是治疗性转基因的治疗效果。SCD 和地中海贫血的总结列在表 4.9 和表 4.10。

表 4.9　两种常见严重的 β- 珠蛋白病的临床表现

镰状细胞病和地中海贫血

病理生理的共同特征：

1. 溶血性贫血（程度不同）
2. 胆结石
3. 下肢溃疡（地中海贫血少见）
4. 肺动脉高压（地中海贫血少见）
5. 蛋白尿

慢性输血导致的共同特征：（地中海贫血更常见）

1. 红细胞同种异体免疫反应
2. 感染（HIV、肝炎，WNV，CJD）
3. 铁过载
   - 扩张型心肌病和心律失常
   - 内分泌疾病（甲状腺功能减退、性腺功能减退、糖尿病、骨质疏松症）
   - 肝功能不全及肝硬化

SCD 特殊的表现	地中海贫血的特殊表现
1. 血管闭塞性疼痛	1. 脾大
2. 卒中、视网膜疾病	2. 血栓栓塞
3. 急性胸部综合征	3. 感染：耶尔森菌属
4. 股骨头缺血性坏死（骨坏死），脂肪栓塞，骨髓炎	
5. Hb SS 或 Hb S/β^0 地中海贫血中出现的脾梗死或突发脾梗死；Hb SC 中出现的脾大	
6. 阴茎异常勃起	
7. 低渗尿；某些患者中出现因肾小球或肾小管损伤或肾乳头坏死导致的肾损害	
8. 感染：细小病毒 B19、沙门菌、肺炎链球菌、乙型流感嗜血杆菌	
9. 肝梗死或肝衰竭	

CJD，克罗茨费尔特 - 雅各布病；Hb，血细蛋白；HIV，人类免疫缺陷病毒；SCD，镰状细胞病；WNV，西尼罗病毒

表 4.10　健康管理计划的建议

	常规健康管理	补充维护	血液检查	特殊检查
镰状细胞病				
年龄 0 ~ 2 岁	青霉素预防；肺炎疫苗 (13 化合价)，常规疫苗接种	叶酸，多种维生素，必要时补铁	每 3 ~ 6 个月行 CBC 检查	
年龄 2 ~ 18 岁	青霉素预防用药直到 5 岁；肺炎疫苗 (23 化合价)；常规疫苗接种；每年流感疫苗接种；每年眼科检查	叶酸；必要时补铁	每 6 个月行 CBC 检查；每年查肝，肾功能及铁指标	每 6 ~ 12 个月查 TCD 及氧饱和度
年龄大于 18 岁	每年接种肺炎，流感疫苗，甲型及乙型肝炎疫苗接种；每年眼科检查	叶酸；必要时补铁	每 3 ~ 6 个月查 CBC, HbF (如果羟基脲治疗)；每 6 个月查蛋白尿，维生素 B_{12}，肾功能及肝功能	铁过载评价；有临床表现时应查：腹部超声胆汁淤积及肾改变，放射和 PFTs；DEXA
地中海贫血				
年龄 0 ~ 2 岁	常规疫苗接种，尽可能进行铁螯合治疗；生长速度曲线评估	叶酸；多种维生素	每 3 ~ 6 个月 CBC 检查	
年龄 2 ~ 18 岁	常规疫苗接种，对于那些大于 5 岁不进行脾切除的患者尽可能行疫苗接种，尽可能铁螯合治疗；生长速度曲线评估	叶酸；多种维生素	每 3 ~ 6 个月查 CBC, 肝功能，肾功能及铁指标	评估铁过载；每年评估内分泌功能，眼睛，听力
年龄大于 18 岁	对可能进行脾切除的患者进行疫苗接种	叶酸，多种维生素	每 6 ~ 12 个月查 CBC, 肝功能，肾功能 (包括尿蛋白评估)，铁指标	评估铁过载；内分泌功能，眼睛，听力检查，听力进行随访；EDXA 每年进行随访

CBC, 全血细胞计数；DEXA, 双能 X 线骨密度检查；PFTs, 肺功能检查；SC, 杂合子血红蛋白 S 和 C；TCD, 经颅多普勒

参考文献

1. Gong L, Maiteki-Sebuguzi C, Rosenthal PJ, et al. Evidence for both innate and acquired mechanisms of protection from *Plasmodium falciparum* in children with sickle cell trait. *Blood*. 2012;119:3808-14.
2. Ataga KI, Cappellini MD, Rachmilewitz EA. Beta-thalassaemia and sickle cell anaemia as paradigms of hypercoagulability. *Br J Haematol*. 2007;139:3-13.
3. National Heart, Lung, and Blood Institute, National Institutes of Health. *The Management of Sickle Cell Disease*; 2002. 4ᵗʰ edition, NHLBI NIH Pub. 02-2117.
4. Ballantyne JC, Mao J. Opioid therapy for chronic pain. *N Engl J Med*. 2003;349:1943-1953.
5. Gaston MH, Verter JI, Woods G, et al. Prophylaxis with oral penicillin in children with sickle cell anemia. A randomized trial. *N Engl J Med*. 1986;314:1593-1599.
6. Smith-Whitley K, Zhao H, Hodinka RL, et al. Epidemiology of human parvovirus B19 in children with sickle cell disease. *Blood*. 2004;103:422-427.
7. Adams RJ, McKie VC, Hsu L, et al. Prevention of a first stroke by transfusions in children with sickle cell anemia and abnormal results on transcranial doppler ultrasonography. *N Engl J Med*. 1998;339:5-11.
8. Adams RJ, Brambilla D. Discontinuing prophylactic transfusions used to prevent stroke in sickle cell disease. *N Engl J Med*. 2005;353:2769-2778.
9. Ware RE, Helms RW. Stroke with transfusions changing to hydroxyurea (SWiTCH). *Blood*. 2012;119:3925-32.
10. Platt OS. The acute chest syndrome of sickle cell disease. *N Engl J Med*. 2000;342:1904-1907.
11. Vichinsky EP, Neumayr LD, Earles AN, et al. Causes and outcomes of the acute chest syndrome in sickle cell disease. *N Engl J Med*. 2000;342:1855-1865.
12. Parent F, Bachir D, Inamo J, et al. A hemodynamic study of pulmonary hypertension in sickle cell disease. *N Engl J Med*. 2011;365:44-53.
13. Mantadakis E, Ewalt DH, Cavender JD, Rogers ZR, Buchanan GR. Outpatient penile aspiration and epinephrine irrigation for young patients with sickle cell anemia and prolonged priapism. *Blood*. 2000;95:78-82.
14. Mukisi-Mukaza M, Manicom O, Alexis C, et al. Treatment of sickle cell disease's hip necrosis by core decompression: a prospective case-control study. *Orthop Traumatol Surg Res*. 2009;95:498-504.
15. Kato GJ, McGowan V, Machado RF, et al. Lactate dehydrogenase as a biomarker of hemolysis-associated nitric oxide resistance, priapism, leg ulceration, pulmonary hypertension, and death in patients with sickle cell disease. *Blood*. 2006;107:2279-2285.
16. Charache S, Terrin ML, Moore RD, et al. Effect of hydroxyurea on the frequency of painful crises in sickle cell anemia. *N Engl J Med*. 1995;332:1317-1322.
17. Vichinsky EP, Haberkern CM, Neumayr L, et al. A comparison of conservative and aggressive transfusion regimens in the perioperative management of sickle cell disease. The Preoperative Transfusion in Sickle Cell Disease Study Group. *N Engl J Med*. 1995;333:206-213.
18. Koshy M, Burd L, Wallace D, Moawad A, Baron J. Prophylactic red-cell transfusions in pregnant patients with sickle cell disease. A randomized cooperative study. *N Engl J Med*. 1988;319:1447-1452.
19. Miller ST, Wright E, Abboud M, et al. Impact of chronic transfusion on incidence of pain and acute chest syndrome during the Stroke Prevention Trial (STOP) in sickle-cell anemia. *J Pediatr*. 2001;139:785-789.
20. Neumayr L, Koshy M, Haberkern C, et al. Surgery in patients with hemoglobin SC disease. Preoperative Transfusion in Sickle Cell Disease Study Group. *Am J Hematol*. 1998;57:101-108.
21. Wang WC, Ware RE, Miller ST, et al. Hydroxycarbamide in very young children with sickle-cell anaemia: a multicentre, randomised, controlled trial (BABY HUG). *Lancet*. 2011;377:1663-1672.
22. Ballas SK, McCarthy WF, Guo N, et al. Exposure to hydroxyurea and pregnancy outcomes in patients with sickle cell anemia. *J Natl Med Assoc*. 2009;101:1046-1051.
23. Villers MS, Jamison MG, De Castro LM, James AH. Morbidity associated with sickle cell disease in pregnancy. *Am J Obstet Gynecol*. 2008;199:e121-125.
24. Yu CK, Stasiowska E, Stephens A, Awogbade M, Davies A. Outcome of pregnancy in sickle cell disease patients attending a combined obstetric and haematology clinic. *J Obstet Gynaecol*. 2009;29:512-516.
25. Key NS, Derebail VK. Sickle-cell trait: novel clinical significance. *Hematology Am Soc Hematol Educ Program*. 2010;2010:418-422.
26. Pennell DJ, Porter JB, Cappellini MD, et al. Continued improvement in myocardial T2* over two years of deferasirox therapy in beta-thalassemia major patients with cardiac iron overload. *Haematologica*. 2011;96:48-54.
27. Giardina PJ, Grady RW. Chelation therapy in beta-thalassemia: an optimistic update. *Semin Hematol*. 2001;38:360-366.
28. Davis BA, Porter JB. Long-term outcome of continuous 24-hour deferoxamine infusion via indwelling intravenous catheters in high-risk beta-thalassemia. *Blood*. 2000;95:1229-1236.
29. Franchini M, Gandini G, de Gironcoli M, et al. Safety and efficacy of subcutaneous bolus injection of deferoxamine in adult patients with iron overload. *Blood*. 2000;95:2776-2779.

30. Angelucci E. Hematopoietic stem cell transplantation in thalassemia. *Hematology Am Soc Hematol Educ Program.* 2010;2010:456-462.

31. Hsieh MM, Fitzhugh CD, Tisdale JF. Allogeneic hematopoietic stem cell transplantation for sickle cell disease: the time is now. *Blood.* 2011;118:1197-1207.

32. Hsieh MM, Kang EM, Fitzhugh CD, et al. Allogeneic hematopoietic stem-cell transplantation for sickle cell disease. *N Engl J Med.* 2009;361:2309-2317.

33. Arumugam P, Malik P. Genetic therapy for beta-thalassemia: from the bench to the bedside. *Hematology Am Soc Hematol Educ Program.* 2010;2010:445-450.

34. Cavazzana-Calvo M, Payen E, Negre O, et al. Transfusion independence and HMGA2 activation after gene therapy of human beta-thalassaemia. *Nature.* 2010;467:318-322.

5

卟 啉 病

Peiman Hematti

赖永榕　译

卟啉病是一种由于血红素生物合成途径的酶遗传性缺陷所致的罕见代谢性疾病[1]（除了最近描述的一种卟啉病是因获得性突变所致）。所有这些血红素合成酶的基因突变已在分子水平被确定。迟发性皮肤卟啉病（porphyria cutanea tarda，PCT）通常并没有遗传性突变，大多数情况下，PCT的酶缺陷是获得性的。在这些缺陷性基因中，患者疾病的发生都是遗传、生理和环境因素相互作用的结果。虽然发病机制尚不完全清楚，但每一种酶缺陷性卟啉病都有其相关的临床表型。一个长时间不明原因的腹痛和（或）不典型的神经精神症状的患者都应在鉴别诊断中询问是否有卟啉病史，此外可以用简单的试验来证实有症状患者的诊断，同时对家庭成员进行筛查，从而可以对无症状携带者进行识别[2]。早期的医学咨询可以避免诱发卟啉病的因素，从而减少患者的临床症状。

流行病学

PCT是最普遍的卟啉病，是遗传性和获得性缺陷联合所致，但急性间歇性卟啉病（acute intermittent porphyria，AIP）是最常见的遗传性卟啉病。美国和欧洲北部国家AIP发病率估计为5/10万。约90%遗传了该酶缺乏的患者终身无症状。相比之下，迄今仅报道了6例δ-氨基-γ-酮戊酸脱水酶（δ-aminolevulinic acid dehydratase，ALAD）存在缺陷。

病理生理学

血红素是一个铁原子和原卟啉Ⅸ形成的复合物，经多步骤的生物合成，主要在骨髓和肝细胞完成。体内 85% 的血红素提供给红细胞合成血红蛋白；其余大部分在肝中合成用于酶的生成，例如血红素细胞色素 P-450 等酶。一共有 8 种酶参与了血红素的生物合成，将甘氨酸与琥珀酰辅酶 A 转化生成为血红素（图 5.1）。在真核细胞中，第一和最后三步骤在线粒体中进行，其他步骤在细胞质。基因序列对所有这些酶及其分子缺陷的特性进行了很好的描述。

δ- 氨基 -γ- 酮戊酸合酶（ALAS）是通路上第一个被激活的酶，由两个基因编码：ALAS1 和 ALAS2 基因。ALAS1 基因广泛表达于所有细胞，ALAS2 基因则只表达于红系细胞。迄今为止，ALAS1 未发现突变存在；最近报告了 ALAS2 基因突变与 X- 连锁铁粒幼细胞贫血相关，这是由于血红素生物酶合成途径异常引起唯一的非卟啉综合征。近来在 8 个家系中发现了 ALAS2 基因突变所致 X 连锁显性遗传原卟啉病（X-linked dominant protoporphyria，XLDPP）。一般情况下，卟啉病是由于这些酶突变导致具有潜在毒性的代谢前体或中间产物生成过剩并蓄积在组织中，进而出现了神经系统和（或）光敏性皮肤损害的卟啉病症状。

尽管这些疾病的分子水平特征已明确，但受损脏器临床表现的病理生理机制尚不完全清楚[3]。由于卟啉病与众多基因突变有关，因此在分子水平上存在较大的异质性。此外，遗传缺陷和获得性环境因素之间存在着相互作用，其对患者的临床表现也有显著影响。基因突变导致急性肝卟啉病患者可能平时没有明显症状，但当这些患者暴露于某些药物（表 5.1）或激素，或者在饥饿、感染、手术或有其他并发疾病的情况下可诱导发病，患者可出现特征性神经功能紊乱。当皮肤中卟啉经长波紫外线激活，可产生活性氧，诱发皮肤光过敏损伤。因此，卟啉病治疗的关键是避免诱发因素[4]。

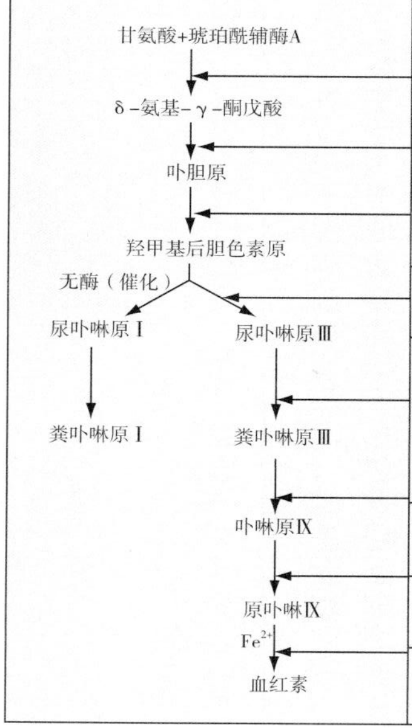

图 5.1 左侧代谢通路图：

甘氨酸+琥珀酰辅酶A → δ-氨基-γ-酮戊酸 → 卟胆原 → 羟甲基胆素原 → 尿卟啉原Ⅲ → 粪卟啉原Ⅲ → 卟啉原Ⅸ → 原卟啉原Ⅸ → (Fe^{2+}) → 血红素

（无酶催化）尿卟啉原Ⅰ → 粪卟啉原Ⅰ

酶缺乏	疾病名称	遗传性	症状	血液学特点	产物积累
ALA 合酶 (ALAS)	铁粒幼细胞性贫血 (XLSA)	X连锁遗传性铁粒幼细胞贫血	小细胞低色素性贫血	小细胞低色素性贫血	环形铁粒幼细胞
ALA 脱水酶 (ALAS)	δ-氨基-γ-酮戊酸脱水酶缺乏性卟啉病 (ADP)	常染色体隐性遗传	交感神经症状	无	尿ALA类卟啉；红细胞锌原卟啉Ⅰ
胆色素原脱氨酶 (PBGD)	急性间歇性卟啉病 (AIP)	常染色体显性遗传	交感神经症状	无	尿ALA&胆色素原脱氨酶
尿卟啉原Ⅲ同合酶 (UCoS)	先天性红细胞生成性卟啉病 (CEP)	常染色体隐性遗传	皮肤光过敏	溶血性贫血&脾大	尿和红系尿尿卟啉原Ⅰ和粪卟啉原Ⅰ
尿卟啉原脱羧酶 (UROD)	皮肤迟发性卟啉病 (PCT)	获得性（Ⅰ型）常染色体显性遗传（Ⅱ型）	皮肤光过敏	无	尿卟啉和7-羧基卟啉；粪卟啉原Ⅰ
尿卟啉原脱羧酶 (UROD)	肝红细胞生成性卟啉病 (HEP)	常染色体隐性遗传	皮肤光过敏	溶血性贫血&脾大	尿ALA类卟啉、尿尿卟啉；红细胞锌原卟啉
粪卟啉原氧化酶 (CPO)	遗传性粪卟啉病 (HCP)	常染色体隐性遗传	交感神经症状&皮肤光过敏	无	尿ALA&胆色素原脱氨酶；粪卟啉原
原卟啉原氧化酶 (CPO)	混合型卟啉病 (VP)	常染色体显性遗传	交感神经症状&皮肤光过敏	无	尿ALA&胆色素原脱氨酶；尿原卟啉原
亚铁螯合酶 (FeC)	红细胞生成性卟啉病 (EPP)	常染色体显性遗传	皮肤光过敏	贫血	红细胞原卟啉；粪卟啉

图 5.1 根据酶缺乏类型、遗传方式、主要症状、生化异常进行分类

表 5.1 急性卟啉症的相关药物因素

非安全性药物	安全性药物
乙醇	对乙酰氨基酚
巴比妥类药物	别嘌醇
钙通道阻滞药	阿司匹林
卡马西平	阿托品
达那唑	西咪替丁
双氯芬酸	皮质类固醇
红霉素	华法林
甲氧氯普胺	加巴喷丁
异烟肼	庆大霉素
苯妥英	胰岛素
黄体酮	麻醉性镇痛药
利福平	青霉素及其衍生物
磺胺类抗生素	抗生素类药物
丙戊酸	普萘洛尔

此列表不全面，不反映所有的信息和意见。请参阅可用的文本和网站获取更广泛的、更新的药物名单

分类与临床表现

根据血红素合成中间产物初始过量蓄积的主要组织部位，卟啉病可分为肝细胞性和红细胞生成性。肝细胞性卟啉病主要表现为神经系统症状，包括腹痛、神经症状，或者精神紊乱等，而红细胞生成性卟啉病通常主要是皮肤的光敏损伤和溶血性贫血。卟啉病可根据其临床表现分为：①急性卟啉病，与神经系统表现相关；②非急性（或皮肤性）卟啉病，具有光敏性症状。但临床表现上二者可出现一定的重叠。当然，由于卟啉病具备较好的分子遗传特征，可以根据独特的酶缺陷进行具体分类[5-6]。

诊断

　　许多的卟啉病症状无特异性，诊断需要高度警惕。尽管卟啉病患者大多数是伴随着模糊和无法解释的主诉，但是实际能诊断卟啉病是罕见的。重要的第一步是确定是否存在三大表现中的一种：交感神经系统症状、光敏性及溶血性贫血[7-8]。

- 交感神经系统症状多表现在 ALAD 缺乏性卟啉病（ALAD deficiency porphyria，ADP）、AIP、遗传性粪卟啉病（hereditary copropor-phyria，HCP）和混合型卟啉病（variegate porphyria，VP）
- 光敏性症状多表现在先天性红细胞生成性卟啉病（congenital erythropoietic porphyria，CEP）、PCT、肝红细胞生成性卟啉病（hepatoerythropoietic porphyria，HEP）、HCP、VP、红细胞生成性原卟啉病（erythropoietic protoporphyria，EPP）和 XLDPP。
- 交感神经症状和光敏症状多共同存在于 HCP 和 VP。
- 溶血性贫血目前多存在于 CEP、HEP 和 EPP。

　　实验室检查有助于确诊不同类型的卟啉病。诊断需通过检测红细胞代谢产物、血浆、尿液和（或）粪便等证实[7]。尿卟啉前体和总血浆卟啉检测分别是急性卟啉病和皮肤卟啉病初步诊断依据。目前许多卟啉病的诊断可通过直接测量组织酶活性确认或者进行特异性分子遗传学检测。家庭筛查可以有效地预防急性发作阶段，缺陷性突变的DNA 分析可以作为诊断卟啉病的金标准。

特定类型的卟啉病

X 连锁显性原卟啉病

　　该病不是由酶缺乏引起的，而是由 *ALAS2* 功能获得性突变导致血液中红细胞原卟啉过量合成，其临床表现类似于EPP[9]。这 8 个家庭的患者都有光敏损害；其中 5 个家庭的患者也有明显的肝疾病，但无贫血。这些患者的干预措施是类似于红细胞生成性卟啉病。

δ- 氨基 -γ- 酮戊酸脱氢酶缺乏性卟啉病

ALAD 缺乏性卟啉病（ADP）是一种常染色体隐性遗传性疾病，由 ALA 脱水酶活性严重缺乏所致。ADP 是最罕见类型的卟啉病。该病临床表现主要以神经症状为主，其治疗和预防措施与其他急性卟啉病相同。该病需与铅中毒鉴别，因为常见的铅中毒可以灭活 ALA 脱水酶，亦可以出现本病的临床表现。

急性间歇性卟啉病

急性间歇性卟啉病（AIP）呈常染色体显性遗传，由于部分胆色素原脱氨酶（porphobilinogen deaminase，PBGD）活性缺乏所致。本病大约 90% 的杂合子大多数终身保持生化指标都正常且无临床症状。多种因素可诱发患者急性发作，如内源性和外源性皮质类固醇激素、低卡路里的饮食、某些药物（巴比妥类和磺胺类抗生素是最常见的诱因）、酒精摄入、感染、手术等。症状通常发生在青春期后，以女性多见。其病理生理特征是出现周围神经功能障碍，自主神经和（或）中枢神经系统发生急性间歇性发作。最常见的症状是急性腹痛（90% 病例），可以是全腹痛或局部腹痛，但较少出现压痛、发热、白细胞增多——因为症状起源于神经系统，其中主要以内脏自主神经系统参与为主。胃肠道症状包括腹胀、恶心、呕吐、腹泻或便秘。外周感觉或运动神经病变是 AIP 另一个共同特点。精神症状包括歇斯底里、焦虑、冷漠、抑郁、恐惧、精神病、躁动、定向障碍、幻觉和精神分裂症型行为可以是唯一表现。急性发作可伴有癫痫发作，这是代表急性卟啉病的神经效应或继发于低钠血症（从抗利尿激素分泌）。大约 80% 的交感神经活跃患者可出现心动过速、高血压、震颤、出汗。由于这些都是非特异性的症状和体征，使用高度敏感和特异的实验室检查是诊断 AIP 不可或缺的。

AIP 急性发作时，对症治疗包括麻醉性镇痛药、吩噻嗪类药物，小剂量地西泮和普萘洛尔可以用于治疗高血压和心动过速。虽然葡萄糖静脉输注（至少每天 300 g）可对卟啉病急性发作有效，但血红素静脉注射现在被认为是选择性减少卟啉前体排泄的有效措施。AIP 急性发作时应尽快开始输注血红素，但疾病恢复的速度取决于神经元损伤的程度，这可能需要数天至数月时间。人体血红素和精氨酸稳定剂（精氨酸血红素）是广泛使用的，冻干制剂也是美国 FDA 批准的。任何并发感染或疾病，也应立即处理。识别和避免剧烈变化等预防因素也是必不可少的。在一些女性的周期性发作与波动可以应用雌激素和孕激素释放激素类似物预防。

先天性红细胞生成性卟啉病

先天性红细胞生成性卟啉病（CEP）是一种常染色体隐性遗传病，又称冈瑟病，是尿卟啉原Ⅲ同工酶（合成途径的第四个酶）缺乏活性造成的疾病，临床上以溶血性贫血及皮肤病变为主。严重的皮肤光过敏损害通常开始于婴儿早期，阳光暴露部位的皮肤起泡、复发性水疱、大疱，继发感染可导致皮肤瘢痕和畸形。卟啉沉积也可发生在乳牙和恒牙，导致牙齿出现褐色斑点。保护皮肤免受阳光的照射是预防的重要措施。

轻度到重度溶血性贫血和继发的脾大是 CEP 特点，贫血症状可轻可重。在治疗方面输血是有效的，但容易引起继发性铁过载，如果慢性溶血，脾切除可减少溶血，减少输血需求。异基因造血干细胞移植可以考虑给输血依赖的 CEP 儿童患者施行。

迟发性皮肤卟啉病

迟发性皮肤卟啉病（PCT），是最常见的卟啉病，是由于获得性或遗传性的尿卟啉原脱羧酶（遗传缺陷引起途径的第五个酶）活性缺陷引起的卟啉病。这种疾病在世界范围内散在发生，但其确切发病率目前没有准确统计。病变可以是散发性的（非遗传性或Ⅰ型最常见）或家族性的（Ⅱ型和Ⅲ型），这些亚型在临床上没有区别。疾病的发病频率随酒精的使用、吸烟、丙型肝炎和人类免疫缺陷病毒（HIV）感染等危险因素的变化而变化。PCT 的标志是皮肤的光过敏损害，其表现为暴露的皮肤区域发生慢性疱样病变，没有神经病学表现 [8]。其他慢性变化类似于系统性硬化症，包括皮肤增厚、瘢痕沉着和钙化。多毛症和色素沉着也常见于面部。PCT 患者常常伴随肝功能异常，由肝功能异常发展为肝细胞癌的风险明显增加。

治疗方面建议避免摄入酒精、应用雌激素、阳光照射和补充铁剂，其他可能会加剧疾病的药物都应该避免。通过反复放血降低肝铁和适当治疗仍然被认为是 PCT 标准治疗方案。低剂量氯喹或羟氯喹也有效，特别是当放血无效的情况下，氯喹可以缓慢动员卟啉从肝到外周并且增加其排泄到尿液中。相反，类似皮肤病变中的其他 VP、HCP、CEP 和 HEP 对这些治疗干预无效。

肝红细胞生成性卟啉病

肝红细胞生成性卟啉病（HEP），这种罕见卟啉病最近才被发现。HEP 和 CEP 很难从临床上区别。HEP 是由于合成酶基因纯合子或双重杂合子缺陷引起的。通常患者出生后在尿布发现黑尿，随后有严重的光敏感，皮肤可以出现起泡病变和硬皮病样瘢痕。溶血性贫血常合并脾大。避免阳光是必不可少的。

遗传性粪卟啉病

遗传性粪卟啉病（HCP）是一种由于粪卟啉原氧化酶（合成途径的第 6 种酶）缺乏引起的常染色体显性遗传病。其交感神经症状等表现以及诱发因素与 AIP 类似，但是光敏损害类似 PCT。避免剧烈的诱发因素是防治 AIP 发生的重要措施。神经系统症状治疗同 AIP（与 PCT 相反），放血或氯喹对皮肤病变无效。

混合型卟啉病

混合型卟啉病（VP），是卟啉氧化酶（合成途径的第 7 种酶）基因突变的结果，是常染色体显性遗传性疾病。在 17 世纪末因携带该致病基因的一对夫妇的后代从荷兰移民到南非，此后本病多见于南非的白人（3/1000 的患病率）。本病之所以被称为混合，是因为它可单独出现交感神经症状、皮肤的光敏性，或两者同时出现。交感神经症状与 AIP 非常相似，都是由卟啉蓄积引起的。VP 急性发作的治疗类似于 AIP，以葡萄糖和血红素输注为主。皮肤症状和神经症状发生通常是分别出现，避免阳光照射是唯一有效预防皮肤光过敏损害的措施。

红细胞生成性原卟啉病

红细胞生成性原卟啉病（EPP），也称为原卟啉病，是亚铁螯合酶（血红素生物合成途径最后的酶）活性缺乏的结果。EPP 是最常见的红细胞生成性卟啉病，也是第三大类一般常见的卟啉病。在童年开始皮肤光敏性是本病的典型表现，但皮肤病变不同于其他卟啉病。红斑、灼热和瘙痒伴随肿胀会在阳光照射数分钟内出现，但稀疏小泡和大泡的出现只在少数情况下发生。慢性皮肤的变化可能会出现，但严重瘢痕罕见。EPP 治疗包括避免阳光照射和使用局部防晒。相比与其他形式的光敏性卟啉病，口服 β- 胡萝卜素（每天 120 ～ 180 mg）可以对多数患者有效。β- 胡萝卜素的作用机制不清楚，这也许和抗氧化作用效果相关。一些患者中积累的原卟啉引起慢性肝病，可以进一步导致肝衰竭与死亡。交感神经症状可在有严重肝并发症的患者中发生。原卟啉过多蓄积可发生胆结石。时而可见轻度贫血患者，但溶血非常罕见或非常温和。当疾病伴有溶血和明显的脾大时，脾切除可能有效。同时注意限制热量，避免使用诱导药物和外源性激素。静脉血红素加氧治疗有时是有益的。患者可进行肝移植治疗，但原卟啉诱导的损伤可在供体肝中复发 [10]。

参考文献

1. Sassa S. Hematologic aspects of the porphyrias. *Int J Hematol*. January 2000;71(1):1-17.
2. Sassa S. Modern diagnosis and management of the porphyrias. *Br J Haematol*. November 2006;135(3):281-292.
3. Foran SE, Abel G. Guide to porphyrias. A historical and clinical perspective. *Am J Clin Pathol*. June 2003;(119 suppl):S86-S93.
4. Dombeck TA, Satonik RC. The porphyrias. *Emerg Med Clin North Am*. August 2005;23(3):885-899.
5. Kauppinen R. Porphyrias. *Lancet*. January 2005;365(9455):241-252.
6. Puy H, Gouya L, Deybach JC. Porphyrias. *Lancet*. March 2010;375(9718):924-937.
7. Anderson KE, Bloomer JR, Bonkovsky HL, et al. Recommendations for the diagnosis and treatment of the acute porphyrias. *Ann Intern Med*. March 2005;142(6):439-450.
8. Poblete-Gutierrez P, Wiederholt T, Merk HF, Frank J. The porphyrias: clinical presentation, diagnosis and treatment. *Eur J Dermatol*. May–June 2006;16(3):230-240.
9. Whatley SD, Ducamp S, Gouya L, et al. C-terminal deletions in the ALAS2 gene lead to gain of function and cause X-linked dominant protoporphyria without anemia or iron overload. *Am J Hum Genet*. September 2008;83(3):408-414.
10. Seth AK, Badminton MN, Mirza D, Russell S, Elias E. Liver transplantation for porphyria: who, when, and how? *Liver Transpl*. September 2007;13(9):1219-1227.

6

骨髓衰竭综合征：获得性和先天性再生障碍性贫血、阵发性睡眠性血红蛋白尿症、纯红细胞再生障碍和粒细胞缺乏症

Phillip Scheinberg, Neal S. Young 和 Johnson M. Liu

郝山凤　译　邵宗鸿　审校

获得性骨髓衰竭综合征

获得性骨髓衰竭综合征以血细胞生成不充分导致外周血红细胞、白细胞和（或）血小板减少为特征。骨髓衰竭分为获得性和先天性，可以三系受累导致全血细胞减少，也可以只有一系受累。骨髓大多数表现为受累系前体细胞缺乏，但有些情况也可表现为增生骨髓象，可能是无效造血导致并且与细胞遗传学异常（见第 7 章）或基因突变相关 [如阵发性睡眠性血红蛋白尿症（paroxysmal nocturnal hemoglobinuria，PNH）]，PNH 与再生障碍性贫血（aplastic anemia，AA）关系密切，因此将 PNH 列入本章节 [1]。即使典型再障也与这几种疾病在临床及病理生理机制方面有重叠（图 6.1）。

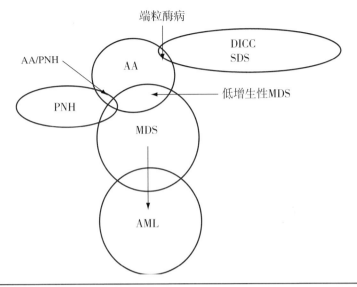

图 6.1 骨髓衰竭综合征各病之间的关联。**AA**，再生障碍性贫血；**AML**，急性髓系白血病；**DKC**，先天性角化不良；**MDS**，骨髓增生异常综合征；**PNH**，阵发性睡眠性血红蛋白尿症；**SDS**，Shwachman-Diamond 综合征 ;**DKC**，先天性角化不良

获得性再生障碍性贫血

　　获得性 AA 以骨髓造血组织减少甚至缺如所致的全血细胞减少为特征。AA 在西方罕见，其在欧洲的发病率为 2%。但是东亚以及其他发展中国家 AA 的发病率是西方的 2 ～ 3 倍。大多数 AA 患者的发病年龄为 15 ～ 25 岁。理论上，某些化学物质（如苯剂）和某些药物（如氯霉素）可能为其致病因素，但其致病机制尚不清楚。与 AA 发病密切相关的药物包括非甾体抗炎药、抗甲状腺药物、青霉胺、别嘌呤醇和金（表 6.1）[2]。但是多数 AA 是特发性的，并非每个患者都具有致病的外在因素。5% ～ 10% 的患者在发病前有血清学阴性的肝炎病史。

表 6.1 AA 及粒细胞缺乏相关的研究所证实的与 AA 发病相关的药物

非甾体抗炎药
保泰松
吲哚美辛
吡罗昔康
双氯芬酸
抗生素
磺胺类 †
抗甲状腺药物
心血管药物
呋塞米
精神药物
吩噻嗪类药物
皮质类固醇
青霉素
别嘌呤醇
金

† 非甲氧苄啶 - 氨苯磺胺复合物

病因及病理生理学

- 骨髓样本、CD34 细胞计数、磁共振成像（MRI）及干祖细胞培养均提示血细胞增生重度减低。

- 临床及实验室研究均表明大多数获得性 AA 继发于免疫介导的造血细胞损伤，它是通过细胞毒性 T 细胞及其产生的细胞因子，尤其是 γ- 干扰素（IFN -γ）以及肿瘤坏死因子（TNF-α）介导的。

- EB 病毒（Epstein-Barr Virus）感染造成的传染性单核细胞增多症（EB 病毒感染）很少造成骨髓衰竭，但骨髓衰竭是典型肝炎后 AA 综合征的表现之一。EB 病毒及造成血清阴性肝炎的某种物质很可能触发了免疫系统活化。而细小病毒 B19 可以直接感染和杀死幼红细胞，引起一过性红细胞增生不良，偶尔可造成慢性纯红细胞再生障碍（PRCA），但并非 AA。

- 肿瘤化疗后出现细胞毒性因子直接杀死骨髓细胞，造成暂时骨髓再生障碍，但其机制与特异性药物相关 AA 不同。

临床表现

- 贫血引起的疲劳、虚弱、困倦、头痛以及老年患者还会出现的呼吸困难和胸痛等症状是 AA 最常见的临床表现。
- 血小板减少主要引起黏膜出血：皮肤黏膜淤点、鼻出血及牙龈出血是常见的早期主诉。出血不会因血小板减少而活跃，除非合并器官损伤，如合并胃炎及肺部真菌感染。血小板减少最令人害怕的并发症是颅内出血。
- 感染在发病时不常见。
- 尿色深提示 PNH。
- 有时中度血细胞减少是因常规血液检查或术前评价化验血常规偶然发现的。
- 不会出现精神萎靡，厌食及体重下降等全身症状。

体格检查差异很大，可以和正常人一样查体无异常，也可能是急性起病，具有全身中毒的体征。不会出现恶病质、淋巴结大和脾大等体征，若出现提示是其他疾病。

- 血小板减少可导致淤点、淤斑、牙龈渗血、鼻出血，以及结膜下和肾出血。
- 贫血可表现为皮肤、黏膜和甲床苍白。
- 先天性 AA 表现为皮肤色素沉着或减退，手和拇指畸形，身材矮小 [见范科尼贫血（Fanconi anemia，FA）]，以及指（趾）甲营养不良和口腔黏膜白斑 [见先天性角化不良（dyskeratosis congenita，DKC）]。

诊断及鉴别诊断

- 显著的全血减少、两系减少或一系减少，但一系减少不常见。
- 外周血涂片显示血小板、中性粒细胞及红细胞减少。
- 骨髓活检提示增生重度减低（取材至少有 1 cm 髓质），骨髓涂片主要为残留的淋巴细胞、浆细胞及肥大细胞。

- 骨髓活检造血组织减少（除淋巴细胞外小于30%），但可能存在灶性造血岛即所谓的热点。
- 原粒细胞比例味增高
- 巨核细胞通常未见。
- 骨髓细胞遗传学正常，但是一些学者认为获得性AA也可出现+6、+8、-Y、20q-等AA的特征性遗传学异常，但骨髓无明显增生障碍。

继发性骨髓衰竭为中度全血细胞减少，并且病史及查体均提示有明显的潜在疾病（如酒精性肝病的皮肤红斑，自身免疫性疾病或感染表现）。但是AA仍是全血细胞减少最常见的原因（表6.2）。

表6.2　全血细胞减少的鉴别诊断

全血细胞减少伴低增生性骨髓
　　获得性再生障碍性贫血
　　先天性再生障碍性贫血
　　部分骨髓增生异常综合征
　　少见的低增生性白血病
　　部分急性淋巴细胞白血病
　　部分累及骨髓的淋巴瘤

全血细胞减少伴增生性骨髓
原发于骨髓的疾病
　　骨髓增生异常综合征
　　阵发性睡眠性血红蛋白尿症
　　骨髓纤维化
　　毛细胞白血病
　　部分低增生性白血病
　　骨髓痨
　　骨髓淋巴瘤
继发于其他系统的疾病
　　系统性红斑狼疮，Sjögren综合征
　　脾功能亢进
　　维生素B_{12}、叶酸缺乏（遗传缺陷）

续表

严重感染

酒精中毒

布鲁菌病

埃里克体病

结节病

结核及非典型分枝杆菌病

低增生性骨髓伴或不伴血细胞减少

Q 热

军团病

弓形虫病

分枝杆菌感染

结核病

神经性厌食，饥饿

甲状腺功能减退症

最重要的是将原发性骨髓疾病区分开来（表 6.3 及图 6.2）。

- 成年起病的先天性 AA。有家族史；FA 患者通常有白血病及骨髓增生异常综合征（myelodysplasia，MDS）家族史；端粒变短相关疾病不仅包括恶性血液系统疾病还包括肺纤维化和肝硬化。查体没有阳性体征或仅有皮肤红斑。40 岁以下或者虽然大于 40 岁但是病史和查体均有阳性发现的患者应检查有无 FA。尽管 FA 和 DKC 都具有典型表现，但是成年起病的先天性 AA 患者查体仅有轻微异常甚至完全正常[3]。

- 大约 20% 的 MDS 为低增生性的。AA 患者的发育不良不明显且局限于红细胞。MDS 患者的巨幼细胞改变极其明显；其巨核细胞是异常小的单核细胞；幼稚粒细胞增多，粒系核左移，颗粒少。AA 患者的骨髓细胞染色体一般正常，而 MDS 患者的骨髓细胞染色体有异常。但是有时二者很难区分，因而一些患者被诊断为 AA 或 MDS。

- PNH/AA。流式细胞术检测 PNH 克隆已替代 Ham 试验，小

PNH 克隆在骨髓衰竭中很常见，约 50% 患者有小 PNH 克隆。PNH 克隆增多可以导致溶血。PNH/AA 患者很少发生血栓。

- 儿童急性淋巴细胞白血病和老年急性髓系白血病可表现为全血细胞减少及骨髓细胞过少。
- 骨髓纤维化的血涂片可出现特征性幼红幼粒，骨髓干抽（AA 为稀的水样骨髓）并且常有肝脾大。
- 大颗粒淋巴细胞白血病的特征为持续性中性粒细胞减少，而贫血和血小板减少不常见，外周血中可见大颗粒淋巴细胞明显增多。骨髓增生活跃，其诊断依靠流式细胞术或 T 细胞受体重排的分子学证据。

严重 AA 的诊断需要满足以下 3 条中的 2 条（Camitta 标准）。

- 外周血中性粒细胞绝对值计数（ANC）< 500/μl

表 6.3　易与 AA 混淆的疾病

疾病	鉴别要点	确诊试验
先天性		
范科尼贫血	年轻患者，家族史及查体异常（身材矮小、咖啡牛奶斑、肢体畸形）	外周血淋巴细胞染色体脆性试验
先天性角化不良	年轻患者，家族史及查体异常（指甲改变，黏膜白斑）	有 TERC、TERT、DKC1 基因突变
获得性		
骨髓增生异常综合征	老年患者，起病隐匿，骨髓增生活跃或正常	骨髓形态以及细胞遗传学检查
低增生性白血病	患者为儿童或老年人	外周血白细胞于骨髓可见原始细胞
阵发性睡眠性血红蛋白尿症	溶血（LDH 高，触珠蛋白减低，血红蛋白尿），静脉血栓	流式细胞术检测 GPI 锚连蛋白缺失
骨髓纤维化	肝脾大，血涂片见幼粒幼红细胞	骨髓活检提示纤维化
大颗粒淋巴细胞增多	老年患者、起病隐匿、中性粒细胞减少	血涂片见大颗粒淋巴细胞 流式细胞术 T 细胞受体基因重排

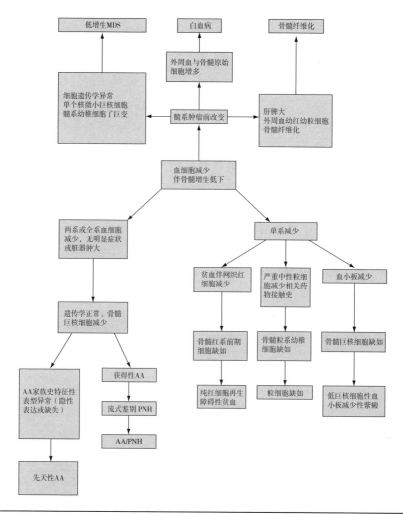

图 6.2　血细胞减少的鉴别诊断。MDS，骨髓增生异常综合征；BM，骨髓；PNH，阵发性睡眠性血红蛋白尿症。AA，再生障碍性贫血

- 外周血血小板计数 < 20 000/μl
- 外周血网织红细胞计数 < 60 000/μl

病因治疗

　　AA 的病因治疗包括同种异体基因造血干细胞移植（HSCT）及免疫抑制治疗；二者都奇迹般地改变了 AA 的自然病程，使其 5 年生存率达到了 75%[4]。AA 患者单独使用促造血因子或输血对症支持无法对病因进行干预，其远期效果尚不清楚。两种治疗方法的主要区别见表 6.4。

- HSCT 治疗 AA。大多数移植采用配型相合的同胞供者且受者都很年轻。AA 总长期生存率为 70% ~ 80%，儿童预后要更好一些[5-6]。HSCT 用于小于 20 岁并有合适供者的年轻患者。移植采用基于环磷酰胺的处理条件，其主要毒副作用来源于移植物抗宿主病（graft-versus-host disease，GVHD）及感染（二者通常密不可分）。GVHD 及死亡风险随受者年龄而增加[5]。供者细胞来源可能比较重要：近期回顾性研究表明，接受粒细胞集落刺激因子（granulocyte colony stimulating factor，G-CSF）

表 6.4　骨髓移植与免疫抑制治疗比较

	造血干细胞移植	免疫抑制治疗
适应证	有 HLA 相合的同胞供者	所有患者
花费	高	中等
年龄限制	最好是儿童，成年须 < 40 岁	无年龄限制
预后	65% ~ 90% 患者可长期生存	70% 有血液学反应
短期毒性	10% ~ 30% 死于 GVHD、感染、肺炎、静脉闭塞性肝病、移植失败	少数患者有过敏反应
长期疗效	血液学治愈，轻度增加实体瘤风险，继发性器官功能障碍（内分泌及骨骼）	不完全治愈，可能复发或发生克隆演变（MDS、AML）

AML，急性髓系白血病；GVHD，移植物抗宿主病；HLA，人白细胞抗原；MDS，骨髓增生异常综合征；PNH，阵发性睡眠性血红蛋白尿症。

动员的干细胞移植的年轻患者，其慢性 GVHD 发生率及死亡率要高于接受骨髓细胞移植的患者[7-8]。适当数量的红细胞以及血小板输血不会增加移植物排斥的风险，尤其是使用去自细胞血制品[9]。

■ 约 70% 的患者没有合适的同胞供者。大量供者注册机构及有效网络的发展使得配型相合的非亲属供者（matched unrelated donors，MUD）造血干细胞移植变得更加可行。其成功率约为人白细胞抗原（HLA）相合的亲属供者移植的一半，但可能会随预处理方案的调整以及高分辨率分子配型选择供者而有所改善[10-11]。一些小型研究结果表明，非亲缘相合供者移植的效果接近于相合的亲缘供者[12-13]。年轻患者应尽早开始寻找可以作为合适的 MUD。值得注意的是，美国非高加索种族患者找到相合供者的成功率低，如非洲裔美国人和西班牙裔人群。对于骨髓衰竭疾病，脐带血移植效果差，原因尚不清楚[14]。目前经验表明，接受过一次免疫抑制治疗失败的儿童患者以及接受过多次抗胸腺细胞球蛋白（antithymocyte globulin，ATG）治疗及雄激素等替代治疗复发的成年患者应接受非亲属供者移植。

■ 免疫抑制治疗。ATG 联合环孢素 A（cyclosporine，CsA）治疗是标准的治疗方案。大约 2/3 患者可摆脱输血依赖，5 年总生存率与 HSCT 相当。老年患者优先选择免疫抑制治疗，特别是中性粒细胞缺乏不是很严重的老年患者。马 ATG 最常使用的方案是 40 mg/(kg·d) 连续 4 天。兔 ATG 治疗方案是 3.5 mg/(kg·d) 连续 5 天。同时前两周应使用糖皮质激素减轻血清病，例如甲泼尼龙 1 mg/(kg·d)。近期一项随机研究表明，当作为一线治疗时兔 ATG 在 6 个月内的血液反应率低于马 ATG（37% vs. 68%）[15]。兔与马的 ATG 在应答率方面的差别转化为 3 年生存率方面的差距（70% vs. 94%）[16]。因此，马 ATG 是 SAA 患者起始免疫抑制治疗的优先选择。

第一次用马 ATG 治疗无效的患者再用兔 ATG 也可以达到血液学恢复[17]；我们的研究显示，大约 30% 的患者有血液学反应[18]。阿仑珠单抗对难治或复发 SAA 患者的首次治疗有效[19]。55% 的复发患者对阿仑珠单抗（不含 CsA）有血液反应，这与兔 ATG 的疗效相当；而难治 SAA 患者对于阿仑珠单抗的应答率与兔 ATG 的接近，分别为 37% 和 33%[19]。但是阿仑珠单抗作为一线治疗药物的效果很差，一项前瞻性随机研究显示其血液反应率只有 19%[19]。因此，阿仑珠单抗只用于复发和难治 SAA，特别是对 ATG 和（或）CsA 不耐受的患者或老年患者。

ATG 的主要毒副作用包括急性过敏反应、血清病及一过性血细胞数减少。过敏反应不常见但是一旦出现可导致死亡，因此要对 ATG 进行皮试。针对 ATG 过敏的治疗主要是对症处理：水化、抗组胺治疗（针对荨麻疹）、哌替啶（针对寒战），以及大剂量糖皮质激素（针对血清病症状）。成人使用 CsA 的起始剂量为 10 mg/kg，儿童为 12 mg/kg，根据血清 CsA 浓度调整用量，使其维持在 200 ng/ml 左右。ATG 治疗后再使用 CsA 半年，一般在 6 ~ 12 个月后可以逐渐将 CsA 减量，但还缺乏足够数据支持此做法。一项意大利回顾性研究表明，CsA 逐渐减量有利于防止复发，但是根据我们对 2003—2010 年 70 例有血液反应患者使用 CsA 递减研究的经验，与历史对照相比，我们发现这确实能推迟复发的时间，但是不能阻止复发[15,20]。应定期监测肝、肾功能以避免肾毒性、高血压、齿龈肥大及发抖等常见副作用。阿仑珠单抗通常具有很好的耐受性且毒副反应也比 ATG 容易处理。在 AA 患者中，免疫抑制治疗（ATG，阿仑珠单抗）可以激活潜在的疱疹病毒感染，并使得血液循环中的 EBV 和巨细胞病毒（cytomegalovirus，CMV）增多，但是很少致病，因此常规预防性和预先使用抗病毒药物不是必需的[19,21]。

疾病预后与 3 个月时的血液学反应密切相关，特别是血细胞数（网织红细胞）的绝对值以及血小板水平的恢复情况[22]。治疗前的网织红细胞绝对值也与治疗后的应答率及生存期密切相关[23-24]。最近一项研究显示，中性粒细胞与血液应答率无关，但与短期死亡率相关[25]。尽管一直没有更有效的免疫抑制剂出现，但是多年以来 SAA 的生存率一直在提高，特别是初始接受马 ATG 无效的患者，其 5 年生存率由 90 年代的 23% 增加到近几年的 57%，几乎增加了 3 倍[25]。这归因于更好的支持治疗（如抗真菌药物）及更有效的挽救治疗（反复使用免疫抑制剂和 HSCT）。随着更好的移植和支持方案、减少移植物中免疫细胞输注及通过高分辨配型使得非亲属受供者之间的 HLA 更加相合，移植物排斥率及生存率也得到了明显的改善[13,26-28]。但是急性和慢性 GVHD 的发生率仍未得到改善。相比外周血动员的 CD34+ 细胞，采用骨髓来源的造血干细胞移植及用阿仑珠单抗进行预处理可以降低 GVHD 的发生率[7-8,29]。

即使患者对 ATG 有血液反应，血细胞计数也会下降，特别是在 CsA 减量时。通常将 CsA 增加回至原剂量会有效，必要时可再行 ATG 治疗，有些时候复发是难以逆转的甚至会导致患者死亡。最初治疗 10 年后，约 15% 的患者进展为克隆性血液病，表现为骨髓发育不良或出现细胞遗传学异常，特别是单性体 -7。治疗前检测端粒长度可以评估远期发生克隆演变的风险。近期研究显示，根据治疗前经年龄调整后的端粒长度，短端粒患者比长端粒患者发生新的细胞遗传学异常的风险高 3 倍，发生单性体 -7 及复杂细胞遗传学异常的风险高出 6 ~ 7 倍。这些差异导致短端粒及长端粒患者的 6 年生存率分别为 66% 和 84%。

- 可能有效的治疗 SAA 的其他方法还包括：生长因子联合治疗（红细胞生成素及 G-CSF），雄激素，以及大剂量环磷酰胺（因其延长了中性粒细胞减少的时间而存在争议）[30]。我们的治疗方法见图 6.3。

阵发性睡眠性血红蛋白尿症

PNH 是一种罕见的骨髓克隆性疾病，它具有以下临床三联征：溶血、静脉血栓（动脉血栓罕见）和 AA[31]。

病因及病理生理学

- 在造血干细胞中发生体细胞基因 PIG-A 突变。
- 上述基因突变导致糖基磷脂酰肌醇（glycosylphosphoinositol anchor, GPI）锚定蛋白合成缺乏。
- 进一步导致细胞表面 GPI 锚定蛋白家族的缺失。
- 红细胞表面 GPI 锚定蛋白之一 CD59 的缺失导致机体对补体敏感并造成血管内溶血。

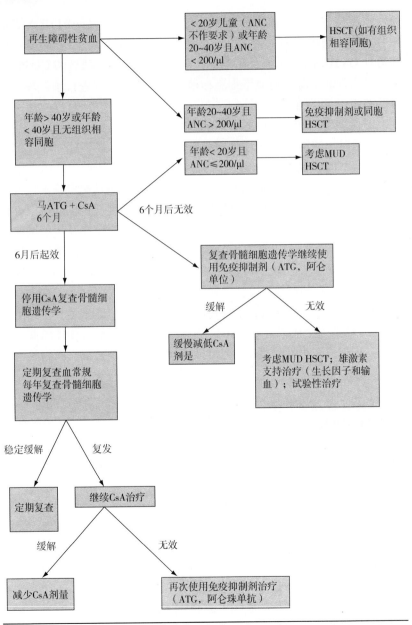

图 6.3　SAA 的治疗。ANC，中性粒细胞绝对值；ATG，抗胸腺细胞球蛋白；BM，骨髓；CsA，环孢素 A；HSCT，造血干细胞移植；MUD，相合非亲属供者

- PIG-A 基因突变的细胞也可能出现在正常成人骨髓中，但一般情况下这些细胞不会出现克隆性扩增——除了 AA 患者（约50%）和 MDS 患者细胞体积会由小变大。
- 哪些 GPI 锚定蛋白的缺失使得 PIG-A 基因突变细胞能够在 AA 和 MDS 患者中克隆性扩增或容易造成血栓尚不清楚。

临床特征

- *血管内溶血*　经典表现为周期性阵发性晨起深色尿，也可以表现为持续性红细胞破坏但没有血红蛋白尿。
- *不常见部位发生静脉血栓*　特别是肝、肠系膜、门静脉和颅内静脉血栓。
- *骨髓衰竭*　直接表现为 AA 或尽管增生尚可但骨髓功能很差。

诊断

　　总体来说，血管内溶血不常见（见第 13 章）；若患者病史提示有血红蛋白尿和 LDH 升高，更应考虑 PNH。PNH 还可能伴有铁缺乏以及中性粒细胞减少或血小板减少。

　　PNH 患者可有脑卒中症状或由 Budd-Chiari 综合征引起的腹痛症状。

　　AA 和 MDS 患者应筛查 PNH 克隆扩增。运用流式细胞学技术检测患者外周血液中的血红细胞或粒细胞（输过血的患者检测后者更有意义）表面 GPI 锚定蛋白的数量能提供 PNH 克隆扩增的证据。但是，只有 PNH 克隆很高（大于 50% 的红细胞）的患者才会出现严重溶血和血栓。

治疗

　　PNH 克隆有多有少，临床表现有轻有重，因此治疗过程差别也很大。有 PNH 克隆的 AA 患者经过免疫抑制治疗之后可以完全没有症状；轻度到中度溶血的患者通过单纯输血也可以实现长期生存；而 PNH 患者也可出现灾难性的血栓事件。一些患者的 PNH 克隆可以自行消失。

- 输血可以维持血红蛋白水平及其活性，不一定需要输注洗涤过的红细胞。

- 补铁可能是需要的；血管内溶血造成的血红蛋白丢失不会引起继发性血色素沉着病。
- 通常中等剂量的糖皮质激素（每隔 1 天给予 30 ～ 50 mg 泼尼松）可以控制溶血，但并未经严格试验证实，持续性溶血症状的患者可短期试用。
- 明确的 AA 伴有 PNH 克隆的骨髓衰竭患者应接受 HSCT 或免疫抑制治疗（见上文）。
- 西方国家大部分患者死于血栓并发症，并且一旦发生血栓则抗凝效果不佳。一项非对照试验研究表明，使用华法林预防血栓是有效的，但缺乏对华法林继发的出血相对风险的长期观察结果[32]。
- 造血干细胞移植是唯一的治愈手段，但是移植并发症可能带来更高风险；非清髓性预处理方案可能会提高生存率[9]。严重骨髓衰竭或合并血栓的年轻患者可以考虑移植。
- 依库珠单抗（eculizumab，一种针对活化补体 C5 的单抗）已经被 FDA 批准用于治疗 PNH，其商品名为 Soliris。一项大型前瞻性多中心研究表明，该药物可以阻断血管内溶血，明显改善临床贫血症状，减少输血，提高生活质量[33]。特别值得注意的是，该药还能降低 PNH 患者血栓形成风险，而血栓形成正是该病发病和死亡的主要原因[34]。

纯红细胞再生障碍性贫血

纯红细胞再生障碍性贫血（pure red cell aplasia，PRCA）是以网织红细胞和骨髓幼红细胞缺如为特征的贫血[35]。这种罕见的再生障碍性贫血（AA）具有以下临床特征并且通常对治疗都有反应。

病因以及病理生理学

- 先天性 PRCA，即 Diamond-Blackfan 贫血（DBA），它由核糖体蛋白基因遗传性突变引起。
- 获得性 PRCA 常表现为免疫介导疾病。其临床表现包括胸腺瘤

（< 10%PRCA 患者），胶原 - 血管综合征，重症肌无力，慢性淋巴细胞白血病以及大颗粒淋巴细胞白血病。

- PRCA 也可见于 MDS，特别是 5q- 综合征。和 DBA 发病机制一样，这是由位于 5 号染色体的核糖体基因缺失所致。

- 细小病毒 B19 感染可以引起儿童传染性红斑（又称第五病），还可导致溶血患者发生一过性 AA 危象。通常情况下，产生的中和抗体可以阻断病毒感染。但若中和抗体反应不足使得细小病毒感染持续存在，可致慢性幼红细胞损伤产生贫血。具有免疫缺陷的患者可发生持续细小病毒感染：遗传性免疫缺陷（Nezelof 综合征），医源性免疫缺陷（免疫抑制剂及化学治疗）以及人类免疫缺陷病毒感染导致的免疫缺陷。

临床特征及诊断

网织红细胞极低或缺失；幼红细胞通常缺失但是骨髓中可能有少量正常红细胞。有一些形态学方面线索：巨大原红细胞提示细小病毒、单元小巨核细胞、5q- 综合征。其余两系及细胞遗传学正常（PRCA 相关的 MDS 除外）。

此外应行 CT 平扫排除胸腺瘤。PRCA 患者若持续感染细小病毒，针对该病毒的抗体消失或仅能检测到 IgM；可以通过外周血 DNA 杂交检测病毒。

治疗

- 糖皮质激素是 DBA 的标准治疗方案。小剂量的糖皮质激素即可，但一旦复发，即使加大糖皮质激素剂量也不一定有效。

- 对于获得性 PRCA，中等剂量糖皮质激素是一线治疗，之后序贯其他免疫抑制剂，例如 CsA、ATG 或细胞毒药物（如口服中等剂量的硫唑嘌呤或环磷酰胺）。近来一些病例报道显示，一些患者对抗 CD20 单克隆抗体（利妥昔单抗）以及抗 CD25 单克隆抗体（达克珠单抗）也有效 [36]。

- 胸腺瘤在局部有侵袭性时应被切除，但是切除后并不一定能解决贫血。

- 每天静脉输注免疫球蛋白 0.4 g/kg，连续 5 ～ 10 天，可以控制细小病毒 B19 感染。病毒载量高的患者，特别是有免疫缺陷的患者，容易复发可能需要周期性的治疗。

粒细胞缺乏症

严重粒细胞减少症伴粒系前体细胞缺如称为粒细胞缺乏症。

病因及病理生理学

- 大部分粒细胞缺乏与药物相关（表 6.5）。特发性粒细胞减少（无可疑药物暴露史）相当少见（和 PRCA 一样，可能也与胸腺瘤相关）[37-38]。
- 药物引起粒系前体细胞损伤的机制包括直接损伤（如氯丙嗪）以及免疫（抗体）介导损伤（如安乃近）（表 6.6）。

表 6.5　　与粒细胞缺乏相关药物	
重金属	氯氮卓
金	巴比妥类药物
砷剂	5- 羟色胺再摄取抑制药
镇痛药	抗惊厥药
氨基比林，安乃近	苯妥英
保泰松	乙琥胺
吲哚美辛	卡马西平
布洛芬	抗甲状腺药物
对乙酰氨基酚	丙硫氧嘧啶
对氨基水杨酸	甲巯咪唑
舒林酸	心血管药物
抗精神病药、镇静剂、抗抑郁药	普鲁卡因胺
吩噻嗪	卡托普利
三环类抗抑郁药	硝苯地平
普萘洛尔	奎尼丁

续表

甲基多巴	甲苯咪唑
普罗帕酮	抗真菌药
安搏律定	氟康唑
磺胺类药物	抗病毒药
噻嗪利尿剂，如螺内酯和乙酰唑胺	齐多夫定
口服降糖药	抗组胺药
柳氮磺胺吡啶	西咪替丁
氨苯砜	雷尼替丁
磺胺类抗生素	氯苯那敏
抗生素	其他药物
磺胺类抗生素	异维 A 酸
乙胺嘧啶	奥美拉唑
青霉素	秋水仙碱
头孢菌素	别嘌呤醇
大环内酯类	氨鲁米特
万古霉素	甲氧氯普胺
克林霉素	噻氯匹啶
氨基糖苷类	他莫昔芬
抗结核药	青霉胺
左旋咪唑	杀虫剂
抗疟药	染发剂
	中药

表 6.6　免疫介导与药物毒性引起粒细胞缺乏的区别

	免疫相关	药物毒性相关
代表药物	氨基比林	吩噻嗪
发病时间	数天到数周	数周到数月
临床表现	起病急，爆发性症状	起病隐匿，通常无症状
诱发试验	小剂量即可导致复发	有潜伏期，需大剂量
实验室检查	白细胞凝集试验	药物本身或其代谢物对细胞有毒性

诊断与治疗

- 患者通常为老年人，有明确的使用上述药物的病史，并且大于 6 个月。若患者血涂片中性粒细胞缺乏应行骨髓检查进一步明确。
- 经典的临床表现包括发热及喉咙痛。
- 经过一段时期可以自行恢复，恢复期短则数天，长则数星期，在此期间患者通常被给予 G-CSF 或粒细胞单核细胞集落刺激因子 (granulocyte monocyte colony-stimulating factor，GM-CSF) 治疗，尽管并无明确证据证明它们的有效性。
- 发热和感染症状需要使用静脉广谱抗生素控制。
- 由于患者年龄大，加之并发症以及致死性败血症，中性粒细胞缺乏的死亡率依然很高（约 10%）。

先天性骨髓衰竭综合征

　　主要表现为 AA 的先天性骨髓衰竭性疾病。二者的基因突变已明确，且突变的基因在细胞中发挥重要功能；它们分别在维持基因组稳定性及保持端粒长度方面发挥关键作用。如何通过实验室检查和计算来排除 FA 及 DC 请见下文。

范科尼贫血

- 常染色体隐性遗传或伴 X 染色体遗传；是先天性骨髓衰竭综合征中最常见的一种，见于各种族人群；诊断依靠染色体断裂试验（见下文）。
- 基因突变可发生于下列 15 种基因的任何一种：*FANCA*，*FANCB*，*FANCC*，*FANCD1/BRCA2*，*FANCD2*，*FANCE*，*FANCF*，*FANCG*，*FANCI*，*FANCJ/BACH1/BRIP1*，*FANCL*，*FANCM*，*FANCN/PALB2*，*FANCO*，*FANCP*。
- 主要表现为全血细胞减少、色素沉着、骨骼畸形、身材矮小及性腺功能减退。

- 可有眼、耳、泌尿生殖系统、胃肠道、心肺以及中枢神经系统的畸形。
- 众所周知，FA临床表现轻重差异很大，仅表现为先天性畸形或血液系统异常的患者，可能被误诊或完全被漏诊。

临床表现

- 当患儿有以下临床表现时，应考虑到FA，包括：皮肤色素沉着（咖啡牛奶斑）、身材矮小（发育迟缓）、上肢和拇指发育异常、男性性腺功能减退、小头畸形、典型面容表现（如鼻底增宽、内眦赘皮和小颌畸形）以及肾结构异常。患儿有以上查体异常并有骨髓衰竭时（常为就诊的最初原因），应行标准双环氧丁烷（diepoxybutane，DEB）或丝裂霉素（mitomycin，MMC）染色体断裂分析，进一步确诊FA（见下文）。
- 确诊时平均年龄为8～9岁。

确诊试验

- 外周血DEB及MMC诱导的染色体断裂试验。
- 40%DEB染色体断裂试验阳性的患者查体无明显异常；这部分FA患者很可能被漏诊，除非有高度可疑的家族史。
- 老年患者的FA诊断具有挑战性。尽管FA确诊的平均年龄在10岁左右，但是也有50～60岁才确诊的报道。

血液学表现及肿瘤易感性

- FA的症状与体征与骨髓衰竭造成的血细胞少相关。通常最先出现血小板减少或白细胞减少；然后全血细胞减少随时间而加重。几乎所有患者病程中都会出现血液异常。红细胞通常呈大细胞性。
- 典型的骨髓表现为细胞减少或脂肪髓，很难与获得性AA区分。骨髓的显微镜检查表现为异常红系造血或发育不良。一些患者甚至表现为MDS或急性髓系白血病（acute myeloid leukemia，AML）的骨髓形态学表现。

- FA 转 AML（MDS 除外）的风险为 5% ~ 10%，到 25 岁转白血病的风险累加到 10%。FA 发展至 MDS 的风险大约为 5%，提示 FA 患者预后不良。无 FA 的 MDS 及继发性 AML 患者具有的染色体异常同样会出现在 FA 患者中，不管该 FA 患者是否具有 MDS 骨髓形态学特征。染色体异常对 FA 患者预后的影响尚不完全清楚，但是这些染色体异常可随时间而消失或再现。某些染色体异常提示预后差，如 3q+。

- 实体器官肿瘤的发生率为 5% ~ 10%（风险随年龄增加而增加，因为生存下来的患者进入成年后发生了实体肿瘤）。特别常见的是外阴、食管以及头颈部肿瘤。除了这些可能的新发肿瘤，一部分接受了造血干细胞移植的长期幸存患者可能会有第二肿瘤的风险，特别是头颈部肿瘤。

- 对于 *FANCD1/BRCA2* 和 *FANCN/PALB2*，单等位基因突变的患者对乳腺癌具有易感性，而双等位基因突变的患者可有儿童肿瘤及白血病相关的 FA 表现。

干细胞移植及支持治疗

- HLA 相合同胞供者同种异体基因 SCT 是具有血液学临床表现（MDS 或再生障碍）FA 患者的唯一治疗方法。对于化疗及放疗敏感的 FA 患者通常使用减小剂量的环磷酰胺（cyclophosphamide，CTX）及放疗以避免严重的毒性反应。对 FA 患者采用了改良预处理方案的移植中心，无论有没有联合胸腹放疗，均达到了较好的疗效，并且没有向白血病或白血病前期转化。

- 少数 FA 患者还成功获得非同胞供者的脐带血移植。

- 显然，有 HLA 相合同胞供者的年轻 FA 患者应在骨髓衰竭早期首选 HSCT 移植。但是，多数患者没有 HLA 相合同胞，因而依靠半相合非同胞相关供者或相合的非亲属供者。更少部分 FA 患者便接受了这两种来源的造血干细胞移植来治疗 AA 或 MDS（伴或不伴克隆性染色体异常）。这部分患者的疗效不及有相合同胞供者患者的疗效，但是前者疗效正在提高。

　　没有合适的 HLA 供者的 FA 患者也能从雄激素或造血生长因子的长期使用中获益，可作为权宜之计。

雄激素

- 约 50% 的 FA 患者使用雄激素后都有血液学反应，尽管其效果并不持久且并非对各系都有效。通常，患者血小板低于 30 000/μl 和（或）血红蛋白低于 7 mg/dl，应给予雄激素治疗。每天口服羟甲烯龙 2 ~ 5 mg/kg 通常要联合泼尼松隔天 5 mg 或 10 mg，这是为了抵消雄激素的同化作用。
- 雄激素治疗可引起肝毒性，包括转氨酶升高、胆汁淤积、肝紫癜病以及肝肿瘤。

造血生长因子

- 与获得性 AA 一样，FA 患者体内大多数生长因子水平都显著升高，有可能作为代偿性生理反应。
- 令人担忧的是，长期应用生长因子在理论上具有刺激白血病克隆出现的风险，特别是有转化为 MDS 或 AML 倾向的患者，或有加速干细胞耗竭的风险。
- 一些患者长期使用 G-CSF 可能对多系造血有短暂的益处。

先天性角化不良

- DKC 是一种先天性骨髓衰竭综合征，其典型表现为黏膜 - 皮肤三联征：异常的皮肤色素沉着、指（趾）甲营养不良、口腔黏膜白斑。
- DKC 见于许多种族人群，其发病率约为百万分之一。
- DKC 可以 X 连锁隐性遗传（*DKC1* 突变）、常染色体显性遗传（*TERC* 杂合突变）、常染色体隐性遗传（*NOP10* 基因突变）。和 *TERC* 一样，*TERT* 突变也可导致不同的表现型。
- 可以出现牙齿、胃肠道、泌尿生殖系统畸形，白发 / 脱发，免疫系统、神经系统、眼部、肺部及骨骼畸形。

- 骨髓衰竭是患者早期死亡的主要原因，有肿瘤易感性，易有致命的肺部并发症。
- DKC 的临床症状通常在儿童时期出现，皮肤色素沉着及典型指（趾）甲改变是最开始出现的典型症状，一般到 10 岁就会出现。骨髓衰竭通常在 20 岁前出现；80% ~ 90% 的患者 30 岁前进展为骨髓衰竭。一些患者骨髓畸形先于黏膜 - 皮肤临床表现，从而导致这些患者最初被诊断为 AA。
- 由于这些疾病的临床特征具有异质性，因此仅凭临床标准诊断该病是很困难且不可靠的。在一些种族中，DKC 的临床表现只在成年人中出现，血液学临床表现差异很大，轻者只有轻度大红细胞症。重者表现为严重的 AA 及 AML，也有患者仅表现为肺部或肝部疾病。
- 超过 50% 的 DKC 和 FA 患者使用羟甲烯龙后可产生持久的血液学应答，但应仔细监测其副反应。雄激素可以通过提高 *TERT* 转录水平来发挥作用。
- 同种异体基因 HSCT 是目前根治 DKC 的方法。对 DKC 和 FA 患者采用低强度的移植方案可以提高移植成功率、减轻毒副反应，以及减少二次肿瘤风险。

端粒缩短的再生障碍性贫血的诊断试验

端粒是染色体的末端结构，它是由端粒酶反转录酶（enzyme telomerase reverse transcriptase，TERT）、端粒酶 RNA 组分（RNA component，TERC）、角化不良蛋白及其他相关蛋白（NHP2、NOP10 和 GAR1）所构成的复合体来维持长度。目前端粒长度已可进行商业化检测，应该在大部分 SAA 患者中开展该筛查试验，特别是有典型临床病史（中度，进展缓慢的 AA 患者）及阳性家族史的患者。

DKC 患者典型表现是 AA 伴端粒缩短。既然 X- 连锁隐性遗传（DKC1）和常染色体显性遗传（hTERC）等突变已明确。这使得大部分 DKC 患者的诊断变为可能。值得一提的是，如果患者为男性并且有下列表现中的两项时应检测 DKC1 基因：皮肤色素沉着、指（趾）甲营养不良、口腔黏膜白斑、骨髓衰竭。

但是除了有典型 DKC 家族史的患者外，一些获得性 AA 伴端粒缩短的患者可以携带 TERT 和 TERC 突变，且无 DKC 典型异常症状，无端粒相关疾病的家族史。端粒酶基因（TERC 或 TERT，而非 DKC1）突变可以解释有 AA 表现，对免疫抑制治疗有反应的 DKC 患者中有 10% 患者存在端粒缩短。肝和肺功能衰竭也与 TERT 突变相关。

单系受累的骨髓衰竭

Diamond-Blackman 贫血（戴 - 布贫血）

- 可能是仅次于 FA 的第二大常见的先天性骨髓衰竭性疾病。
- 多数患者在新生儿期或婴儿期就有贫血表现。
- 约 30% 的患儿存在先天躯体畸形。上肢及拇指畸形及颅面畸形最为常见。其他缺陷包括：房间隔与室间隔缺损、泌尿生殖系统畸形及出生前后生长发育迟缓。
- 发生 MDS 和实体肿瘤的风险中度增加。
- 病例均为散发，男女发病率相当，10% ~ 25% 的患者有该病家族史。
- 一些患者存在核糖体蛋白基因 *RPS19*，*RPS24*，*RPS17*，*RPS6*，*RPS10*，*RPS26*，*RPL5*，*RPL11* 和 *RPL35A* 的杂合突变。

血液表现

- DBA 最低诊断标准：婴儿期正色素性贫血（< 2 年）、网织红细胞数低、骨髓红细胞前体细胞缺如或减少（< 5% 有核细胞）、染色体断裂试验正常（排除 FA）。
- 其他特征：出现畸形、大红细胞症、胎儿血红蛋白（Hb F）升高以及红细胞腺苷脱氨酶（erythrocyte adenosine deaminase，eADA）水平升高。
- 一些患者 2 岁后才确诊，并且在其他家族成员严重发病并确诊后才得以诊断。
- 在确诊时，贫血通常都很严重且通常为大细胞性。

- 骨髓增生活跃，伴红系前体细胞减少或缺失，其余两系正常，但是之后可能会出现轻到中度中性粒细胞减少和（或）血小板减少。
- 仅红细胞缺乏的 DBA 可以进展为全血细胞减少和 AA，但是很罕见。
- 应注意与儿童短暂幼红细胞减少症（TEC）鉴别。TEC 和 DBA 骨髓形态相似，但是 TEC 具有自限性，于发病 5 ~ 10 周内可恢复。

治疗

- DBA 初始疗法是输血，但是长期输注红细胞会导致继发性血色素沉着病。
- 糖皮质激素是主要的治疗方法，至少 50% 的患者有效。对激素有效的预测因素尚不清楚，疾病后期会出现复发。但在治疗过程中，部分患者可再次对激素敏感，甚至自发缓解。
- 对于激素无效的 DBA 患者可选择进行同种异体基因骨髓移植。
- 造血生长因子 IL-3 或 EPO 已被尝试用于治疗 DBA。

Shwachman-Diamond 综合征

- 第三大常见的先天性骨髓衰竭性疾病。
- 通常在婴儿期发病的一种常染色体隐性遗传疾病，其特征为胰腺外分泌功能不全、身材矮小、骨髓衰竭。
- 90% 患者有 SBDS 基因突变。
- SBDS 蛋白发挥多种功能，如促进核糖体成熟。
- 其他临床特征包括：干骺端成骨发育不全、骨骺发育不全、免疫缺陷、肝疾病、发育障碍、肾小管畸形、胰岛素依赖型糖尿病及精神运动迟缓。
- 血液学表现：中性粒细胞减少、Hb F 水平升高、贫血、血小板减少、中性粒细胞趋化功能受损。
- 易进展为髓系肿瘤及 MDS。

临床诊断标准

临床诊断

满足血液学异常的任何一种表现（通常是中性粒细胞减少）以及胰腺外分泌功能障碍表现。

血液学异常包括：

- 至少 2 次中性粒细胞 < 1.5 × 10⁹/L，且至少持续 3 个月。
- 至少 2 次低增生性血细胞少，且至少持续 3 个月。

胰腺功能不全的诊断依据包括：

- 根据年龄调整后的胰酶水平降低（粪弹性蛋白酶、血清胰蛋白酶原、血清淀粉酶、血清脂肪酶）。

支持诊断但需进一步证实的试验：

- 72 h 大便脂肪分析异常。
- 至少 2 种脂溶性维生素水平降低（维生素 A、D、E、K）。
- 有胰腺脂肪过多症的证据（例如超声、CT、MRI、胰腺活检病理检查）。

分子学诊断：SBDS 双等位基因突变

SBDS 突变阳性有诊断意义，SBDS 突变可通过蛋白模型或 SBDS 表达系统进行检测。

治疗

- 有血液学表现（中性粒细胞减少，骨髓衰竭）的患者可以接受造血生长因子（G-CSF）的治疗。若中性粒细胞对 G-CSF 无反应，那么 SAA、MDS 或白血病患者也可考虑行造血 HSCT。

重度先天性中性粒细胞缺乏症及周期性中性粒细胞缺乏症

- 最初被描述为一种常染色体隐性遗传疾病（Kostmann 综合征），但是大部分 SCN 患者是由于中性粒细胞弹性蛋白酶基因（*ELANE* 或 *ELA2*）点突变造成，它为常染色体显性遗传。可

以抑制 *ELANE* 的原癌基因 *GFI1* 的突变也可引起该病。

- 表现为由于重度中性粒细胞缺乏及髓细胞生长早期成熟障碍而导致的婴儿早期细菌感染。
- 大于 90% 的患者对 G-CSF（非格司亭，来格司亭）的治疗有反应，ANC 可维持在约 1.0×10^9/L。副作用包括轻度脾大、中度血小板减少、骨质疏松及转化为 MDS 或白血病。病程中出现其他基因改变（G-CSF 受体或 *RAS* 基因突变、染色体 -7）提示存在潜在的基因不稳定性。
- 对 G-CSF 无效的患者，造血 SCT 是唯一的治疗手段。
- 周期性中性粒细胞减少症（cyclic neutropenia，CN）是一种常染色体显性遗传性疾病（散发或先天性），也是因 *ELANE* 突变导致的。其特征为周期性出现中性粒细胞水平从接近正常到重度降低，通常以 21 天为一个周期。ANC 最低时可出现发热、口腔溃疡、咽炎、鼻窦炎或更严重的感染。CN 常在儿童早期出现但可没有症状，目前尚无转化为 MDS 或 AML 的报道。有症状的 CN 对 G-CSF 有效，可有效缩 ANC 达到最低的时间，使 ANC 升高，但是通常不能阻止循环。

先天性无巨核细胞血小板减少症

- 出生时，由于骨髓缺少巨核细胞患者表现为重度血小板减少。
- 诊断该病需排除其他因巨核细胞无效生成导致的先天性血小板减少，如 FA。
- 该常染色体隐性遗传疾病的分子学基础是用于编码血小板生成素受体的 *c-mpl* 基因的纯合子或杂合子突变。
- 在诊断时，先天性无巨核细胞血小板减少症（CAMT）患者的骨髓细胞均正常，巨核细胞除外。随着 CAMT 的发展，通常可并发 AA。
- SCT 是唯一的治愈途径。

参考文献

1. Young NS, Calado RT, Scheinberg P, et al. Current concepts in the pathophysiology and treatment of aplastic anemia. *Blood*. 2006;108:2511-2521.
2. Kaufman DW, Kelly JP, Levy M, et al. *The Drug Etiology of Agranulocytosis and Aplastic Anemia*. New York, NY: Oxford; 1991.
3. Fogarty PF, Yamaguchi H, Wiestner A, et al. Late presentation of dyskeratosis congenita as apparently acquired aplastic anaemia due to mutations in telomerase RNA. *Lancet*. 2003;362:1628-1630.
4. Bacigalupo A, Brand R, Oneto R, et al. Treatment of acquired severe aplastic anemia: bone marrow transplantation compared with immunosuppressive therapy—the European Group for Blood and Marrow Transplantation experience. *Semin Hematol*. 2000;37:69-80.
5. Gupta V, Eapen M, Brazauskas R, et al. Impact of age on outcomes after transplantation for acquired aplastic anemia using HLA-identical sibling donors. *Haematologica*. 2010. doi: haematol.2010.026682.
6. Locasciulli A, Oneto R, Bacigalupo A, et al. Outcome of patients with acquired aplastic anemia given first line bone marrow transplantation or immunosuppressive treatment in the last decade: a report from the European Group for Blood and Marrow Transplantation (EBMT). *Haematologica*. 2007;92:11-18.
7. Eapen M, Le Rademacher J, Antin JH, et al. Effect of stem cell source on outcomes after unrelated donor transplantation in severe aplastic anemia. *Blood*. 2011;118:2618-2621.
8. Schrezenmeier H, Passweg JR, Marsh JC, et al. Worse outcome and more chronic GVHD with peripheral blood progenitor cells than bone marrow in HLA-matched sibling donor transplants for young patients with severe acquired aplastic anemia. *Blood*. 2007;110:1397-1400.
9. Srinivasan R, Takahashi Y, McCoy JP, et al. Overcoming graft rejection in heavily transfused and allo-immunised patients with bone marrow failure syndromes using fludarabine-based haematopoietic cell transplantation. *Br J Haematol*. 2006;133:305-314.
10. Passweg JR, Perez WS, Eapen M, et al. Bone marrow transplants from mismatched related and unrelated donors for severe aplastic anemia. *Bone Marrow Transplant*. 2006;37:641-649.
11. Margolis DA, Casper JT. Alternative-donor hematopoietic stem-cell transplantation for severe aplastic anemia. *Semin Hematol*. 2000;37:43-55.
12. Kennedy-Nasser AA, Leung KS, Mahajan A, et al. Comparable outcomes of matched-related and alternative donor stem cell transplantation for pediatric severe aplastic anemia. *Biol Blood Marrow Transplant*. 2006;12:1277-1284.
13. Maury S, Balere-Appert ML, Chir Z, et al. Unrelated stem cell transplantation for severe acquired aplastic anemia: improved outcome in the era of high-resolution HLA matching between donor and recipient. *Haematologica*. 2007;92:589-596.
14. Peffault de Latour R, Purtill D, Ruggeri A, et al. Influence of nucleated cell dose on overall survival of unrelated cord blood transplantation for patients with severe acquired aplastic anemia: a study by eurocord and the aplastic anemia working party of the European group for blood and marrow transplantation. *Biol Blood Marrow Transplant*. 2011;17:78-85.
15. Scheinberg P, Nunez O, Scheinberg P, Weinsten B, Wu CO, Young NS. Cyclosporine taper does not prevent relapse in severe aplastic anemia. *ASH Annual Meeting Abstracts*. 2011;117:2406.
16. Scheinberg P, Nunez O, Weinstein B, et al. Horse versus rabbit antithymocyte globulin in acquired aplastic anemia. *N Engl J Med*. 2011;365:430-438.
17. DiBona E, Coser P, Bruno B, et al. Rabbit ATG (r-ATG) plus cyclosporin (CYA) and granulocyte colony stimulating factor (G-CSF) is an effective treatment for aplastic anemia (AA) patients (pts) unresponsive to a first course with horse ALG (h-ALG) therapy. *Bone Marrow Transplant*. 1999;23(suppl 1):S28-S28.
18. Scheinberg P, Nunez O, Young NS. Retreatment with rabbit anti-thymocyte globulin and cyclosporine for patients with relapsed or refractory severe aplastic anemia. *Br J Haematol*. 2006;133:622-627.
19. Scheinberg P, Nunez O, Weinstein B, Scheinberg P, Wu CO, Young NS. Activity of alemtuzumab monotherapy in treatment-naive, relapsed, and refractory severe acquired aplastic anemia. *Blood*. 2012;119:345-354.
20. Saracco P, Quarello P, Lori AP, et al. Cyclosporin A response and dependence in children with acquired aplastic anaemia: a multicentre retrospective study with long-term observation follow-up. *Br J Haematol*. 2008;140:197-205.
21. Scheinberg P, Fischer SH, Li L, et al. Distinct EBV and CMV reactivation patterns following antibody-based immunosuppressive regimens in patients with severe aplastic anemia. *Blood*. 2007;109:3219-3224.
22. Rosenfeld S, Follman D, Nunez O, Young NS. Antithymocyte globulin and cyclosporine for severe aplastic anemia. Association between hematologic response and long-term outcome. *J Am Med Assoc*. 2003;289:1130-1135.
23. Scheinberg P, Wu CO, Nunez O, Young NS. Predicting response to immunosuppressive therapy and survival in severe aplastic anaemia. *Br J Haematol*. 2009;144:206-216.
24. Afable MG II, Shaik M, Sugimoto Y, et al. Efficacy of rabbit anti-thymocyte globulin in severe aplastic anemia. *Haematologica*. 2011;96:1269-1275.
25. Valdez JM, Scheinberg P, Nunez O, Wu CO, Young NS, Walsh TJ. Decreased infection-related mortality and improved survival in severe aplastic anemia in the past two decades. *Clin Infect Dis*. 2011;52:726-735.
26. Perez-Albuerne ED, Eapen M, Klein M, et al. Outcome of unrelated donor stem cell transplantation for children with severe aplastic anemia. *Br J Haematol*. 2008;141:216-223.

27. Viollier R, Socie G, Tichelli A, et al. Recent improvement in outcome of unrelated donor transplantation for aplastic anemia. *Bone Marrow Transplant.* 2008;41:45-50.
28. Bacigalupo A, Socie' G, Lanino E, et al. Fludarabine, cyclophosphamide, antithymocyte globulin, with or without low dose total body irradiation, for alternative donor transplants, in acquired severe aplastic anemia: a retrospective study from the EBMT-SAA working party. *Haematologica.* 2010;95:976-982.
29. Marsh JC, Gupta V, Lim Z, et al. Alemtuzumab with fludarabine and cyclophosphamide reduces chronic graft-versus-host disease after allogeneic stem cell transplantation for acquired aplastic anemia. *Blood.* 2011;118:2351-2357.
30. Tisdale JF, Dunn DE, Geller N, et al. High-dose cyclophosphamide in severe aplastic anemia: a randomized trial. *Lancet.* 2000;356:1554-1559.
31. Rosse WF, Nishimura J. Clinical manifestations of paroxysmal nocturnal hemoglobinuria: present state and future problems. *Int J Hematol.* 2003;77:113-120.
32. Hall C, Richards S, Hillmen P. Primary prophylaxis with warfarin prevents thrombosis in paroxysmal nocturnal hemoglobinuria (PNH). *Blood.* 2003;102:3587-3591.
33. Hillmen P, Hall C, Marsh JC, et al. Effect of eculizumab on hemolysis and transfusion requirements in patients with paroxysmal nocturnal hemoglobinuria. *N Eng J Med.* 2004;350:552-559.
34. Hillmen P, Muus P, Duhrsen U, et al. Effect of the complement inhibitor eculizumab on thromboembolism in patients with paroxysmal nocturnal hemoglobinuria. *Blood.* 2007. doi: blood-2007-2006-095646.
35. Kang EM, Tisdale J. Pure red cell aplasia. In: *The Bone Marrow Failure Syndromes, Neal S. Young.* Philadelphia, PA: W.B. Saunders; 2000;135-155.
36. Sloand EM, Scheinberg P, Maciejewski J, Young NS. Successful treatment of pure red-cell aplasia with an anti-interleukin-2 receptor antibody (Daclizumab). *Ann Intern Med.* 2006;144:181-185.
37. Young NS, Young NS. Agranulocytosis. In: *The Bone Marrow Failure Syndromes, Neal S. Young.* Philadelphia, PA: W.B. Saunders; 2000;156-182.
38. Andersohn F, Konzen C, Garbe E. Systematic review: agranulocytosis induced by nonchemotherapy drugs. *Ann Intern Med.* 2007;146:657-665.

7

骨髓增生异常综合征

Jeffrey Klotz，Ankur R. Parikh 和 Minoo Battiwalla

何广胜　吴雪梅　译　李建勇　审校

骨髓增生异常综合征（myelodysplastic syndromes，MDS）是一组以无效造血、不同风险度向急性髓系白血病（acute myelogenous leukemia，AML）转化为特征的造血干细胞异质性克隆性疾病。因血细胞计数轻度异常行骨髓检查，而偶然诊断 MDS 日益增多。

MDS 是一种老年性疾病，中位数年龄为 65 岁左右。人群发病率估计为 4/10 万～160/10 万，而老年人的发病率要高出 10 倍，使MDS 成为一种相对常见的血液病 [1-3]。对典型人群所有对象行骨髓活检发现，80 岁及以上的男性 MDS 发病率为 35/10 万 [4]。MDS 患者主要死于血细胞减少并发症和（或）进展为 AML，但许多患者先死于老年病并发症。

骨髓增生异常也可见于再生障碍性贫血，尤其是在免疫抑制治疗后期，也可见于范科尼贫血、阵发性睡眠性血红蛋白尿症（paroxysmal nocturnal hemoglobinuria，PNH）、大颗粒 T 淋巴细胞增生性疾病（T-large granular lymphocyte lymphoproliferative，T-LGL）以及 AML 前期（图 7.1）。

病因和发病机制

MDS 与造血干细胞体细胞突变积累有关。多数 MDS 患者（85%）为非继发（de novo），无明确前驱原因。前期化学治疗（烷化

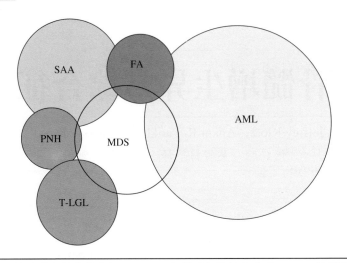

图 7.1　骨髓增生异常综合征。**AML**，急性髓细胞性白血病；**FA**，范科尼贫血；**MDS**，骨髓增生异常综合征；**SAA**，重型再生障碍性贫血；**T-LGL**，大颗粒 T 淋巴细胞增生性白血病；**PNH**，阵发性睡眠性血红蛋白尿症。图为推荐 MDS 管理模式。

剂与拓扑异构酶抑制剂）以及电离辐射是继发性 MDS（15%）的明确病因。从暴露到发展为继发性 MDS 的潜伏期通常为 2 ~ 10 年。历史上曾有报道职业暴露、事故性暴露以及原子弹爆炸受害者所受到的辐射与骨髓衰竭综合征发生有关。对于多数 MDS 患者，化学溶剂和吸烟也与 MDS 有关，年龄是主要危险因素。事实上，儿童 MDS 极其罕见（发病率 = 0.01/10 万），可以是非继发的，或见于获得性或先天性再生障碍性贫血患者，尤其是范科尼贫血。

　　MDS 典型细胞增多，提示血细胞生成是无效造血，而非干细胞缺乏所致的血细胞减少。一般而言，早期 MDS（难治性贫血）的特点是对细胞凋亡的敏感性增加，而晚期 MDS（转变为白血病的过程中）与细胞凋亡降低相关。虽然 MDS 主要缺陷是在造血干细胞，但免疫学因素以及骨髓微环境也可导致骨髓衰竭。MDS 的细胞凋亡、细胞因子谱、血管生成以及 T 细胞抗原受体库也存在严重异常。特定突变，尤其是 7 号染色体异常以及复杂核型的 MDS，倾向于向白血病转化。相比之下，5q-、20q- 和 -Y 等重现性染色体异常，与高风险转化无关。

人们对特定 MDS 亚型分子机制的认识在不断完善。另外，还确认了 5q- 表型中 RPS14 基因的单倍体功能不全，三体 8 上细胞周期蛋白 D1 的重要性，以及中期细胞遗传学正常的患者的单核苷酸多态性（single nucleotide polymorphism，SNP）阵列出现高频单亲二倍体。最近还发现约 50% 的 MDS 患者，包括多数细胞遗传学正常的患者，频繁发现特定体细胞突变，以环形铁幼粒细胞为特征的 MDS 与 SF3B1 突变有紧密的联系，反复出现的 DNMT3A 突变表明，在 MDS 发病机制中有表观遗传学改变 [5-11]。

临床表现

患者症状是以血细胞减少，通常是贫血所致。约 17% 年龄在 65 岁及以上的、伴不明原因贫血的老年患者（见 "老年性贫血"）存在 MDS 相符的外周血计数异常 [12-13]，无淋巴结病或脾大。临床过程呈多样性：患者可无症状或有轻度贫血，几年内发展为输血依赖；也有其他 MDS 患者病程进展快，伴多系受损，并迅速发展为急性白血病。

诊断方法

MDS 最低诊断标准为不明原因的持续性血细胞减少，克隆证据（如细胞遗传学异常）或显著骨髓形态增生异常（髓系至少 1 系病态造血达 10% 或原始细胞增多） [14-15]。

- 外周血涂片的典型表现为大红细胞症，少颗粒中性粒细胞；有时出现 Pelger-Huet 核及其他核型异常；循环中出现小巨核细胞。大量的大颗粒淋巴细胞应怀疑 T-LGL/MDS 重叠综合征。
- 骨髓活检通常呈高增生，但 20% 的 MDS 患者可能为明显的低增生或出现纤维化。虽然组织特征多样，但以中重度的骨髓纤维化为重要的预后不良指标 [16-17]，未成熟前体细胞异常定位（abnormal localization of immature precursors，ALIPs）在骨小梁附近是 MDS 的组织学特征。骨髓涂片上可见原粒细胞增多，白细胞系和（或）巨核细胞系异常增生形态。单核细胞、小巨核细胞及增生异常的巨核细胞也是 MDS 依据。单独红系增生异常的特异性较低，但大量环形铁幼粒细胞可确定为特殊的 MDS 亚型。

■ 骨髓细胞染色体分析很关键。细胞遗传学异常对预后有重要影响。即使缺乏明确的形态增生异常，如果存在特异的重现性染色体异常，包括 -5 和 -7，可以推定诊断为 MDS[15]。然而，约 50% MDS 患者的常规细胞分裂中期细胞遗传学核型正常[18]。染色体核型可发生演变，因而需定期反复进行核型分析。荧光原位杂交（fluorescent in situ hybridization，FISH）分析可提供比单纯的核型分析更加精细的信息。对于年轻患者，即使体格检查正常，仍推荐进行范科尼贫血的染色体断裂试验。虽然目前单核苷酸多态性（SNP）阵列核型分析以及体细胞突变检测仅用于研究，但随着特定分子学异常预后意义的明确，二者应用将会更广泛。

■ 流式细胞术的作用有限；原始细胞计数对预后很关键，可通过常规形态进行评估。然而，专业的流式系统在 MDS 的诊断上特异性高，能提供有用的表型信息[19]。

■ 需对年轻患者行 HLA 分型评估可用于异基因移植，也可提供对免疫抑制治疗反应的预测信息。

分类

■ 对于这种高度异质性的疾病，精确分类及预后对个体化治疗是有必要的 .

■ 首个经过验证的分类，法美英分型（FAB；1982 年扩展）以形态学为基础（表 7.1）。该体系认为白血病进展的风险与骨髓中原始细胞计数成正比。

■ 国际预后评分系统（IPSS；表 7.2）来源于一大系列患者分析结果，整合了细胞遗传学、血细胞减少及原始细胞计数来得出

表 7.1　法美英（FAB）分型

分型	缩写	骨髓原始细胞数（%）	比例（%）	中位数生存时间（个月）
难治性贫血	RA	< 5	30 ~ 40	35
难治性贫血伴环形铁幼粒细胞	RARS	< 5	15 ~ 25	35
慢性粒单核细胞白血病	CMML	< 20	15	12
难治性贫血伴原始细胞增多	RAEB	5 ~ 20	15 ~ 25	18
转化过程中的难治性贫血伴原始细胞增多转变型	RAEB-t	20 ~ 30	5 ~ 15	6

表 7.2　国际预后评分系统（IPSS）

	0	0.5	1.0	1.5
原始细胞 %	< 5	5 ~ 10		11 ~ 20
核型 *	好	中等	差	
血细胞减少	0 或 1	2 或 3		

* 正常核型、-Y、5q-、20q- 预后好；复杂核型（> 3 种异常）或 7 号染色体异常预后差；其他异常者预后中等。评分：低危，0；中危 -1，0.5 ~ 1.0；中危 -2，1.5 ~ 2.0；高危，> 2.5

预后得分 [20]。这些数值分析出 MDS 低危组（5.7 年）、中危 -1 组（3.5 年）、中危 -2 组（1.2 年）及高危组（0.4 年）的中位数生存期。MDS 国际预后工作小组（IWG-PM）最近提出修订版的 IPSS（IPSS-R），更强调了预后不良的细胞遗传学，更精细确定了血细胞减少的程度，并将患者分为 5 个临床危险组。

- WHO 分类（表 7.3）试图更好地确定风险度，并区分出综合征中的个体特点 [15]。除原始细胞计数外，通过增加血细胞减少、染色体核型信息的预后相关性弥补了 FAB 的一些缺陷（表 7.3）。定义 AML 的原始细胞临界值降至 20%，而将 RAEB-t 剔除出 MDS。但是，这种差别可能会令人误解，因为与常规治疗相比，拥有 20% ~ 30% 原始细胞（WHO-AML）的老年患者用阿扎胞苷治疗（一种 MDS 治疗方法）的效果更好 [21]。

表 7.3 **WHO 血液肿瘤及淋巴组织分型（IARC 2008[15]）**

分类	MDS 病例（%）	外周血	骨髓
RCUD		多系血细胞减少	多系增生异常：一系 ≥ 10%
RA	10	< 1% 原始细胞	< 5% 原始细胞
RN	< 1		< 15% 环形铁幼粒细胞
RT	< 1		
RARS	5	贫血，无原始细胞	红系病态造血仅 ≥ 15% 环形铁幼粒细胞 < 5% 原始细胞
RCMD	20	血细胞减少 < 1% 原始细胞 无 Auer 小体 < 1 × 10^9/L 单核细胞	至少 2 系细胞出现 > 10% 病态造血 骨髓原始细胞 < 5% 无 Auer 小体 ±15% 环形铁幼粒细胞
RAEB-1	20	血细胞减少 < 5% 原始细胞 无 Auer 小体 < 1 × 10^9/L 单核细胞	单系或多系病态造血 5% ~ 9% 原始细胞 无 Auer 小体
RAEB-2	20	血细胞减少 5% ~ 19% 原始细胞 Auer 小体 ± < 1 × 10^9/L 单核细胞	单系或多系病态造血 10% ~ 19% 原始细胞 Auer 小体 ±
MDS-U	10	血细胞减少 < 1% 原始细胞	至少 1 系明确病态造血 ≤ 10% 细胞遗传学异常可推定 诊断为 MDS < 5% 原始细胞
MDS 伴 5q-	5	贫血 < 1% 原始细胞 血小板计数正常或增加	巨核细胞数正常或增加 < 5% 原始细胞 无 Auer 小体 单纯 5q-

ICUS，意义未明的特发性血细胞减少；MDS，骨髓增生异常综合征；MDS-U，未分类 MDS；RA，难治性贫血；RAEB，难治性贫血伴原始细胞增多；RARS，难治性贫血伴环形铁幼粒细胞增多；RCMD，难治性贫血伴多系病态造血；RCUD，难治性贫血伴单系病态造血；RN，难治性中性粒细胞减少；RT，难治性血小板减少

- 5q- 综合征是几种特殊的 MDS 综合征之一，5q- 综合征染色体长臂 q31 和 q33 之间缺失，为独立的 WHO 分型。5q- 患者通常表现为贫血，伴或不伴轻度中性粒细胞减少，血小板计数正常或升高，预后相对较好。多种细胞因子、生长因子以及相应受体基因位于 5q。核糖体基因 RPS14 的单倍体功能不全为潜在病因。来那度胺（Celgene Corporation Summit，NJ），一种沙利度胺衍生物，对于 5q- 综合征特别有效。

- 低增生 MDS，虽然不在任何系统中分类，但易与再生障碍性贫血混淆，患者对抗胸腺细胞球蛋白（ATG）免疫抑制治疗的反应更好。

- 最近提及意义未明的特发性血细胞减少（idiopathic cytopenia of undetermined significance，ICUS）以及意义未明的特发性病态造血（idiopathic dysplasia of uncertain significance，IDUS），二者分别被描述为以有意义的血细胞减少和病态造血为特点的综合征，但均未达到 MDS 的最低诊断标准 [22]。这些疾病的自然病程尚不清楚，有时会出现于髓样恶性肿瘤之前，需连续随访。

- 慢性骨髓单核细胞白血病（chronic myelomonocytic leukemia，CMML）有明确生物学特性，WHO 现将它划分为骨髓增生异常 / 骨髓增殖性肿瘤，这将在其他章节进行讨论。

- 治疗相关的（或继发性）MDS 是一种重要亚型，在绝大多数系列病例报道中占 15%。此亚型向急性白血病转化风险最高（75%），很难治疗且迅速致命。几乎所有患者有复发性染色体异常：暴露于烷化剂 4 ～ 5 年（平均时间）后出现 5 号和（或）7 号染色体的缺失；暴露于拓扑异构酶 Ⅱ 抑制剂，则在更短时间内出现染色体 11q23 异常。相当高频率 MDS 相关的治疗见于经历自体干细胞移植的高剂量化学治疗患者（10 年高达 19%），其原因更有可能是先前累积的治疗，尤其是烷化剂所致的疾病，而不是自体移植引发的异常。总的来说，中位数生存时间仅为 9 个月。

- MDS 可伴大颗粒淋巴细胞增多症（large granular lymphocytosis，LGL）。循环中大量的 T-LGL 提示应怀疑有该重叠综合征，通过克隆性 T 细胞受体（TCR）基因重排可确诊。直接针对 T-LGL 药物治疗 T-LGL/MDS 患者能获得血液学反应，比如环孢素 A（CsA）或者 CD52 单克隆抗体（Campath）。HLA-DR4 是强力预示反应指标。

- 儿童 MDS 不常见，应对其进行遗传性综合征的评估，如范科尼贫血、MonoMAC 综合征、Bloom 综合征、神经纤维瘤病 I 型、Schwachman 综合征、Pearson 病、Kostmann 综合征、家族性单体 7 以及先天性染色体异常等。

治疗

治疗策略结合支持性治疗、抑制 MDS 克隆及继发白血病克隆治疗，致力于改善骨髓功能以及试图通过同种异体基因干细胞移植治愈 MDS。最佳治疗方案经常需要采用上述几项或全部方法，且倾向于在一项研究草案的基础上进行（表 7.4）。循证决定可能受到 MDS 临床异质性以及临床试验数据不足的限制。

支持治疗

血细胞减少是唯一最重要的致死原因。

对于 MDS 患者，预防和治疗感染对支持治疗保持足够的外周血细胞计数十分关键。老年患者，尤其是存在心血管疾病的老年患者，甚至不能很好地耐受中度贫血，维持较高的血红蛋白水平（> 9 g/dl）、不改变输血频率可以改善他们的生活质量。年轻、无严重并发症、诊断分类较好的患者，应考虑铁螯合剂治疗。

- 去白细胞的血液制品及单供体血小板输注可降低血小板的最终同种异体免疫的风险。若采用预防方案，那么通常血小板输注阈值为 10 000/ml 即可。对血小板输注无效的患者，氨基己酸可能是有效辅助药（尽管尚未经临床试验研究）。
- MDS 患者可能出现中性粒细胞功能失调，中性粒细胞减少引起的感染必须及时给予积极抗感染治疗。
- 生长因子经常用于 MDS 患者，并以最低剂量维持反应 [23]。红

表7.4　骨髓增生异常综合征治疗策略

支持性治疗
　　输血
　　抗生素
　　铁螯合剂

改善骨髓功能的治疗
　　生长因子（红细胞生成素，G-CSF，GM-CSF）
　　免疫抑制（ATG，环孢素，阿仑珠单抗）
　　抗细胞因子治疗（来那度胺）
　　抗凋亡药（ON 01910.Na）

针对异常克隆的治疗
　　低强度化学治疗（羟基脲，低剂量阿糖胞苷，VP-16）
　　中等强度化学治疗（氯法拉滨）
　　诱导方案（蒽环类药物 / 联合阿糖胞苷，FLAG，ADE）
　　DNA 甲基转移酶抑制剂（5- 阿扎胞苷，地西他滨）
　　组蛋白脱乙酰酶抑制剂
　　法尼基转移酶抑制剂

治愈方式（干细胞移植）
　　清髓性骨髓移植
　　减低剂量

ADE，阿糖胞苷 + 柔红霉素 + 依托泊苷；ATG，抗胸腺细胞球蛋白；FLAG，氟达拉滨 + 阿糖胞苷 +G-CSF；G-CSF，粒细胞集落刺激因子；GM-CSF，粒细胞单核细胞集落刺激因子

细胞生成素联合粒细胞集落生成因子（G-CSF）的协同作用，可使 40% 低级别危险度 MDS 患者得到血液学改善[24]。即使当因个体因素而导致血细胞计数未能改善，联合生长因子也可能是奏效的。根据建立的预测模型，每月需要少于 2 个单位的红细胞输注且血清红细胞生成素水平＜ 500 U/L 的患者对红细胞生成素和 G-CSF 有反应的可能性更高（＞ 70%）[24-26]。红细胞生成素和 G-CSF 治疗似乎并不会加速向白血病进展，但对生存率有积极影响的证据也很少。

在对血小板减少的 MDS 患者进行临床试验时使用的促血小板生

成素类似物已引起了业内对白血病发生的担忧。罗米司亭（Amgen，Thousand Oaks，CA）曾用于 MDS 有严重血小板减少患者的早期临床试验，但结果显示发展为 AML 的患者比例增加了。艾曲泊帕（Glaxo Smith Kline，Philadelphia，PA）目前正用于低危和高危 MDS 患者的临床试验。

造血干细胞移植

同种异体基因移植是唯一能治愈 MDS 的方法。对于年轻患者，从诊断到移植的间隔时间短，移植效果好；而 HLA 相合的同胞供者的移植效果亦较好[27]。一般来说，对于 IPSS 中危 -2 或高危患者，一旦找到供体，应尽快移植。而 IPSS 低危或中危 -1 患者应待病情发展后再行移植较好[28]。HLA 相合的非亲属供体移植，与常规相合的同胞供者同种异体基因移植相比，二者的生存结果类似，这在一定程度上归因于在等位基因水平筛查使用了高分辨 HLA 分型[27]。国际血液和骨髓移植研究中心（CIBMTR）的数据显示进展期 MDS 的存活率急剧下降。HLA 相合的亲属和非亲属供者移植存活率约为 30%，堪比或稍差于同年龄组 AML 的移植效果。IPSS 评分也可预测复发率和存活率；低危患者（IPSS 低危或中危 -1）和高危患者相比，前者 MDS 复发率更低（13% vs. 43%），无病生存率更高（55% vs. 28%）[29]。因此，移植决定需要权衡疾病的发展以及移植导致的并发症引起的疾病和死亡（移植后第 1 年内发生率最高）的可能性。同种异体基因移植仍是年轻患者选择的治疗方法，由于高龄引起治疗相关的死亡率升高，直到最近，移植依然不适合年老患者。因为多数患者在 60 多岁才被诊断为 MDS，所以年龄的限制排除了唯一治愈选择。随着增强免疫抑制、减轻骨髓抑制降低强度方案（RIC）的出现，老年 MDS 患者现可进行移植治疗。RIC 方案可降低治疗相关的死亡率，但代价是疾病复发率增加。

特殊治疗：DNA 甲基转移酶抑制剂

DNA 甲基转移酶的功能是使许多肿瘤抑制基因的 CpG 启动子区域高甲基化，从而降低基因表达。高甲基化是一种表观遗传修饰，可影响基因表达。在恶性疾病（如 MDS）中，肿瘤抑制基因的获得性高甲基化使其表达下调，增加了异常增生的潜能。抑制高甲基化的两种药物为 5- 阿扎胞苷（Vidaza，Celgene Corporation，Summit，NJ）及它的活性代谢物 5- 氮杂 -2'- 脱氧胞苷（Decitabine or Dacogen，Eisai Inc，Woodcliff Lake，NJ）。低剂量时，它们可通过抑制 DNA 甲基转移酶诱导细胞分化，而高剂量时，这些胞苷类似物可整合到 DNA（地西他滨）中或者 RNA 与 DNA（阿扎胞苷）中，来发挥直接阻滞细胞生长的作用。

阿扎胞苷现已通过批准可用于治疗所有 FAB 亚型的 MDS 患者。证明 5- 阿扎胞苷有效的标志性试验（CALGB 9221）为 5- 阿扎胞苷与最佳支持治疗的随机对照试验。根据 MDS 的 WHO 分型以及国际工作组疗效标准，重新对该试验数据进行分析[30]，总反应率为 47%[31]。虽然完全缓解率和部分缓解率很低（分别为 10% 和 1%），但是总存活率、进展为白血病的时间及生活质量都获得了显著改善[32-33]。在有效患者中，首次起效的中位数时间为 3 个周期，90% 患者在 6 个周期后出现反应。尽管许多患者出现了血细胞减少加重，但感染和出血并没有增加。3 期临床确证试验（Aza-001）针对 IPSS 评分中危 -2 和高危患者，将阿扎胞苷（每天 75 mg/m^2 × 7 天，每 4 周 1 次）与 3 种常规方案（最佳支持治疗、低剂量阿糖胞苷或阿糖胞苷 + 柔红霉素）进行比较[34]，患者接受治疗直至病情发展。与常规治疗方案相比，阿扎胞苷治疗有显著的存活优势（中位数存活期：24.5 个月 vs. 15 个月）。目前，正在探索口服阿扎胞苷对 MDS 疗效的临床试验[35]。

FDA 批准地西他滨用于治疗 IPSS 评分为中危 -1 或更高危患者。对住院患者静脉给药，剂量为 15 mg/m^2，每 8h 给药 1 次，连用给药 3 天，每 6 周为 1 个周期。Ⅲ期临床试验表明，与单纯支持疗法相比，该药在总反应率（17% vs. 0%）和改善生活质量上有显著的统计学意义，但在总生存率和白血病发生时间上，无显著的统计学意义[36]。门诊患者的替代剂量方案为 20 mg/m^2，静脉给药，每天 1 次，连用 5 天，每 4 周为 1 个周期，疗效相似[37]。之后的 EORTC 试验针对中危或高危 MDS 患者，对比了 3 天剂量方案和最佳支持治疗，结果表明前者在无进展生存率和 AML 转化上有所改善，但对总生存率没

有影响 [38]。

目前正在对去甲基化药物的剂量和方案实现最优化，如果患者可耐受，应延长治疗过程（比如延长到 6 个周期）直至失效。维持治疗很重要，血液学反应并非是生存获益的前提。IPSS 评分为中危 -2 或高危患者不适合移植，现应考虑将去甲基化药物作为标准治疗，或者行桥接同种异体基因 BMT[26]。

特殊治疗：免疫调节剂

来那度胺是一种口服沙利度胺衍生物，疗效更强，安全性更佳，治疗 MDS 有效。来那度胺批准用于低危或中危 -1 MDS、有 5q 染色体缺失（5q-）伴或不伴其他细胞遗传学异常、有输血依赖的贫血患者。一项标志性单纯 5q- 临床试验显示此药起效迅速（中位数反应时间为 4.6 周），包括有细胞遗传学反应，且有 67% 的患者完全脱离了输血 [39]。一项确证的随机化的 Ⅲ 期研究针对有 5q- 的低危或中危 -1 的 MDS 患者，比较来那度胺治疗和最佳支持治疗，得出二者结果相似 [40]。约 50% 有 5q- 的患者在治疗早期出现 3 度或 4 度中性粒细胞减少或血小板减少。在治疗时，血小板和中性粒细胞减少更严重的患者，脱离输血依赖的反应更强，提示来那度胺对 5q- 克隆有特定直接细胞毒性作用 [41]。50% 的患者在治疗 2 ～ 3 年后可能出现临床和细胞遗传学复发。最近有研究提出，即使用来那度胺治疗，但仍然持续存在很小群体的 5q- 干细胞，以此引起复发 [42]。来那度胺适用于有 5q- 的低危 MDS 的输血依赖患者。无 5q- 的患者脱离输血依赖的反应率仅为 26%[43]。

免疫抑制治疗

马抗胸腺细胞球蛋白（hATG）的给药剂量为每天 40 mg/kg，连续给药 4 天，约 1/3 的低危 MDS 患者有血液学反应 [44]。小于 50 岁、红细胞输注依赖间期较短、HLA-DR15+ 的患者对免疫抑制治疗的反应较好 [45]。一项 129 例 MDS 患者的回顾性分析指出，用抗胸腺细胞球蛋白（ATG）和（或）环孢素 A 治疗，患者年轻是治疗有效最重要的有利因素 [46]。其他益于起效的因素为 HLA-DR15（+）及 ATG

联合环孢素 A 治疗。环孢素 A（每天 5 mg/kg，连续 3 个月，之后缓慢减量至低维持剂量）可能有效，尤其对 HLA-DR4（+）的 T-LGL/MDS 患者。阿仑珠单抗（Campath）是另一种免疫抑制疗法，最近显示在选择的中危 -1 MDS 患者中，阿仑珠单抗可改善血细胞计数和诱导细胞遗传学缓解 [47]。

特殊治疗：组蛋白脱乙酰酶抑制剂，多重激酶抑制剂

组蛋白脱乙酰酶（Histone Deacetylase，HDAC）抑制剂可抑制组蛋白赖氨酸尾段的脱乙酰化，引起核染色质松弛以及相应 DNA 转录减少。该化合物在 AML 和 MDS 中均有活性。目前正在研究的 HDAC 抑制剂包括：丙戊酸、异羟肟酸（伏立诺他）、酯肽、丁酸苯酯、MGCD0103、MS-275 以及 LBH589 等。HDAC 抑制剂作为单药治疗，对疾病并没有显著的有益影响，但是 I 期或 II 期试验的早期结果提示 DNA 甲基转移酶抑制剂和 HDAC 抑制剂联用具有协同作用。其剂量方案、毒性及对疾病的影响目前还在研究中 [48]。

ON 01910.Na（Onconova）是一种多重激酶抑制剂，可选择性地诱导有丝分裂停滞，导致癌细胞和原始细胞凋亡。最近的 I / II 期试验表明，对 DNA 甲基转移酶抑制剂不再有效的高危 MDS 患者，对该药有较好的反应 [49]。III 期试验现正在进行中（NCT01241500 from ClinicalTrials.gov）。

DNA 甲基转移酶抑制剂治疗的失败

虽然 DNA 甲基转移酶抑制剂（阿扎胞苷和地西他滨）是不适合移植的高危 MDS 患者的标准治疗，但并非所有患者均有反应，且多数有反应者在 2 年的有效期内会发生疾病恶化 [34]。在这种情况下，预后较差，且没有明确的标准补救方法 [50]。此类患者更倾向于进行临床试验，目前研究所用的各种药物包括：艾泽司他（TLK199）、ON 01910.NA、氯法拉滨以及阿仑珠单抗等 [51]。初次有效后，如果之后治疗无反应或疾病恶化，则应考虑更换去甲基化药物，但这种方法尚未在大量患者中证实 [52]。

化学治疗

许多指南建议使用常用于 AML 的标准强化诱导化学治疗方案，以消除肿瘤克隆。但是，尚无前瞻性研究显示长期生存获益，因此这种方式应当从临床试验中剔除。虽然进展性的 MDS 对诱导化学治疗常有较高的反应率，但通常之后会复发（达到 90%）。必须在消除 MDS 克隆的无用功和进一步降低骨髓储备的风险之间把握平衡。一旦 MDS 患者病情发生转化，尤其是老年患者，低强度的化学治疗（羟基脲和依托泊苷）或许可作为缩减细胞的有效手段，以达到缓解的目的。

总结

在过去十年里，MDS 的治疗方法显著增加。评估患者时，决定治疗时需要考虑很多因素，包括年龄、并发症、核型，HLA 状态、预后 - 风险评估，以及有无同胞供者或非亲属供者（图 7.2）。靶向治疗对长期生存的影响尚不明确。如果低危 MDS 患者的红细胞生成素水平较低，则应使用生长因子。来那度胺可用于 5q- 患者，去甲基化药物应该用于更高危的 MDS 患者，或者用于干细胞移植的桥接。针对 MDS 的临床和实验室研究的发展，将有助于推动治疗的进展。如果可能的话，应当经常推荐患者参加临床试验来进一步明确 MDS 异质性，改进针对 MDS 各亚型的治疗方式。

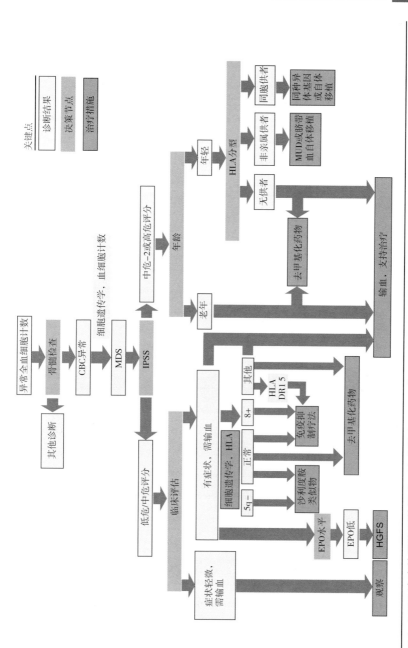

图 7.2　**MDS** 治疗的风险调整模式。决定治疗 **MDS** 时，仔细评估预后十分关键。年龄评估预后也影响实际治疗方式。5-阿扎胞苷已通过批准，用于治疗所有 **FAB** 亚型和 **IPSS** 评分患者。地西他滨批准用于 **IPSS** 评分中危 -1 或高危患者

参考文献

1. Rollison DE, Howlader N, Smith MT, et al. Epidemiology of myelodysplastic syndromes and chronic myeloproliferative disorders in the United States, 2001-2004, using data from the NAACCR and SEER programs. *Blood*. 2008;112:45-52.
2. Cogle CR, Craig BM, Rollison DE, List AF. Incidence of the myelodysplastic syndromes using a novel claims-based algorithm: high number of uncaptured cases by cancer registries. *Blood*. 2011;117:7121-7125.
3. Goldberg SL, Chen E, Corral M, et al. Incidence and clinical complications of myelodysplastic syndromes among United States Medicare beneficiaries. *J Clin Oncol*. 2010;28:2847-2852.
4. Neukirchen J, Schoonen WM, Strupp C, et al. Incidence and prevalence of myelodysplastic syndromes: data from the Dusseldorf MDS-registry. *Leuk Res*. 2011;35:1591-1596.
5. Ebert BL, Pretz J, Bosco J, et al. Identification of RPS14 as a 5q- syndrome gene by RNA interference screen. *Nature* 2008;451:335-339.
6. Maciejewski JP, Mufti GJ. Whole genome scanning as a cytogenetic tool in hematologic malignancies. *Blood*. 2008;112:965-974.
7. Sloand EM, Pfannes L, Chen G, et al. CD34 cells from patients with trisomy 8 myelodysplastic syndrome (MDS) express early apoptotic markers but avoid programmed cell death by up-regulation of antiapoptotic proteins. *Blood*. 2007;109:2399-2405.
8. Bejar R, Stevenson K, Abdel-Wahab O, et al. Clinical effect of point mutations in myelodysplastic syndromes. *N Engl J Med*. 2011;364:2496-2506.
9. Delhommeau F, Dupont S, Della Valle V, et al. Mutation in TET2 in myeloid cancers. *N Engl J Med*. 2009;360:2289-2301.
10. Papaemmanuil E, Cazzola M, Boultwood J, et al. Somatic SF3B1 mutation in myelodysplasia with ring sideroblasts. *N Engl J Med*. 2011;365:1384-1395.
11. Walter MJ, Ding L, Shen D, et al. Recurrent DNMT3A mutations in patients with myelodysplastic syndromes. *Leukemia*. 2011;25:1153-1158.
12. Guralnik JM, Eisenstaedt RS, Ferrucci L, Klein HG, Woodman RC. Prevalence of anemia in persons 65 years and older in the United States: evidence for a high rate of unexplained anemia. *Blood*. 2004;104:2263-2268.
13. Steensma DP, Tefferi A. Anemia in the elderly: how should we define it, when does it matter, and what can be done? *Mayo Clin Proc*. 2007;82:958-966.
14. Valent P, Horny HP, Bennett JM, et al. Definitions and standards in the diagnosis and treatment of the myelodysplastic syndromes: consensus statements and report from a working conference. *Leuk Res*. 2007;31:727-736.
15. Vardiman JW, Thiele J, Arber DA, et al. The 2008 revision of the World Health Organization (WHO) classification of myeloid neoplasms and acute leukemia: rationale and important changes. *Blood*. 2009;114:937-951.
16. Della Porta MG, Malcovati L. Myelodysplastic syndromes with bone marrow fibrosis. *Haematologica*. 2012;96:180-183.
17. Della Porta MG, Malcovati L, Boveri E, et al. Clinical relevance of bone marrow fibrosis and CD34-positive cell clusters in primary myelodysplastic syndromes. *J Clin Oncol*. 2009;27:754-762.
18. Bejar R, Levine R, Ebert BL. Unraveling the molecular pathophysiology of myelodysplastic syndromes. *J Clin Oncol*. 2011;29:504-515.
19. Westers TM, Ireland R, Kern W, et al. Standardization of flow cytometry in myelodysplastic syndromes: a report from an international consortium and the European leukemianet working group. *Leukemia*. 2012;26(7):1730-1741.
20. Greenberg P, Cox C, LeBeau MM, et al. International scoring system for evaluating prognosis in myelodysplastic syndromes. *Blood*. 1997;89:2079-2088.
21. Fenaux P, Mufti GJ, Hellstrom-Lindberg E, et al. Azacitidine prolongs overall survival compared with conventional care regimens in elderly patients with low bone marrow blast count acute myeloid leukemia. *J Clin Oncol*. 2010;28:562-569.
22. Valent P, Bain BJ, Bennett JM, et al. Idiopathic cytopenia of undetermined significance (ICUS) and idiopathic dysplasia of uncertain significance (IDUS), and their distinction from low risk MDS. *Leuk Res*. 2012;36:1-5.
23. Rizzo JD, Brouwers M, Hurley P, Seidenfeld J, Somerfield MR, Temin S. American society of clinical oncology/american society of hematology clinical practice guideline update on the use of epoetin and darbepoetin in adult patients with cancer. *J Oncol Pract*. 2010;6:317-320.
24. Jadersten M, Malcovati L, Dybedal I, et al. Erythropoietin and granulocyte-colony stimulating factor treatment associated with improved survival in myelodysplastic syndrome. *J Clin Oncol*. 2008;26:3607-3613.
25. Hellstrom-Lindberg E, Gulbrandsen N, Lindberg G, et al. A validated decision model for treating the anaemia of myelodysplastic syndromes with erythropoietin + granulocyte colony-stimulating factor: significant effects on quality of life. *Br J Haematol*. 2003;120:1037-1046.
26. Greenberg PL, Attar E, Bennett JM, et al. NCCN Clinical Practice Guidelines in Oncology: myelodysplastic syndromes. *J Natl Compr Canc Netw*. 2011;9:30-56.
27. Runde V, de Witte T, Arnold R, et al. Bone marrow transplantation from HLA-identical siblings as first-line treatment in patients with myelodysplastic syndromes: early transplantation is associated with improved outcome. Chronic Leukemia Working Party of the European Group for Blood and Marrow Transplantation. *Bone Marrow Transplant*. 1998;21:255-261.

28. Cutler CS, Lee SJ, Greenberg P, et al. A decision analysis of allogeneic bone marrow transplantation for the myelodysplastic syndromes: delayed transplantation for low-risk myelodysplasia is associated with improved outcome. *Blood*. 2004;104:579-585.

29. de Witte T, Hermans J, Vossen J, et al. Haematopoietic stem cell transplantation for patients with myelo-dysplastic syndromes and secondary acute myeloid leukaemias: a report on behalf of the Chronic Leukaemia Working Party of the European Group for Blood and Marrow Transplantation (EBMT). *Br J Haematol*. 2000;110:620-630.

30. Cheson BD, Greenberg PL, Bennett JM, et al. Clinical application and proposal for modification of the International Working Group (IWG) response criteria in myelodysplasia. *Blood*. 2006;108:419-425.

31. Silverman LR, McKenzie DR, Peterson BL, et al. Further analysis of trials with azacitidine in patients with myelodysplastic syndrome: studies 8421, 8921, and 9221 by the Cancer and Leukemia Group B. *J Clin Oncol*. 2006;24:3895-3903.

32. Kornblith AB, Herndon JE 2nd, Silverman LR, et al. Impact of azacitidine on the quality of life of patients with myelodysplastic syndrome treated in a randomized phase III trial: a Cancer and Leukemia Group B study. *J Clin Oncol*. 2002;20:2441-2452.

33. Silverman LR, Demakos EP, Peterson BL, et al. Randomized controlled trial of azacitidine in patients with the myelodysplastic syndrome: a study of the cancer and leukemia group B. *J Clin Oncol*. 2002;20:2429-2440.

34. Fenaux P, Mufti GJ, Hellstrom-Lindberg E, et al. Efficacy of azacitidine compared with that of conventional care regimens in the treatment of higher-risk myelodysplastic syndromes: a randomised, open-label, phase III study. *Lancet Oncol*. 2009;10:223-232.

35. Garcia-Manero G, Gore SD, Cogle C, et al. Phase I study of oral azacitidine in myelodysplastic syndromes, chronic myelomonocytic leukemia, and acute myeloid leukemia. *J Clin Oncol*. 2011;29:2521-2527.

36. Kantarjian H, Issa JP, Rosenfeld CS, et al. Decitabine improves patient outcomes in myelodysplastic syndromes: results of a phase III randomized study. *Cancer*. 2006;106:1794-1803.

37. Steensma DP, Baer MR, Slack JL, et al. Multicenter study of decitabine administered daily for 5 days every 4 weeks to adults with myelodysplastic syndromes: the alternative dosing for outpatient treatment (ADOPT) trial. *J Clin Oncol*. 2009;27:3842-3848.

38. Lubbert M, Suciu S, Baila L, et al. Low-dose decitabine versus best supportive care in elderly patients with intermediate- or high-risk myelodysplastic syndrome (MDS) ineligible for intensive chemotherapy: final results of the randomized phase III study of the European Organisation for Research and Treatment of Cancer Leukemia Group and the German MDS Study Group. *J Clin Oncol*. 2011;29:1987-1996.

39. List A, Dewald G, Bennett J, et al. Lenalidomide in the myelodysplastic syndrome with chromosome 5q deletion. *N Engl J Med*. 2006;355:1456-1465.

40. Fenaux P, Giagounidis A, Selleslag D, et al. A randomized phase 3 study of lenalidomide versus placebo in RBC transfusion-dependent patients with Low-/Intermediate-1-risk myelodysplastic syndromes with del5q. *Blood*. 2011;118:3765-3776.

41. Sekeres MA, Maciejewski JP, Giagounidis AA, et al. Relationship of treatment-related cytopenias and response to lenalidomide in patients with lower-risk myelodysplastic syndromes. *J Clin Oncol*. 2008;26:5943-5949.

42. Tehranchi R, Woll PS, Anderson K, et al. Persistent malignant stem cells in del(5q) myelodysplasia in remission. *N Engl J Med*. 2010;363:1025-1037.

43. Raza A, Reeves JA, Feldman EJ, et al. Phase 2 study of lenalidomide in transfusion-dependent, low-risk, and intermediate-1 risk myelodysplastic syndromes with karyotypes other than deletion 5q. *Blood*. 2008;111:86-93.

44. Molldrem JJ, Leifer E, Bahceci E, et al. Antithymocyte globulin for treatment of the bone marrow failure associated with myelodysplastic syndromes. *Ann Intern Med*. 2002;137:156-163.

45. Saunthararajah Y, Nakamura R, Nam JM, et al. HLA-DR15 (DR2) is overrepresented in myelodysplastic syndrome and aplastic anemia and predicts a response to immunosuppression in myelodysplastic syndrome. *Blood*. 2002;100:1570-1574.

46. Sloand EM, Wu CO, Greenberg P, Young N, Barrett J. Factors affecting response and survival in patients with myelodysplasia treated with immunosuppressive therapy. *J Clin Oncol*. 2008;26:2505-2511.

47. Sloand EM, Olnes MJ, Shenoy A, et al. Alemtuzumab treatment of intermediate-1 myelodysplasia patients is associated with sustained improvement in blood counts and cytogenetic remissions. *J Clin Oncol*. 2010;28:5166-5173.

48. Gore SD. New ways to use DNA methyltransferase inhibitors for the treatment of myelodysplastic syndrome. *Hematology Am Soc Hematol Educ Program*. 2011;2011:550-555.

49. Seetharam M, Fan AC, Tran M, et al. Treatment of higher risk myelodysplastic syndrome patients unresponsive to hypomethylating agents with ON 01910.Na. *Leuk Res*. 2012;36:98-103.

50. Prebet T, Gore SD, Esterni B, et al. Outcome of high-risk myelodysplastic syndrome after azacitidine treatment failure. *J Clin Oncol*. 2011;29:3322-3327.

51. Kadia TM, Jabbour E, Kantarjian H. Failure of hypomethylating agent-based therapy in myelodysplastic syndromes. *Semin Oncol*. 2011;38:682-692.

52. Borthakur G, Ahdab SE, Ravandi F, et al. Activity of decitabine in patients with myelodysplastic syndrome previously treated with azacitidine. *Leuk Lymphoma*. 2008;49:690-695.

8

骨髓增殖性肿瘤：真性红细胞增多症、原发性血小板增多症和原发性骨髓纤维化

Ankur R. Parikh 和 Matthew J. Olnes

魏旭东　译

慢性骨髓增殖性肿瘤（myeloproliferative neoplasm，MPN）是一种以一系或多系血细胞增多为特征的克隆性造血干细胞疾病，由William Dameshek 于 1951 年最早发现 [1]。与骨髓增生异常综合征不同，MPN 与正常的血细胞发育成熟及有效造血有关（图 8.1），多伴有症状性脏器肿大，也可见不同程度的髓外造血及白血病转化。

2005 年，一种对费城染色体阴性 MPN 具有诊断意义的分子标记 Janus Kinase 2（*JAK2*）*V617F* 被人们发现。JAK2 V617F 是 JAK-STAT 信号通路中的一种酪氨酸激酶，而 JAK-STAT 途径介导红细胞生成素（erythropoietin，EPO）受体信号传导。*JAK2 V617F* 的体细胞突变引起 9 号染色体 617 位密码子对应的氨基酸由缬氨酸变为苯丙氨酸。该突变见于绝大多数真性红细胞增多症（polycythemia vera，PV），不同程度地存在于原发性血小板增多症（essential thrombocytosis，ET）、原发性骨髓纤维化（primary myelofibrosis，PMF）及其他髓系恶性肿瘤（表 8.1）[2-3]。其他突变如 *MPL*、*LNK*、*CBL*、*TET2*、*ASXL1*、*IDH*、*IKZF1*、*EZH2* 及 *DNMT3A* 也已在部分骨髓增殖性肿瘤患者中被发现，但其致病机制尚不明确。

目前，尽管已制定 PV、ET 和 PMF 的诊断标准，但由于骨髓增殖性肿瘤的临床表现与其他血液系统疾病存在诸多重叠，在某些情况下，仍难以明确诊断上述疾病。本章重点讲述 PV、ET 及 PMF。虽

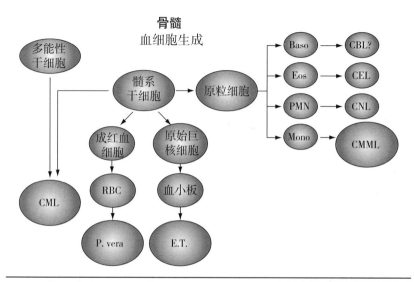

图 8.1　骨髓造血。**Baso**，嗜碱性粒细胞；**CBL**，慢性嗜碱性粒细胞白血病；**CEL**，慢性嗜酸性粒细胞白血病；**CML**，慢性粒细胞白血病；**CMML**，慢性粒单核细胞白血病；**CNL**，慢性中性粒细胞白血病；**Eos**，嗜酸性粒细胞；**ET**，原发性血小板增多症；**Mono**，单核细胞；**PMN**，多形核白细胞；**P. vera**，真性红细胞增多症；**RBC**，红细胞

表 8.1　JAK2 V617F 突变的发生率[*]

疾病	发生率（%）
真性红细胞增多症	96
原发性血小板增多症	55
原发性骨髓纤维化	65
慢性骨髓单核细胞白血病	3 ~ 9
骨髓增生异常综合征	3 ~ 5
急性髓系白血病	< 5

[*] JAK2 V617F 突变存在于多种髓系肿瘤。最常见于真性红细胞增多症

然慢性髓系白血病（chronic myelogenous leukemia，CML）及系统性肥大细胞增多症也属于 MPN 的分类范畴，但本章暂不阐述，将在其他章节进行讨论。尽管世界卫生组织（World Health Organization，WHO）分类已将慢性骨髓单核细胞白血病（Chronic myelomonocytic leukemia，CMML）列入骨髓增生异常 / 骨髓增殖性肿瘤，但本章也将对其进行阐述[4]。

真性红细胞增多症

PV 首先于 1892 年由 Vaquez 报道。20 世纪初期，Osler 提出采用静脉切开术治疗该病。1951 年，Dameshek 将其归类为骨髓增殖性疾病[1]。1967 年，Wasserman 组建了真性红细胞增多症研究组（Polycythemia Vera Study Group，PSVG），定义了 PV 的自然病史并制订了最佳治疗方案。

流行病学

PV 的发病率约为 2/100 000。家族性真性红细胞增多症罕有报道[5]。中位数发病年龄为 60 岁，男性患者稍多。未治疗的症状性 PV 患者的中位数生存期为 6 ~ 18 个月；经静脉切开术治疗的患者，其中位数生存期约 3.5 年；采用骨髓抑制治疗的患者，其中位数生存期可达 7 ~ 12 年。PV 患者在诊断后前 15 年内的白血病转化率为 5% ~ 10%。

病理生理学

PV 是一种三系均受累的克隆性干细胞疾病，一些研究提示 PV 发病机制中还涉及 B 淋巴细胞。PV 以非生长因子依赖性红细胞增殖产生大量红细胞为特征；体外试验中，内源性红细胞集落生长意味着在没有 EPO 存在的情况下祖细胞产生红细胞集落形成单位衍生的集落及红细胞爆裂型集落生成单位衍生的集落。PV 可由骨髓活性增高、脾大的增殖期逐渐发展为外周血涂片中出现幼粒红细胞及髓外造血导致严重肝大和脾大，即发生纤维化转变。

JAK2 V617F 突变存在于 96% 的 PV 患者中且为纯合突变；而在

ET 及 PMF 患者中，*JAK2 V617F* 多为杂合突变 [5]。更高负荷的 *JAK2 V617F* 突变的基因与 PV 患者纤维化转变及瘙痒症状相关 [6]。也有少数 PV 患者缺乏 *JAK2 V617F*，而在 *JAK2* 基因 12 号外显子上发生移码突变或点突变。这些患者表现为不伴血小板增多及白细胞增多的红细胞增多，血清 EPO 水平低，骨髓红系增生不伴巨核细胞或粒细胞的异常 [7-8]。由于截短的 EPO 受体异常表达所导致的先天性红细胞增多症也有少量报道 [9]，但并无相关证据表明 PV 的发病机制涉及 EPO 受体的突变。一些 PV 患者体内的 EPO 受体 RNA 存在剪接缺陷，其意义不明 [10]。

　　10% ~ 20% 的真性红细胞增多症患者在诊断时即存在细胞遗传学异常，包括 +8、+9、20q- 等。染色体的 9p24 杂合性缺失存在于 33% 的 PV 患者，但常规细胞遗传学检测技术检测不到该缺失。随着疾病的进展，PV 患者染色体异常的发生率会随着疾病的恶化逐渐升高 [4]。

临床表现

　　PV 患者的红细胞异常增多可引起一系列临床症状和体征：

高血压。

动静脉血栓形成。

瘙痒。

红斑性肢痛症（四肢末端突发剧烈的烧灼样疼痛，常伴有皮肤发红或发青）。

手指和脚趾溃疡。

关节痛。

上腹部痛。

体重减轻。

头痛。

虚弱。

感觉异常。

视觉障碍。

眩晕。

耳鸣。

发绀。

结膜充血。

约 50% 的 PV 患者存在沐浴后瘙痒加重，这是 PV 患者特征性临床表现。PV 是红斑性肢痛症的最常见病因，阿司匹林治疗往往有效。PV 患者体内细胞生成与破坏的增多可引起痛风与肾结石。约 70% 的患者存在脾大。

出血及血栓形成均可发生在 PV 患者身上。不到 10% 的患者发生严重的大出血事件，出血导致的死亡仅占 PV 患者的 2% ~ 10%。在 PV 患者身上可检测到多种血小板缺陷，其中约有 33% 的患者存在获得性血管性血友病。

血栓事件 [冠状动脉病变、脑血管意外、深静脉血栓形成（deep venous thrombosis，DVT）、肺栓塞（pulmonary embolism，PE）、肠系膜血栓形成等] 是 PV 的主要并发症，可能是由于血液黏度、血小板及白细胞的异常所致 [11]。大量文献报道主要血栓事件的发生率为 34% ~ 39%，其中有 66% 发生在动脉，有 1/3 发生在静脉 [11-13]。血栓形成的高危因素包括：年龄大于 65 岁、血细胞比容大于 45%[14]、白细胞计数大于 $15 \times 10^9/L$[15] 及既往血栓形成史。存在血栓形成高危因素及血小板增多的 PV 患者（如老年、既往血栓形成史或动脉粥样硬化疾病的患者）应接受羟基脲治疗，使血小板计数降低至 $400\,000/\mu l$ 以下 [16]。

虽然红细胞增多可用来区分 PV 与其他 MPN，但只有 20% 的 PV 患者在发病时表现为单纯红细胞增多，有 40% 的 PV 患者表现为三系增生。有的 PV 患者还表现为单纯的白细胞增多或血小板增多。其他实验室异常包括碱性磷酸酶、乳酸脱氢酶（LDH）、尿酸水平升高以及血清维生素 B_{12} 水平的升高（40% 的患者）。可以排除红细胞数升高的继发因素。PV 患者的典型骨髓象表现为骨髓增生活跃、非典型的巨核细胞增生及聚簇，以及骨髓可染铁减少。

单纯接受静脉切开术治疗的 PV 患者，其急性白血病转化率为 1.5%。随访 10 年及 25 年时 PV 患者发生纤维化的风险概率由 10% 提高到 25%。发生纤维转化的特点为血细胞减少引起的红细胞计数正常、髓外造血导致的进行性脾大、进行性网硬蛋白沉积和骨髓胶原纤维化。

表 8.2　2008 年世界卫生组织制定的真性红细胞增多症诊断标准

	真性红细胞增多症*	原发性血小板增多症*	原发性骨髓纤维化*
主要标准	1. 血红蛋白 >18.5 g/dl（男性）或 >16.5 g/dl（女性）；或血红蛋白或 Hct >同年龄、同性别、同海拔人群参考范围的第 99 个百分位数；或持续性血红蛋白增高超过基线 ≥2 g/dl，血红蛋白 >17 g/dl（男性），或 >15 g/dl（女性），且不能归因于铁缺乏纠正，或红细胞数超过平均正常红细胞预测值的 25% 2. 存在 *JAK2 V617* 突变或其他类似突变	1. 血小板计数 ≥ 450×10^9/L 2. 体积增大的巨核细胞增多，无（或少量）粒细胞以及红细胞增多 3. 不符合 CML、PV、MDS 或其他骨髓肿瘤的 WHO 标准 4. 存在 *JAK2 V617F* 突变或其他克隆标记；若不存在上述突变，则排除血小板增多症	1. 巨核细胞增生及异型性†，伴网状纤维增多（或）胶原纤维增生；若无网状纤维化，巨核细胞增生需伴骨髓细胞结构增加（即，粒细胞生成增加，通常红细胞生成减少（即，纤维前化的 PMF） 2. 不符合 CML、PV、MDS 或其他骨髓肿瘤的 WHO 标准 3. 存在 *JAK2 V617F* 突变或其他克隆标记或无反应性骨髓纤维化的证据
次要标准	1. 骨髓三系增生 2. 血清 EPO 水平低于正常 3. EEC 生长		1. 幼白成红细胞增多症 2. 血清 LDH 增高 3. 贫血 4. 可触及的脾大

* 真性红细胞增多症（PV）的诊断需满足 2 条主要标准和 1 条次要标准或 1 条主要标准和 2 条次要标准。原发性血小板增多症的诊断需满足所有 4 条主要标准。原发性骨髓纤维化（PMF）的诊断需满足 3 条主要标准和 2 条次要标准

† 巨核细胞大小不等，核质比异常，核质过多，染色质过多，内源红细胞集簇；不规则折叠核或致密核或成或减集集

CML，慢性粒细胞白血病；EEC，内源红细胞集簇；EPO，红细胞生成素；Hct，红细胞压积；Hgb，血红蛋白，LDH，乳酸脱氢酶；MDS，骨髓增生异常综合征；WHO，世界卫生组织

诊断标准

WHO 基于临床和实验室特征制定了 PV 的诊断标准（表 8.2）[4]。若患者能够满足 WHO 中的 PV 诊断标准，那么骨髓活检就不是必需的。在 2008 年的 WHO 指南中，红细胞数的升高不是诊断 PV 所必需的选项，而 *JAK2 V617F* 或类似的突变可用于诊断 PV。虽然红细胞增多在一定程度上区分了 PV 与其他 MPN，但并非所有的 PV 患者均有红细胞比容升高，血细胞比容升高者也不一定都患有 PV。脱水也可引起血细胞比容明显升高，造成红细胞增多的表象，但男性血细胞比容大于 60% 或女性血细胞比容大于 55% 则通常是由红细胞数量增多引起的。通过核素标记可直接测定血容量及红细胞量。相反，继发于脾大的血浆容量增多或粪便隐血损失也可掩盖红细胞增多的现象。铁缺乏也会引起 PV 患者血细胞比容的降低。血清 EPO 水平升高引起的继发性红细胞增多的因素也应排除。

低氧血症引起的与生理水平 EPO 升高以及疾病相关的 EPO 异常升高导致的红细胞增多等情况详见表 8.3。

对评估红细胞增多症可能有用的实验室检查包括：

动脉血气检测。

铁含量测定。

血清 EPO 水平。

肝、肾功能检查。

腹部超声或计算机断层扫描术（CT）。

骨髓穿刺及活检。

红细胞定量。

表 8.4 列出了除 *JAK2* 基因突变状态之外的、可能对区分继发性红细胞增多与 PV 有用的临床发现及试验结果。通过基因表达谱分析和突变分析来区分继发性红细胞增多与 PV 尚处于研究阶段[3,16-17]。例如，通过聚合酶链反应（PCR）检测发现在大多数 PV 患者的外周血粒细胞中存在 *PRV1*（CD177）mRNA 过表达，而在继发性红细胞增多患者中未检测到该异常[18]。有研究报道，PV 及部分 ET 和 PMF 患者的巨核细胞及血小板的血小板生成素（TPO）受体（c-MPL）水平下降。在体外试验中，PV 患者可形成内源性红系集落，而继发性红

表 8.3　红细胞生成素产生的影响因素

缺氧引起的 EPO 增多

肺病

高海拔

吸烟（碳氧血红蛋白）

发绀型心脏病

高铁血红蛋白血症

高氧亲和力血红蛋白

钴

EPO 产生过多

肿瘤——肾肿瘤、脑肿瘤、肝细胞瘤、子宫纤维瘤、嗜铬细胞瘤

肾动脉狭窄

新生儿

不相称的 EPO 分泌

巴特综合征

肾囊肿，肾积水

其他原因

红细胞生成素受体的超敏反应

先天性红细胞增多症

雄激素治疗

肾上腺瘤

自体输血（血液回输），注射 EPO

真性红细胞增多症[*]

[*] PV 的 EPO 水平可减低或正常；EPO 增高与 PV 是不相符

细胞增多无此现象[19]。若无法做出明确的诊断，患者应在 3 个月后进行实验室复查。

分期及预后

　　未治疗的 PV 患者的中位数生存期仅 6 ～ 18 个月，血栓形成是其主要死因[12]。年龄大于 65 岁及既往血栓形成史是 PV 患者血栓形成的主要危险因素[16]。其他 PV 患者的死因包括急性白血病或纤维化转变。

表 8.4   真性红细胞增多症、继发性红细胞增多症和表现红细胞增多症的特征性区别 *

调查结果	真性红细胞增多症	继发性红细胞增多症	表观红细胞增多症
脾大	+	–	–
白细胞增多	+	–	–
血小板增多	+	–	–
红细胞容积	↑	↑	正常
动脉血氧饱和度	正常	↓	正常
血清维生素 B_{12} 水平	↑	正常	正常
白细胞碱性磷酸酶	↑	正常	正常
骨髓	骨髓增生	红细胞增生	正常
EPO 水平	↓	↑	正常
内源性 CFU-E 生长	+	–	–

* 表中所列出的差异并非见于所有患者。CFU-E，红细胞集落形成单位。
From Beutler E, *Williams Hematology*. New York, NY: McGraw Hill; 2001, with permission.

治疗

治疗目标是：①缓解红细胞增多引起的临床症状，②预防血栓形成，③减缓或防止向白血病转化。应注意权衡各种治疗的利弊。

国际真性红细胞增多症研究组（Polycythemia Vera Study Group，PVSG）在 1967 年开始组织大型的随机试验。将 PV 患者随机分为静脉切开术、苯丁酸氮芥或 P32 治疗组。只接受静脉切开术的 PV 患者的血栓发生率为 37.3%，明显高于接受苯丁酸氮芥和 P32 治疗的 PV 患者。然而，接受苯丁酸氮芥和 P32 治疗的 PV 患者因白血病转化而死亡的数量较多。PVSG08 的研究表明，与单独静脉切开术相比，羟基脲显著降低了 PV 患者的血栓形成风险，但增加了白血病转化风险。欧洲神经精神药理学会（European Collaboration on Low-Dose Aspirin in PV，ECLAP）研究选择了 518 例无阿司匹林禁忌证的 PV 患者随机接受小剂量阿司匹林联合静脉切开术治疗。结果表明，阿司匹林组患者的血栓发生率比对照组下降了 60%，且没有显著增加出血风险 [15]。

PV 患者在治疗前应评估血栓出血并发症的风险。以下是目前的危险分级概述：

低风险

年龄 < 60 岁。

无血栓史。

低风险伴血小板极度增多

低风险伴血小板 > 100 万 /μl。

高风险

年龄 ≥ 60 岁或有血栓病史。

大多数 PV 患者可采用静脉切开术。维持血细胞比容男性 < 45%，女性 < 42%，妊娠晚期女性 < 37%。此外，对于年龄 ≥ 60 岁的患者推荐骨髓抑制治疗来降低血栓风险。然而，采用静脉切开术在开始时会瞬间增加血栓形成风险，这在老年人中尤其明显。干扰素 -α 也可用于年轻及妊娠患者细胞减少的治疗。对不能耐受羟基脲治疗的老年 PV 患者可采用白消安或 P32 治疗。推荐治疗方案如图 8.2 所示。

有关 PV 的其他并发症可能需要一些附加治疗。低剂量阿司匹林可以有效减轻头痛、眩晕、视觉障碍、末梢感觉异常、红斑性肢痛症等微血管后遗症。一项多中心研究（ECLAP）评估了低剂量阿司匹林在 PV 患者中的安全性和有效性[10,20]：阿司匹林降低了心血管死亡、非致死性心肌梗死、非致死性卒中的风险及总死亡率；且并未显著增加主要的出血风险。而对有出血史的 PV 患者，不建议使用阿司匹林。对于所有伴血小板极度增多（超过 100 万 /μl）的 PV 患者，应检测瑞斯托菌素辅因子活性水平以明确是否伴有获得性血管性血友病综合征，瑞斯托菌素辅因子活性水平 < 30% 的患者应避免使用阿司匹林。

40% ~ 50% 的 PV 患者伴有瘙痒。降低水温并使用抗组胺药物能够有效减轻瘙痒。其他治疗，包括考来烯胺、补骨脂素 + UVA（PUVA，补骨脂素光化学疗法）和干扰素 -α，但疗效并不确切。选择性 5- 羟色胺再摄取抑制剂帕罗西汀（每天 20 mg）或氟西汀（每天

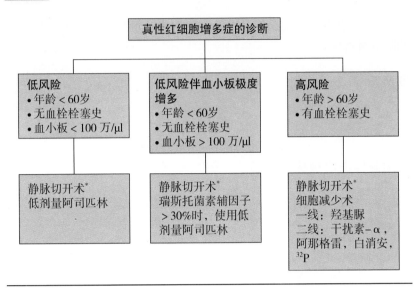

图 8.2　真性红细胞增多症的治疗
* 静脉的治疗目标是使 HCT 男性 < 45%，女性 < 42%，妊娠晚期女性 < 37%

10 mg）也在多数伴瘙痒的 PV 患者中显示出疗效 [21]。

PV 患者发生术后并发症的风险很高，择期手术应推迟至血细胞比容正常 2 个月后进行。

纤维化转化发生于 PV 诊断后平均 10 年左右，以血细胞减少及脾大为临床表现。羟基脲和干扰素 -α 能有效改善脾大引起的血细胞减少。脾切除也可缓解血细胞减少，但由于髓外造血并未改善，脾切除后会出现肝大。低剂量脾放射的疗效通常也很短暂。

造血干细胞移植对于晚期 PV 患者是一种治愈性选择。在纤维化转化时进行造血干细胞移植的患者的预后明显优于已转化为急性白血病再进行造血干细胞移植的 PV 患者。

原发性血小板增多症

原发性血小板增多症（ET）由 Epstein 和 Goedel 于 1934 年首次

描述，在当时称之为出血性血小板增多症。1951 年，Dameshek 把它归为骨髓增生性疾病的一种。

流行病学

ET 的年发病率为（1 ~ 2.5）/100 000。大部分患者于 50 ~ 60 岁发病，无明显性别差异。另一个发病高峰在 30 岁左右，女性更多见。女性与男性发病率之比为（1.5 ~ 2）∶1。ET 的中位数生存期在 10 年以上 [4]。对大多数无疾病相关并发症的 ET 患者而言，其预期寿命与正常人相似。该病病因尚不明确。

病理生理学

虽然 ET 在过去被认为是一种单克隆疾病，但最近 X 染色体失活研究发现部分患者存在多克隆造血 [23]。55% 的 ET 患者存在 JAK2 V617F。具有 JAK2 突变的 ET 患者有着更高的血红蛋白水平和中性粒细胞数、更低的 EPO 水平，并更容易向 PV 转化 [24]。1% ET 患者编码 TPO 受体的基因（c-MPL 515）存在突变，多数患者可同时伴有 JAK2 基因的突变。ET 患者 TPO 水平正常或偏高，大部分患者 TPO 受体（c-MPL）水平较低 [25]。约 5% 的 ET 患者伴有克隆性细胞遗传学异常。

临床表现

约半数 ET 患者无临床症状。约 40%ET 患者存在视觉障碍、轻度头晕、头痛、心悸、非典型胸痛、红斑性肢痛症、网状青斑和肢端感觉异常等血管运动症状。15%ET 患者以血栓形成为临床表现，10% ~ 20% 的 ET 患者在疾病发展过程中出现血栓形成。血栓相关事件包括 DVT、PE、肢端缺血、门静脉血栓形成、脑血管及冠状动脉缺血。5% ~ 10% 的 ET 患者在疾病过程中会发生严重出血。其他并发症还包括：ET 患者早期妊娠反复流产的发生率明显高于正常健康人群，以及接近 50% 的 ET 患者可伴有脾大。ET 患者在诊断后的 10 年内发生白血病转化的风险较低，但随着病情的发展，发生率逐渐增高，但仍低于其他 MPN 患者。

诊断试验

ET 以持续性血小板增多为特征。WHO 诊断标准如表 8.2 所示。需与 ET 鉴别的疾病包括：反应性血小板增多、其他 MPN、慢性骨髓疾病。除 ET 外，其他引起血小板增多的原因如下：

无脾。

急性出血。

感染。

溶血。

血小板减少后回升。

癌症。

炎症状态（感染、胶原血管疾病）。

铁缺乏。

妊娠。

MPN（大多数 MPN 患者以单纯血小板增多为表现）。

通过详细询问病史通常可排除反应性血小板增多。除 JAK2 突变分析外，诊断 ET 所需的其他实验室检查包括：

铁检测以排除铁缺乏。

C- 反应蛋白（CRP）、红细胞沉降率（ESR）、纤维蛋白原以排除炎症或肿瘤。

血涂片：Howell-Jolly 小体提示解剖性或功能性无脾。

骨髓形态学。

细胞遗传学包括荧光原位杂交（FISH）或 PCR 检测 BCR/ABL 来排除慢性粒细胞白血病（CML）。

PV 和 ET 均可有巨核细胞 c-MPL 表达下降、粒细胞 PRV1 表达增加以及内源性红细胞集落形成，这些通过上述方法难以鉴别[26]。若不能明确诊断，可通过定期随访进一步鉴别。

治疗

由于 ET 患者的预期寿命与正常人相似，启动治疗前应进行严格危险评估。高危患者是指年龄 ≥ 60 岁或具有血栓病史的患者。低危患者是指年龄 < 60 岁且无血栓病史的患者，可伴有血小板极度增多

（血小板计数＞ 100 万 /μl）。

选择治疗时应权衡利弊 [6]。治疗方式包括采用血小板去除法机械降低血小板计数（急性情况下）、骨髓抑制性药物（烷化剂、羟基脲或放射性磷）、成熟调节剂（干扰素 -α 或阿那格雷）、抗血小板药物（表 8.5）。治疗目标为将血小板计数降至 400 000/μl 以下。

ET 的治疗方法如表 8.6 所示。年龄 ≥ 60 岁的患者均为高危患者。所有伴血小板极度增多（血小板计数 ≥ 100 万 /μl）的 ET 患者应该检测瑞斯托菌素辅因子活性水平以明确是否伴有获得性血管性血友病综合征。瑞斯托菌素辅因子活性水平大于 30% 时，可给予低剂量阿司匹林。未采取避孕措施的育龄期女性应采用干扰素 -α 治疗以保证妊娠安全。

应留心观察低危患者（伴或不伴极度血小板增多），在其进展为高危患者之前不应给予细胞减少性的治疗。高危患者可给予细胞减少性的治疗，通常首选羟基脲，而干扰素 -α 或白消安为二线治疗药物。

对于没有明显出血风险的 ET 患者，低剂量阿司匹林可降低其血栓并发症的发生率，且安全性高 [27-28]。阿司匹林还可有效改善血管运动症状，但对于存在出血史及获得性血管性血友病综合征的患者，阿司匹林是禁忌药。

由于烷化剂存在致白血病风险，通常不予采用，但对于因并发症不能耐受其他治疗的老年患者，烷化剂也不失为一种治疗选择。

羟基脲可减少 ET 患者的血栓性并发症 [16]，但也可引起骨髓抑制。因缺乏随机对照临床试验，羟基脲是否存在致白血病风险尚存在疑问。羟基脲禁用于育龄期女性。

阿那格雷通过干扰血小板成熟来发挥作用，但其存在液体潴留、头痛、心悸等毒副作用，且与羟基脲相比，价格十分昂贵。多数副作用可于开始治疗 2 ～ 4 周后减轻，故应用时应谨慎地缓慢增加剂量。由于阿那格雷的毒副作用，存在心血管并发症的 ET 患者应避免使用。一项随机性研究对比了接受阿司匹林联合羟基脲或阿那格雷治疗，阿那格雷组的静脉血栓栓塞发生率更低，但动脉血栓、出血及骨髓纤维化发生率增加 [29]。

干扰素 -α 可以有效减少血小板数量，但存在流感样症状及抑郁

表 8.5　用于治疗真性红细胞增多和（或）极度血小板增多症的药物及性能

药物类别	羟基脲	阿那格雷	干扰素-α	P-32
药物类别	抗代谢物	咪唑并喹啉类	生物反应调节剂	
作用机制	非基因毒性，通过抑制核苷酸还原酶影响 DNA 修复	干扰巨核细胞终末期分化	骨髓抑制	发射 β-射线，骨髓抑制
特异性	影响所有细胞系	主要影响血小板生成	影响所有细胞系	影响所有细胞系
药理学	肾排泄，半衰期约 4 h	肾排泄，半衰期约 1.5 h	肾是主要代谢场所	半衰期 14 天
起始剂量	500 mg 口服，每天 2 或 3 次	0.5 mg 口服，每天 3 或 4 次	300 万～500 万单位，皮下注射，3～5 天/周	2.3 mCi/m²，3～6 个月可重复
起效时间	3～5 天	6～10 天	3～26 周缓解	4～8 周
在大于 10% 的患者中观察到的副作用	中性粒细胞减少，口腔溃疡，指甲改变	头痛，心动过速，心悸，腹泻，液体潴留	流感样症状，疲劳，厌食，体重减轻，情绪下降，脱发	短暂的轻微性血细胞减少
在小于 10% 的患者中观察到的副作用	下肢溃疡，口腔和皮肤的扁平苔藓样改变，恶心，腹泻	充血性心力衰竭，心律失常，贫血，头晕，恶心	困惑，抑郁，自身免疫性甲状腺炎或关节炎，瘙痒，肌痛	在老年患者可出现长时间同全血细胞减少
罕见的副作用	发热，肝功能异常	肺动脉高压，肺纤维化	瘙痒，高脂血症，转氨酶增高	迟期发展为急性白血病
禁忌证	妊娠，待孕，哺乳	充血性心力衰竭，妊娠，待孕	有报道表明妊娠期安全	妊娠，待孕
年度花费	$1700（500 mg，每日 3 次）	$6300（0.5 mg，每日 4 次）	$17 000（500 万单位，皮下注射，5 天/周）	每个疗程约 $1000

From Tefferi A. Recent progress in the pathogenesis and management of essential thrombocythemia. Leuk Res. 2001;25:373. Reproduced with permission from Elsevier Ltd.

表 8.6 血小板增多症的治疗

低危：低剂量阿司匹林治疗

低危伴血小板极度增多：排除血管性血友病综合征的患者使用低剂量阿司匹林

高危：低剂量阿司匹林和细胞减少性治疗

等明显的副作用。

血小板去除法主要用于需立即减少血小板数量的紧急血栓形成。

所有 ET 患者都应避免吸烟，禁止服用非甾体抗炎药。

原发性骨髓纤维化

骨髓纤维化由 Hueck 于 1879 年首次描述，并于 1951 年由 Dameshek 归为骨髓增生性疾病的一种 [1]。

流行病学

PMF 的年发病率为（0.5 ~ 1.5）/100 000。中位数发病年龄为 67 岁，男女比例为 1∶1。在 MPN 中，PMF 的预后最差，中位数生存期内 3 ~ 5 年。目前 PMF 的病因尚不明确，但家族发病的报道罕见 [4]。日本广岛市辐射区的 PMF 发病率较高。

由 PV 或 ET 晚期发展而来的 PMF 分别被称为红细胞增多后骨髓化生（postpolycythemic metaplasia，PPMM）或血小板增多后骨髓化生（postthrombocythemic myeloid metaplasia，PTMM）。原发的 PMF 被称为特发性骨髓纤维化。

病理生理学

PMF 以骨髓纤维化及髓外造血为特征。PMF 中的骨髓成纤维细胞并非来自异常克隆，而可能与血小板衍生生长因子（platelet derived growth factor，PDGF）、转化生长因子（transforming growth factor，TGF）β 和其他由巨核细胞产生的细胞因子水平升高有关。接近 50% 的患者存在细胞遗传学异常，常见的有 13q、20q、12p、+8 和 +9。

PMF 患者的血液循环中存在高水平的 CD34+ 细胞及造血集落形成细胞，该现象似乎与骨髓增生程度有关[30]。

有 65% 的 PMF 患者存在 *JAK2V617F* 突变。约 5% 的 PMF 患者存在 *MPL515* 突变，该突变也见于 ET 患者。目前仍在研究的其他体细胞突变包括 *LNK*、*TET2*、*ASXL1*、*IDH1/IDH2*、*EZH2*、*DNMT3A*、*CBL*、*IKZF1*、*TP53* 和 *SF3B1*[3,16]。

临床表现

约 1/3 的 PMF 患者在确诊时无任何临床症状。患者常见主诉包括：疲劳、贫血表现、腹部不适、早期饱腹感、脾大引发的腹泻、出血、体重下降及末梢性水肿。多数患者存在发热、盗汗等全身症状。PMF 患者通常伴有明显脾大，出现脾梗死时可伴有左上腹痛。多数 PMF 患者伴有肝大，髓外造血可发生在几乎所有器官。

PMF 患者的实验室异常包括白细胞增多或减少、血小板增多或减少。血涂片可见幼白成红细胞增多症，但是骨髓形态学可出现不同程度的明显的纤维化[31]。骨硬化和骨膜炎可引起剧烈骨痛。通常可见 LDH、血清维生素 B$_{12}$ 及碱性磷酸酶升高。约 20% 的 PMF 患者在确诊后 10 年内发生急性白血病转化。

诊断试验

PMF 的 WHO 诊断标准见表 8.2。PMF 患者骨髓常通过干抽方式吸出，难以获得骨髓标本。其外周血涂片可见泪珠状红细胞、成核红细胞和粒细胞前体细胞（幼白成红细胞增多症）。但其他骨髓浸润过程均可引起类似上述表现，故应注意鉴别（表 8.7）。对不伴脾大的患者，诊断 PMF 时应慎重。多种良、恶性疾病（如转移癌、肉芽肿病、结缔组织疾病、淋巴瘤、系统性肥大细胞病、高嗜酸细胞增多综合征和其他骨髓疾病）均可出现类似 PMF 的异常表现。ET 及 PV 均可转化为 PMF。应进行细胞遗传学检查及 FISH 检测 *BCR/ABL* 来排除纤维化的 CML。

表 8.7	骨髓纤维化的病因		
非血液学			
感染		骨髓增殖性疾病 ET，PV，MMM	
TB			
利什曼病		嗜酸细胞增多综合征	
组织胞质菌病		系统性肥大细胞增多症	
HIV		CML	
结缔组织病		AML-M7	
肾性骨营养不良		MDS	
转移癌		多发性骨髓瘤	
维生素 D 缺乏		毛细胞白血病	
甲状腺功能减退症		淋巴瘤	
甲状腺功能亢进症		ALL	
佩吉特病		灰色血小板综合征	
戈谢病			

ALL，急性淋巴细胞白血病；AML-M7，急性巨核细胞白血病；CML，慢性髓单核细胞贫血症；ET，原发性血小板增多症；HIV，人类免疫缺陷综合征；MDS，骨髓增生异常综合征；MMM，化生性骨髓纤维化；PV，真性红细胞增多症；TB，肺结核

分期和预后

PMF 常可进展为骨髓衰竭。影响患者生存的不良预后因素包括：

高龄。

分解代谢过度的症状 *。

贫血（血红蛋白 < 10 g/dl）**。

白细胞减少（白细胞计数 < 4000/mm^3）**。

白细胞增多（白细胞计数 > 30 000/mm^3）。

细胞遗传学异常或外周血出现前体或原始粒细胞 *。

（* 可能需脾切除，** 可能需脾移植）

对于不适合进行外科手术的伴脏器肿大的 PMF 患者，脾照射可短期改善其临床症状。

高危 PMF 患者的中位数生存期不足 2 年，而低危 PMF 患者的中位数生存期在 10 年以上。多达 30% 的 PMF 患者进展为急性髓细胞性白血病（acute myeloid leukemia，AML），尤其常见于脾切除后的患者。

目前有多种针对 PMF 患者的预后评分系统。国际预后评分（International Prognostic Scoring Scale，IPSS）是由骨髓纤维化研究治疗国际工作组（International Working Group for Myelofibrosis Research and Treatment，IWG-MRT）发明的，其建立在多因素分析筛选出的 5 个不良预后因素的基础上：全身症状，年龄大于 65 岁，血红蛋白小于 10 g/dl，白细胞计数大于 25 000/μl 和外周血原始细胞 ≥ 1%[32]。每项计 1 分，依据 IPSS 分数分为以下 4 组：0（低危），1（中危 -1），2（中危 -2），≥ 3（高危），相对应的中位数生存期分别为 135、95、48 和 27 个月。新制定的动态 IPSS 评分（DIPSS）可在疾病进程中的任一时间进行，最新的 DIPSS-plus 在原有评分系统的基础上增加了血小板计数、红细胞输注依赖、不良预后核型等指标 [33]。

治疗

PMF 的治疗主要是缓解症状。采用雄激素（羟甲烯龙 50 mg，每天 4 次或氟甲睾酮 10 mg，每天 3 次）联合泼尼松（30 mg/天）治疗对约 30% 伴贫血的 PMF 患者有效，但作用维持时间通常较短。红细胞生成素（EPO）通常无效。对于有输血依赖的低危患者，需定期进行去铁治疗。

羟基脲、白消安、干扰素、美法仑可用于控制血小板增多、白细胞增多或脏器肿大。PMF 患者羟基脲使用剂量比 ET 或 PV 患者低（起始量 20 ～ 30 mg/kg，每周 2 ～ 3 次）。但上述药物不能阻止疾病进展及改善患者生存。阿那格雷和伊马替尼对 PMF 患者无效。沙利度胺和泼尼松可改善贫血，来那度胺可用于治疗伴 5q- 异常的 PMF 患者 [34]。对于部分 PMF 患者，*JAK2* 抑制剂能显著缩小脾并缓解临床症状。鲁索替尼已被批准用于中高危骨髓纤维化的治疗 [35]。目前，mTOR 激酶抑制剂、蛋白酶体抑制剂应用于骨髓纤维化的研究正在进行当中。

同种异体基因干细胞移植目前仍是 PMF 的唯一根治性手段[36]。在移植前进行脾切除的价值仍存在争议。需考虑移植失败的可能性，同为骨髓纤维化已经证明是没有保证的，事实上，成功的移植与骨髓纤维化问题的解决密切相关。过去我们担心由于骨髓纤维化的存在，可能易发生植入失败，而实际上并非如此。欧洲多中心合作研究及西雅图单科中心的研究结果提示骨髓纤维化进行异基因造血干细胞移植的总生存率为 60%。针对老年患者以及不能耐受清髓方案的患者，减低预处理强度的异基因造血干细胞移植尚在探索阶段。

慢性粒单核细胞白血病

流行病学

慢性骨髓单核细胞白血病（CMML）每年发病率约为 4/10 万。男女之比为（1.5 ～ 3）：1。中位数发病年龄为 70 岁。中位数生存期为 12 ～ 18 个月。病因尚不明确。

病理生理学

因 CMML 患者兼有 MDS 和 MPN 的特征，2008 年 WHO 将 CMML 列为骨髓增生异常 / 骨髓增殖性疾病的一种。脾、肝和淋巴结是 CMML 最常见的髓外侵犯部位。20% ～ 40% 的 CMML 患者伴有克隆性细胞遗传学异常，如 +8、del（7q）及涉及 5q31-35 的易位，后者可活化血小板源性生长因子受体 β（PDGFRβ），且与嗜酸细胞增多相关[4,37-38]。突变谱分析证实 CMML 存在异质性，可伴有多种基因突变，如 TET2、ASXL1、CBL、IDH1/2、KRAS、NRAS、JAK2V617F、UTX、DNMT3A、EZH2 等。最近一项 72 例 CMML 患者的研究发现，86% 的患者至少存在一种基因突变[39]。有关 CMML 的预后研究正在进行中。

临床表现

CMML 常见临床表现包括疲劳、发热、体重减轻或者盗汗。因中性粒细胞减少和血小板减少引发感染、出血风险。约 50% 患者在初诊时白细胞正常或减低，部分可出现白细胞增高。外周血单核细胞增多为该病的特征性临床表现，可见于所有 CMML 患者。15% ~ 30% 的 CMML 患者可发展为急性白血病[40]。

诊断

关于 CMML 的 WHO 诊断标准如下：

持续的外周血单核细胞增多（大于 1×10^9/L，超过 3 个月）。

无费城 Ph 染色体或 BCR/ABL 融合基因。

血液或骨髓中的原始细胞低于 20%。

一系或多系造血发育异常。

克隆性细胞遗传学异常。

若无造血发育异常但存在克隆性异常，且排除其他导致单核细胞增多的因素，可进行诊断。

分期和预后

法美英协作组（FAB）提出，基于外周血白细胞计数，将 CMML 分为发育不良型和白细胞 > 13 000/mm³ 的增殖型。对这些区分的预后价值的评估试验产生了不同的结果。基于 FAB 分型来确定 CMML 患者的预后因素尚存在争议，根据近期有关研究总结出以下为影响 CMML 患者生存的独立预后因素：血红蛋白 < 12 g/dl；淋巴细胞计数 > 2500/mm³；骨髓原始细胞 ≥ 10%，外周血存在不成熟骨髓细胞。中位数生存期约 12 个月[41]。最近一项纳入 414 例 CMML 患者的研究显示，伴有异常核型预示更短的总生存和更高的白血病转化风险，低危患者常为正常核型或单纯 -Y；高危患者常伴 +8，7 号染色体异常或复杂核型，其他核型异常为中危。伴低、中、高危遗传学异常的 CMML 患者在 5 年总生存率分别为 35%、26% 和 4%[42]。

治疗

到目前为止，尚无满意治疗 CMML 的方法，且其疗效评价尤为困难。人们尝试用生长因子改善细胞减少，在白血病前期可给予小剂量化疗。羟基脲能够有效控制细胞数量。大部分患者对化疗有反应，但很少能获得完全缓解，且生存得不到改善。多种小剂量化疗药物包括阿糖胞苷、拓扑替康、氟达拉滨、口服伊达比星、口服依托泊苷等也很少能改善 CMML 患者的生存。对于少数伴有 PDGFRβ 易位的 CMML 患者，甲磺酸伊马替尼可发挥疗效 [43-44]。去甲基化药物可使部分 CMML 患者达到完全或部分缓解。异基因造血干细胞移植仍是唯一有可能治愈 CMML 的手段。

参考文献

1. Dameshek W. Some speculations on the myeloproliferative disorders. *Blood*. 1951;6:372-375.
2. Levine RL, Pardanani A, Tefferi A, Gilliland DG. Role of JAK2 in the pathogenesis and therapy of myeloproliferative disorders. *Nat Rev Cancer*. 2007;7:673-683.
3. Vainchenker W, Delhommeau F, Constantinescu SN, Bernard OA. New mutations and pathogenesis of myeloproliferative neoplasms. *Blood*. 2011;118:1723-1735.
4. Vardiman JW, Thiele J, Arber DA, et al. The 2008 revision of the World Health Organization (WHO) classification of myeloid neoplasms and acute leukemia: Rationale and important changes. *Blood*. 2009;114:937-951.
5. Baxter EJ, Scott LM, Campbell PJ, et al. Acquired mutation of the tyrosine kinase JAK2 in human myeloproliferative disorders. *Lancet*. 2005;365:1054-1061.
6. Passamonti F, Rumi E, Pietra D, et al. A prospective study of 338 patients with polycythemia vera: The impact of JAK2 (V617F) allele burden and leukocytosis on fibrotic or leukemic disease transformation and vascular complications. *Leukemia*. 2010;(24):1574-1579.
7. Scott LM, Tong W, Levine RL, et al. JAK2 exon 12 mutations in polycythemia vera and idiopathic erythrocytosis. *N Engl J Med*. 2007;356:459-468.
8. Passamonti F, Elena C, Schnittger S, et al. Molecular and clinical features of the myeloproliferative neoplasm associated with JAK2 exon 12 mutations. *Blood*. 2011;117:2813-2816.
9. Kralovics R, Indrak K, Stopka T, et al. Two new EPO receptor mutations: truncated EPO receptors are most frequently associated with primary familial and congenital polycythemias. *Blood*. September 1997;90(5):2057-2061.
10. Spivak JL, Barosi G, Tognoni G, et al. Chronic myeloproliferative disorders. *Hematology Am Soc Hematol Educ Program*. 2003:200-224.
11. Tefferi A, Elliot M. Thrombosis in myeloproliferative disorders: prevalence, prognostic factors, and the role of leukocytes and JAK2V617F. *Semin Hematol*. 2007;33:313-320.
12. Gruppo Italiano Studio Policitemia. Polycythemia vera: the natural history of 1213 patients followed for 20 years. *Ann Intern Med*. 1995;123:514-515.
13. Marchioli R, Finazzi G, Landolfi R, et al. Vascular and neoplastic risk in a large cohort of patients with polycythemia vera. *J Clin Oncol*. 2005;23:2224-2232.
14. McMullin MF, Bareford D, Campbell P, et al. Guidelines for the diagnosis, investigation and management of polycythaemia/erythrocytosis. *Br J Haematol*. 2005;130:174-195.
15. Landolfi R, Di GL, Barbui T, et al. Leukocytosis as a major thrombotic risk factor in patients with polycythemia vera. *Blood*. 2007;109:2446-2452.
16. Tefferi A, Vainchenker W. Myeloproliferative neoplasms: molecular pathophysiology, essential clinical understanding, and treatment strategies. *J Clin Oncol*. 2011;29:573-582.
17. Goerttler PS, Kreutz C, Donauer J, et al. Gene expression profiling in polycythaemia vera: overexpression of transcription factor NF-E2. *Br J Haematol*. 2005;129:138-150.
18. Klippel S, Strunck E, Temerinac S, et al. Quantification of PRV-1 mRNA distinguishes polycythemia vera from secondary erythrocytosis. *Blood*. 2003;102:3569-3574.
19. Streiff MB, Smith B, Spivak JL. The diagnosis and management of polycythemia vera in the era since the Polycythemia Vera Study Group: a survey of American Society of Hematology members' practice patterns. *Blood*. 2002;99:1144-1149.
20. Landolfi R, Marchioli R, Kutti J, et al. Efficacy and safety of low-dose aspirin in polycythemia vera. *N Engl J Med*. 2004;350:114-124.
21. Diehn F, Tefferi A. Pruritus in polycythaemia vera: prevalence, laboratory correlates and management. *Br J Haematol*. 2001;115:619-621.
22. Fruchtman SM. Transplant decision-making strategies in the myeloproliferative disorders. *Semin Hematol*. 2003;40:30-33.

23. Harrison CN, Gale RE, Machin SJ, Linch DC. A large proportion of patients with a diagnosis of essential thrombocythemia do not have a clonal disorder and may be at lower risk of thrombotic complications. *Blood*. 1999;93:417-424.

24. Campbell PJ, Scott LM, Buck G, et al. Definition of subtypes of essential thrombocythaemia and relation to polycythaemia vera based on JAK2 V617F mutation status: a prospective study. *Lancet*. 2005;366:1945-1953.

25. Cerutti A, Custodi P, Duranti M, Noris P, Balduini CL. Thrombopoietin levels in patients with primary and reactive thrombocytosis. *Br J Haematol*. 1997;99:281-284.

26. Kralovics R, Buser AS, Teo SS, et al. Comparison of molecular markers in a cohort of patients with chronic myeloproliferative disorders. *Blood*. 2003;102:1869-1871.

27. Landolfi R, Marchioli R. European Collaboration on Low-dose Aspirin in Polycythemia Vera (ECLAP): a randomized trial. *Semin Thromb Hemost*. 1997;23:473-478.

28. van Genderen PJ, Mulder PG, Waleboer M, et al. Prevention and treatment of thrombotic complications in essential thrombocythaemia: efficacy and safety of aspirin. *Br J Haematol*. 1997;97:179-184.

29. Harrison CN. Essential thrombocythaemia: challenges and evidence-based management. *Br J Haematol*. 2005;130:153-165.

30. Barosi G. Myelofibrosis with myeloid metaplasia. Hematol. *Oncol Clin North Am*. 2003;17:1211-1226.

31. Tefferi A. Myelofibrosis with myeloid metaplasia. *N Engl J Med*. 2000;342:1255-1265.

32. Cervantes F, Dupriez B, Pereira A, et al. New prognostic scoring system for primary myelofibrosis based on a study of the International Working Group for Myelofibrosis Research and Treatment. *Blood*. 2009;113:2895-2901.

33. Gangat N, Caramazza D, Vaidya R, et al. DIPSS plus: a refined Dynamic International Prognostic Scoring System for primary myelofibrosis that incorporates prognostic information from karyotype, platelet count, and transfusion status. *J Clin Oncol*. 2011;29:392-397.

34. Arana-Yi C, Quintás-Cardama A, Giles F, et al. Advances in the therapy of chronic idiopathic myelofibrosis. *Oncologist*. 2006;11:929-943.

35. Verstovsek S, Kantarjian H, Mesa RA, et al. Safety and efficacy of INCB018424, a JAK1 and JAK2 inhibitor, in myelofibrosis. *N Engl J Med*. 2010;363:1117-1127.

36. Guardiola P, Anderson JE, Bandini G, et al. Allogeneic stem cell transplantation for agnogenic myeloid metaplasia: a European Group for Blood and Marrow Transplantation, Societe Francaise de Greffe de Moelle, Gruppo Italiano per il Trapianto del Midollo Osseo, and Fred Hutchinson Cancer Research Center Collaborative Study. *Blood*. 1999;93:2831-2838.

37. Gunby RH, Cazzaniga G, Tassi E, et al. Sensitivity to imatinib but low frequency of the TEL/PDGFRbeta fusion protein in chronic myelomonocytic leukemia. *Haematologica*. 2003;88:408-415.

38. Magnusson MK, Meade KE, Brown KE, et al. Rabaptin-5 is a novel fusion partner to platelet-derived growth factor beta receptor in chronic myelomonocytic leukemia. *Blood*. 2001;98:2518-2525.

39. Jankowska A, Makishima H, Tiu R, et al. Mutational spectrum analysis of chronic myelomonocytic leukemia includes genes associated with epigenetic regulation: UTX, EZH2, and DNMT3A. *Blood*. October 2011;118(14):3932-3941.

40. Cortes J. CMML: a biologically distinct myeloproliferative disease. *Curr Hematol Rep*. 2003;2:202-208.

41. Onida F, Kantarjian HM, Smith TL, et al. Prognostic factors and scoring systems in chronic myelomonocytic leukemia: a retrospective analysis of 213 patients. *Blood*. 2002;99:840-849.

42. Such E, Cervera J, Costa D, et al. Cytogenetic risk stratification in chronic myelomonocytic leukemia. *Haematologica*. 2011;96:375-383.

43. Apperley JF, Gardembas M, Melo JV, et al. Response to imatinib mesylate in patients with chronic myeloproliferative diseases with rearrangements of the platelet-derived growth factor receptor beta. *N Engl J Med*. 2002;347:481-487.

44. Magnusson MK, Meade KE, Nakamura R, et al. Activity of STI571 in chronic myelomonocytic leukemia with a platelet-derived growth factor beta receptor fusion oncogene. *Blood*. 2002;100:1088-1091.

9

中性粒细胞功能异常和中性粒细胞减少

Matthew M. Hsieh 和 Harry L. Malech

刘卓刚　译

　　中性粒细胞或多形核白细胞（polymorphonuclear，PMN）直径为 5μm，含有一个多形核和许多小颗粒。中性粒细胞由骨髓中的原粒细胞分化而来。原粒细胞分化为早幼粒细胞，其特征为含有乳铁蛋白和明胶酶的二代颗粒，接着分化成杆状核的晚幼粒细胞，最终分化为晚幼粒细胞，带形，最终分化为成熟的中性粒细胞。分化过程超过 10～14 天，感染可加速这一过程，某些情况下可导致成熟的中性粒细胞中出现较大的嗜天青颗粒（有毒颗粒）。一旦从骨髓释放出来，中性粒细胞就会在血液中循环 6～12 h。在感染或炎症部位，中性粒细胞黏附、迁移到血管内皮细胞并从血管进入组织，在组织内停留 1～3 天。若没有明显的感染，大部分血液循环中的中性粒细胞最终凋亡，并被脾的巨噬细胞吞噬。即使没有感染，仍然有一定数量的中性粒细胞迁移到口腔和消化道，和黏膜屏障一起阻止细菌入侵组织。在严重中性粒细胞减少的情况下，消化道经常是首先感染的部位。

　　中性粒细胞在循环中处于代谢静止状态。当被炎症、感染相关细胞因子或趋化因子刺激时，中性粒细胞离开血液循环，黏附到血管内皮细胞并迁移至炎症部位。中性粒细胞是首先到达炎症部位的细胞，是抵抗微生物的第一道防线。他们通过 Fc 受体和 C3 补体吞噬微生物，并通过释放颗粒内容物和活性氧化物至吞噬体来杀灭微生物。致命性细菌感染发生次数的增加与先天性或获得性的中性粒细胞异常有关，如异常的颗粒组成，中性粒细胞黏附功能降低，不能产生杀菌的氧化剂；或中性粒细胞生成减少或破坏增加[1]。表 9.1 介绍了中性粒细胞异常和引起中性粒细胞减少的常见药物。

表 9.1　中性粒细胞异常与中性粒细胞减少

疾病	分子或基因缺陷	致病性生物与影响部位	临床表现
LAD	CD18	革兰氏阴性肠道细菌，金黄色葡萄球菌，念珠菌，曲霉菌	白细胞增多，皮肤、软组织、呼吸道及胃肠道反复感染，牙周病，脐带脱落延迟
MPO 缺乏	多个缺陷导致 MPO 减少	糖尿病合并念珠菌属感染	通常没有临床表现或表现轻微
CGD	NADPH 氧化酶缺乏	过氧化物酶阳性生物：金黄色葡萄球菌、洋葱伯克氏菌、曲霉菌、奴卡菌属、黏质沙雷菌	蜂窝织炎、淋巴腺炎、肺炎有肺、肝、脑和骨组织脓肿形成，胃肠或泌尿生殖系统的肉芽肿
CHS	*LYST* 突变→大颗粒	金黄色葡萄球菌、口咽部生物	白化病、周围神经病变、反复性细菌感染、牙周炎、易淤青
SGD	C/EBOε	金黄色葡萄球菌、表皮葡萄球菌、肠道细菌	反复性的皮肤及肺部感染
药物引起的中性粒细胞减少	外周清除或骨髓抑制	非特异性	感染严重程度与中性粒细胞减少程度有关
感染引起的中性粒细胞减少	免疫清除或骨髓抑制		非特异的、贫血及血小板减少也可以发生
严重的先天性中性粒细胞减少	*ELA2* 和 *HAXI* 突变	金黄色葡萄球菌、铜绿假单胞菌、蜂窝织炎、口炎、脑膜炎、肛周脓肿	出生后 3～6 个月时开始出现反复感染；对 G-CSF 敏感；患 MDS/AML 风险增高

续表

疾病	分子或基因缺陷	致病性生物与影响部位	临床表现
周期性的中性粒细胞减少	部分有 *ELA2 19p13.3* 突变	口腔溃疡、牙龈炎、口内炎、蜂窝织炎	21 天模式的中性粒细胞减少，一些可能需要 G-CSF，无患 MDS/AML 风险
自身免疫性中性粒细胞减少	抗中性粒细胞抗体	非特异性	同时患有自身免疫性疾病，新生儿及婴幼儿患病
特发性中性粒细胞减少	未知	皮肤及口腔	通常感染轻微，罕见严重感染，抗中性粒细胞抗体阴性
良性种族性中性粒细胞减少	未知	无症状	见于非洲裔血统，中性粒细胞计数：1000～1500/μl

AML，急性髓细胞性白血病；CGD，慢性肉芽肿病；CHS，白细胞异常色素减退综合征；G-CSF，粒细胞集落刺激因子；LAD，白细胞黏附缺陷症；MDS，骨髓增生异常综合征；MPO，髓过氧化物酶；SGD，特殊颗粒缺陷

Date from Lekstrom-Himes[1] and Klempner and Malech[2].

中性粒细胞功能异常

白细胞黏附缺陷

中性粒细胞中的 β_2 整联蛋白对中性粒细胞从毛细血管后微静脉中渗出、穿过组织迁移和补体介导的吞噬作用尤为重要。

CD18 是 3 种白细胞 β_2 整联蛋白黏附分子的共同亚基，分别是 CD11a/CD18（淋巴细胞功能相关 1 型抗原），CD11b/CD18（巨噬细胞 1 型抗原），CD11c/CD18（也称为 p150/95）。编码 CD18 的基因突变所导致的 CD18 表达缺失，是白细胞黏附缺陷 1（LAD-1）的发生机制。少数人发生 LAD-2 和 LAD-3，分别是由于异常的岩藻糖糖基化（选择性绑定所需配体）以及 FERMT3 蛋白介导的整联蛋白激活所导致 [3]。一般来说，没有数字标示的"LAD"是指 LAD-1，绝

大多数病例属此类型。LAD 有一种常染色体隐性的遗传模式，发病率仅为百万分之几。LAD 与反复发生的致命性感染和其他特征性临床表现有关。通常通过流式细胞仪检测 CD11b 或 CD18 在中性粒细胞表面量来诊断。疾病临床表现的严重程度（包括感染早期的死亡风险）可能与 β_2 整联蛋白的数量有关。中度缺陷 β_2 整联蛋白表达量为 1% ~ 10%；而重度缺陷 β_2 整联蛋白的表达量只有不到 1%。在细胞功能上，中性粒细胞对血管内皮细胞及其他免疫细胞的黏附减弱，且不能从血管中迁移至炎症部位。在没有感染的情况下，LAD 患者的外周中性粒细胞计数是正常人的 2 ~ 3 倍；在感染的情况下，中性粒细胞计数可以超过 $6 \times 10^4/\mu l$，和白血病的情况相似。尽管患者中性粒细胞的循环水平很高，但感染处可能只有轻微红疹或疼痛，而不能形成化脓（称为"组织中性粒细胞减少症"）。严重 LAD 的一种标志性疾病是脐带脱落延迟，表明中性粒细胞分泌蛋白酶和透明质酸酶的作用至关重要。严重 LAD 的典型临床表现是皮肤大面积难治性溃疡伴有反复发生的感染，下腹部、会阴部和腿部尤其明显。患者还会出现口腔（牙龈炎，牙周炎伴乳牙和恒牙过早脱落）、呼吸道（鼻窦炎、中耳炎、肺炎）、胃肠道及生殖器黏膜的反复感染。小肠或结肠肠壁的反复感染会导致穿孔，而穿孔又会加重感染，甚至威胁生命。感染通常是由金黄色葡萄球菌、肠道微生物、念珠菌和曲霉菌引起。轻型 LAD 中，未经骨髓移植且生存期超过 10 年的患者，其下肢和腹股沟的大面积难治性溃疡常转为慢性，且很难控制。治疗方法包括应用甲氧苄啶 / 磺胺甲噁唑（TMP/SMX）进行预防治疗，在急性感染期利用抗生素进行支持治疗，以及外科皮肤清创术及植皮治疗。重型 LAD 患者第一年的死亡率很高，超过 75%。骨髓移植是有效的治疗手段，应被考虑用于所有重型患者 [4]。

髓过氧化物酶缺乏症

　　髓过氧化物酶（MPO）是中性粒细胞颗粒中最丰富的蛋白质。MPO 存在于初级颗粒（嗜天青颗粒）中，并具有抗菌功能（催化氯化物生成次氯酸的过程和吞噬细胞 NADPH 氧化酶生成过氧化氢的过程）。MPO 缺陷是最常见的中性粒细胞酶异常，部分缺陷的发生率约

1/2000，完全缺陷的发生率约 1/4000[5]。多数 MPO 缺陷患者没有临床表现，只在体外细菌和真菌杀灭试验中显示某一缺陷出与 MPO 不足有关。MPO 缺陷属常染色体隐性遗传，但白血病或骨髓增生异常也可以表现为获得性的 MPO 缺陷。现已证实，MPO 基因的特异性突变可影响血红素基因组的转录、翻译和（或）插入。MPO 缺陷的中性粒细胞可以正常地成熟、迁移和吞噬，但在杀死微生物方面存在不足。部分患者感染细菌的概率轻度增加，在糖尿病等特殊机体环境中，清除念珠菌属（白色念珠菌，热带假丝酵母菌等）会更加困难。通过流式细胞仪或某些自动化血细胞计数仪进行过氧化物酶活动度的测定，进行白细胞分类计数，可对 MPO 缺乏症进行诊断。尽管大多数患者症状轻微，但抗生素和支持治疗是十分必要的。预防性抗生素的使用应限于反复感染或合并可诱发感染的其他疾病，如糖尿病。

慢性肉芽肿病

慢性肉芽肿病（chronic granulomatous disease，CGD）是一种与遗传密切相关的疾病，其特征是：因有缺陷的吞噬细胞 NADPH 氧化酶减少或缺乏，无法刺激中性粒细胞、单核细胞、嗜酸性粒细胞、巨噬细胞产生超氧化物和过氧化氢 [6]。CGD 的发病率约为 5/100 万，无种族差异性。CGD 是由于吞噬细胞 NADPH 氧化酶的 5 个亚基中的任一基因突变所引起的疾病。临床上最严重的 CGD 是 X 连锁隐性遗传性疾病，表现为 NADPH 氧化酶 gp91phox 亚基缺陷，通常伴有氧化产物的完全缺失，约占 CGD 患者的 70%。另外 4 种 CGD 为常染色体隐性遗传，p47phox 亚基缺陷相对常见，约占 CGD 患者的 25%；而 p67phox、p40phox 和 p22phox 这 3 种亚基缺陷的 CGD 患者相对不常见。CGD 的临床表现包括反复感染和炎性肉芽肿的形成，而疾病的严重程度和患者临床表现具有明显差异性。X 连锁遗传的 CGD 的平均诊断年龄为 3 岁，但 p47phox 亚基缺陷的女性 CGD 患者的平均诊断年龄为 9 岁。一些无家族遗传史的患者可能在青年时期才被诊断为 CGD。

不同于重型中性粒细胞减少患者或主要发生共生菌感染的 LAD 患者（如肠细菌可在胃肠道中正常生存），CGD 患者一般不易感染共生菌，如大肠杆菌。患者特别容易感染过氧化氢酶阳性的微生物，常见的细菌性病原体有：金黄色葡萄球菌、诺卡氏菌、洋葱伯克霍尔德菌（和其他伯克霍尔德种）和黏质沙雷氏菌。真菌性肺炎和其他真菌感染主要是由曲霉菌属引起的，其中构巢曲霉对 CGD 患者造成的威胁尤为严重。然而，拟青霉属感染和包括暗色丝孢菌在内的其他真菌感染的问题日益严重，因为它们可能对伏立康唑药物有耐药性，但对泊沙康唑药物敏感。尽管 CGD 患者有时会感染光滑念珠菌等念珠菌属，但对白色念珠菌的易感性较低。尽管感染通常反复发作并且持续时间较长，但是可采取有效措施进行预防。适当的预防可使 CGD 患者数月甚至数年内不发生严重感染。

在婴儿期，黏质沙雷氏菌导致的骨髓炎或软组织感染是一种很常见的首发感染。在年龄较大的儿童和成人 CGD 患者中，尽管局部软组织感染和淋巴结感染比较常见，但细菌或真菌性肺炎是最常见的危及生命的感染。其他组织感染均可发生，如骨髓炎或脑脓肿等。除肺炎外，最常见的严重感染是肝脓肿。值得注意的是，虽然 CGD 患者服用 TMP/SMX 作为日常预防方法，深部组织的严重葡萄球菌感染比较少见，但近 90% 的肝脓肿是由金黄色葡萄球菌感染引起的。耐甲氧西林的金黄色葡萄球菌引起的肝脓肿是一个日益严重的问题。肝脓肿通常是由多个微脓肿构成的肉芽肿性肿块，通常是不易排出脓液的脓疱性病变。在过去的一段时间内，人们认为手术切除感染的肉芽肿性肿块以及长期应用抗生素是治疗此类肝脓肿的最有效手段。最近发现，周期性应用大剂量类固醇皮质激素联合抗生素是治疗 CGD 患者肝脓肿的有效疗法，在多数情况下这类患者已不需要手术干预。其原因在于，类固醇皮质激素可减少肉芽肿性炎症和纤维化反应，使抗生素更好地渗透到被感染的肝组织中。

在部分 CGD 患者中，与反复感染相比，非活动性感染形成的肉芽肿可能占主导地位。在一些情况下，肉芽肿性炎症能引起胃食管交界处或胃出口梗阻、膀胱出口梗阻或者腹泻伴慢性腹痛。胃肠道肉芽肿形成的过程可能与克罗恩病难以区分，其治疗也类似于克罗恩病。CGD 肉芽肿与因自身免疫性疾病形成的肉芽肿不同，因为逐渐减量的类固醇皮质激素对 CGD 肉芽肿有效，且长期极低剂量应用泼尼松便可控制疾病。由 Th1 细胞因子引起的自身免疫性疾病（如克罗恩病，类风湿关节炎，狼疮，结节病）可随 CGD 发病率的升高而升高。二者之间的联系究竟是通过 CGD 相关的炎症引起的反复感染所诱发，还是由 CGD 淋巴细胞的固有特性所致，目前尚无定论。

如遇到以下情况，则应怀疑是否有 CGD：①家族中有不明原因婴幼儿和男童死亡史，②儿童伴有 CGD 特征性组织感染（婴幼儿沙雷氏菌骨髓炎通常为 CGD 的诊断依据），③常规治疗儿童肺炎无效。通过采用双氢罗丹明染色流式细胞术检测中性粒细胞的氧化活性缺陷来诊断 CGD，过氧化物定量检测可进一步确证。急性感染期以抗生素和支持治疗为主。由于 CGD 患者常出现诺卡氏菌、曲霉菌等罕见生物体感染，因此，积极寻找致病性生物对正确的抗菌疗法十分重要。感染得到控制后，后续应采取适当预的防措施：注意口腔卫生，使用含氯己定和（或）过氧化氢的漱口水；每天口服 TMP/SMX（相当于每天服用 TMP5 ~ 6 mg/kg）；每天口服伊曲康唑 4 ~ 5 mg/kg；每周 3 次皮下注射重组干扰素 -γ（0.05 mg/m^2）。外科治疗对于确定病原体，清除坏死组织，加速愈合和对药物治疗的反应也许是有必要的。肉芽肿的形成可伴或不伴感染，因此，合适的微生物培养是评估的重要部分。对于消化道及泌尿生殖系统不伴病原体感染的肉芽肿患者，可给予泼尼松 0.5 ~ 1 mg/kg 治疗 2 周，而后逐渐减量；病变较重者需长期服用 0.1 ~ 0.25 mg/kg 泼尼松来预防胃肠道损伤（如胃溃疡）。有手术创口裂开（特别是在腹部和颈部）的 CGD 患者，需要服用小剂量类固醇皮质激素来抑制肉芽肿形成以促进伤口愈合。病情严重和（或）多次复发感染的患者可考虑 HLA 相合的同胞供体骨髓移植或其他来源的造血干细胞移植[7]。不符合移植条件的患者可考虑基因治疗[8]。

Chédiak-Higashi 综合征

Chédiak-Higashi 综合征（CHS）是一种罕见的常染色体隐性遗传病，其由 LYST 基因突变引起胞质内蛋白运输异常和液泡形成所致[8-9]。基因缺陷导致细胞内颗粒融合，巨大颗粒分布不均，可见于中性粒细胞及其他多种细胞的细胞质，如血小板、黑色素细胞、肾小管细胞、施万细胞、滤泡性甲状腺瘤和肥大细胞。含有巨大颗粒的细胞功能受损，导致细菌感染反复发作，出血或易淤伤，皮肤、眼睛和毛发色素减退，反复感染，周围神经损伤（神经病变，眼球震颤），自然杀伤细胞功能异常。在外周血涂片中性粒细胞内找到巨大颗粒可诊断该病。治疗方法包括支持治疗和 TMP/SMX 细菌预防治疗。并非全部患者都出现复发性感染，但主要问题在于患者在 30 ~ 40 岁时发生进行性周围神经病变以及淋巴瘤样病变，严重者可危及生命。体外试验发现维生素 C 可在一定程度上逆转细胞受损，但是否能减少感染或者减缓病情进展尚不清楚。骨髓移植、免疫抑制治疗及利妥昔单抗可用于加速期的淋巴增殖性淋巴瘤样综合征患者。

特异性颗粒缺乏症

中性粒细胞特异性颗粒含有多种蛋白酶及其他抗菌分子，这些蛋白质在人体对抗感染及伤口愈合中发挥重要作用。特异性颗粒缺乏（SGD）是一种罕见的遗传病，更多情况下伴发于白血病及骨髓发育异常[10]。急性烧伤导致中性粒细胞脱颗粒引起特异性颗粒缺乏也是诱因之一。遗传性 SGD 是由编码髓样分化终末阶段的关键转录因子（CCAAT/enhancer binding protein ε，C/EBPε）的基因突变所致。这种 DNA 结合的分化因子蛋白质的功能异常会导致特异性颗粒的质和量下降，也导致髓系终末分化所需的其他蛋白减少。临床上，SGD 患者在儿童早期发生周期性细菌感染。通常的感染部位是皮肤（蜂窝组织炎）和呼吸道（鼻窦炎，肺炎，中耳炎）。与 LAD 相似，在感染部位没有红疹和化脓，长期面临的主要问题是复发性大面积难治性溃疡。在 SGD 和 LAD 患者中都有难治溃疡的出现，表明中性粒细胞除控制感染外，在伤口愈合方面也具有重要作用。治疗包括用于急性感染的抗生素和预防性日常使用 TMP/SMX 和伊曲康唑。

中性粒细胞减少症

中性粒细胞减少症通常被定义为中性粒细胞绝对计数（ANC）小于 1.5×10^9/L（或 < 1500/μl）可见于某些遗传性综合征、感染、药

物毒素及自身免疫性疾病等。中性粒细胞减少引起感染的高危因素主要有 3 点：中性粒细胞绝对计数，中性粒细胞的骨髓储备以及中性粒细胞减少的持续时间。当中性粒细胞计数在（0.5 ～ 1.0）× 10^9/L（500 ～ 1000/μl）时，感染风险增加；当计数小于 $0.5 × 10^9$/L（< 500/μl）时，感染风险达最大。中性粒细胞计数下降或稳定在较低水平，并在感染状态或其他骨髓应激状态下中性粒细胞持续不恢复的患者，其并发症的风险远高于既往持续低白细胞而感染时白细胞数明显升高者。

获得性中性粒细胞减少症

药物引起的中性粒细胞减少症

药物通过以下 1 个或者多个机制来引起中性粒细胞减少症：快速分化的骨髓细胞直接的细胞毒性效应，免疫介导机制或其他非免疫介导的中性粒细胞的破坏。最近的研究表明，从接触药物到中性粒细胞减少症发作，持续时间从少于 1 周到 60 天不等[11]。中性粒细胞减少的程度可以很严重（ANC 小于 $0.1 × 10^9$/L 或 100/μl），但通常只需停止使用抗敏感药物即可恢复。中性粒细胞计数恢复的时间通常在停药后的 5 ～ 10 天。此类药物的再次使用可以导致中性粒细胞迅速下降。虽然某些特定药物（表 9.2）常常被认为是导致中性粒细胞减少的起因，但事实上严重的免疫介导的、药物引起的中性粒细胞减少可以发生于任何药物，甚至包括一些被认为不可能引发中性粒细胞减少的药物（如阿司匹林和对乙酰氨基酚）。

感染相关的中性粒细胞减少症

感染导致的中性粒细胞减少症很常见，其可通过 1 个或多个机制：破坏、边集于血管壁、管内淤滞或骨髓抑制。病毒感染导致的中性粒细胞减少可以在几天内发生，并可以持续整个感染过程。病毒导致的中性粒细胞减少通常较轻且持续时间短，但是 EB（Epstein Barr）病毒、肝炎病毒、人类免疫缺陷病毒导致的中性粒细胞减少通常较严重且持续时间长。在骨髓储备功能不足的人群（如新生儿、老年人和长期免疫抑制的人群）中，革兰氏阴性细菌感染也可导致中性粒细胞减少。原虫（利什曼原虫）和立克次体（RMSF 和埃里

表 9.2 常见致中性粒细胞减少的药物

抗血小板药物：噻氯匹定

含硫药物：柳氮磺胺吡啶、氨苯砜

抗甲状腺药物：甲巯咪唑、丙硫氧嘧啶

羟苯磺酸钙

抗生素：尤其是青霉素、头孢菌素、碳青霉烯

非甾体抗炎药：安乃近、吲哚美辛

三环类抗抑郁药：氯丙咪嗪

心脏相关药物：抗心律失常药、地高辛、利尿剂、血管紧张素转换酶抑制剂

反流/溃疡类药物：西咪替丁、雷尼替丁

抗精神病药物：氯氮平、氯丙嗪

抗病毒药物（针对人类免疫缺陷病毒，单纯疱疹病毒、巨细胞病毒）

类风湿关节炎药物：青霉胺、金化合物

化学治疗药

From Palmblad JE, von dem Borne AE. Idiopathic, immune, infectious, and idiosyncratic neutropenias. Semin Hematol. 2002;39:113-120.

希体属）感染也可以引起中性粒细胞减少，并且经常伴发贫血和（或）血小板减少症。

免疫相关性中性粒细胞减少症

这种类型的中性粒细胞减少通常与针对中性粒细胞抗原的特殊抗体相关（不要与抗核抗体混淆）。这些抗体的存在可以伴随（或者不伴随）自身免疫性疾病。许多综合征的临床表现相似，下面将进行简单介绍。

新生儿同种免疫性中性粒细胞减少症[12] 胎儿期中性粒细胞中母体 IgG 抗体识别胎儿中性粒细胞表面的父体抗原，造成中度中性粒细胞减少，这种减少通常具有自限性，持续数周或数月。这类新生儿感染的风险增加，可以产生由革兰氏阳性或阴性菌感染所致的肺部、皮肤或尿路感染。治疗措施包括抗生素、静脉注射免疫球蛋白（IVIg）及粒细胞集落刺激因子（G-CSF）的支持治疗。

婴幼儿和儿童自身免疫性中性粒细胞减少[13] 不满 2 岁的儿童

最常见。中性粒细胞减少的程度不同，可以导致口咽、耳、鼻窦以及上呼吸道感染。中性粒细胞减少通常无需治疗即可在数月至数年内自行缓解。在急性感染期，可应用抗生素及 G-CSF；而 TMP/SMX 常用于预防性治疗。

大颗粒淋巴细胞增多症或白血病（LGL）[14] 常由异常扩增的 T 细胞以及 NK 细胞浸润骨髓、脾和肝引起，导致全血细胞减少及脾大。LGL 可能是寡克隆或单克隆疾病，更有人认为其是白血病的一种。LGL 患者通常在其 60 岁左右时被诊断。实验室检查可见多种异常：80% 的患者淋巴细胞计数超过 2×10^9/L，ANC 小于 1.5×10^9/L，50% 的患者血红蛋白 < 11 g/dl，而 20% 的患者血小板计数 < 150×10^9/L。LGL 亦可与其他自身免疫病（类风湿关节炎最常见）、骨髓瘤、B 细胞恶性肿瘤或实体肿瘤同时出现。骨髓检查结果也是多种多样，但大多数患者都存在骨髓细胞过度增殖。若无复发性感染、严重的中性粒细胞减少或者症状性贫血则无需治疗[15]。类固醇皮质激素、甲氨蝶呤、环磷酰胺及其他免疫抑制治疗方法通常可获得良好的效果。然而，侵袭性单克隆 LGL 应被视为白血病的一种，需要制订合理的化学治疗方案来控制病情。

先天性中性粒细胞减少

严重先天性中性粒细胞减少（Kostmann 综合征和常染色体显性遗传形式）

1956 年，Dr. Kostmann 发现在瑞典北部的几个家庭中严重中性粒细胞减少与反复发生的细菌感染有关。之后，在其他地区也发现这种现象的存在。Kostmann 综合征是一种罕见的常染色体隐性遗传的严重先天性中性粒细胞减少性疾病，发生 1/100 万～ 2/100 万[16]。几乎一半的常染色体显性遗传及个别重型先天性中性粒细胞减少是由于中性粒细胞弹性蛋白酶突变所致（*ELA 2* 或 *ELANE*）。ELA 2 突变被认为是引起信号传导异常并导致髓细胞程序性细胞死亡（凋亡）的原因[17]。这可能是蛋白质错误折叠的结果。其他可能导致骨髓发育异常和（或）者急性髓系白血病的异常情况为：G-CSF 受体突变，RAS 癌基因突变或者 7 号染色体单体。有报道称，常染色体显性遗传形式的中性粒细胞减少症是由于杂合的 *GFI1* 基因突变的结果，这种基因也会影响 *ELA 2*[18]。近期研究表明，Kostmann 综合征也可以由 *HAX1*[19]、*G6PC3*[20] 或者其他基因突变引起。

临床上，患者早在 2～3 个月大的时候就会在 1 个或多个部位出现革兰氏阳性和革兰氏阴性细菌感染，包括：皮肤、耳、口腔或胃肠道黏膜、上（或下）呼吸道、尿路或血液。通常血细胞计数显示，中性粒细胞小于 500/μl（< 0.5×10⁹/L）时，单核细胞和嗜酸性粒细胞可代偿性增加。骨髓活检显示粒系停滞于早幼粒细胞 - 中幼粒细胞水平，缺乏杆状核或成熟的中性粒细胞。急性感染期的治疗包括支持治疗和应用抗生素。3～10 μg/kg 的 G-CSF 可增加中性粒细胞计数，同时降低感染频率。少数人每天需要超过 30 μg/kg 的 G-CSF。目前，不认为 G-CSF 与获得性的 G-CSF 基因突变有关，同时这种异常与白血病的发病并无相关性。但长期应用 G-CSF 或 G-CSF 累积剂量较高的患者可能出现严重的紊乱，因此恶性转变为白血病的风险更高。长期应用 G-CSF 可能出现：骨髓扩张引起的骨痛、骨质减少或骨质疏松症，以及脾大。对于那些有 HLA 相合的同胞供者的患者，骨髓移植是一个可以治愈的方法。

周期性中性粒细胞减少症

周期性中性粒细胞减少症的发病率不详 [17,21]，病因未明。现认为中性粒细胞弹性蛋白酶 *19p13.3* 基因突变与发病相关，有假说认为这个突变导致中性粒细胞凋亡，从而发生周期性中性粒细胞减少。临床上，可以见到中性粒细胞计数在非常低或粒细胞缺乏的水平到正常水平下限之间波动；平均以 21 天为一个周期，其中粒细胞减少的时间为 3～6 天。中性粒细胞计数的最低点可以达到零或 200/μl（0.2×10⁹/L）。而血小板、网织红细胞、淋巴细胞和单核细胞计数也可能经历以正常到超出正常的"相反的循环"，这个过程可与中性粒细胞变化周期一致或者不一致。连续的骨髓检查显示：当中性粒细胞计数高时，骨髓象结果正常；而中性粒细胞减少时，髓样前体细胞减少。周期性中性粒细胞减少症的患者在中性粒细胞计数正常期间可能无症状，而在中性粒细胞减少期间可能出现发热、淋巴结病、轻微的皮肤感染和（或）口腔黏膜溃疡。轻微的皮肤感染和（或）口腔溃疡可以对症治疗。每日或隔日使用 2 ～ 3 μg/kg 的 G-CSF，可以提高中性粒细胞的水平，缩短粒细胞减少的周期，从而减少感染。粒细胞单核细胞集落刺激因子（GM-CSF）不能有效地治疗遗传性周期性中性粒细胞减少症。

其他遗传性疾病所致的中性粒细胞减少症

有许多遗传性疾病可以出现中性粒细胞减少，但是中性粒细胞减少并不是这些遗传病最突出的特征。举 3 个例子说明：导致 Wiskott-Aldrich 综合征的一个特殊突变与中性粒细胞减少症有关 [22]。疣 - 低丙种球蛋白血症 - 感染 - 骨髓粒细胞缺乏症（WHIM 综合征）是由遗传性趋化因子受体 CXCR4 的 C 端截断导致的，这类患者有明显的中性粒细胞减少，且对 G-CSF 的治疗有反应 [23]。一部分 CD40 配体缺乏患者（伴 X 染色体高 IgM 综合征）的临床表现为有严重的中性粒细胞减少 [24]。

其他中性粒细胞减少症

特发性中性粒细胞减少症

特发性中性粒细胞减少症或慢性特发性中性粒细胞减少症的患病率为（2 ～ 4）/100 万人，儿童和成人均可发病 [25]。在临床上，其表现非常类似于自身免疫性中性粒细胞减少症，是一种排他性诊断。大多数患者有中度中性粒细胞减少，症状轻微。现认为特发性中性粒细胞减少的发生机制可能是活化的淋巴细胞释放促炎性细胞因子，促进中性粒细胞凋亡和骨髓抑制。有一小部分患者有严重的中性粒细胞减少、反复发热、口咽感染（黏膜溃疡、齿龈炎），甚至严重的全身性感染。治疗方法主要是缓解感染的部位的症状和使用抗生素。有严重临床症状的患者，可给予 1 ～ 3μg/kg G-CSF，每周 1 次或隔日 1 次。该病发展为骨髓增生异常综合征或白血病的情况十分罕见。一般情况下，感染或者其他应激状态可使患者的中性粒细胞计数升高。

良性族群性中性粒细胞减少症

良性族群性中性粒细胞减少症（BEN）常见于非洲裔人，其中包括非洲裔美国人、也门的犹太人及加勒比海和中东某些人群。既往研究表明，高达 25% 的非美国籍的非洲裔人群和约 4% 的非洲裔美国人群的中性粒细胞计数在 $(1.0 \sim 1.5) \times 10^9/L$ [26]。这种现象的原因未明，但一些研究人员已经预先排除了干细胞紊乱、过度附壁和分化缺陷，认为这可能是一种基于正常人群的变化。控制中性粒细胞循环水平正常设定点的生理机制未明，但是越来越多的证据表明达菲（Duffy）抗原受体的趋化因子（DARC）与非洲裔人群的低白细胞 / 中性粒细胞计数现象是有关系的 [27-28]。SDF-1 趋化因子的受体 CXCR4 在骨髓生成中性粒细胞中可能也发挥重要作用，并且至少在理论上，这一细胞因子及其受体在表达或功能上的差异可影响该调控点。这些或其他受体的正常变异可能是研究者观察到的平均循环中性粒细胞计数差异的原因。在临床上，种族性中性粒细胞减少的患者并没有反复的口腔、皮肤或全身性感染症状。这些患者在发生病毒或细菌感染时，并没有更严重表现，也不需要长时间的抗感染治疗。实验室检查显示血常规各项指标异常可多年存在，但骨髓检查是正常的。除了需要对症治疗及应用抗生素，并没有额外的治疗（针对正常健康的成年人），但是正确认识这种变异从而避免不必要的医疗评估是至关重要的。

参考文献

1. Lekstrom-Himes JA, Gallin JI. Immunodeficiency diseases caused by defects in phagocytes. *N Engl J Med.* 2000;343:1703-1714.
2. van de Vijver E, Maddalena A, Sanal O, et al. Hematologically important mutations: leukocyte adhesion deficiency (first update). *Blood Cells Mol Dis.* 2012;48:53-61.
3. Qasim W, Cavazzana-Calvo M, Davies EG, et al. Allogeneic hematopoietic stem-cell transplantation for leukocyte adhesion deficiency. *Pediatrics.* 2009;123:836-840.
4. Lanza F. Clinical manifestation of myeloperoxidase deficiency. *J Mol Med.* 1998;76:676-681.
5. Malech HL, Hickstein DD. Genetics, biology and clinical management of myeloid cell primary immune deficiencies: chronic granulomatous disease and leukocyte adhesion deficiency. *Curr Opin Hematol.* 2007;14:29-36.
6. Kang EM, Marciano BE, DeRavin S, et al. Chronic granulomatous disease: overview and hematopoietic stem cell transplantation. *J Allergy Clin Immunol.* 2011;127:1319-1326.
7. Kang EM, Malech HL. Gene therapy for chronic granulomatous disease. *Methods Enzymol.* 2012;507:125-154.
8. Kaplan J, De Domenico I, Ward DM. Chediak-Higashi syndrome. *Curr Opin Hematol.* 2008;15:22-29.
9. Gombart AF, Koeffler HP. Neutrophil specific granule deficiency and mutations in the gene encoding transcription factor C/EBP(epsilon). *Curr Opin Hematol.* 2002;9:36-42.

10. Andersohn F, Konzen C, Garbe E. Systematic review: agranulocytosis induced by nonchemotherapy drugs. *Ann Intern Med*. 2007;146:657-665.

11. Palmblad JE, von dem Borne AE. Idiopathic, immune, infectious, and idiosyncratic neutropenias. *Semin Hematol*. 2002;39:113-120.

12. Audrain M, Martin J, Fromont P, et al. Autoimmune neutropenia in children: analysis of 116 cases. *Pediatr Allergy Immunol*. 2011;22:494-496.

13. Bareau B, Rey J, Hamidou M, et al. Analysis of a French cohort of patients with large granular lymphocyte leukemia: a report on 229 cases. *Haematologica*. 2010;95:1534-1541.

14. Lamy T, Loughran TP Jr. How I treat LGL leukemia. *Blood*. 2011;117:2764-2774.

15. Welte K, Zeidler C, Dale DC. Severe congenital neutropenia. *Semin Hematol*. 2006;43:189-195.

16. Horwitz MS, Duan Z, Korkmaz B, et al. Neutrophil elastase in cyclic and severe congenital neutropenia. *Blood*. 2007;109:1817-1824.

17. Person RE, Li FQ, Duan Z, et al. Mutations in proto-oncogene GFI1 cause human neutropenia and target ELA2. *Nat Genet*. 2003;34:308-312.

18. Klein C, Grudzien M, Appaswamy G, et al. HAX1 deficiency causes autosomal recessive severe congenital neutropenia (Kostmann disease). *Nat Genet*. 2007;39:86-92.

19. Boztug K, Rosenberg PS, Dorda M, et al. Extended spectrum of human glucose-6-phosphatase catalytic subunit 3 deficiency: novel genotypes and phenotypic variability in severe congenital neutropenia. *J Pediatr*. 2012;160(4):679-683.

20. Dale DC, Welte K. Cyclic and chronic neutropenia. *Cancer Treat Res*. 2011;157:97-108.

21. Devriendt K, Kim AS, Mathijs G, et al. Constitutively activating mutation in WASP causes X-linked severe congenital neutropenia. *Nat Genet*. 2001;27:313-317.

22. Hernandez PA, Gorlin RJ, Lukens JN, et al. Mutations in the chemokine receptor gene CXCR4 are associated with WHIM syndrome, a combined immunodeficiency disease. *Nat Genet*. 2003;34:70-74.

23. Winkelstein JA, Marino MC, Ochs H, et al. The X-linked hyper-IgM syndrome: clinical and immunologic features of 79 patients. *Medicine (Baltimore)*. 2003;82:373-384.

24. Palmblad J, Papadaki HA. Chronic idiopathic neutropenias and severe congenital neutropenia. *Curr Opin Hematol*. 2008;15:8-14.

25. Hsieh MM, Everhart JE, Byrd-Holt DD, et al. Prevalence of neutropenia in the U.S. population: age, sex, smoking status, and ethnic differences. *Ann Intern Med*. 2007;146:486-492.

26. Nalls MA, Couper DJ, Tanaka T, et al. Multiple loci are associated with white blood cell phenotypes. *PLoS Genet*. 2011;7:e1002113.

27. Reiner AP, Lettre G, Nalls MA, et al. Genome-wide association study of white blood cell count in 16,388 African Americans: the continental origins and genetic epidemiology network (COGENT). *PLoS Genet*. 2011;7:e1002108.

28. Klempner MS, Malech HL. Phagocytes: normal and abnormal neutrophil host defenses. In: Gorbach SL, Bartlett JG, Blacklow NR, eds. *Infections Diseases*. 3rd ed. Philadelphia, PA: Lippincott Williams & Wilkins; 2004:24.

10

儿童血液系统疾病

Hema Dave 和 Alan S.Wayne

马静瑶　魏沄沄　唐　凌　译　吴润晖　审校

　　尽管儿童期的疾病与成人时期的疾病有些许重叠，但许多先天性和获得性血液系统疾病还是主要在儿童时期表现出来。除此之外，儿童血液学的正常生理学和血液学参数具有在不同的发育阶段产生变化的特点[1]。本章旨在强调常见的儿童血液系统疾病评估、诊断和治疗的特点。读者若想了解某一特定疾病治疗的相关细节可以参考本书的其他章节。

贫血

　　正常红细胞（RBC）数值会随着年龄变化，且容易受到种族、性别和海拔等因素的影响（表10.1）。RBC计数在出生时最高，到出生后2～4个月时逐渐降至最低点（早产儿会提前），此时还会刺激红细胞生成。贫血的定义是红细胞体积或血红蛋白（Hb）浓度降低至特定人群中平均值的两个标准差以下。

　　儿童贫血通常根据RBC体积进行分类（表10.2）。小细胞性贫血占儿童早期贫血的绝大部分（表10.3）。美国儿科学会的最新建议包括对9～12个月的儿童进行贫血筛查，主要为检测Hb和血清转铁蛋白受体，此外，还可以对存在风险的1～5岁患儿和青春期、青春后期的女童进行筛查（表10.4）[2-5]。

　　对贫血患儿初步的诊断评估包括详细的病史、体格检查，以及下

表 10.1　儿童正常血液学参数

年龄	血红蛋白（g/dl）		红细胞比容（%）		MCV（fl）		中性粒细胞计数（$10^3/\mu l$）	
	平均值	–2SD	平均值	–2SD	平均值	–2SD	平均值	范围
出生时	16.5	13.5	51	42	108	98	11	6 ~ 26
1 月龄	14	10	43	31	104	85	3.8	1 ~ 9
3 ~ 6 月龄	11.5	9.5	35	29	91	74	3.8	1 ~ 8.5
0.5 ~ 2 岁	12	10.5	36	33	78	70	3.5	1.5 ~ 8.5
2 ~ 6 岁	12.5	11.5	37	34	81	75	4.3	1.5 ~ 8
6 ~ 12 岁	13.5	11.5	40	35	86	77	4.4	1.8 ~ 8
12 ~ 18 岁								
女	14	12	41	37	90	78	4.4	1.8 ~ 8
男	14.5	13	43	36	88	78	4.4	1.8 ~ 8

MCV，平均红细胞容积；SD，标准偏差

Modified from Dallman PR，Shannon K. Developmental changes in red blood cell production and function. In：Rudolph A（ed）：Pediatrics.20th ed. New York，Appleton-Lange，1995，Chpt 17，p. 1170.

表 10.2　儿童期贫血的分类

小细胞性	正细胞性	大细胞性
• 铁缺乏	• 慢性炎症，感染，骨髓抑制或浸润	• 网状细胞增多症
• 铅中毒	• 先天性溶血性贫血	• 维生素 B_{12}，叶酸缺乏症
• 珠蛋白生成障碍性贫血综合征	• 获得性溶血性贫血（自身或同种免疫，微血管病）	• 先天性纯红细胞再生障碍性血（Diamond-Blackfan）
• 铁粒幼细胞贫血	• 急性或亚急性失血	• 骨髓衰竭（再生障碍性贫血，范科尼贫血）
• 慢性炎症	• 脾隔离症 / 脾功能亢进	• 肝病
• 低蛋白血症	• 儿童期暂时性红细胞减少症（FEC）	• 甲状腺功能减退
		• 药物相关
		• 正常新生儿

表 10.3　小细胞性贫血的评估

	铁缺乏	轻型地中海贫血	重型地中海贫血	铅中毒	慢性疾病
红细胞分布宽度	↑	NL	↑↑	NL	NL
平均红细胞容积	↓	↓	↓	↓	↓
红细胞计数 #	↓	NL	↓	↓	↓
红细胞游离原卟啉	↑	NL	NL	↑↑	↑
血清铁	↓	NL	↑	NL	↓
转铁蛋白（总铁蛋白结合力）%	NL ↑	NL	NL ↑	NL	NL ↓
总铁蛋白结合力饱和度	↓	NL	↑	NL	↓
铁蛋白	↓	NL	↑	NL	NL ↑
血红蛋白 A_2	↓	β > 3.5% α < 3.5%	β > 3.5% α < 3.5%	NL	NL

NL，正常的

表 10.4　关于贫血筛查的几点建议

美国儿科学会的建议 [4]

方案 1：全面筛查（高风险人群社区）
　　　　9 ～ 12 个月，15 ～ 18 个月
　　　　青少年：生长高峰期的男性，月经期的女性

方案 2：选择性筛查（低风险人群社区）
　　　　筛查 9 ～ 12 个月、15 ～ 18 个月的高危患者，每年 1 次，直至 5 岁
　　　　青少年：生长高峰期的男性，月经期的女性

疾病控制中心的建议 [5]

高危人群：9 ～ 12 个月，15 ～ 18 个月，每年 1 次，直至 5 岁
青少年女性：每 5 ～ 10 年 1 次，若存在风险因素需每年 1 次
青少年男性：生长高峰期。

述的实验室检查：全血细胞计数（BC）、网织红细胞计数和外周血涂片检查。了解贫血的生理学基础对于制订下一步的诊疗方案是有帮助的（表 10.5）。

表 10.5　根据病理生理学对贫血进行分类

生成减少	破坏增加	失血	混合性病生理学
• ↓网织红细胞	• ↑网织红细胞	• 急性或亚急性失血（可能为隐性失血）	• ↓在破坏增加的情况下网织红细胞（如镰状细胞病细小病毒B19相关的再生障碍性危象或其他先天性溶血性贫血）
• +/- ↓白细胞，血小板	• ↑间接胆红素，乳酸脱氢酶	• ↑网织红细胞	
• 骨髓红细胞低增生	• ↓触珠蛋白	• 进展为铁缺乏	
	• 血红蛋白尿		
	• 血涂片异常细胞形态		
	• 可能存在脾大		

小细胞性贫血

　　缺铁是引起儿童期贫血的最常见原因，其可能是由于出生时储存铁不足、生长时铁需求量增加和血容量扩增，营养不充足和饮食铁的生物利用度不足等因素的共同作用。因失血造成的缺铁往往继发于1岁前食用牛乳所致胃肠道刺激和便血或青春期时的月经来潮。历史上，造成缺铁的其他危险因素还包括性早熟、哺乳受限或延迟、饮用非含铁配方奶或全脂奶摄入过多（通常超过1夸脱/天）。早期的缺铁可能仅引起铁蛋白水平降低。铁储存量下降引起血清铁和转铁蛋白饱和度的下降，以及总铁结合力（total iron-binding capacity，TIBC）和红细胞游离原卟啉（erythrocyte protoporphyrin，FEP）的升高。典型的铁缺乏会表现为血涂片血色素过少、小红细胞和红细胞大小不均。血小板计数也可能升高。对铁元素治疗（每天 3 mg/kg）的反应通常有助于鉴别铁缺乏和珠蛋白生成障碍性贫血（地中海贫血）：1个月内 Hb 升高 1g/dl 以上，网织红细胞在 10 ~ 14 天达到高峰，即可诊断为铁缺乏。补铁治疗（轻度贫血，每天 3 mg/kg；中度—重度贫血，每天 6 mg/kg）需要持续 3 ~ 6 个月 [2-6]。对口服铁剂治疗缺乏反应的最常见原因是缺乏依从性。如果贫血持续存在，就需要考虑其他引起小细胞性贫血的原因（表 10.2）。

在危险人群中铅中毒通常与铁缺乏共存，并且可能进一步抑制胃肠道对铁的吸收。在有异食癖或有含铅油料暴露史的情况下，需要怀疑铅中毒，特别是对于有发育延迟或孤独症的患儿而言，因为这些都可能与其并存。外周血涂片中可见到 FEP 升高以及嗜碱性点彩红细胞。治疗应当包括口服二巯丁二酸，或给予重症病例注射二巯丙醇或乙二胺四乙酸[7]。疾病控制中心对于血铅水平升高的儿童提出的治疗建议见表 10.6。

珠蛋白生成障碍性贫血（地中海贫血综合征）是儿童期引起小细胞贫血的常见原因。它根据受累的球蛋白链分为 α- 和 β- 珠蛋白生成障碍性贫血。α- 珠蛋白生成障碍性贫血在胎儿期或出生时即可表现出来，而 β- 珠蛋白生成障碍性贫血直到 6 个月 β- 球蛋白合成增多时才有明显的表现。轻型珠蛋白生成障碍性贫血常常被误诊为缺铁性贫血[8]。与铁缺乏不同之处在于，轻型 β- 珠蛋白生成障碍性贫血红细胞分布宽度为正常，血涂片可见嗜碱性点彩红细胞和靶形红细胞，血红蛋白电泳提示 Hb A2 升高。轻型 α- 珠蛋白生成障碍性贫血在非新生儿期的血红蛋白电泳正常，即使在新生儿期筛查样本中出现血红蛋白 Bart's（γ_4）。在评估珠蛋白生成障碍性贫血时，患者的遗传谱系经常会有提示，其父母至少有 1 人存在小红细胞。轻型珠蛋白生成障碍性贫血（杂合性 β-1 和 β-2 基因缺失型 α- 珠蛋白生成障碍性贫血）不需要治疗。相反，对于重型珠蛋白生成障碍性贫血来说，则需要在早期开始积极输注浓缩红细胞以避免过快的红细胞生成，让造血系统和骨骼正常发育。对于 4 个基因缺失的 α- 珠蛋白生成障碍性贫血（血红蛋白 Bart 病）而言，宫内输血曾用于预防胎儿水肿，而这正是引起胎儿死亡的重要原因。需要关注输血依赖患儿的铁过载问题，并予以铁螯合治疗以避免其将来出现终末器官损伤。作为终身输血和铁螯合治疗的替代品，同种异基因造血干细胞移植是对具有人类白细胞抗原（HLA）相合同胞供者的重型珠蛋白生成障碍性贫血患儿一种有效的治疗方法。珠蛋白生成障碍性贫血可以早在妊娠第 10 周通过采集绒毛膜标本来进行产前诊断[9]。

表 10.6 针对确诊静脉血铅水平升高患儿的建议总结

10 ~ 14 μg/dl	15 ~ 19 μg/dl	20 ~ 44 μg/dl	45 ~ 69 μg/dl	> 70 μg/dl
铅教育 —饮食 —环境	铅教育 —饮食 —环境	铅教育 —饮食 —环境	铅教育 —饮食 —环境	住院并启动铁螯合治疗
随访监测血铅水平（3个月）	随访监测血铅水平（1 ~ 3 个月随访 1 次）	随访监测血铅水平（若水平在20 ~ 24 μg/dl，则 1 ~ 3 个月随访 1 次；若水平在 25 ~ 44 μg/dl，则 2 ~ 4 周随访 1 次）	随访监测血铅水平（越及时越好）	血铅水平在 45 ~ 69 μg/dl，即可开始治疗
	对血铅水平在 20 ~ 44 μg/dl 且处于下列任一情况的患者酌情进行治疗： —自首次静脉检测开始至少 3 个月随访血铅水平在此范围 —血铅水平升高	完善病史或体格检查	完善病史或体格检查	
		实验室检查： —血红蛋白或血细胞比容 —铁储备	实验室检查： —血红蛋白或血细胞比容 —铁储备 —红细胞游离原卟啉或锌原卟啉	

续表

10 ~ 14 μg/dl	15 ~ 19 μg/dl	20 ~ 44 μg/dl	45 ~ 69 μg/dl	> 70 μg/dl
		环境调查 减少铅污染 神经发育监测 腹部X线（怀疑吞入含铅物质）检查，若有指标证证则进行肠道净化治疗	环境调查 减少铅污染 神经发育监测 腹部X线检查，同时进行肠道净化治疗（有指证） 铁螯合治疗	

Modified from the National Center for Environmental Health, Centers for Disease Control and Prevention. Managing elevated blood lead levels among young children: recommendations from the Advisory Committee on Childhood Lead Poisoning Prevention. Atlanta (GA). 2002. Available at http://www.cdc.gov/nceh/lead/casemanagement/casemanage_chap3.htm#Table%203.1. Accessed January 13, 2012.

正细胞性贫血

贫血是儿童多种全身性疾病中一种常见的临床表现。尽管平均细胞容积偶尔降低，但急性炎症和慢性疾病所致贫血通常是轻度和正细胞性的。转铁蛋白常常是减少的（表 10.3）。治疗上通常需要针对原发性疾病进行治疗。病毒感染是引起儿童暂时性骨髓抑制的最常见原因，而且可能同时导致贫血和白细胞减少。病毒感染抑制造血的主要表现是网织红细胞计数不会因贫血而升高。通常情况下，由于骨髓抑制是自限性的，因此只需要密切观察即可。

儿童暂时性红细胞生成减少（transient erythroblastopenia of childhood，TEC）是一种获得性纯红细胞再生障碍，可继发于既往健康儿童病毒性疾病[10]。先天性纯红细胞再生障碍通常在婴儿期发病，而 TEC 的发病中位数年龄在 2 岁。在 TEC 患者中可见网织红细胞减少，偶尔还可见白细胞减少及血小板减少。大多数 TEC 患儿可在 1 ~ 2 个月内恢复。尽管在严重贫血导致心血管损伤时可予以短期输血治疗，但在多数情况下观察就足够了。

溶血通常导致正细胞性贫血。儿童期存在很多先天性和获得性溶血疾病，包括：红细胞膜疾病、血红蛋白病、代谢性缺陷、蛋白酶异常，以及免疫介导性溶血。免疫介导的溶血不论是同族免疫还是异体同种免疫，均可能在新生儿期发病；自身免疫性溶血性贫血常见于大龄儿童。血红蛋白病（如镰状细胞病）、酶缺乏（如葡糖 -6- 磷酸脱氢酶缺乏），以及膜疾病（如遗传性球形红细胞增多症）都应在溶血的鉴别诊断中考虑到。微血管病性溶血可以在溶血性尿毒综合征（hemolytic uremic syndrome，HUS）和弥散性血管内溶血（disseminated intravascular coagulation，DIC）中见到。实验室检查特点与溶血特点一致，如：网织红细胞增多、乳酸脱氢酶（lactate dehydrogenase，LDH）升高、间接高胆红素血症、血清触珠蛋白降低，以及在严重病例中可能出现血红蛋白尿。Coomb 试验阳性，提示有免疫介导的溶血。外周血涂片检查可能发现典型的红细胞形态。血小板减少和肾功能损伤是 HUS 的附加表现。溶血的治疗应针对潜在的病因进行，而输血只用于严重的贫血和心血管损伤。免疫溶血通常需要糖皮质激素和（或）其他免疫抑制类药物。

镰状细胞病通常在新生儿期血红蛋白电泳进行筛查时得以诊断。诊断为镰状细胞病的儿童需要具有治疗和预防其并发症专业知识的医务人员进行护理[11-12]。此外，强烈建议向儿童血液病专家进行咨询。儿童患者镰状细胞危象的早期表现之一是指（趾）炎，这是由手足血管闭合性危象所致。儿童应该从 6 月龄开始每年接种流感疫苗，1 岁前接种 7 价肺炎球菌结合疫苗，2 岁时接种 23 价肺炎球菌多糖疫苗和脑膜炎球菌疫苗。青霉素预防治疗应开始于确诊时，持续到 5 岁，直到完成肺炎球菌系列疫苗的接种。最为重要的是，肺炎球菌败血症的风险是终身存在的，镰状细胞病患者一旦出现发热或感染征象则需要及时的医疗干预。由于儿童群体脑血管事件发生的风险和临床诊断的复杂性，儿童应当从 2 岁开始每年接受一次经颅多普勒超声检查（TCD）[11]。长期输血可降低 TCD 异常（速率 ≥ 200 cm/s）患儿发生脑卒中风险[11,13-14]。羟基脲增加胎儿血红蛋白，降低血管闭塞性疼痛危象，预防急性胸痛综合征和降低输血的需求[15]。建议患者从 15 岁开始每年 1 次的心脏彩超声检查，用于监测肺动脉高血压的发生，建议患者从 10 岁开始每年 1 次的眼科检查以评估视网膜病变[12]。

大细胞性贫血

维生素 B_{12} 缺乏引起骨髓细胞巨幼样变[16]。对婴儿来说，维生素 B_{12} 缺乏可能是由于出生时母亲消耗和贮存减少所致。在大龄儿童和青少年中，病因包括恶性贫血、吸收不良、饮食缺陷和先天性代谢缺陷。生命早期未被发现的重度缺乏可能导致患儿死亡或者神经系统永久性损伤。大龄儿童的症状包括厌食、体重下降、腹泻、便秘、虚弱、舌炎、外周神经病、共济失调和痴呆症。贫血常常伴随中性粒细胞减少、中性粒细胞分叶过多以及血小板减少。血清维生素 B_{12} 水平降低和对替代治疗的反应是有确诊意义的。

叶酸缺乏同样导致骨髓细胞的巨幼样变[16]。新生婴儿对叶酸需求量增加。早期叶酸缺乏的风险因素包括早产、母乳喂养水平不足以及以羊奶摄入为主。大龄儿童的叶酸缺乏通常是由于营养不良所致，尽管也可能是继发于某些特殊的药物、慢性溶血、吸收不良以及先天性代谢缺陷。血清和红细胞内叶酸水平将会降低，并且贫血会随着应用小剂量叶酸替代治疗而得到缓解。

Diamond-Blackfan 贫血或先天性纯红细胞再生障碍性贫血通常在婴儿出生后不久或者在出生后的第 1 年被发现。最需要与之鉴别诊断的疾病是 TEC，但是后者常常在出生 1 年后才被发现。25% 的 Diamond-Blackfan 贫血患者都合并存在畸形，如短肢和（或）头颅、颜面以及上肢的畸形。实验室检查特点包括：网织红细胞减少、红细胞平均体积升高（通常轻度升高）、Hb F 升高、腺苷脱氨酶活性升高、白细胞计数正常或降低以及血小板计数正常或增加。在 50% 患者中可找到编码溶酶体蛋白的基因突变[17]，以及大片段缺失或编码剩余部分的调控序列改变。骨髓检查提示红细胞发育不全。鉴别诊断时，正常的全血细胞分析在过去是被认为能支持 TEC 的诊断，同时，异常的染色体断裂试验可证实范科尼贫血的存在。大多数 Diamond-Blackfan 贫血的患儿对类固醇皮质激素是有反应的。泼尼松可以每天 2mg/kg 作为起始剂量，通常在 1 个内时初见疗效。当血红蛋白达到满意的水平时，激素应当缓慢减量至最低的剂量（最理想的方案是隔天 1 次）。尽管会发生自发缓解，但是依赖类固醇皮质激素治疗是常规方法，长期输血和铁螯合治疗应考虑应用于有相关毒性发生的患者。同种异基因造血干细胞移植可能是有效的[18]。

范科尼贫血通常需要与获得性再生障碍性贫血鉴别，主要通过生长受限和（或）拇指、桡骨、肾、头颅、眼睛、耳朵、皮肤和（或）泌尿生殖系统的畸形等特点来进行鉴别。遗传方式为常染色体隐性遗传，可能有骨髓衰竭或白血病的家族史。有 10% ～ 35% 发展为白血病或骨髓增生异常综合征的风险[19]。尽管诊断的平均年龄在 8 ～ 9 岁，范科尼贫血最初的血液系统表现可能发生于婴儿期，并且常常包括大红细胞症、胎儿血红蛋白升高和（或）轻度细胞减少。严重的全血细胞减少通常在生命后期出现。鉴别诊断包括其他家族性或获得性骨髓衰竭综合征。异常染色体断裂分析或范科尼贫血基因分型可用于确证诊断。雄激素治疗通常对贫血有效。只有造血干细胞移植对范科尼贫血的血液系统病变有治疗效果，但是改良的移植前预处理方案对于避免化学治疗和放射治疗引起的严重毒副作用是至关重要的。

出血

包括血小板异常在内的许多先天性和获得性止血障碍，都是在婴儿期和儿童期发病。婴儿期的出血性异常可能表现为脐部、包皮环切处的出血，大头颅血肿，以及更加严重但相对少见的颅内出血。凝血检测的正常值范围与年龄有关，其在新生儿期、婴儿期和幼儿期有显著不同（表 10.7）。大多数凝血蛋白水平随孕龄同时增长。因为在出生时许多凝血因子为生理水平低，故新生儿通常难以诊断为止血异常。

获得性因子缺乏

新生儿出血性疾病（Hemorrhagic disease of the newborn，HDN）是新生儿生理性维生素 K 依赖凝血因子缺乏所致的一种并发症[20]。典型的 HDN 一般发生于出生后 2 ~ 7 天的健康、足月儿，未进行维生素 K 预防治疗的活产婴儿中的发生率为 1/10 000。危险因素包括：胎盘转运维生素 K 功能差、母乳中维生素 K 含量不足、母乳摄入不足以及新生儿肠道菌群不足。虽然并不是必须的，但本病可以通过筛查凝血功能和测定维生素依赖因子水平来进行诊断。测定维生素 K 依赖因子的脱羧基形式或者维生素 K 拮抗剂诱导生成的蛋白质也有一定作用。所有新生儿都应进行维生素 K 预防治疗来预防 HDN，单次肌内注射剂量为 0.5 ~ 1 mg（优先形式），或口服剂量为 2 ~ 4 mg，并在之后的母乳喂养期间持续补充。

维生素 K 缺乏也可见于肝病、长期应用抗生素和喂养不当的患儿，或患有干扰维生素 K 吸收的疾病（如慢性腹泻、囊性纤维化或其他脂肪吸收不良综合征）的患儿。治疗方案包括补充维生素 K，同时治疗根本病因。

可以通过检测凝血因子水平来区分 DIC、维生素 K 缺乏和肝病。DIC 患者所有凝血因子因消耗而均降低。相反，唯一不完全在肝合成的凝血蛋白是因子Ⅷ，在肝病情况下水平正常或升高。虽然可能需用新鲜冰冻血浆（freshfrozen plasma，FFP）等进行支持治疗，但是仍应根据其根本病因进行治疗。

先天性因子缺乏

血友病 A 和血友病 B 通常在幼儿期发病。患有血友病的新生儿可能会发生包皮环切术出血，少数可能在出生后发生颅内出血。如果没有家族史，通常中到重度凝血因子缺乏的患儿在开始爬行或走路时可诊断为血友病。常见的症状包括容易挫伤、承重关节的出血和深部肌肉出血。中枢神经系统（central nervous system，CNS）出血是最常见的早期致死原因。血友病的实验室检查包括在可纠正的部分凝血酶原时间（aPTT）延长。凝血因子Ⅷ或Ⅸ的水平异常降低可以确诊。应该注意评估和治疗儿童侵蚀性关节积血，以防其日后发展为慢性关节病。儿童血友病的治疗与成人的类似，包括凝血因子替代治疗，其剂量根据出血的部位、类型和严重程度的不同而调整[21]。现在，重组凝血因子浓缩液的广泛应用提高了针对频发出血儿童预防治疗的安全性和可行性。因子浓缩液的使用剂量为每注射 1 单位 /kg 的因子，Ⅷ因子水平约提升 2%；每注射 1 单位 /kg 因子，Ⅸ因子水平约提升 1%。对于轻度血友病 A 患者，采用去氨加压素短期治疗通常对轻度出血有效。与成人的方法相同，应该定期测定凝血因子抑制物。

与血友病相比，血管性血友病（Von Willebrand disease，vWD）出血情况通常不严重，主要为皮肤黏膜的出血。儿童发生反复挫伤和鼻出血较为常见，因此应注意病史持续时间，有无特殊的或严重的出血。详细询问家族史可能会发现患儿的父母或兄弟姐妹存在类似的症状。凝血因子Ⅷ、血管性假血友病因子（von Willebrand factor，vWF）抗原和活性以及多聚体分析异常可以用于确诊。凝血因子Ⅷ和vWF 是急性期的反应物。在儿童中，二者可能由于其他疾病而出现假性升高，因而难以诊断。因此，如果怀疑 vWD，则应该进行重复测定。治疗方法与成人的相同[22]。

血小板异常

新生儿同种免疫性血小板减少症（neonatal alloimmune thrombocytopenia，NAIT）是母体针对胎儿血小板上父系遗传抗原（最常见的为 HPA-1a）的同种抗体通过胎盘转运的结果。新生儿会有一过性

表 10.7 不同年龄段凝血检测正常值

凝血功能检测	30-36周出生	足月出生儿	1~5 岁	6-10 岁	11~16 岁	成人
PT (s)	13 (10.6~16.2)	13 (10.14~15.9)	11 (10.6~11.4)	11.1 (10.1~12.1)	11.2 (10.2~12)	12 (11~14)
aPTT (s)	53.6 (27.5~79.4)	42.9 (31.3~54.5)	30 (24~36)	31 (26~36)	32 (26~37)	33 (27~40)
纤维蛋白原 (g/L)	2.43 (1.5~3.73)	2.83 (1.67~3.99)	2.76 (1.7~4.05)	2.79 (1.57~4)	3 (1.54~4.48)	2.78 (1.56~4)
II (U/ml)	0.45 (0.2~0.77)	0.48 (0.26~0.7)	0.94 (0.71~1.16)	0.88 (0.67~1.07)	0.83 (0.61~1.04)	1.08 (0.7~1.46)
V (U/ml)	0.88 (0.41~1.44)	0.72 (0.36~1.08)	1.03 (0.79~1.27)	0.9 (0.63~1.16)	0.77 (0.55~0.99)	1.06 (0.62~1.5)
VII (U/ml)	0.67 (0.21~1.13)	0.66 (0.28~1.04)	0.82 (0.55~1.16)	0.85 (0.52~1.2)	0.83 (0.58~1.15)	1.05 (0.67~1.43)
VIII (U/ml)	1.11 (0.5~2.13)	1.0 (0.22~1.78)	0.9 (0.59~1.42)	0.95 (0.58~1.32)	0.92 (0.53~1.31)	0.99 (0.5~1.49)
IX (U/ml)	0.35 (0.19~0.65)	0.53 (0.15~0.91)	0.73 (0.47~1.04)	0.75 (0.63~0.89)	0.82 (0.59~1.22)	1.09 (0.55~1.63)
X (U/ml)	0.41 (0.11~0.71)	0.4 (0.12~0.68)	0.88 (0.58~1.16)	0.75 (0.55~1.01)	0.79 (0.5~1.17)	1.06 (0.7~1.52)
XI (U/ml)	0.3 (0.08~0.52)	0.38 (0.1~0.66)	0.97 (0.56~1.5)	0.86 (0.52~1.2)	0.74 (0.5~0.97)	0.97 (0.67~1.27)
XII (U/ml)	0.38 (0.1~0.66)	0.53 (0.13~0.93)	0.93 (0.64~1.29)	0.92 (0.6~1.4)	0.81 (0.34~1.37)	1.08 (0.52~1.64)
XIIIa (U/ml)	0.7 (0.32~1.08)	0.79 (0.27~1.31)	1.08 (0.72~1.43)	1.09 (0.65~1.51)	0.99 (0.57~1.4)	1.05 (0.55~1.55)
vWF (U/ml)	1.36 (0.78~2.1)	1.53 (019~2.87)	0.82 (0.6~1.2)	0.95 (0.44~1.44)	1 (0.46~1.53)	0.92 (0.5~1.58)
ATIII (U/ml)	0.38 (0.14~0.62)	0.63 (0.39~0.87)	1.11 (0.82~1.39)	1.11 (0.9~1.31)	1.05 (0.77~1.32)	1.0 (0.74~1.26)
蛋白 C (U/ml)	0.28 (0.12~0.44)	0.35 (0.17~0.53)	0.66 (0.4~0.92)	0.69 (0.45~0.93)	0.83 (0.55~1.11)	0.96 (0.64~1.28)

续表

凝血功能检测	30-36周出生	足月出生儿	1~5 岁	6~10 岁	11~16 岁	成人
总蛋白 S (U/ml)	0.26 (0.14~0.38)	0.36 (0.12~0.6)	0.86 (0.54~1.18)	0.78 (0.41~1.14)	0.72 (0.52~0.92)	0.81 (0.6~1.13)
游离蛋白 S (U/ml)	N/A	N/A	0.45 (0.21~0.69)	0.42 (0.22~0.62)	0.38 (0.26~0.55)	0.45 (0.27~0.61)

以单位每毫升（U/ml）表达的数值是与含有 1.0 U/ml 的混合血浆相比较的，但混合血浆中含有 0.4 U/ml 游离蛋白 S
Data from Andrew M, Vegh P, Johnston M, et al. Maturation of the hemostatic system in childhood. Blood. 1992;80:1998-2005:Andrew M, Paes B, Milner R, et al. Development of the coagulation system in the healthy premature infant. Blood. 1988;72:1651-1657; and Andrew M, Paes B, Milner R, et al.The development of the human coagulation system in the fullterm infant. Blood. 1987;70:165-170.

的、单独的但严重的血小板减少，这必须和母体免疫性血小板减少性紫癜（immune thrombocytopenic purpura，ITP）、严重感染、DIC、脾功能亢进和卡萨巴赫 - 梅里特综合征等其他因素相鉴别。约有 15% 的 NAIT 患儿在宫内或产后都有可能发生颅内出血。与新生儿 Rh 血型不合溶血不同，NAIT 并不需要预先致敏，因此第一胎也可能发生 NAIT。若母亲血小板计数正常，则可以帮助区分 NAIT 和母体 ITP。母体和父体血小板的免疫表型可以用于确诊 NAIT。重度 NAIT 的治疗需要输注母体血小板。当出现活动性出血，而无现成的母体血小板时，可以使用已知 HPA-1a 阴性供者或随机供者提供的血小板。在产前和产后，可以静脉注射免疫球蛋白（IVIG）或类固醇皮质激素作为临时治疗措施，剂量与治疗 ITP 的相同。

　　在美国，每 10 000 个孩子中就有 1 人患 ITP。与成人不同，儿童的 ITP 通常为自限性的、良性的病程。典型的 ITP 多发生于 10 岁以下儿童。8% 的患儿在 6 个月内能自发缓解。婴儿和大龄儿童更容易出现慢性血小板减少。急性 ITP 的典型表现包括健康儿童突发的黏膜出血、淤点和挫伤，多有前驱病毒感染。多数患儿为重型血小板减少（血小板计数小于 20 000/μl），血常规其他项目正常。外周血涂片通常可见大血小板。虽然急性 ITP 是一种排除性诊断，但通常无重大病史或体检无明显异常的健康儿童不需要进行大量的实验室检查。可以考虑进行人类免疫缺陷病毒（HIV）感染的检测。骨髓检查对可疑急性 ITP 患者的诊断价值不高。对于慢性 ITP 的评估应包括骨髓检查、免疫缺陷病检查和自身免疫疾病检查。对于急性 ITP 是否需要治疗仍存在争议；目前的指南建议应针对显著的出血进行治疗（表 10.8）[23]。虽然颅内出血的风险很低，但仍应注意预防头颅创伤，学步患儿可佩戴头盔。

表 10.8　儿童 ITP 的治疗方案

IVIG：0.8 ～ 1 g/kg×1 天
泼尼松：每天 2 mg/kg×14 天 逐渐减量
Anti-D：50 ～ 75 μg/kg ×1 天（Rh 阳性，仅适用于未切脾的患者）

Modified from Neunert C, Lim W, Crowther M, et al. The American Society of Hematology 2011 evidence-based practice guideline for immune thrombocytopenia. Blood. 2011;117(16):4190-4207.

先天性血小板异常可能是质量上的异常或数量上的异常；但这些都不是婴儿及儿童血小板减少的主要病因。质量缺陷包括：血小板无力症（Glanzmann thrombasthenia，GT）、巨血小板综合征（Bernard-Soulier syndrome，BSS）、血小板型假性血管性血友病和血小板储存颗粒缺陷。数量缺陷见于先天性无巨核细胞血小板减少症、血小板减少 - 桡骨缺失综合征（thrombocytopenia-absent radii，TAR）、X 连锁血小板减少症、Wiskott-Aldrich 综合征（WAS）和 May-Hegglin 异常。患有上述疾病的患儿会表现为淤点、易挫伤或黏膜出血。消化道和颅内出血也可发生，但较为少见。筛查血小板质量异常需要进行血小板聚集试验。需要注意特定疾病的特异性特点，比如 TAR 的前臂畸形，WAS 的免疫缺陷以及 May-Hegglin 异常的大型血小板。对于出血，通常采用支持治疗。BSS 和 GT 的患儿应尽量避免输注血小板，因为可能分别产生对于缺失的血小板抗原 GPIb- Ⅸ和 α Ⅱ b-β3 的同种抗体。

血栓

与凝血因子水平一样，内源性抗血栓蛋白的正常值也是随年龄和孕龄而改变的（表 10.7）。和成人相比，儿童静脉血栓栓塞事件（TEE）并不常见，但对于具有风险因素的人群则存在例外[24]。除非有确定的风险因素，否则动脉血栓较为少见。

抗凝和溶栓治疗都应根据患儿的年龄和体重来调整剂量（表 10.9 和表 10.10）。儿童 TEE 治疗的疗程、监测、效果以及抗凝治疗的长期影响都需要进一步研究。因为存在出血并发症的风险，所以儿童口服抗凝剂的治疗较为复杂。与成人相同，使用华法林时要特别注意。为了预防异常血栓的形成，应该维持肝素化直到达到国际标准化比值（INR）治疗范围。

先天性血栓性异常

抗凝蛋白纯合或复合杂合缺陷的患儿通常在新生儿期或幼儿期发病。如果没有其他危险因素，易栓状态杂合的患儿很少在早期发病。通常，建议对具有先天性血栓形式倾向家族史的患儿，以及血栓原因

表 10.9　儿童肝素治疗

年龄	肝素推注（U/kg）	肝素输液（U/kg/h）[†]	依诺肝素（治疗）	依诺肝素（预防）
婴儿	75	28	<2个月 1.5 mg/kg q 12 h	<2个月 0.75 mg/kg q 12 h
儿童	75	20	≥2个月 1 mg/kg q 12 h	≥2个月 0.5 mg/kg q 12 h
成人	80	18	1 mg/kg q 12 h	30 mg q 12 h

[*] 目标为 aPTT（1.5 ~ 2.5）× 对照组（60 ~ 85 s）
[†] 目标为注射 2 ~ 6 h 后，抗 Xa 因子水平达 0.5 ~ 1.0 U/ml

Modified from Monagle P, Chan AK, Goldenberg NA, Ichord RN, Journeycake JM, Nowak-Göttl U, Vesely SK; American College of Chest Physicians. Antithrombotic therapy in neonates and children: Antithrombotic Therapy and Prevention of Thrombosis, 9th ed: American College of Chest Physicians Evidence-Based Clinical Practice Guidelines. Chest. 2012 Feb;141(2 Suppl):e737S-801S.

表 10.10　儿童华法林治疗 *

第 1 天	第 2 ~ 4 天		维持	
	INR	治疗	INR	治疗
负荷剂量 0.2 mg/kg 口服 基础 INR 1.0 ~ 1.3	1.1 ~ 1.3	重复初始负荷剂量	1.1 ~ 1.4	加量 20%
	1.4 ~ 1.9	50% 负荷剂量	1.5 ~ 1.9	加量 10%
	2.0 ~ 3.0	50% 负荷剂量	2.0 ~ 3.0	不变
	3.1 ~ 3.5	25% 负荷剂量	3.1 ~ 3.5	减量 10%
	> 3.5	暂停直至 INR < 3.5，再开始剂量低于前次剂量的 50%	> 3.5	暂停直至 INR < 3.5，再开始剂量前次剂量的 20% 再开始

* 直到治疗性肝素化，再开始使用华法林。INR 达到治疗范围后，应停用肝素
INR，国际标准化比值

Modified from Monagle P, Chan AK, Goldenberg NA, Ichord RN, Journeycake JM, Nowak-Göttl U, Vesely SK; American College of Chest Physicians. Antithrombotic therapy in neonates and children: Antithrombotic Therapy and Prevention of Thrombosis, 9th ed: American College of Chest Physicians Evidence-Based Clinical Practice Guidelines. Chest. 2012 Feb;141(2 Suppl):e737S-801S.

不明，或发生于少见部位，特别是病情严重和（或）血栓反复的患儿，进行可能的遗传性缺陷评估。

纯合的蛋白质 C 和蛋白质 S 缺乏症，通常在出生后数小时到数天内发生暴发性紫癜。暴发性紫癜更多见于蛋白质 C 缺乏，表现为急性 DIC，迅速发展的皮肤出血坏死和其他血栓 / 出血性并发症，甚至死亡。纯合的婴儿蛋白质 C 和蛋白质 S 水平通常低至无法检测，其父母为杂合缺陷。蛋白质 C 和蛋白质 S 的功能性和免疫性检测都应进行。应该排除获得性蛋白质 C 和蛋白质 S 缺乏的病因包括肝疾病、脓毒症等。暴发性紫癜患儿应使用 FFP 治疗，如果可获得的话，应使用纯化的蛋白质 C 浓缩性。杂合的蛋白质 C 和蛋白质 S 缺乏的患儿可发生华法林引起的皮肤坏死，因此对于此类患者，在调整肝素为华法林抗凝作用时应格外注意。

儿童和青少年反复发生血栓可能存在其他遗传性易栓状态，包括抗凝血酶Ⅲ缺乏、凝血因子 V Leiden 突变、凝血酶原 G20210A 突变和同型半胱氨酸血症 [24]。与这些因素相关的深静脉血栓发生率很低，因此仍存在针对首次发生 TEE 进行广泛评估价值的质疑。

获得性血栓性异常

与成人患者相同，儿童的血栓栓塞通常为继发性的；中心静脉导管是最常见的因素。新生儿的血栓风险特别高，脐静脉置管可能与门静脉系统的血栓形式有关。其他风险因素还包括：恶性肿瘤、手术、外伤、妊娠、先天性心脏病、川崎病、肾病综合征和系统性红斑狼疮（SLE）。应该对这些可能存在的潜在因素进行全面评估。应根据临床表现和风险因素来选择实验室检查。多数病例应该进行狼疮抗凝物或抗磷脂抗体检测。

中性粒细胞减少

受年龄、种族及其他因素的影响，正常的中性粒细胞计数的变化范围较大（表 10.1）。例如，黑种人正常值的下限在 200 ~ 600/μl，低于白种人。

中性粒细胞减少多见于儿童，通常是由病毒感染的抑制作用所致。当儿童的绝对中性粒细胞计数 CANC 低于 500/μl 时，将同成人一样，面临致命细菌感染的风险。通常化脓性感染与中性粒细胞减少症相关，包括蜂窝组织炎、浅表或深部脓肿、肺炎、败血症、反复或慢性中耳炎和鼻窦炎。

总体的治疗建议包括：积极地监测和治疗感染；恰当地应用抗生素；针对发热或可能性感染，经验性静脉应用广谱抗生素治疗；保护皮肤的完整性和口腔清洁。粒细胞集落刺激因子（G-CSF，非格司亭）用于某些疾病中可有效地促进中性粒细胞比例的恢复。

病毒感染是儿童暂时性中性粒细胞减少的最常见原因。中性粒细胞减少通常在疾病最初的 24 ~ 48 小时发生，并持续至少 1 周或更长。严重的细菌感染也可导致中性粒细胞减少，尤其易发生于新生儿。

自身免疫性中性粒细胞减少是儿童慢性粒细胞减少症的常见病因，多发生于 3 岁及以下的儿童。绝对中性粒细胞计数通常低于 250/μl。同时，在大多数患者中可发现单核细胞增多和中性粒细胞抗体 [25]。其他中性粒细胞减少的病因需除外，如免疫缺陷、药物相关、感染后暂时性中性粒细胞减少和先天性中性粒细胞异常。即使绝对中性粒细胞计数经常极度减少甚至缺失，但多数儿童的感染很轻，因此遇到这种情况时需考虑为儿童期慢性良性中性粒细胞减少。不过，仍推荐在最初发热时，经验性胸外应用广谱抗生素。如果一个患儿表现为良性减少，那么除非是有明确的感染或败血症征象，否则应常规给予退热处理。每日应用甲氧苄啶 / 磺胺甲噁唑可有助于预防反复轻度细菌感染。低剂量的 G-CSF（每天 1 ~ 2 μg/kg）是有效的，对于有反复或严重并发症的患儿，应推荐使用。在诊断初期，症状可能自发缓解，尤其在幼儿中多见。

周期性中性粒细胞减少主要表现为 ANC 的周期性波动。多以 21 天为 1 个周期，最低通常小于 200/μl。典型的临床症状多在 1 岁以内出现，包括反复发热、龈炎、伴有溃疡或咽炎的口炎。通过每周进行 2 次血常规检查，连续监测 6 ~ 8 周，可明确诊断中性粒细胞减少症，及其伴有其他血细胞计数无症状性的波动。周期性中性粒细胞减少症是一种常染色体显性遗传性疾病，是由于编码中性粒细胞弹性蛋白酶

（ELANE）的基因发生突变所致。父母的病史和（或）血常规对诊断可能有帮助。即使多数周期性中性粒细胞减少为良性，但仍可能并发重症感染，因此必要时应使用 G-CSF。通常情况下小剂量的 G-CSF 已足够，每日或隔日使用 2～3 μg/kg G-CSF 可使中性粒细胞计数维持在 500/μl 以上。

严重的先天性中性粒细胞减少症（Kostmann 病）表现为出生后即出现严重、慢性的中性粒细胞减少。ANC 通常小于 200/μl，常可发生反复的细菌感染，在良性中性粒细胞减少症患者中不仅可见上述感染，还可见致命的败血症、脑膜炎及消化道感染。新生儿可表现为脐炎。骨髓检查提示中性粒细胞发育停滞。遗传学改变多为 ELANE 的常染色体隐性突变，但其他基因缺陷或遗传模式也有报道[26]。标准的治疗包括每日使用 G-CSF，但可能需要大剂量治疗。长期治疗可能有骨髓纤维化和急性髓系白血病的风险。骨髓移植可作为一种治愈性治疗手段。

Shwachman-Diamond 综合征及 Chédiak-Higashi 综合征均为常染色体隐性遗传持续性中性粒细胞减少。Shwachman-Diamond 综合征是由 SBDS 基因复合杂合子或纯合子突变所致，表现为进行性骨髓衰竭、胰腺外分泌功能不足、身材矮小、骨骼畸形，以及骨髓增生异常综合征和急性髓系白血病倾向性。2/3 的患者有中度中性粒细胞减少，这种改变可能是间歇性的，并对 G-CSF 治疗有效。Chédiak-Higashi 综合征也是一种多器官受累疾病，包括眼皮肤白化病、反复的细菌感染、血小板功能异常导致的轻度出血性疾病，以及神经性病变。中性粒细胞中的巨大颗粒堆积可导致细胞过早破坏。这是由溶酶体转运调节基因（LYST 或 CHS1）纯合子或复合杂合子突变所导致的疾病。上述患者通常进展为以淋巴组织细胞增多症为特征的加速期，而这种病变多为致死的。治疗主要依靠支持治疗，而造血干细胞移植为血液系统表现的唯一已知的治愈方法。

其他导致中性粒细胞减少的原因还有药物、先天性代谢缺陷、营养缺乏或骨髓浸润。需根据其基础病变指导治疗。

白细胞增多症

白细胞增多症是指白细胞总数的增多。中性粒细胞增多症是指 ANC 增至 7 500/μl，但其在新生儿及婴儿中的正常上限更高（表 10.1）。中性粒细胞增多症是由于骨髓增生活跃由骨髓转移而出，或外周血附壁细胞动员所致。在儿童中，急性中性粒细胞增多通常由于细菌或病毒感染。单纯的淋巴细胞增多通常提示急性或慢性病毒感染。对于白细胞增多症的评估应包括针对感染的症状和体征以及淋巴结病变及肝脾大的详细病史和体格检查。外周血涂片检查是鉴别正常和恶性白细胞的重要方法。

白细胞黏附缺陷症 I 型（LAD I）是一种以吞噬细胞的黏附功能、趋化功能及摄取功能受损为表现的疾病，主要是由于编码 β_2 整联蛋白（*ITGB2*）基因缺陷导致的 CD18 相关表面膜糖蛋白部分或完全缺失所致 [27]。本病的主要特点是反复发作、严重的细菌或真菌感染，即使在中性粒细胞持续存在的情况下仍表现为真菌感染。婴儿的典型表现是新生儿期脐炎或脐带脱落延迟。流式细胞术显示细胞表面 CD18/CD11 分子的缺失，由此可对 LAD 进行诊断。治疗主要为支持治疗，包括预防感染和抗感染治疗。造血干细胞移植可治愈本病。基因治疗目前正在研究当中。

传染性单核细胞增多（infectious mononucleosis，IM）与非典型性淋巴细胞增多相关，常见于 EB 病毒感染。在成人及青少年患者中，常有乏力、厌食等前驱症状，之后逐步发展为发热、淋巴结病、渗出性咽炎和肝脾大。幼儿常常仅表现为轻度的呼吸系统疾病。可能发生黏膜与皮肤破损，尤其是在应用青霉素或氨苄西林治疗后。血液系统的并发症包括：免疫介导的溶血性贫血、血小板减少和再生障碍性贫血。也可见到嗜血现象，但其发生概率与中枢神经系统受累、心肌炎、睾丸炎和脾破裂一样，较为罕见。儿童获得性或先天性免疫缺陷状态均可发生 EB 病毒相关的淋巴增殖综合征，并可进一步发展为非霍奇金淋巴瘤。X 连锁淋巴细胞增生型综合征的男性儿童感染 EB 病毒可导致爆发性传染性单核细胞增多、嗜血细胞性淋巴细胞增多症、淋巴瘤和（或）其他严重的 EB 病毒相关的并发症，这些并发症在多数病例中具有致死性 [28]。

非典型的淋巴细胞增多症和 EB 病毒感染的早期免疫学诊断（嗜异性抗体或 EB 病毒特异性抗体阳性）是实验室检查最稳定的结果。非特异性嗜异性抗体检查在小于 4 岁的儿童中多为阴性。其他感染，如巨细胞病毒感染、百日咳、猫抓病等，需要在 EB 病毒阴性的传染性单核细胞增多症中排除。

传染性单核细胞增多症的治疗主要依靠支持治疗。在极少情况下，短期内应用类固醇皮质激素以治疗威胁生命的并发症，如扁桃体/腺样体肥大导致的上气道梗阻。为降低脾破裂风险，应避免接触性运动直至脾增大得到缓解。

全身性疾病的血液系统表现

许多全身性疾病可引起继发性的血液系统异常。在诊断中，血常规及末梢血涂片可提供重要线索。伴有显著的血液系统改变尤其是在儿童期发病的全身性疾病的详细描述见下文。

溶酶体贮积症是由于溶酶体代谢途径的特异性酶缺乏及其导致的病理性基质累积，引发中枢神经系统、血液系统及网状内皮细胞系统（包括肝、脾在内的器官增大）等严重病变。外周血液中，淋巴细胞形成空泡，中性粒细胞颗粒增多，骨髓中常出现富含脂质的巨噬细胞（"泡沫"细胞或"贮存"细胞）。其他有特点的细胞类型包括尼曼 - 皮克病的海蓝色组织细胞和戈谢细胞。对于某些疾病已有针对性的酶替代疗法，其他疾病只能采取支持治疗，而造血干细胞移植是治愈性的治疗 [29]。

自身免疫淋巴细胞增生综合征（autoimmune lymphoproliferative syndrome，ALPS）是儿童早期罕见疾病。它是由淋巴细胞凋亡缺陷所导致的疾病 [30]。其症状包括淋巴结病、脾大、自身免疫性疾病，以及逐渐增高的恶性淋巴细胞疾病的风险。自身免疫性血细胞减少较为多见。流式细胞仪检查双阴性（CD4⁻/CD8⁻）T 细胞增多可支持诊断。一系列分子缺陷已被发现，最常见的是 Fas（*TNFRSF6，CD95*）基因的突变。治疗主要依靠支持治疗，但针对自身免疫性以及淋巴组织增生相关并发症，需用免疫抑制药物治疗。造血干细胞移植是治愈性治疗手段。

胶原血管病通常也存在血液系统表现，表现为慢性病性贫血和（或）自身免疫介导的血细胞减少。在 SLE 的患者中也发现存在再生障碍性贫血。存在自身免疫性疾病的患者产生抗磷脂抗体的风险较高。虽然狼疮患者的凝血试验提示凝血酶原时间（prothrombin time，PT）和 PPT 时间是延长的，但这类患者更倾向于发生血栓栓塞而非出血。

输血支持治疗

婴幼儿输血指标与成年人相似。需要综合考虑患儿体重、血容量和基础疾病，对输血剂量和风险进行全面评估，采取必要的预防措施。需警惕特殊血液制品的输注剂量和潜在毒性。儿科输血剂量的计算公式详见表 10.11。

小儿红细胞输注量（packed red blood cell，PRBC）需根据年龄特异性血容量和目标 Hb 水平决定。除非在患儿休克或快速失血情况下需要快速输注红细胞，建议的输注速率为 2 ~ 4 ml/（kg·h）或 10 ~ 15 ml/kg，输注时间不少于 4h。如果输注过程出现血容量不耐受，可通过减慢输血速度或分次输注（5 ~ 10 ml/kg）改善症状，输注时间不少于 4 ~ 6 h。可酌情使用利尿剂缓解症状。当需要快速输血但输液通道受限时，可考虑部分交换输血法，即在输血同时适当小容量去除患者全血，用等体积的 PRBC 替代。

对于大部分婴儿及儿童来说，按 0.1 U/kg 输注血小板可提升血小板计数约 50 000/µl。因临床实际情况的差异，输注后的目标血小板值也不同。总体来说，血小板输注数量应满足患者止血的需求。虽然对于一些威胁生命的情况（如 CNS、血管、手术出血）而言，应当维持正常血小板计数，但 50 000/µl 左右的血小板计数在通常情况下是足够的。对于没有严重出血危险因素的骨髓抑制情况，当血小板计数达 10 000/µl 时，推荐预防性血小板输注。为降低新生儿出血风险，标准

表 10.11　小儿输血量

总血容量（TBV）估计

 新生儿   100 ml/kg
 儿童   80 ml/kg
 成人   65 ml/kg

 红细胞输注量（PRBC）

$$\text{PRBC 体积（ml）} = \frac{(HCT_d - HCT_i) \times TBV}{HCT_{prbc}}$$

人工部分红细胞（RBC）输注 *

$$\text{输注体积（ml）} = \frac{(HCT_d - HCT_i) \times TBV}{HCT_{prbc} - \dfrac{(HCT_i - HCT_d)}{2}}$$

血小板

 0.1 U/kg 应将血小板计数增加约 50 000/μl

新鲜冰冻血浆（FFP）

 10 ml/kg 应将因子活性水平提高约 20%

冷沉淀

 0.3 U/kg 可将纤维蛋白原水平增加约 200 mg/dl

HCT 用分数来表示（例如 40% = 0.4）
HCT_i，初始 HCT；HCT_d，目的 HCT；HCT_{prbc} 通常是 0.65 ~ 0.8
*Adapted from Neiburg PI, Stockman JA. Rapid correction of anemia with partial exchange transfusion. Am J Dis Child. 1977;131:60-61.

推荐维持足月儿血小板计数达 30000/μl 以上，早产儿达 50000/μl。对于 ITP 及其他没有输血相关获益的抗体介导的血小板破坏，没有预防性血小板输注指征，仅在出现危及生命的出血情况下进行输注。为降低因多次输注血小板，儿童发生异种免疫的风险，当条件允许时，应尽量使用单一供者（单采血小板）或去白细胞血小板。

  对于有活动性出血的凝血病 [PT 和（或）PTT 延长] 儿童或对高危患者预防出血（如术前），推荐使用 FFP。FFP 输注可替代补充凝血因子至特定浓度，剂量为 10 ~ 15 ml/kg 时通常可以提升约 20% 的凝血活性。当存在持续性消耗时，剂量应当加倍。输注的速率受限于柠檬酸盐毒性，且当大量或快速输注时，应密切监测生命体征及血钙水平。

冷沉淀通常用于治疗低纤维蛋白原血症。应用剂量为 0.3 U/kg 可提升纤维蛋白原水平约 200 mg/dl。

用于预防毒性的特殊血液制品

为降低需多次输血患者白细胞抗原过敏风险，血液制品中的白细胞应当通过白细胞滤过的方法去除。去白细胞可以减少发热反应及 CMV 传播的风险。在以下情况中，2500 cGy 辐照细胞血液制品可用于预防输血相关移植物抗宿主病：①潜在免疫功能低下的宿主：包括极低出生体重儿、免疫缺陷、恶性疾病、骨髓或器官移植。②血液制品来自 1 级亲属或 HLA 相合的供者；③全粒细胞输注。

参考文献

1. Orkin SH, Fisher DE, Nathan DG, Ginsburg D, Look AT, eds. *Nathan and Oski's Hematology of Infancy and Childhood*. 7th ed. Philadelphia, PA: Elsevier Health Sciences; 2009.
2. Baker RD, Greer FR; Committee on Nutrition American Academy of Pediatrics. Diagnosis and prevention of iron deficiency and iron-deficiency anemia in infants and young children (0-3 years of age). *Pediatrics*. 2010;126(5):1040-1050.
3. Kohli-Kumar M. Screening for anemia in children: AAP recommendations—a critique. *Pediatrics*. 2001;108(3):E56.
4. Iron. In: Kleinman RE, ed. *Pediatric Nutrition Handbook*. 6th ed. Elk Grove Village, IL: American Academy of Pediatrics, Committee on Nutrition; 2009:403-422.
5. Recommendations to prevent and control iron deficiency in the United States. *MMWR* 1998;47(No. RR-3).
6. Arcara K, Tschudy M, eds. *The Harriet Lane Handbook: A Manual for Pediatric House Officers*. 19th ed. Philadelphia, PA: Elsevier Mosby Publishers; 2011.
7. Woolf AD, Goldman R, Bellinger DC. Update on the clinical management of childhood lead poisoning. *Pediatr Clin North Am*. 2007;54(2):271-294.
8. Earley A, Valman HB, Altman DG, Pippard, MJ. Microcytosis, iron deficiency, and thalassaemia in preschool children. *Arch Dis Child*. 1990;65:610-614.
9. Rachmilewitz E and Giardina P. How I treat thalassemia. Blood. 2011;118(13):3479-3488.
10. Cherrick I, Karayalcin G, Lanzkowsky P. Transient erythroblastopenia of childhood. Prospective study of fifty patients. *Am J Pediatr Hematol Oncol*. 1994;16:320-324.
11. The Management of Sickle Cell Disease. U.S. Department of Health and Human Services, Public Health Service, National Institutes of Health, National Heart, Lung, and Blood Institute. NIH Publication No. 02-2117. 4th ed. 2002. http://www.nhlbi.nih.gov/guidelines/current.htm
12. Section on Hematology/Oncology and Committee on Genetics. Health supervision for children with sickle cell disease. *Pediatrics*. 2002;109:526-535.
13. Adams RJ, McKie VC, Hsu L, et al. Prevention of first stroke by transfusions in children with sickle cell anemia and abnormal results on transcranial doppler ultrasonography. *N Engl J Med*. 1998;339:5-11.
14. Scothorn DJ, Price C, Schwartz D, et al. Risk of recurrent stroke in children with sickle cell disease receiving blood transfusion therapy for at least five years after initial stroke. *J Pediatr*. 2002;140(3):348-354.
15. Wang WC, Ware RE, Miller ST, et al. Hydroxycarbamide in very young children with sickle-cell anaemia: a multicentre, randomised, controlled trial (BABY HUG). *Lancet*. 2011;377(9778):1663-1672.
16. Rosenblatt DS, Whitehead VM. Cobalamin and folate deficiency: acquired and hereditary disorders in children. *Semin Hematol*. 1999;36:19-34.
17. Boria I, Garelli E, Gazda HT, et al. The ribosomal basis of Diamond-Blackfan Anemia: mutation and database update. *Hum Mutat*. 2010;31(12):1269-1279.

18. Vlachos A, Federman N, Reyes-Haley C, Abramson J, Lipton JM. Hematopoietic stem cell transplantation for Diamond Blackfan anemia: a report from the Diamond Blackfan Anemia Registry. *Bone Marrow Transplant.* 2001;27:381-386.

19. Rosenberg PS, Greene MH, Alter BP. Cancer incidence in persons with Fanconi anemia. *Blood.* 2003;101:822-826.

20. Sutor AH, von Kries R, Cornelissen EA, McNich AW, Andrew M. Vitamin K deficiency bleeding (VKDB) in infancy. ISTH Pediatric/Perinatal Subcommittee. International Society on Thrombosis and Haemostasis. *Thromb Haemos.* 1999;81:456-461.

21. Report of Joint WHO/WFH Meeting on the Control of Haemophilia: Delivery of Treatment for Haemophilia. World Health Organization, 2002. http://www.who.int/genomics/publications/reports/en/index.html

22. The Diagnosis, Evaluation, and Management of von Willebrand Disease. U.S. Department Of Health And Human Services, National Institutes of Health, National Heart, Lung, and Blood Institute. NIH Publication No. 08-5832. 2007. http://www.nhlbi.nih.gov/guidelines/current.htm

23. Neunert C, Lim W, Crowther M, et al. The American Society of Hematology 2011 evidence-based practice guideline for immune thrombocytopenia. *Blood.* 2011;117(16):4190-4207.

24. Goldenberg NA. Thrombophilia states and markers of coagulation activation in the prediction of pediatric venous thromboembolic outcomes: a comparative analysis with respect to adult evidence. *Hematology Am Soc Hematol Educ Program.* 2008:236-244.

25. Kobayashi M, Nakamura K, Kawaguchi H, et al. Significance of the detection of antineutrophil antibodies in children with chronic neutropenia. *Blood.* 2002;99:3468-3471.

26. Ward AC, Dale DC. Genetic and molecular diagnosis of severe congenital neutropenia. *Curr Opin Hematol.* 2009;16(1):9-13.

27. Etzioni A. Defects in the leukocyte adhesion cascade. *Clin Rev Allergy Immunol.* 2010;38(1):54-60.

28. Rezaei N, Mahmoudi E, Aghamohammadi A, Das R, Nichols KE. X-linked lymphoproliferative syndrome: a genetic condition typified by the triad of infection, immunodeficiency and lymphoma. *Br J Haematol.* 2011;152(1):13-30.

29. Boelens JJ, Prasad VK, Tolar J, Wynn RF, Peters C. Current international perspectives on hematopoietic stem cell transplantation for inherited metabolic disorders. *Pediatr Clin North Am.* 2010;57(1):123-145.

30. Oliveira JB, Bleesing JJ, Dianzani U, et al. Revised diagnostic criteria and classification for the autoimmune lymphoproliferative syndrome (ALPS): report from the 2009 NIH International Workshop. *Blood.* 2010;116:e35-40.

11

急性髓系白血病

Fang Yin 和 Vera Malkovska

邱少伟 译 秘营昌 审校

急性髓系白血病（acute myeloid leukemia，AML）是一类异质性疾病，以髓系前体细胞增殖失控并逐渐取代骨髓正常造血为特征。肿瘤克隆过程中出现的基因改变引发了一系列分子生物学事件，导致恶性细胞异常增殖和分化，并最终抑制正常造血。

遗传学改变对于 AML 的确诊、预后判断和治疗方案的选择越来越重要。强烈化学治疗和合理的支持治疗明显改善了年轻 AML 患者的预后。大规模研究表明，这些患者大部分都能取得完全缓解（complete remission，CR），但是许多患者会复发，5 年生存率在 50% 以下[1]。60 岁以上患者的中位数生存时间不到 1 年，长期生存率低于10%，这主要由于老年 AML 患者存在不良生物学特征而且对化学治疗的耐受性差[2]。目前面临的挑战是需要提高对 AML 分子生物学机制的理解，以及针对耐药患者和老年患者设计出个体化的治疗方案。

流行病学

在美国，年龄调整后的 AML 发病率为 3.5/100 000，每年死亡近10 000 人。AML 在急性白血病儿童和青少年中占 15% ~ 20%，急性白血病在成人中占 80%。AML 的发病率在 60 岁以后迅速上升，诊断时的中位数年龄为 67 岁（图 11.1）[1-3]。

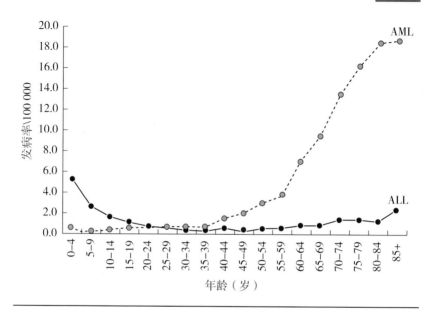

图 11.1　美国 AML 年龄相关的发病率

病因学

　　AML 的分子起源仍未明确。病理生理学发病机制是多样的，由多个因素共同起作用。不同类型的 AML 具有不同的发病机制。遗传基因易感性和环境致突变物（如放射线、药物和其他毒素）均在 AML 的发生中发挥着重要作用[4]。同卵双胞胎的 AML 发生率较高，多种先天性疾病也与 AML 发生有关，这些均说明遗传因素与 AML 的发生有关。遗传基因易感性在儿童和年轻人中 AML 的发生可能起重要作用，但是在老年人中尚未显示出重要作用。一项大型的基于欧洲人群的研究发现，AML 或者骨髓增生异常综合征（myelodysplastic syndromes，MDS）无明显家族聚集的现象[4]。这些研究说明，在大部分 AML/MDS 患者中，环境因素比胚系突变更重要。由既往血液学疾病（大部分为 MDS 或骨髓增殖性疾病）引发的 AML 预后较差。化学治疗和放射线相关的 AML 患者对化学治疗耐受且生存期较短。

表 11.1 列举了与 AML 发生相关的已知的危险因素。

发病机制

在分子水平上，AML 的发病机制是由两类不同突变相互影响的多步骤复杂过程。第一类突变破坏了细胞分化，导致髓系前体细胞克

表 11.1　AML 发生的危险因素
环境暴露
苯
电离辐射
吸烟
遗传性疾病
唐氏综合征
布鲁姆综合征
范科尼贫血
先天性角化不良
共济失调毛细血管扩张症
利 - 弗劳梅尼综合征
Kostmann 综合征
克兰费尔特综合征
既往血液学疾病
骨髓增生异常综合征（MDS）
骨髓增生性疾病
再生障碍性贫血
治疗相关因素
烷化剂：AML 通常由 MDS 引起，潜伏期为 3 ～ 10 年，常伴有 5 号或 7 号染色体的缺失
拓扑异构酶 II 抑制剂：无骨髓增生异常的病史，AML 潜伏期较短（1 ～ 3 年），多为单核细胞类型，常伴有 11 号染色体长臂（11q23）异常
单独放射治疗或与化学治疗联合

隆性扩增。第二类突变通过持续性激活细胞原癌基因，包括 FLT3 酪氨酸激酶、RAS、c-KIT 等，最终导致细胞的异常增殖。抑癌基因的失活同样参与了疾病的发生。AML 中的一些分子遗传学改变可以由特殊的染色体改变导致，包括易位、倒位和缺失，而其他基因改变仅能通过分子学分析得以确认。表 11.2 列举了与 AML 相关的常见突变[5]。通过对这些细胞遗传学和分子生物学异常进行分析，来预测临床预后以及制订治疗 AML 的流程。目前的研究正试图明确这些基因突变引发的、导致白血病细胞无限制增殖并抑制正常造血过程的下游分子通路。AML 细胞和正常对照组细胞的全基因组测序使得确定所有与疾病发生有关的基因突变成为可能，可以通过分析这些突变进而进行疾病分类和指导治疗。

临床特征

AML 患者通常存在骨髓衰竭，表现为贫血、血小板减少性出血、中性粒细胞缺乏性感染。白血病原始细胞可浸润的组织有牙龈、皮

表 11.2　AML 中常见的细胞遗传学异常和突变

影响分化的突变	促进增殖的突变
平衡易位和倒位	原癌基因突变
• t（8；21）：AML-1ETO	• FLT3 激活突变
• t（15；17）：PML-RARA	• RAS 突变
• Inv 16：CBFβ-MYH 11	• c-KIT（CD117）激活突变
• 11q23：MLL PTD	• NPM1 突变
• 少见 -t（6；11），t（9；11），t（6；9），inv3 转录因子的点突变	• BAALC 和 ERG 过表达 抑癌基因突变
• 核结合因子突变	• P53，视网膜母细胞瘤
• CEBPA 突变	
• 肾母细胞瘤（WT-1）突变	

AML-1ETO，急性髓系白血病 t（8；21）；BAALC，脑和急性白血病，细胞质；CBFβ-MYH，核心结合因子 - 平滑肌肌球蛋白重链；CD，簇标记；CEBPA，CCAAT/ 增强子结合蛋白 α；ERG，ETS 相关基因；FLT3，Fms 样酪氨酸激酶 3；MLL PTD，杂合系列白血病 - 部分串联重复；NPM，核仁磷蛋白；PML-RARA，早幼粒细胞白血病 - 视黄酸受体；RAS，视黄酸综合征

肤、脑脊膜和其他器官,最常见于单核细胞类型的白血病。如果出现显著的淤斑和危及生命的出血,应该高度怀疑存在弥散性血管性凝血(disseminated intravascular coagulation,DIC),这在急性早幼粒细胞白血病(acute promyelocytic leukemia,APL)中常见。然而,DIC可出现在任何类型的AML中。导致器官功能异常的白血病淤滞和高黏滞血症通常出现在原始细胞超过100 000/µl的患者中。白血病淤滞表现为意识模糊、视觉受损和呼吸短促,也会导致视网膜、脑、肺和其他器官的出血。AML中罕见但显著的临床表现包括Sweet综合征(一种中性粒细胞浸润真皮所导致的皮疹)以及绿色瘤和髓系原始细胞肿瘤。髓外白血病预示着较差的预后。

常见临床症状和体征如下:

骨髓衰竭

- 乏力
- 呼吸短促
- 发热
- 局部细菌感染
- 淤点
- 淤斑
- 出血(严重者应怀疑为早幼粒细胞白血病)

组织浸润

- 骨痛、压痛
- 中度脾大
- 牙龈增生
- 中枢神经系统和脑神经功能障碍
- 视觉改变(视网膜受累,出血,视神经盘水肿)

少见表现

- Sweet综合征
- 绿色瘤

实验室检查

AML 中最常见的实验室检查结果包括贫血、血小板减少、中性粒细胞减少和外周血出现髓系原始细胞。流式细胞检测可以确定原始细胞特有的免疫表型。对于非白血性白血病患者，原始细胞仅在骨髓中出现。DIC 导致的凝血病在早幼粒细胞白血病中常见。高白细胞患者在就诊时可伴有高尿酸血症，在化学治疗过程中会进一步加重。血清尿酸、血钾和血磷水平的快速升高以及血钙降低常提示肿瘤溶解综合征，这可引起急性肾衰竭。AML 患者还常见到原始细胞释放的溶菌酶导致的肾小管功能障碍，这通常会进一步加重电解质紊乱。乳酸性酸中毒常与白细胞淤滞相关，而高乳酸脱氢酶常与中枢神经系统受累有关。外周血高白血病原始细胞负荷可以出现假性低血糖、低血氧、低血钾和其他异常。这些假性异常是由细胞在体外的代谢活性引起的。对外周血样本进行快速抗凝可以避免这种假性结果。

除了常规胸部 X 线检查外，根据患者症状对其相应部位进行计算机断层扫描术（CT）和磁共振成像（MRI）等检查，可以发现白血病细胞浸润、出血或感染。

AML 的实验室检查表现还包括以下内容：

血液指标

- 外周血中，白细胞计数增高，出现原始细胞
- 贫血
- 粒细胞减少
- 血小板减少
- DIC

生化指标

- 高尿酸血症
- 血尿素氮和肌酐水平升高（尿酸盐肾病）
- LDH 升高
- 低钾血症（肾小管功能障碍）
- 乳酸性酸中毒（白血病淤滞）

- 高钙血症，低钙血症罕见
- 假性低氧血症，低血糖，高血钾症或低钾血症

影像学指标

- 颅内出血（常伴有高黏滞血症）（CT）
- 神经鞘增厚（MRI）
- 肺部浸润（CT）

分类

AML 的分类从最初主要基于形态学的法美英（FAB）分类进化为更综合性的世界卫生组织（WHO）分类。根据形态学、细胞化学染色和免疫分型，旧版的 FAB 分类将 AML 分为 8 个亚型（M0-M7）（表 11.3 和 11.4）

表 11.3　急性髓系白血病（AML）的法美英（FAB）分类

类型	描述
M0	AML 微分化型：过氧化物酶反应阴性，流式细胞术表达两个或以上髓系标记，常伴复杂细胞遗传学异常且预后差
M1	AML 不成熟型：原始细胞 ≥ 90%，早幼粒细胞与其后阶段粒细胞 < 10%
M2	AML 成熟型：其中伴 t（8；21）易位的患者具有良好预后
M3	急性早幼粒细胞白血病（APL）：大部分存在粗颗粒和双分叶核轮廓；细颗粒变异型较少见。绝大多数患者存在 t（15；17）易位，预后良好
M4	急性粒单核细胞白血病：骨髓中的单核细胞和幼单核细胞超过 20%。M4Eo 亚型骨髓中异常嗜酸性粒细胞超过 5%、伴有 inv（16）细胞遗传学异常，预后良好
M5	急性单核细胞白血病：80% 或以上的非红系细胞是原单核细胞、单核细胞或幼单核细胞。非特异性酯酶阳性。常伴有髓外浸润和 11 号染色体长臂异常（11q）
M6	急性红白血病：骨髓中有核红细胞超过 50%，常存在明显的红系病态造血。有核红细胞过碘酸希夫反应（PAS）呈阳性、血型糖蛋白 A 呈阳性
M7	急性巨核细胞白血病：可以存在小原始巨核细胞。通过免疫表型（CD41）或电子显微镜（血小板过氧化物酶 -PPO）检查诊断

表 11.4   急性髓系白血病（AML）的世界卫生组织（WHO）分类

AML 伴重现性细胞遗传学异常

AML 伴 t（8；21）（q22；q22）；*RUNX1-RUNX1T1*

AML 伴 inv（16）（p13.1 q22）或 t（16；16）（p13.1；q22）；*CBFB-MYH11*

APL 伴 t（15；17）（q22；q12）；*PML-RARA*

AML 伴 t（9；11）（p22；q23）；*MLLT3-MLL*

AML 伴 t（6；9）（p23；q34）；*DEK-NUP214*

AML 伴 inv（3）（q21q26.2）或 t（3；3）（q21；q26.2）；*RPN1-EVI1*

AML（原始巨核细胞）伴 t（1；22）（p13；q13）；*RBM15-MKL1*

AML 伴 *NPM1* 突变

AML 伴 *CEBPA* 突变

AML 伴骨髓发育不良相关改变

治疗相关的髓系肿瘤

AML，非特指型

AML 微分化型

AML 不成熟型

AML 成熟型

急性粒单核细胞白血病

急性原始单核/单核细胞白血病

急性红细胞白血病

急性巨核细胞白血病

急性嗜碱粒细胞白血病

急性全骨髓增生伴骨髓纤维化

髓系肉瘤

唐氏综合征相关的髓系增殖

一过性异常髓系造血

唐氏综合征相关的髓系白血病

母细胞性浆细胞样树突细胞肿瘤

APL，急性早幼粒细胞白血病

Modified from Vardiman JW，Thiele J，Arber DA，et al. The 2008 revision of the World Health Organization（WHO）classification ofmyeloid neoplasms and acute leukemia：rationale and important changes. Blood. 2009；114；937-951.

基于 AML 各亚型可以诊断为特定的疾病这一概念，综合形态学、细胞化学、免疫分型、遗传学和临床表现，WHO 将 AML 分为不同的亚型[6]。在这一分类中，伴特殊遗传学改变的疾病类型，如 AML 伴 t（8；21）（q22；q22），AML 伴 inv（16）（p13，1q22）或 t（16；16）（p13.1；q22）和 APL 伴 t（15；17）（q22；q12），均可以不考虑原始细胞比例，直接诊断为 AML。在 AML 分类中其他伴重现性遗传学异常的亚型中，诊断 AML 要求外周血或骨髓中原始细胞必须 ≥ 20%。"AML 伴骨髓发育异常改变"亚型包括既往由 MDS 进展而来、AML 伴骨髓增生异常相关细胞遗传学异常（如 –7 或 –5）或 AML 伴两系或多系 50% 及以上的细胞存在病态造血[6]。

WHO 分类会持续更新，将一些新发现、对疾病有明确影响的基因突变作为分类依据。希望新的分类能更加精确，充分考虑生物学的独特性，更好地用于预后判断和指导治疗的模式和强度。

诊断

血涂片和骨髓活检中均可见到白血病原始细胞。根据 WHO 分类，诊断 AML 要求外周血或骨髓的原始细胞 ≥ 20%。诊断 AML 患者时应评估以下内容：

- 血细胞计数和血涂片检查
- 骨髓穿刺和活检
  - 通过 Wright-Giemsa 染色进行形态学观察
  - 通过多参数流式细胞仪进行免疫分型
- 细胞遗传学
- 分子学分析
- 腰椎穿刺（外周血中的原始细胞清除后）：存在中枢神经系统症状、单核细胞形态或高原始细胞计数者

细胞质中存在 Auer 小体、苏丹黑细胞化学染色阳性、髓过氧化物酶和酯酶染色阳性，则支持 AML 的形态学诊断。单克隆抗体免疫分型特别有助于鉴别 AML 和急性淋巴细胞白血病（acute lymphoblastic leukemia，ALL）以及 AML 中不同亚型的确定，包括微

分化型、红白血病和巨核细胞白血病。与形态学亚型相关的细胞遗传学和分子学异常能够进一步支持诊断和预测治疗效果（表 11.5）。

预后因素

过去几十年间，已经明确有预后价值的因素包括：年龄超过 60 岁、细胞遗传学、既往 MDS 病史和治疗相关 AML，最近增加了分子遗传学异常因素 [6]。与治疗效果相关的独立预后因素如下：

临床预后因素

- 年龄
- 既往存在 MDS 病史

表 11.5 急性髓系白血病的诊断标志

FAB 分类	细胞化学	免疫分型	细胞遗传学
M0 微分化型	MPO < 3%	CD34+，HLA DR+ CD33+/-，CD13+/-	11q13
M1 不成熟型	MPO < 3%	CD34+，HLA DR+ CD33+，CD13+	-5，-7，-17 Del3p，+21，+8
M2 成熟型	MPO > 10%	CD34-，HLA DR+ CD33+，CD13+	t（8；21），del3p 或 inv 3 -5，-7，+8，t（6；9）
M3 早幼粒细胞	MPO++	CD34-，HLA DR- CD13+，CD33+	t（15；17）
M4 粒单核细胞	MPO+ 酯酶+	CD34-，HLA DR+ CD13+，CD33+ CD11+，CD14+	inv16，t（16；16） -5，-7，t（6；9）
M5 单核细胞	酯酶++ PAS+	CD34-，HLA DR+ CD13+/-，CD33+ CD11+，CD14+，	t（9；11）（p21；23），+8
M6 红细胞	PAS++ 酯酶-	血型糖蛋白 A+	-5q，-5，-7，-3，+8
M7 巨核细胞	PAS+/-	CD41+	+8，+21，inv 或 del 3p

CD，簇标记；FAB，法美英；HLA DR，人类白细胞抗原 D 相关；MPO，髓过氧化物酶；PAS，过碘酸希夫染色 . 髓系标记：CD13，CD33；单核细胞标记：CD11，CD14

- 治疗相关的 AML
- 体能状态
- 髓外疾病
- 并发症

实验室指标预后因素

- 初诊时白细胞计数 > 20 000/μl
- 细胞遗传学
- 分子生物学改变 [包括核仁磷蛋白（*NPM1*）、*FLT3*、*CCAAT* 增强子结合蛋白 α（*CEBPA*）、*KIT* 突变]
- 原始细胞 CD34 阳性
- 多药耐药

预测长期疗效的最好指标（仅次于年龄）是白血病细胞的染色体和分子遗传学结果（表 11.6 和表 11.7）[6-7]。依据细胞遗传学结果，可以将 AML 患者分为 3 个不同危险组，每组对化学疗治的反应不同（表 11.3）。例如，多数核心结合因子阳性的、预后良好组患者在经大剂量阿糖胞苷巩固治疗后，可以获得长期缓解，而预后不良组患者则没有从该治疗方案中受益。40% ～ 50% 初诊患者的染色体核型是正常的，大部分属于预后中等组（表 11.3）。又可以根据分子遗传学异常，将细胞遗传学正常的 AML 进一步分为不同的亚组，制定更准确的治疗流程[7]。表 11.7 列举了正常核型 AML 患者中基因突变的频率及其对预后的影响[7-8]，其中一些突变（如 *NPM1*、*FLT3*、*CEBPA* 和 *KIT*）对预后的影响是已确定，其他突变的预后意义仍在研究中。研究最多的是 *FLT3* 基因的内部串联重复（internal tandem duplications，ITD），可编码受体酪氨酸激酶，见于 20% ～ 30% 的 AML 患者中。一些回顾性研究显示，携带该突变的患者对治疗的反应差，无病生存（disease-free survival，DFS）和总体生存（overall survival，OS）明显缩短[7]。相反，存在 *NPM1* 和 *CEBPA* 突变而没有 *FLT3* 突变的患者具有更高的 CR 率和较好的 OS（表 11.6）[7]。这些突变为 AML 的发病机制提供了大量的线索，有助于确定治疗的分子靶点。在不久的将来，AML 细胞的全基因组序列、microRNA 和基因表达研究可能会改变 AML 的预后分组[7,9]。

表 11.6 依据细胞遗传学和分子学异常的危险度分组

危险度	细胞遗传学和分子学异常
良好组	inv（16）或 t（16；16）
	t（8；21）
	t（15；17）
	正常核型伴 NPM1 突变或孤立的 *CEBPA* 突变、*FTL3-ITD* 阴性
中等组	正常核型
	+8
	t（9；11）
	t（8；21），inv（16），t（16；16）伴 *c-KIT* 突变
	不能归为良好或不良组的突变
不良组	复杂核型（≥ 3 种染色体异常）
	单体核型（至少 2 个染色单体或 1 个染色单体 +1 种结构异常）
	–5, 5q–, –7, 7q–
	非 t（9；11）的 11q23 异常
	inv（3），t（3；3）
	t（6；9）
	t（9；22）
	正常核型伴 *FLT3-ITD* 突变

CEBPA，CCAAT/ 增强子结合蛋白 α；c-KIT，CD117 受体酪氨酸激酶；FLT3-ITD，Fms 样酪氨酸激酶 3- 内部串联重复序列；NPM1，核仁磷蛋白

过去的 30 年间，由于化学治疗和支持治疗的发展，年轻 AML 患者的疗效明显提高。60 岁以下预后良好组患者中有 50% 以上可以通过目前的化疗治愈，而染色体核型和分子学标记危险度高的年轻患者治愈率仅有 30% ～ 40%。不幸的是，老年 AML 患者的长期生存率没有任何进展。这些患者具有更多的高危因素、合并并发症的概率更高、对细胞毒药物治疗的耐受性更差。对大多数老年患者需要采用新的治疗策略 [2,10]。

治疗

因为 AML 异质性很明显，所以治疗方案必须个体化。AML 治疗方案的制订应考虑以下因素：年龄、体能状态以及传统细胞遗传学、

表 11.7　正常核型的急性髓系白血病中基因突变的频率和预后影响

基因突变	频率（%）	预后
NPM1	45 ~ 62	FLT3-ITD 阴性者，预后良好
		FLT3-ITD 阳性者，预后不良
FLT3-ITD	20 ~ 30	不良
FLT3-TKD	11 ~ 14	不明
DNMT3a	25 ~ 35	不良
IDH1/2	8 ~ 15	依据同时合并的其他类型突变而变化
TET2	12 ~ 27	依据同时合并的其他类型突变而变化
MLL1	5 ~ 11	不良
CEBPA	15 ~ 20	良好
NRAS	11 ~ 25	不明
WT1	≤ 10	不明，可能不良
RUNX	14 ~ 34	不明

CEBPA，CCAAT/ 增强子结合蛋白 α；*DNMT3A*，DNA- 甲基化转移酶 3A；*FLT3-ITD*，Fms 样酪氨酸激酶 3- 内部串联重复序列；*FLT3-TKD*，Fms 样酪氨酸激酶 3- 酪氨酸激酶结构域；*IDH1/2*，异柠檬酸脱氢酶 1 和 2；*MLL1*，混合系列白血病 -1；*NPM1*，核磷蛋白；*NRAS*，神经瘤细胞鼠肉瘤；*RUNX*，Runt 相关转录因子；*TET2*，10-11 易位 2；*WT1*，肾母细胞瘤 1

荧光原位杂交和聚合酶链反应（PCR）检查发现的预后标志[7-8]。根据特殊的细胞遗传学进行靶向治疗的第一个成功例子是全反式维甲酸（all-trans-retinoic acid，ATRA），将会在本章单独讨论。

　　AML 的治疗通常分为两个阶段：诱导缓解治疗和缓解后治疗。诱导缓解治疗的目的是获得完全缓解（CR），CR 的标准为：骨髓造血面积 ≥ 20%，原始细胞低于 5%，无髓外白血病，中性粒细胞大于 1 000/μl，血小板计数大于 100 000/μl。达到 CR 患者，其生存将会明显改善。CR 的标准并没有要求核型或者分子学异常消失。因此，在临床试验中，如果患者仅接受诱导化学治疗，则复发的风险几乎是 100%。达到 CR 后的强烈的化学治疗（与诱导化疗方案相似）被称为巩固治疗。

初始处理

　　AML 患者的早期处理应由有经验的团队组织和执行。

初始评估应该包括以下内容：

■ 病史和体格检查。

■ 全血细胞计数（包括分类）。

■ 外周血涂片检查。

■ 出凝血检查：凝血酶原时间（prothrombin time，PT）、部分凝血活酶时间（activated partial thromboplastin time，aPTT）、纤维蛋白原、D-二聚体。

■ 血液生化检查：尿酸，血钙，血磷。

■ 肾和肝功能评估。

■ 乙型和丙型肝炎病毒、单纯疱疹病毒（herpes simplex virus，HSV）、巨细胞病毒（cytomegalovirus，CMV）、水痘和人类免疫缺陷病毒（human immunodeficiency virus，HIV）。

■ 育龄女性的妊娠检查。

■ 骨髓穿刺，包括形态学、细胞化学、细胞遗传学、分子基因学和流式细胞学。

■ 骨髓活检。

■ 适合造血干细胞移植患者的人类白细胞抗原（human leukocyte antigen，HLA）分型。

■ 存在 CNS 受累高危因素（CNS 症状、白细胞计数升高、髓外疾病、单核细胞形态 FAB M4 或 M5）的患者，在外周血原始细胞消失后行腰椎穿刺。

■ 胸部 X 线和心电图检查。

■ 对特定患者行超声心动图或多门电路（multigated acquisition scan，MUGA）分析以评估心脏功能。

■ 中心静脉置管。

完成这些工作后，应该同患者进行慎重地讨论疾病的诊断、预后、治疗的副作用、可能对生活方式的影响以及患者可能需要的家庭和朋友的帮助等。对于虚弱的老年患者，经过患者和主治医师共同讨论后可仅仅给予支持治疗，而不给予化学治疗（化疗）。

患者最终的结果不仅仅依赖化学治疗的选择，同样也取决于对并发症严密的监测、预防和谨慎的处理。在 AML 治疗过程中，许多不良事件的发生和出现时机是可以预测的。例如，高白细胞、肿瘤溶解和 DIC 更容易出现在化学治疗的早期，而由于骨髓抑制引起的并发症更多出现于化学治疗的第二周。化学治疗过程中，应该注意监测患者有无相关的副作用，如蒽环类导致的心脏毒性、大剂量阿糖胞苷导致的神经毒性等。感染的预防包括中心静脉导管的认真护理和口腔黏膜炎的预防。如果患者中性粒细胞减少期出现发热，应该立即给予经验性广谱静脉抗生素治疗；在抗生素治疗前，应该先进行微生物培养。口腔或者肛周疱疹性溃疡的及时治疗或预防可以防止不适症状和菌血症的发生。疱疹病毒的预防可以防止这些并发症并降低黏膜炎的严重程度；预防性抗真菌治疗可以降低真菌感染率。输注经照射的和去白细胞的血制品可以预防患者出现严重贫血症状，维持血小板技术在 10 000/μl 以上。AML 中血制品的输注同急性淋巴细胞白血病（ALL）的原则一样（第 12 章）。

诱导治疗

最常用的化学治疗方案包括 1 或 2 个疗程的阿糖胞苷（每天 100 ~ 200 mg/m^2，连续静脉输注 7 天）联合 3 天的蒽环类药物（如柔红霉素 60 ~ 90 mg/m^2，去甲氧柔红霉素 10 ~ 13 mg/m^2 或米托蒽醌 10 ~ 12 mg/m^2 静脉输注）方案。"3+7" 方案在 55 ~ 60 岁以下的年轻患者中可以取得近 70% ~ 80% 的 CR 率[10-12]。如果第 14 ~ 21 天的骨髓中持续存在白血病细胞，通常应该再给一个同样的或调整后的化学治疗方案。

最近几项研究显示，大剂量的柔红霉素（每天 90 mg/m^2，静脉输注 3 天）可以很好地耐受，CR 率和总体生存率明显升高，50 或 65 岁以下的年轻患者、细胞遗传学预后良好或中等的患者获益较大。因此，目前推荐大剂量柔红霉素作为 65 岁以下、体能状态良好和心脏功能较好患者的标准初始治疗方案[12]。最近一项临床研究显示，大剂量柔红霉素和标准剂量去甲氧柔红霉素的疗效没有差异，认为去甲氧柔红霉素能够替代柔红霉素[13]。

无并发症的老年患者接受强烈诱导化学治疗的效果优于支持治疗[14-15]。氯法拉滨作为一种单独药物用于治疗有效。目前正探索将其作为老年患者诱导治疗方案的一部分[16]。不能从化学治疗中受益的老年患者，阿扎胞苷、地西他滨和来那度胺等药物可以在没有获得 CR 的情况下延长生存。目前，新药（如替匹法尼，沙帕他滨和雷那度胺）正在老年患者中进行临床试验，老年患者的治疗目标和终点正在因此而改变。

其他增加诱导化学治疗强度的策略包括：大剂量阿糖胞苷的应用，联合依托泊苷和 6- 硫鸟嘌呤，采用双诱导和时间序贯疗法，预激和生长因子支持等。随机临床试验显示上述方案可以改善 DFS，但对 OS 没有影响，且可能会导致更多的毒副作用。

CD33 单克隆抗体 [吉姆单抗奥唑米星（gemtuzumab ozogamicin，GO）] 联合治疗在初诊 AML 中取得较好疗效[17-18]。最近的一项前瞻性Ⅲ期临床试验中，患者随机接受传统的 3+7 治疗方案或接受相同的治疗方案联合小剂量、分次应用的 GO 单抗。试验结果显示两组的致死性毒副作用没有显著差别，接受 GO 单抗治疗组在 2 年内无事件生存率和 DFS 明显改善，OS 延长了 10 个月[17]。另一项来自英国的随机研究显示，60 岁以上的老年 AML 患者取得类似的结果[18]。尽管由于相关毒性，GO 单抗已经于 2010 年 6 月在美国市场上下架，但是上述结果仍然鼓舞人心。作为临床试验的新药（IND），美国仍可开展有关 GO 单抗的研究。

缓解后治疗

几乎所有患者在诱导化疗达到 CR 后都还存在残留疾病，如果没有进一步的治疗，终将导致疾病复发。预防复发的缓解后治疗策略主要包括大剂量阿糖胞苷和同种异基因或自体造血干细胞移植（hematopoietic stem cell transplantation，HSCT）。维持治疗不是目前 AML 的标准治疗；然而，目前正在尝试包括免疫治疗、去甲基化治疗和靶向治疗在内的维持治疗，以期达到治愈白血病的目的。

强烈巩固治疗可以改善年轻 AML 患者生存率。随机对照试验已经证明阿糖胞苷剂量依赖的治疗效果[11]。以大剂量阿糖胞苷（high-dose cytarabine，HDAC）为基础的巩固治疗是 60 岁以下年轻患者的标准方案，用量为每天 $1 \sim 6g/m^2$（$2 \sim 3 g/m^2$，在第 1、3、5 天，每天 2 次；或每天 2 次，共 6 天）。年轻低危组患者，特别是核心结合因子突变患者 [t（8；21）和 inv（16）]，从 HDAC 治疗中获益最大。60 岁以上的患者没能从 HDAC 巩固治疗中获益[19]。以 HDAC 为基础的巩固治疗的合适疗程数尚无定论，一般认为 1 ~ 4 个疗程均可[20-21]。对于老年患者，有研究认为 1 个疗程以上的强烈缓解后巩固治疗的意义不大[21-22]。年轻 AML 患者的初始治疗中，阿糖胞苷的合适累计剂量仍有争论。传统化学治疗中，降低阿糖胞苷的剂量（第一次巩固治疗的累计剂量不超过 12 g/m^2）似乎并不会导致疗效的下降[14,23]。对于年轻 AML 患者而言，选择巩固化学治疗还是同种异基因 HSCT 应该依据复发的危险性来决定。

造血干细胞移植

在大剂量清髓性化学治疗和全身照射后，行自体或同种异基因造血干细胞移植已经广泛应用于 AML 的治疗。自体 HSCT（auto-HSCT）需要于 CR 期患者采集自体干细胞，同种异基因干细胞可来源于 HLA 相合的同胞、无关供者和脐带血或单倍体相同的供者。同种异基因 HSCT（allo-HSCT）会产生免疫介导的抗白血病效应，即移植物抗白血病效应。

多个比较标准巩固化疗和 HSCT 的前瞻性随机试验结果证明，allo-HSCT 抗白血病效果最好、复发率最低；其次是 auto-HSCT，其在一些临床研究中疗效优于传统缓解后化疗（表 11.8）。因此，缺乏合适 HLA 相合供者的 AML 患者，auto-HSCT 自体移植的疗效优于传统巩固化学治疗。然而，由于化学治疗组患者复发后仍有更多的机会接受二线挽救化学治疗和干细胞移植，因此，接受 auto-HSCT 与接受

表 11.8　前瞻性随机试验中 Allo-HSCT、Auto-HSCT 和化学治疗的复发率（%）

研究组	Allo-HSCT	Auto-HSCT	化疗
GIMEMA 8[24]	24	40	57
MRC 10[25]	19	35	53
ECOG/SWOG[26]	29	48	61

Allo-HSCT，同种异基因造血干细胞移植；Auto-HSCT，自体造血干细胞移植

表 11.9　以意向治疗为基础的临床试验评价 Allo-HSCT

临床试验	DFS（%）		OS（%）	
	有供者	无供者	有供者	无供者
GIMEMA 8[24]	46	33	48	40
GOELAM[28]	44	38	53	53
MRC AML 10[25]	50	42	55	50
ECOG/SWOG[26]	43	35	46	52
GIMEMA 10[29]	51	41	58	49
HOVON-SAKK[30]	48	37	54	46

Allo-HSCT：同种异基因造血干细胞移植；DFS：无病生存期；OS：总体生存期

强烈化学治疗的患者比较，前者的 OS 并没有得到提高 [26-27]。

由于 auto-HSCT 的治疗相关死亡率（treatment-related mortality，TRM）较高，其强大的抗白血病效应并非总能够转化为 OS 的提高（表 11.9）。这些临床试验对是否存在供体取代了随机化分配，这些有供体 - 无供体间的比较可能因意向治疗的局限性而误解，这些对比研究的结果并不总是一致的。最近的研究显示，除了细胞遗传学预后良好组外，接受同种异基因移植的患者总体生存更好，这种优势在年轻患者中最为显著 [30]。一项大规模的 Meta 分析比较了移植和非移植的结果，该研究包括 24 个前瞻性临床试验、6000 多例处于第一次 CR（CR1）的 AML 患者。共有 3638 例患者可以进行细胞遗传学预后分组，其中预后良好组 547 例、预后中等组 2499 例和预后不良组 592 例。与未接受移植治疗的患者相比，CR1 期接受异基因移植的患者复发或死亡的危险比是 0.8（95% 可信区间为 0.74 ~ 0.86）。预后中等和预后不良组 AML 患者在 CR1 期行同种异基因移植可以显著改善无复发生存率和 OS，预后良好组患者无显著差别 [31]。

由于老年患者不能耐受强烈化学治疗且并发症较多，清髓 allo-HSCT 在老年患者中的应用受到很大限制。减低强度的预处理方案（RIC）使更多的老年患者和因存在并发症而无法耐受标准清髓性预处理方案的年轻患者可以行异基因移植。研究表明，接受 RIC 移植的患者中超过 1/3 能够实现长期存活率 [32]。基于大型注册临床研究的回顾性研究结果表明，RIC 可以降低 TRM，但复发率会升高。缓解期接受 RIC 移植患者的 DFS、OS 和清髓性预处理的结果相似 [32]。

对于没有 HLA 相合供者的患者，其他可选择的供者 [如无关脐带血（UCB）或单倍体相同的供者] 的应用正逐渐增多。这两种方法都有重要的优势，如移植时间更短（尤其是那些需要急症移植的患者）；几乎所有的患者都能有不全相合的供者。最近有研究证明，急性白血病患者进行脐带血移植后可取得跟 HLA 相合 HSCT 类似的无白血病生存率 [33-34]。欧洲骨髓移植登记处（The European Bone Marrow Transplant Registry，EBMTR）的研究也显示 CR 期的预后不良患者进行 haplo-HSCT 的疗效跟已有报道的无关供者移植效果相当 [35]。由于移植技术和化学治疗方案的持续改进，最佳的治疗方案仍然在不断改变。AML 是异质性很强的恶性疾病，最合适的治疗方案最终决定于细胞遗传学和分子学特征。随着对疾病生物学认识的深入和新的分子标记的确认，目前的临床研究将会继续完善。

年轻急性髓系白血病患者依据危险度分层的治疗

预后良好组急性髓系白血病

具有良好核型 [AML 伴 t（8；21）或 inv（16），正常核型伴 *NPM1* 突变而无 *FLT3-ITD* 突变，或正常核型伴 *CEBPA* 突变] 的患者强烈巩固化学治疗或者自体 HSCT 均可取得良好的效果（表 11.6）。年轻患者通过这些方案能够达到 60% ~ 70% 的长期 DFS。allo-HSCT 存在较高的治疗相关死亡率，除了临床试验外，一般不推荐应用于此类患者 [10,31]。

预后不良组的急性髓系白血病

具有不良预后细胞遗传学、正常核型伴 *FLT3-ITD* 阳性或继发性 AML 患者预后非常差（表 11.6）。如果有 HLA 相合的供者，这些患者应尽快进行 HSCT 的评估。这组患者接受常规巩固化学治疗或自体 HSCT 的疗效是不理想的。高分辨率 HLA 相合的无关供者的 Allo-HSCT 疗效和 HLA 相合的亲属供者的 allo-HSCT 疗效相当 [19]。年轻和体能状态好的患者，如果没有 HLA 相合的供者，应该考虑接受单倍体相同的亲属作为供着进行 allo-HSCT 或脐带血移植。具有明显并发症的患者达到 CR 后，可以接受 RIC 的 allo-HSCT。绝大多数没有供体的患者可以接受临床试验的新药治疗。*FLT3-ITD* 阳性的患者可以考虑接受 FLT3 酪氨酸激酶抑制剂的临床试验，如米哚妥林，来他替尼，索拉非尼和奎扎替尼[7,36]。

预后中等组的急性髓系白血病

细胞遗传学正常、无分子标记或分子标志对治疗影响不明确（如 *IDH1*，*IDH2*，*RUNX1*，*TET2* 和 *DNMT2A* 突变）的患者是最大量、异质性最强的群体，它们的治疗选择尤为复杂（表 11.6 和表 11.7）。allo-HSCT、巩固化学治疗和 auto-HSCT 同样有效。最近的 Meta 分析结果显示，采用 allo-HSCT 治疗的 CR1 期中危组患者的无复发生存和总生存率比非 allo-HSCT 治疗的患者有明显优势[31]。目前，全基因组分析、RNA 和 microRNA 谱等新技术发现的新型基因异常在不断修改 AML 的危险度。在新的预后结果明确之前，治疗应该根据患者年龄、并发症、移植类型和复发的危险性等慎重地进行个体化选择。如果患者 55 ~ 60 岁以下，体能状态较好，有 HLA 相配的亲属供者，应接受异基因移植，以获得更好的抗白血病效应。如果没有 HLA 相配的供者，可以采用强烈巩固化学治疗以达到体内清除白血病细胞的效果，继而行 auto-HSCT。总体来说，年轻、体能好的患者接受 allo-HSCT 比 auto-HSCT 或大剂量阿糖胞苷巩固化学治疗的疗效更好，其复发的风险大大改善，这比更高的死亡率理论值有更大的价值。

急性早幼粒细胞白血病的治疗

急性早幼粒细胞白血病（APL）是一类具有独特的流行病学、特征性细胞形态学、存在潜在致命性凝血障碍的疾病类型，但其总体预后较其他 AML 类型更佳。遗传学特点是 t（15；17）导致 PML-RARα 融合基因的形成，该病是第一个直接针对发病机制进行靶向治疗的成功范例，显著地改善了疗效。由于疾病相关的凝血病治疗的优化以及诱导分化药物、ATRA 和三氧化二砷（ATO）的应用，APL

现已成为治愈率最高的 AML 类型。大型临床试验结果显示 APL 的治愈率达 90% 以上[37-38]。APL 治疗中采用最广泛的诱导治疗方案为以 ATRA 联合蒽环类为基础的化学治疗，达完全缓解后给予至少两个疗程的 ATRA 联合以蒽环类为基础的化学治疗来巩固，间断地单用 ATRA（每 3 个月中使用 15 天）或与 6- 巯嘌呤和甲氨蝶呤联合来维持治疗。历史对照和随机临床试验累积的数据均证明无论是中、低危组（WBC < 10 000/μl）还是高危组患者均可以受益于诱导治疗和（或）巩固治疗中应用的阿糖胞苷[37-38]。

目前认为 ATO 在 APL 治疗中比 ATRA 更有效，尤其是 ATO 单药治愈 APL 的可能性比 ATRA 单药大[38]。以 ATO 为基础的初始治疗可以作为不能耐受蒽环类化学治疗患者的治疗选择。北美临床试验协作组将 ATO 纳入巩固治疗方案中以降低化学治疗毒性。被随机分配到接受两个疗程共 25 天 ATO（每周 5 天，共 5 周）治疗的患者比仅接受两个疗程 ATRA 联合化学治疗的患者具有更好的 EFS 和 OS[39]。

尽管应用了 ATRA 且凝血障碍的治疗也有了很大进步，但出血仍是初始治疗中重要的死亡原因。因此，APL 应该被当成医学急症处理；一旦怀疑为 APL，即使还没有遗传学结果证实也应该尽快给予 ATRA 和积极的支持治疗。凝血病可以通过新鲜冰冻血浆、纤维蛋白原和血小板的输注，来治疗目标是维持纤维蛋白原水平在 150 mg/dl 以上、血小板在 30 000/μl 以上，直到凝血病得到缓解[38-39]。APL 分化综合征是在 ATRA 和 ATO 治疗中容易出现的主要毒副作用，特征是胸腔和心包积液、体重增加、水肿、呼吸困难、发热、发作性低血压和肺部浸润，一旦发现应尽快予静脉输注地塞米松（10 mg，每天 2 次）；接受诱导治疗联合化学治疗的患者，该并发症出现的概率会降低。患者在接受 ATO 治疗期间，应该密切监测其 QT 间期延长的问题，维持电解质水平在正常范围内[38-39]。诱导治疗和巩固治疗的目的是实现 PCR 方法检测 PML-RARα 融合基因呈阴性，PCR 检测结果持续阳性预示着复发。分子水平复发患者的治疗效果明显好于血液学全面复发的患者[40]。同类靶向药物的一些新剂型如 ATO 口服剂型和合成的视黄酸（Tamibarotene）口服药可用于克服 ATRA 耐药，这对于疾病复发的患者可能是有前景的治疗选择。

复发难治急性髓系白血病的治疗

大部分 AML 患者都会复发，近 25% 的年轻患者对标准诱导化学治疗疗无效。复发的 AML 患者再诱导化疗的 CR 率低于初始化疗患者；即使第二次达到 CR，持续时间也更短。因此，复发和难治 AML 患者适合参加探索新治疗方案的临床试验。不想接受强烈治疗的患者可以选择最佳的支持治疗。

如果存在合适的 HLA 相配的供者，allo-HSCT 是治疗的首选[19]。复发患者和达到二次 CR 后的患者相比，二者接受 allo-HSCT 的最终结果相似。如果没有合适的供者，则主要根据 CR1 的缓解期长短来确定治疗方案。对于 CR1 期超过 12 个月的患者，包含 HDAC 的再诱导治疗是合理的，因其 CR 率达 50% ~ 60%、长期 DFS 率为 5% ~ 10%；而对于 CR1 期较短的患者，优先选择参加临床试验。目前正在研究的新药包括氯法拉滨、法尼基转移酶抑制剂（FTIs、FLT3 抑制剂）和其他药物（表 11.11）。复发和难治患者应该考虑参加临床试验，因为目前现有的药物的有效率仍然很低。

造血生长因子

集落刺激因子（colony-stimulating factor，CSF）能够缩短 AML 治疗中的中性粒细胞缺乏时间，有可能改善预后。粒细胞 - 巨噬细胞集落刺激因子（granulocyte-macrophage colony- stimulating factor，GM-CSF）和粒细胞集落刺激因子（granulocyte colony-stimulating factor，G-CSF）均可加速诱导化学治疗后中性粒细胞恢复。G-CSF 和 GM-CSF 通过募集原始细胞进入细胞周期，使其对化学治疗敏感；但是，大量的临床试验没能重复出该方案的生存优势。目前的研究显示 CSF 的优势仅仅是缩短中性粒细胞缺乏和发热的时间，将 CSF 加入到化疗中没有改变 AML 患者的总体死亡率、CR 率或复发率[41]。老年患者在结束化疗后可以考虑使用生长因子，但生长因子可能会影响骨髓活检的结果。在进行骨髓检查判断病情是否缓解前，至少应停用 G-CSF 和 GM-CSF 7 天以上。APL 患者不能用髓系生长因子。

老年急性髓系白血病

老年患者预后很差，近 30 年来没有明显改善。由于老年患者具有更多的预后不良因素，包括并发症、预后不良细胞遗传学和白血病原始细胞的多药耐药，这些患者的治疗非常有挑战性 [2,10]。但是高龄并不是拒绝强烈化疗的原因。

研究显示，诱导化疗缓解与单纯支持治疗相比，前者生活质量更好、生存期更长 [15]，60 岁以上且没有明显并发症的患者可以接受标准 "3+7" 诱导化疗。随着患者年龄增大，体能状态下降，疗效越差（表 11.10），可根据以下标准筛选出能从标准化疗中受益的患者：年龄 60 ~ 69 岁、非继发性 AML 或无前驱 MDS 病史、体能状态好、治疗前没有感染、胆红素和肌酐水平正常 [2]。MD 安德森肿瘤中心的结果显示这部分患者的 CR 率可达 70%，中位数生存时间为 14 个月 [2]。老年患者缓解后的治疗仍然不确定。与年轻患者不同，没有研究显示以大剂量阿糖胞苷为基础的治疗在 60 岁以上的老年患者中具有提高生存率的优势。由于老年患者占 AML 患者的大多数，因此需要新的方案来提高其疗效。对于大部分老年患者而言，由于常规化疗效果差，诊断后应该考虑参加新药的临床试验。除临床试验外，目前可行的几个成功方案包括：阿扎胞苷、地西他滨、小剂量阿糖胞苷和减低预处理强度（RIC）的造血干细胞移植。骨髓中原始细胞比例较低（20% ~ 30%）的老年患者可以接受阿扎胞苷的门诊治疗，每天

表 11.10	西南肿瘤学协作组（SWOG）初始 3+7 诱导治疗方案研究中依据患者年龄和体能状态（PS）在 30 天内的死亡率			
	年龄 < 56 岁	年龄 56 ~ 65 岁	年龄 66 ~ 75 岁	年龄 > 75 岁
病例数	364	242	270	70
PS 0	3/129（2%）	8/72（11%）	9/73（12%）	2/14（14%）
PS 1	6/180（3%）	6/11（5%）	20/126（16%）	7/40（18%）
PS 2	1/46（2%）	6/34（18%）	16/52（31%）	7/14（50%）
PS 3	0/9	7/24（29%）	9/19（47%）	9/11（82%）

Adapted from Appelbaum FR, Gundacker H, Head DR, et al. Age and acute myeloid leukemia. Blood. 2006；107：3481-3485.

75 mg/m^2×7 天，以 4 周为 1 个周期。与姑息治疗相比，该方案可明显延长 OS、改善多种并发症[42]。最近发表的随机临床试验数据显示，去甲基化药物（如地西他滨）的疗效与强烈化疗效果相当，好于其他姑息治疗方案[42-43]。

阿扎胞苷已经成为那些不能耐受强烈诱导化疗或无法参加临床试验患者的一线选择。低剂量地西他滨用于高危 MDS 患者和老年 AML 患者的 CR 率为 14%～28%，耐受性明显好于标准诱导化疗方案[42-43]。更早的随机临床试验显示用小剂量阿糖胞苷（20 mg 皮下注射，2 次 / 天，连续 10 天，每 4～6 周为 1 个周期）治疗的患者，其 OS 明显优于支持治疗和羟基脲治疗组[44]。氯法拉滨单药治疗有效，目前正在探索联合用药治疗老年患者[16]。这些药物的选择主要依据个人偏好，因为难以比较不同研究的疗效或毒副作用。对于许多体能状态差、脏器功能异常或有活动性感染的患者，姑息治疗可能是合适的选择。

妊娠期急性髓系白血病

妊娠期白血病的发病率很低，发病率为 1/（75 000～100 000），其中有 2/3 为急性髓系白血病[45]。妊娠相关急性白血病常发生于妊娠期的第 2 和第 3 个阶段（以 3 个月为 1 个阶段），这可能是选择偏倚所致，因为发生在妊娠早期的患者会选择中止妊娠，而这些病例未被报道。妊娠期白血病的治疗面临很大挑战，患者因出血和感染的问题而出现妊娠相关并发症的风险很高。

无论患者处于妊娠哪个阶段，都需要立即治疗急性白血病，因为推迟治疗或调整治疗都会导致疗效变差。最近一项系统性综述分析了 87 例 AML 患者（88 次妊娠）在妊娠期接受系统治疗的情况。除少数病例外，几乎所有患者都是在早期妊娠结束时选择接受治疗[46]，在早期妊娠期间接受化疗的患者中，有将近 50% 的胎儿预后较差。因此应尽量避免在妊娠早期应用化疗药物和靶向药物（如 ATRA）。ATRA 作为治疗 APL 高度有效的药物，在妊娠早期应用对胎儿具有强烈的毒性，如中枢神经系统和心血管发育异常。因此，确诊为 AML 的妊娠早期患者应该终止妊娠。在妊娠中期和晚期，化疗和 ATRA 一般不会导致胎儿畸形，但可能会延缓胎儿在子宫内的发育[45]。总的来说，妊娠期 AML 的治疗应该关注母亲的生存率，同时将治疗相关的胎儿毒副作用降至最低。

微小残留病的评估

利用 PCR 和多参数流式细胞术评估缓解后的 MRD 已经迅速成为 AML 标准治疗的一部分。目前利用实时定量 PCR 检测患者已知的基因标志，其灵敏度可达到能够在 10^5 个正常细胞中检测出 1 个白血病细胞（10^{-5}）。流式细胞术同样可以检测和定量具有独特白血病免疫表型的 AML 细胞，适用于 85% 以上的 AML 患者。多数实验室采用 10 色流式细胞术检测白血病细胞的灵敏度达到 $10^{-5} \sim 10^{-4}$[8]。

大量的数据证实了 AML 患者在治疗后的 MRD 检测的预后价值。在特定时间点对残留 AML 细胞进行定量有利于缓解后治疗的个体化；这也可以作为新治疗方案的替代终点。MRD 监测的目的是确定具有高复发风险的患者，安排他们接受不同的治疗方案。APL 中 MRD 研究已经很成熟，巩固治疗结束时 PML-RARA 融合基因持续阳性或达到分子生物学缓解的患者又出现 PCR 阳性均预示复发的可能。其他类型 AML 中 MRD 也能够作为临床复发的早期预测指标，但是 MRD 监测的合适时机和频率，以及如何根据 MRD 结果进行合适的干预仍无定论。除了精心设计的前瞻性临床试验外，将 MRD 监测技术应用于临床也应该谨慎。

急性髓系白血病新的治疗靶标

AML 的标准治疗主要是基于多疗程的强烈细胞毒化学治疗，以达到根除疾病的目的，但仅有一小部分患者能够通过这种方法治愈。APL 中 ATRA 和 AS_2O_3 的成功应用说明具有高度选择性和毒性小的药物确实能够提高 AML 的治愈率。目前，白血病细胞的靶向治疗和保护正常细胞免受化疗药物的广泛攻击的治疗观念正在其他类型 AML 中探索。随着对白血病发病机制的深入了解，新型药物正逐渐进入临床试验（表 11.11），包括抗体靶向治疗和其他免疫治疗方法、FLT3 抑制剂和其他酪氨酸激酶抑制剂、FTIs、氯法拉滨和甲基化作用的抑制剂（表 11.11）。大部分药物在单药治疗时的效果有限，它们

表 11.11　新药在急性髓系白血病的临床经验

药物分类和举例	临床疗效
毒素耦联的单克隆抗体： 吉妥珠单抗	最近 2 个Ⅲ期临床试验显示吉妥珠单抗联合 "3+7" 方案可能提高 OS
FLT3 抑制剂： 米哚妥林，来妥替尼，索拉非尼，司马沙尼，舒尼替尼，坦度替尼，KW-2449，奎扎替尼（AC220）	联合治疗不会提高 OS。有希望改善抑制剂的药代动力学和药效学特性[36]。临床Ⅲ期试验正在进行中
法尼基转移酶抑制剂： 替匹法尼，氯那法尼，BMS 214662	替匹法尼和依托泊苷联合治疗老年预后不良 AML 患者，可以提高 CR 率。将来计划根据 RASGRPI/APTX 基因表达来筛选对此药物更可能有疗效的患者[47]
去甲基化药物： 阿扎胞苷，地西他滨	阿扎胞苷能够延长老年低增生性 AML 患者的 OS[42]。如果存在分子学复发的征象，阿扎胞苷和地西他滨能够推迟复发，争取时间让一部分患者进行造血干细胞移植
核苷类似物： 氯法拉滨，沙帕他滨，艾西拉滨	在未治疗的和至少对于存在至少 1 种不良预后因素的未经治疗 AML 的老年患者，氯法拉滨是有效的，毒副作用可以耐受[16]。将阿糖胞苷耦联到反油酸的脂质部分以优化结构：艾西拉滨
烷化剂： Cloretazine（拉罗莫司汀）	在复发或难治 AML 患者中，联合大剂量阿糖胞苷后，CR 率（35%）有明显提高，但早期死亡率也升高，OS 没有改善[48]
组蛋白脱乙酰酶抑制剂： 罗米地新，伏林司他	单药治疗有一定的临床疗效。目前有数种类型正在研发中
免疫调节剂： 雷那度胺	采用大剂量雷那度胺治疗的 31 例低增生性的复发患者中，有 5 例获得了二次缓解（16%）[49]。雷那度胺联合化疗或去甲基化药物的临床试验正在进行中
具有拓扑异构酶Ⅱ抑制活性的喹啉： Vosaroxin	阿糖胞苷 ±Vosaroxin 治疗首次复发或难治 AML 患者的Ⅲ期临床试验正在进行中
mTOR 抑制剂： 西罗莫司，地磷莫司，依维莫司	在复发和难治 AML 的Ⅰ期临床试验中，西罗莫司没能与挽救化疗起到协同作用。一种新型、更有效的 mTOR 抑制剂正在研发中

续表

药物分类和举例	临床疗效
免疫治疗： 疫苗和 CAR-T 细胞治疗	采用靶向 WT1 抗原的树突细胞疫苗治疗 2 例在诱导方案中仅达到部分缓解的耐药患者取得第 1 次 CR[50]。针对肿瘤相关抗原的 CAR-T 细胞的治疗正在研发中

CR，完全缓解；FLT3，Fms 样酪氨酸激酶 3；mTOR，雷帕霉素靶蛋白；OS，总体生存；WT1，Wilms 肿瘤

真正的作用可能在联合治疗中才能得以体现。

吉妥珠单抗奥佐糖（gemtuzumab ozogamicin，GO）（Mylotarg）是第一个与单克隆抗体结合的化疗药物，其靶向针对 CD33 抗原表位。尽管预后良好细胞遗传学异常的患者或 APL 患者能从该药获益，但该药已因其毒副作用于 2010 年 6 月从美国市场退市。最近的两项Ⅲ期随机临床试验采用小剂量 GO 联合传统 3+7 方案治疗 AML，与传统单用化疗相比，致死性毒副作用没有明显差异；而联合治疗组 DFS 和 OS 得到显著改善[17-18]。这两个试验均提示将来应对 GO 进行更多的探索。

AML 合并 FLT3 突变预示较差的预后，因此 FLT3 激酶抑制剂引起了广泛的兴趣。FLT3 特异性抑制剂 [如索拉非尼（sorafenib）、来妥替尼（lestaurtinib，CEP-701）和 quizartinib（AC220）] 已经用于研究复发或难治性 AML。一项Ⅲ期随机临床试验显示，联合或未联合来妥替尼的挽救化疗均没有获益[36]。仅有 58% 接受来妥替尼治疗的患者证实存在 FLT3 靶向抑制，但这部分患者的 CR 率提高、OS 延长，这表明靶向抑制 FLT3 突变仍然是有前景的方向，应该研究改善抑制剂的药代动力学和药效学特性。目前已确定索拉非尼能够减缓复发患者的疾病进展，但不能诱导第二次缓解[51]。Quizartinib 的疗效在大样本量的复发 AML 患者的Ⅲ期临床试验中的结果仍未确定[36]。

FTIs 是一种选择性抑制许多细胞内蛋白质（如 Ras）法尼基化的新型小分子抑制剂。Tipifarnib 单药在 MDS 患者和难治 / 预后不良的 AML 患者中即显示出抗白血病作用[52]。一项Ⅲ期试验在未经治疗的

70 岁及以上 AML 患者中比较了 Tipifarnib 单药和最佳支持治疗（包括口服羟基脲），然而结果没有显示出前者有存活率优势[53]。随后一项Ⅰ期临床试验将 Tipifarnib 和依托泊苷联合用于治疗老年预后不良 AML 患者，单药 Tipifarnib 的 CR 率为 14%，而联合方案多个剂量组的 CR 率为 25%，疗效得到明显提高[47]。*RASGRP1* 基因高表达和 *APTX* 基因低表达可以预示 Tipifarnib 和依托泊苷的临床疗效[47]。

目前正在努力探索优化 Ara-C 摄入的方法，例如通过结合反油酸的脂质部分，可以绕过核酸转运蛋白 hENT1。另一个新型复合物 CPX-351，将阿糖胞苷和柔红霉素以 5∶1 的比例结合在脂质体载体上。新型拓扑异构酶Ⅱ抑制剂也正在研发过程中。目前，有许多新药和药物组合正等待在 AML 患者中进行试验。只要有可能，所有 AML 患者（包括老年患者）都应参加经过严谨设计的临床试验。

总结

AML 是一类以髓系原始细胞快速生长和正常造血受抑制为特征，遗传学、形态学和临床特征异质性很强的造血系统恶性肿瘤。AML 在发病过程中的初始遗传学事件和所受累的信号转导途径是目前大量科学研究的重点。这些事件能够决定 AML 的类型、治疗反应，并在一定程度上影响疾病最终的结局。目前已确定的预后因素包括年龄、细胞遗传学改变和分子学特征，这些因素仍然在不断更新。突变检测已整合到预后模型中，也被用来确定治疗靶点。不幸的是，只有不到一半的年轻患者和不到 10% 的 60 岁以上的患者可以通过现有的治疗方案达到治愈。年轻患者可以通过采用多疗程含有蒽环类药物和阿糖胞苷的强烈化疗方案来获得最长的 DFS。巩固治疗非常关键，除了 APL 外，维持治疗一般不是必需的。细胞遗传学预后良好的年轻患者应选择大剂量阿糖胞苷巩固；预后中等和预后不良的患者如果有 HLA 相合的供者，且体能状态良好，可以从 allo-HSCT 中受益。尽管仍未确定诱导方案的合适药物和巩固治疗的周期数，但是进一步对标准化疗方案进行修改不太可能会出现生存率的显著改善。强烈化疗并不适合存在并发症和体能状态较差的老年患者，这些患者可从去甲基化药物或小剂量阿糖胞苷治疗中有一定程度的获益。新的靶向治疗，包括以抗体为基础的治疗、酪氨酸激酶抑制剂、其他作用于信号转导途径的药物和疫苗，在临床研究中已经显示出一定的作用，且毒副作用可耐受。根据细胞生物学研究，组合这些药物应该会获得比无选择性的细胞毒治疗获得更好的结果。

参考文献

1. Howlander N, Noone AM, Krapcho M, et al., eds. *SEER Cancer Statistics Review, 1975-2008*. Bethesda, MD: National Cancer Institute., http://seer.cancer.gov/csr/1975_2009_pops09/, based on November 2010 SEER data submission, posted to the SEER web site; 2011.
2. Appelbaum FR, Gundacker H, Head DR, et al. Age and acute myeloid leukemia. *Blood*. 2006;107:3481-3485.
3. Dores GM, Devesa SS, Curtis RE, et al. Acute leukemia incidence and patient survival among children and adults in the United States, 2001-2007. *Blood*. 2012;119:34-43.
4. Goldin LR, Kristinsson SY, Liang SX, et al. Familiar aggregation of acute myeloid leukemia and myelodysplastic syndromes. *J Clin Oncol*. 2011;30:179-183.
5. Bernasconi P. Molecular pathways in myelodysplastic syndromes and acute myeloid leukemia: relationship and distinctions—a review. *Br J Haematol*. 2008;142:695-708.
6. Vardiman JW, Thiele J, Arber DA, et al. The 2008 revision of the World Health Organization (WHO) classification of myeloid neoplasms and acute leukemia: rationale and important changes. *Blood*. 2009;114:937-951.
7. Dohner H, Gaidzik VI. Impact of genetic features on treatment decisions in AML. ASH Education Book. *Hematology Am Soc Hematol Educ Program*. 2011;2011:36-42.
8. Buccisano F, Maurillo L, Del Principe MI, et al. Prognostic and therapeutic implications of minimal residual disease detection in acute myeloid leukemia. *Blood*. 2012;119(2):332-341.
9. Ley TJ, Ding L, Walter MJ, et al. DNMT3A mutations in acute myeloid leukemia. *N Engl J Med*. 2010;363(25):2424-2433.
10. Döhner H, Estey EH, Amadori S, et al. Diagnosis and management of acute myeloid leukemia in adults: recommendations from an international expert panel, on behalf of the European Leukemia Net. *Blood*. 2010;115:453-474.
11. Mayer R, Davis R, Schiffer C, et al. Intensive postremission chemotherapy in adults with acute myeloid leukemia, Cancer and Leukemia Group B. *N Engl J Med*. 1994;331:896-903.
12. Dombret H, Gardin C. An old AML drug revisited. *N Engl J Med*. 2009;361(13):1301-1303.
13. Pautas C, Merabet F, Thomas X, et al. Randomized study of intensified anthracycline doses for induction and recombinant interleukin-2 for maintenance in patients with acute myeloid leukemia age 50 to 70 years: results of the ALFA-9801 study. *J Clin Oncol*. 2010;28(5):808-814.
14. Löwenberg B, Pabst T, Vellenga E, et al. Cytarabine dose for acute myeloid leukemia. *N Engl J Med*. 2011;364(11):1027-1036.
15. Juliusson G, Antunovic P, Derolf A, et al. Age and acute myeloid leukemia: real world data on decision to treat and outcomes from the Swedish Acute Leukemia Registry. *Blood*. 2009;113(18):4179-4187.
16. Kantarjian HM, Erba HP, Claxton D, et al. Phase II study of clofarabine monotherapy in previously untreated older adults with acute myeloid leukemia and unfavorable prognostic factors. *J Clin Oncol*. 2010;28(4):549-555.
17. Castaigne S, Pautas C, Terre C, et al. Fractionated doses of Gemtuzumab Ozogamicin (GO) combined to standard chemotherapy (CT) improve event-free and overall survival in newly-diagnosed de novo AML patients aged 50-70 years old: a prospective randomized phase 3 trial from the Acute Leukemia French Association (ALFA). ASH Annual Meeting Abstracts. *Blood*. 2011;118:Abstract 6.
18. Burnett AK, Hills RK, Hunter AE, et al. The addition of gemtuzumab ozogamicin to intensive chemotherapy in older patients with AML produces a significant improvement in overall survival: results of the UKNCRI AML16 randomized trial. ASH Annual Meeting Abstracts. *Blood*. 2011;118:Abstract 582.
19. Tallman MS, Gilliland G, Rowe JM. Drug therapy for acute myeloid leukemia. *Blood*. 2005;106:1154-1163.
20. Byrd JC, Ruppert AC, Mrózek K, et al. Repetitive cycles of high-dose cytarabine benefit patients with acute myeloid leukemia and inv(16)(p13q22) or t(16;16)(p13;q22): results from CALGB 8461. *J Clin Oncol*. 2004;22:1087-1094.
21. Grimwade D, Walker H, Harrison G, et al. The predictive value of hierarchical cytogenetic classification in older adults with acute myeloid leukemia (AML): analysis of 1065 patients entered into the United Kingdom Medical Research Council AML11 trial. *Blood*. 2001;98(5):1312-1320.
22. Goldstone AH, Burnett AK, Wheatley K, et al. Attempts to improve treatment outcomes in acute myeloid leukemia (AML) in older patients: the results of the United Kingdom Medical Research Council AML11 trial. *Blood*. 2001;98(5):1302-1311.

23. Schaich M, Rollig C, Soucek S, et al. Cytarabine dose of 36 g/m2 compared with 12 g/m2 within first consolidation in acute myeloid leukemia: results of patients enrolled onto the prospective randomized AML96 study. *J Clin Oncol.* 2011;29:2696-2702.

24. Zittoun RA, Mandelli F, Willemze, et al. Autologous or allogeneic bone marrow transplantation compared to intensive chemotherapy for acute myeloid leukemia in first remission. EORTC and GIMEMA Leukemia Cooperative Groups. *N Engl J Med.* 1995;332:217-223.

25. Burnett AK, Goldstone AH, Stevens RM, et al. Randomized comparison of addition of autologous bone-marrow transplantation to intensive chemotherapy for acute myeloid leukaemia in first remission: results of MRC AML 10 trial. *Lancet.* 1998;351:700-708.

26. Cassileth PA, Harrington DP, Appelbaum FR, et al. Chemotherapy compared with autologous or allogeneic bone marrow transplantation in the management of acute myeloid leukemia in first remission. *N Engl J Med.* 1998;339:1649-1656.

27. Vellenga E, Van Putten W, Ossenkoppele GJ, et al. Autologous peripheral blood stem cell transplantation for acute myeloid leukemia. *Blood.* 2011;118(23):6037-6042.

28. Harousseau JL, Cahn JY, Pignon B, et al. Comparison of autologous bone marrow transplantation and intensive chemotherapy as postremission therapy in adult acute myeloid leukemia. The Groupe Ouest Est Leucemies Aigues Myeloblastiques (GOELAM). *Blood.* 1997;90:2978-2986.

29. Suciu S, Mandelli F, de Witte T, et al. EORTC and GIMEMA Leukemia Groups. Allogeneic compared with autologous stem cell transplantation in the treatment of patients younger than 46 years with acute myeloid leukemia (AML) in first complete remission (CR1): an intention-to-treat analysis of the EORTC/GIMEMA AML-10 trial. *Blood.* 2003;102:1232-1240.

30. Cornelissen JJ, Van Putten WLJ, Verdonck LF, et al. Results of a HOVON/SAKK donor versus no-donor analysis of myeloablative HLA-identical sibling stem cell transplantation in first remission acute myeloid leukemia in young and middle-aged adults: benefits for whom? *Blood.* 2007;109:3658-3666.

31. Koreth J, Schlenk R, Kopecky KJ, et al. Allogeneic stem cell transplantation for acute myeloid leukemia in first complete remission: systematic review and meta-analysis of prospective clinical trials. *JAMA.* 2009;301:2349-2361.

32. Horwitz ME. Reduced intensity versus myeloablative allogeneic stem cell transplantation for the treatment of acute myeloid leukemia, myelodysplastic syndrome and acute lymphoid leukemia. *Curr Opin Oncol.* 2011;23(2):197-202.

33. Eapen M, Rocha V, Sanz G, et al. Effect of graft source on unrelated donor haematopoietic stem-cell transplantation in adults with acute leukaemia: a retrospective analysis. *Lancet Oncol.* 2010;11:653-660.

34. Brunstein CG, Gutman JA, Weisdorf DJ, et al. Allogeneic hematopoietic cell transplantation for hematologic malignancy: relative risks and benefits of double umbilical cord blood. *Blood.* 2010;116:4693-4699.

35. Ciceri F, Labopin M, Aversa F, et al. A survey of fully haploidentical hematopoietic stem cell transplantation in adults with high-risk acute leukemia: a risk factor analysis of outcomes for patients in remission at transplantation. *Blood.* 2008;112:3574-3581.

36. Levis M, Ravandi F, Wang ES, et al. Results from a randomized trial of salvage chemotherapy followed by lestaurtinib for patients with FLT3 mutant AML in first relapse. *Blood.* 2011;117:3294-3301.

37. Sanz MA, Montesinos P, Rayon C, et al. Risk-adapted treatment of acute promyelocytic leukemia based on all-trans retinoic acid and anthracycline with addition of cytarabine in consolidation therapy for high-risk patients: Further improvements in treatment outcome. *Blood.* 2010;115:5137-5146.

38. Estey EH, Hutchinson F. Newly diagnosed acute promyelocytic leukemia: arsenic moves front and center. *J Clin Oncol.* 2011;29(20):2743-2746.

39. Powell BL, Moser B, Stock W, et al. Arsenic trioxide improves event free and overall survival for adults with acute promyelocytic leukemia: North American Leukemia Intergroup Study C9710. *Blood.* 2010;116:3751-3757.

40. Esteve J, Escoda L, Martin G, et al. Outcome of patients with acute promyelocytic leukemia failing to front-line treatment with all-trans retinoic acid and anthracycline-based chemotherapy (PETHEMA protocols LPA96 and LPA99): benefit of an early intervention. *Leukemia.* 2007;21(3):446-452.

41. Gurion R, Belnik-Plitman Y, Gafter-Gvili A, et al. Colony-stimulating factors for prevention and treatment of infectious complications in patients with acute myelogenous leukemia. *Cochrane Database Syst Rev.* September 2011;9:CD008238.

42. Fenaux P, Mufti GJ, Hellström-Lindberg E, et al. Azacitidine prolongs overall survival compared with conventional care regimes in elderly patients with low bone marrow blast count acute myeloid leukemia. *J Clin Oncol.* 2010;28:562-569.

43. Lübbert M, Suciu S, Baila L, et al. Low-dose decitabine versus best supportive care in elderly patients with intermediate- or high-risk myelodysplastic syndrome (MDS) ineligible for intensive chemotherapy: final results of the randomized phase III study of the European Organisation for Research and Treatment of Cancer Leukemia Group and the German MDS Study Group. *J Clin Oncol.* 2011;29(15):1987-1996.

44. Burnett AK, Milligan D, Prentice AG, et al. A comparison of low-dose cytarabine and hydroxyurea with or without ATRA for acute myeloid leukemia and high risk MDS in patients not considered fit for intensive treatment. *Cancer.* 2007;109:1114-1124.

45. Brenner B, Avivi I, Lishner M. Haematological cancers in pregnancy. *Lancet.* 2012;379(9815):580-587.

46. Azim HA Jr, Pavlidis N, Peccatori FA. Treatment of the pregnant mother with cancer: a systematic review on the use of cytotoxic, endocrine, targeted agents and immunotherapy during pregnancy. Part II: hematological tumors. *Cancer Treat Rev.* 2010;36(2):110-121.

47. Karp JE, Vener TI, Raponi M, et al. Multi-institutional phase 2 clinical and pharmacogenomic trial of tipifarnib plus etoposide for elderly adults with newly diagnosed acute myelogenous leukemia. *Blood*. 2012;119(1):55-63.
48. Giles F, Vey N, DeAngelo D, et al. Phase 3 randomized, placebo-controlled, double-blind study of high-dose continuous infusion cytarabine alone or with laromustine (VNP40101M) in patients with acute myeloid leukemia in first relapse. *Blood*. 2009;114:4027-4033.
49. Blum W, Klisovic RB, Becker H, et al. Dose escalation of lenalidomide in relapsed or refractory acute leukemias. *J Clin Oncol*. 2010; 28:4919-4925.
50. Van Tendeloo VF, Van de Velde A, Van Driessche A, et al. Induction of complete and molecular remissions in acute myeloid leukemia by Wilms tumor 1 antigen-targeted dendritic cell vaccination. *Proc Natl Acad Sci USA*. 2010;107(31):13824-13829.
51. Sharma M, Ravandi F, Bayraktar UD, et al. Treatment of FLT3-ITD-positive acute myeloid leukemia relapsing after allo-geneic stem cell transplantation with sorafenib. *Biol Blood Marrow Transplant*. 2011;17:1874-1877.
52. Lancet JE, Gojo I, Gotlib J, et al. A phase 2 study of the farnesyltransferase inhibitor tipifarnib in poor-risk and elderly patients with previously untreated acute myelogenous leukemia. *Blood*. 2007;109(4):1387-1394.
53. Harousseau JL, Martinelli G, Jedrzejczak WW, et al. A randomized phase 3 study of tipifarnib compared with best supportive care, including hydroxyurea, in the treatment of newly diagnosed acute myeloid leukemia in patients 70 years or older. *Blood*. 2009;114(6):1166-1173.

12

急性淋巴细胞白血病

Nirali N. Shah 和 Alan S. Wayne

周剑峰 译

流行病学资料显示，在美国每年新诊断的急性淋巴细胞白血病（acute lymphoblastic leukemia，ALL）约有 5000 例，超过一半的患者是儿童。近年来，ALL 的治疗取得了突破性的进展，儿童和成人患者的无病生存率（disease-free survival，DFS）大大提高，分别达到了80% 和 50%[1-2]。

流行病学

ALL 约占儿童肿瘤的 25%，是最为常见的儿童肿瘤。流行病学资料显示，ALL 高发于两个年龄段，即 2 ~ 5 岁的儿童以及 50 岁以上的中老年人。其中男性患者略多，并有一定的种族差异性，高加索人群患病风险约是非裔美国人的 2 倍，而西班牙裔儿童是发病率最高的群体[3]。

病因学和危险因素

遗传因素与 ALL 发病直接相关，例如唐氏综合征（21 三体）会导致患病风险增加 15 倍。其他引起 ALL 的易感因素包括免疫缺陷以及染色体破裂综合征，然而大多数患者并不具备这些潜在疾病。EB病毒感染出现在少部分成熟 B 细胞 ALL 患者中，环境因素也被认为是诱因之一，但是除了电离辐射，相关性都不明确。90% 以上的病例在原始淋巴细胞中都发现有获得性的染色体异常，包括非整倍体（主要是多倍体）和（或）染色体易位（包括一些患者携带的先天性染色体易位），受累基因多为调控造血的转录因子 [4]。

临床表现

主要的临床表现大部分是因为原始淋巴细胞浸润骨髓造成的外周血细胞计数异常（表 12.1）。其他器官（如中枢神经系统以及睾丸）也常被累及。T 细胞 ALL 经常会有淋巴结肿大、纵隔肿块、胸腔积液和（或）白细胞淤滞等临床表现。而成熟 B 细胞 ALL 通常会有胃肠道表现，包括派尔集合淋巴结受累引起的肠套叠。ALL 亦会表现为危及生命的急危重症，需要紧急干预治疗（表 12.2）。

实验室表现

诊断急性淋巴细胞白血病需要在外周血和（或）骨髓中查及原始淋巴细胞，通常并不困难。根据法美英（French-American-British，FAB）分型，ALL 根据形态学可以分为 L1、L2 和 L3 三种类型（表12.3），其中只有 L3 因在形态学上提示为成熟 B 细胞 ALL 或者

表 12.1 临床表现

常见的临床症状和体征		累及器官	
70%	肝脾大	100%	骨髓
60%	发热	10%	前纵隔肿块
50%	疲乏	5%	中枢神经系统
50%	淋巴结肿大	2%	睾丸
40%	出血	< 5%	其他（眼，皮肤，心包，胸膜，肾，乳腺，
40%	骨关节疼痛		卵巢，阴茎异常勃起，肠套叠）
20%	食欲缺乏		
10%	腹痛		

表 12.2　临床急症与处理

临床急症	处理措施
白细胞淤滞症	氧疗，白细胞去除术
粒细胞缺乏伴感染和发热 血小板减少	静脉滴注广谱抗生素 血小板输注
弥散性血管内凝血	新鲜冰冻血浆，冷沉淀
肿瘤溶解综合征	静脉补液，别嘌呤醇或拉布立酶，或根据临床症状选择支持治疗（透析）
气道梗阻 上腔静脉综合征 肠套叠 中枢神经系统症状	氧疗，皮质类固醇和（或）放射治疗 皮质类固醇和（或）放射治疗 手术减压 皮质类固醇和（或）放射治疗
眼部受累 脊髓受压	放射治疗（放疗） 皮质类固醇和（或）放射治疗

Burkitt 型 ALL 而有临床和预后意义。需要通过常规的血液病理、免疫组化、流式细胞学和细胞遗传学分析，对该型进一步确诊和预后分层。大部分的 ALL 为幼稚 B 细胞表型（CD10，CD19，CD22，HLA-DR，TDT+）；10% ~ 20% 为 T 细胞表型（CD2，CD7+）；只有不到 5% 的 ALL 是成熟 B 细胞或者 Burkitt 型（CD20，surface-IgM κ 或 λ +）。有些特定的细胞遗传学异常在常规核型分析时并不能被检测到，所以分子水平的检测显得尤为重要，最明显的例子是在 25% 的儿童急淋中能发现 t（12；21）（表 12.4）。脑脊液分析对于判断脑膜白血病十分重要。

预后因素

疾病的临床和生物学特征，以及对于初始诱导治疗的反应，常被用作前 B 细胞 ALL 治疗的危险度分层（表 12.5）[5]。年龄是一个重要的预后因素，与儿童 ALL 相比，婴儿和成人 ALL 的治疗效果普遍

表 12.3　分型

FAB 形态学

L1：原始和幼稚淋巴细胞大小均一，胞浆量少

L2：原始和幼稚细胞细胞核大小不一，核仁明显

L3：胞质嗜碱性，胞内有明显空泡

骨髓

M1：原始细胞＜ 5%

M2：原始细胞在 5% ~ 25% 之间

M3：原始细胞＞ 25%

脑脊液细胞学

CNS-1：未发现原始细胞

CNS-2：WBC ＜ 5/μL，有原始细胞

CNS-3：WBC ≥ 5/μL，有原始细胞，或有中枢神经系统症状（脑神经瘫痪）

CNS，中枢神经系统；FAB，法国 - 美国 - 英国形态学工作组；WBC，白细胞

表 12.4　常见的染色体易位

t（12；21）：*TEL/AML1*（25% 儿童 ALL）

t（1；19）：*E2A/PBX1*

t（9；22）：*BCR/ABL* p190 融合（25% 成人 ALL）

11q23：*MLL*，多位点融合（70% 婴儿 ALL）

14q11 或 7q35：*TCR*，T 细胞表型

t（8；14），t（8；22），t（2；8）：*c-myc/Ig*，成熟 B（Burkitt）细胞表型

TCR，T 细胞抗原受体，ALL，急性淋巴细胞白血病

较差。与前 B 细胞 ALL 相比较，T 细胞和成熟 B 细胞 ALL 的无病生存率较低，但是目前的危险分层治疗模式正在缩小这个差距。近期的基因组学研究发现了众多与不良预后紧密相关的分子学标志，这样有助于临床医生做更精细的疾病亚群分析、危险分层及疗效预测 [4]。

表 12.5　前 B 细胞急性淋巴细胞白血病危险分组

	标危组	高危组	极高危组
年龄（岁）	1 ~ 9	10 ~ 35	< 1
			> 35
			> 55
WBC	< 30 000	≥ 30 000	
	< 50 000	≥ 50 000	
CNS	阴性	阳性	
染色体	t（12；21）,	11q23,	
	双三体或三三体 4/10/17	t（1；19）,	
		t（9；22）	
DNA 指数	超二倍体	低二倍体	
治疗反应	RER	SER	诱导缓解失败
缓解治疗后 MRD（%）	< 0.01	0.01 ~ 0.1	> 0.1
			≥ 1.0

WBC，白细胞；CNS，中枢神经系统；MRD，微小残留病变；RER，快速早期反应者；SER，缓慢早期反应者

治疗

　　可供选择的治疗儿童以及成人 ALL 的化学治疗（化疗）方案有很多。规范化治疗必须在熟悉各种 ALL 亚型化疗方案的临床医师的指导下根据疾病的临床病理学特点进行。下面的表格列出了经多中心临床试验验证的化疗方案，以供参考[1-2,6-9]。

- ALL 经诊断确立后必须马上开始治疗。
- 治疗方案根据患者疾病的表型以及预后因素选择。完整的治疗包括四个部分：诱导缓解，巩固强化，中枢白血病预防和维持治疗，总时程为 2 ~ 3 年（表 12.6）。初始诱导缓解治疗以 28 天为一个周期，包含了 3 ~ 5 种化疗药物序贯以及联合给药。根据文献报道亦可采取其他诱导方案[8]。巩固和强化治疗方案有很多，一些常用的方案在下表中列出。对于高危的患者推荐进行多个循环的巩固或强化治疗以达到更好的治疗效果。"再

表 12.6　前体 B 细胞急性淋巴细胞白血病和 T 细胞急性淋巴细胞白血病的常用化疗方案

诱导缓解（第 1 ~ 4 周）

3 药联合化疗

- 泼尼松每天 40 ~ 60 mg/m² 或地塞米松每天 6 mg/m²，分次口服 21 ~ 28 天（第 0—28 天）
- 长春新碱每天 1.5 mg/m²（不超过 2 mg），IV，每周一次，共 4 周（第 0，7，14，21 天）
- 大肠杆菌 L-门冬酰胺酶每次 6000 ~ 10 000 IU/m²，IM，6 ~ 9 次，隔天注射一次，或者一周内每隔 3 天注射一次，持续 2 ~ 3 周
- 鞘内注射甲氨蝶呤（或三联鞘内注射甲氨蝶呤，阿糖胞苷和地塞米松）
  - CNS-1：每 2 周一次，共 2 次（第 0，14 天）
  - CNS-2 或者 CNS-3：每周一次，至少 4 次，直至达到 CNS-1（第 0，7，14，21 天）

4 药联合化疗：将下述药物加入上述方案

- 阿霉素每次 25 ~ 30 mg/m² 或柔红霉素每次 25 ~ 45 mg/m²，IV，每周一次，连续 4 周（第 0，7，14，21 天），或每天一次，持续 2 ~ 3 天（第 0，1，+/-2 天）

5 药联合化疗：将下述药物加入上述方案

- 环磷酰胺每次 800 ~ 1200 mg/m²，IV，一次性注射（第 0 天）

疗效评价

第 14 天骨髓检查

- M1：早期快速反应
- M2 或 M3：缓慢早期反应

第 28 天骨髓检查

- M1：缓解，继续下述缓解后治疗。如若检测到 MRD，则患者应归为高危组，并应接受强化化疗
- M2 或 M3：诱导缓解失败，需行挽救性治疗

缓解后治疗

治疗前标准

- ANC ≥ 750/μl，血小板计数 ≥ 75 000/μl
- ALT < 2 倍正常上限值，直接胆红素水平正常
- 肌酐水平正常
- 无活动性感染和危及生命的器官功能障碍

巩固治疗（第 5 周）

标准 BFM 方案

- 环磷酰胺每次 1000 mg/m^2，IV，共 2 次（第 0，14 天）
- 巯嘌呤醇每次 60 mg/m^2，口服，每天一次（睡前空腹服用以增加吸收）共 28 天（第 0—27 天）
- 长春新碱每次 1.5 mg/m^2（不超过 2 mg），IV，4 次（第 14，21，42，49 天）
- 阿糖胞苷每次 75 mg/m^2 IV 或者 SQ（第 1—4，8—11，15—18，22—25 天）
- 鞘内注射甲氨蝶呤，每周一次，共 4 周（第 1，8，15，22 天）

加强 BFM 方案

- 环磷酰胺每次 1000 mg/m^2，IV，共 2 次（第 0，28 天）
- 巯嘌呤醇每次 60 mg/m^2，口服，一天一次（睡前空腹服用以增加吸收）共 28 天（第 0—13，28—41 天）
- 长春新碱每次 1.5 mg/m^2（不超过 2 mg），IV，4 次（第 14，21，42，49 天）
- 阿糖胞苷每次 75 mg/m^2，IV 或 SQ（第 1—4，8—11，29—32，36—39 天）
- 大肠杆菌 L-门冬酰胺酶 6000 ~ 10 000 IU/m^2，IM，12 次，每周每隔 3 天一次（第 14，16，18，21，23，25，42，44，46，51，53 天）
- 鞘内注射甲氨蝶呤，每周一次，共 4 周（第 1，8，15，22 天）

大剂量甲氨蝶呤合并亚叶酸解救方案

- 根据具体方案调整剂量，给药方式以及亚叶酸解救

Capizzi 方案

- 阿糖胞苷每次 3000 mg/m^2，IV，维持 3 h 以上，每 12 h 一次，共 4 天，每周前 2 天（第 0、1 天，第 7、8 天）
- L-门冬酰胺酶每次 6000 ~ 10000 IU/m^2，IM，阿糖胞苷完成后第 42 h 给药（第 1，8 天在完成最后一次阿糖胞苷后第 3 h 执行）

异环磷酰胺 / 依托泊苷

- 依托泊苷（VP-16）每次 100 mg/m^2，共 5 次（第 1—5 天）
- 异环磷酰胺：每次 800 mg/m^2，IV，共 5 次（第 1—5 天），在依托泊苷注射完毕后立即执行
- 美司钠：每次 360 mg/m^2，IV，在异环磷酰胺之前开始输注，每 3 h 一次，每天 8 次（第 1—5 天）

临时维持治疗

- 通常在巩固治疗和延迟强化 / 再诱导治疗之间应用

续表

延迟强化 / 再诱导化疗方案

- 地塞米松每天 10 mg/m², 分次口服, 第 14—28 天
- 长春新碱每次 1.5 mg/m²（不超过 2 mg）, IV, 4 次（第 0, 14, 21, 42, 49 天）
- 阿霉素每天次 25 ~ 30 mg/m², IV, 每周一次, 共 3 次（第 0, 7, 14 天）
- 环磷酰胺每次 1 000 mg/m², IV（第 28 天）
- 6- 硫代鸟嘌呤每次 60 mg/m², 口服, 一天一次, 共 14 天（第 28—41 天）
- 阿糖胞苷每次 75 mg/m², IV 或 SQ（第 29—32, 36—39 天）
- 鞘内注射甲氨蝶呤, 2 次（第 29, 36 天）

加或不加:

- 大肠杆菌 L- 门冬酰胺酶每次 6000 ~ 10000 IU/m², IM, 6 ~ 12 次（第 3, 5, 7, 10, 12, 14+/-42, 44, 46, 49, 51, 53 天）

维持治疗

重复循环直至治疗时呈达 24 ~ 36 个月

- 泼尼松每天 40 ~ 60 mg/m² 或地塞米松每天 6 mg/m², 分次口服, 5 天, 每 28 天为一个疗程
- 长春新碱每次 1.5 mg/m²（不超过 2 mg）, IV, 每 4 周一次
- 巯嘌呤醇每次 75 mg/m²†, 口服, 一天一次（睡前空腹服用以增加吸收）
- 甲氨蝶呤每次 20 mg/m²†, 口服, 一周一次
- 鞘内注射甲氨蝶呤, 每 4 ~ 12 周一次, 维持 1 ~ 2 年

* 费氏染色体阳性 ALL 患者的化疗方案中应包含 BCR-ABL 激酶抑制药。
† 巯基嘌呤和甲氨蝶呤的用量需根据外周血结果进行调整, 保持 ANC 在 750 ~ 1500/μl, 血小板计数 > 75000/μl。
IM, 肌内注射；IV, 静脉注射；SQ, 皮下注射；MRD, 微小残留病变

诱导"治疗, 即晚期强化治疗能够显著提高对初始治疗不敏感患儿的疗效 [10]。不同强化方案的疗效在一些成人 ALL 的随机临床试验中有较大差异。对成人 ALL 患者应用儿童 ALL 方案化疗, 特别是应用于青少年和年轻患者, 将改善他们的无病生存率, 但是在中老年患者中将会增加毒副作用 [2,9,13-15]。延长维持治疗的时间至 24 ~ 36 个月, 也会显著提高儿童和成人 ALL 患者的无病生存率。

- 异基因干细胞移植（SCT）：虽然在异基因 SCT 的患者中复发率会低于只接受化疗的患者，但移植组的治疗相关死亡率会更高 [16]。因此儿童患者很少在达到首次缓解（first remission，CR1）时进行 SCT 治疗，除非因为具备诱导治疗失败等极高危因素而必须进行相关临床试验 [17-18]。由于成人 ALL 单纯化疗的疗效较差，但一些工作组推荐有白细胞抗原相合供体的患者在达到 CR1 后应行异基因 SCT[2]。移植前预处理方案通常包含全身照射（TBI），以减少疾病复发 [18]。

- 前 B 细胞 ALL 的预后分层：虽然不同治疗方案的预后分层各不相同，但是一般说来，预后分层主要依据年龄、白细胞计数、CNS 受累、DNA 指数以及白血病表型（表 12.5）[1-2,5,9]。还需要根据患者的细胞遗传学结果和对治疗的反应将患者进一步区分。患者对治疗的反应首先表现在形态学上原始细胞的下降（治疗后第 7 天的外周血检查，或者治疗后第 7 天或第 14 天的骨髓检查），然后可以进一步应用流式细胞学以及聚合酶链反应（PCR）的方法检测微小残留病变（MRD）[1-2,9]。最近研究显示 MRD 检测对预测不同治疗阶段儿童和成人 ALL 患者的预后极具价值 [19-20]。

- 婴儿 ALL：小于 1 岁的患儿必须采取依体重而调整剂量的特殊方案，以降低严重的副作用。

- T 细胞 ALL：T 细胞 ALL 患者的治疗方案与高危前 B 细胞 ALL 患者相同。在巩固强化阶段应用大剂量甲氨蝶呤以及强化的门冬酰胺酶将会提高疗效 [21-22]。

- 成熟 B 细胞 ALL：成熟 B 细胞 ALL 患者的治疗应与 Burkitt 淋巴瘤的化疗方案相同，并包含有抗 CD20 的利妥昔单抗治疗 [23]。

- CNS 白血病的防治：所有的患者都需要进行 CNS 白血病的预治。有效的方案是鞘内注射化疗联合全身应用能通过血脑屏障的化疗药物，如高剂量的地塞米松以及甲氨蝶呤（表 12.7）。考虑到将神经毒性降至最低，放射治疗（放疗）一般仅用于活动性脑膜白血病以及易 CNS 复发的高危患者（表 12.8）[24]。

- 睾丸白血病：睾丸白血病的患者在过去需要进行双侧睾丸的放

表 12.7 鞘内化疗

- 所有疗程均需规律行腰椎穿刺鞘内注射化疗（除非需行 CNS 放疗）
- 单药鞘内注射甲氨蝶呤是标准化疗方案
- 三药联合鞘内注射化疗有时应用于高危组患者、CNS 白血病患者或者脑膜复发的患者
- 为减小脑脊液污染，腰椎穿刺需由有经验的医师进行操作；另外，鞘内注射应在第一次腰椎穿刺术时就开始进行
- 为了加快药物 CNS 传递，抽出的 CSF 体积应等于鞘内注射体积，患者需平卧 30 min
- 鞘内注射化疗剂量如下表所示：

年龄（岁）	甲氨蝶呤（mg）	氢化可的松（mg）	阿糖胞苷（mg）	体积（ml）
< 1	7.5	7.5	15	5
1	8	8	16	6
2	10	10	20	7
3 ~ 8	12	12	24	8
≥ 9	15	15	30	10

诱导计划
- CNS-1：每 2 周一次，共 2 次
- CNS-2 或 CNS-3：每周一次，至少 4 周直至连续两次脑脊液检查结果为 CNS-1

巩固计划
- 每 1 ~ 4 周一次

维持计划
- 每 4 ~ 12 周一次，维持 1 ~ 2 年

CNS，中枢神经系统；CFS，脑脊液

表 12.8 放疗指南

- 小于 2 岁的儿童应避免 CNS 放疗
- 放疗剂量应根据具体的临床表现和整体的治疗方案而定

部位	总剂量（cGy）	分次剂量（cGy）
头颅	1200 ~ 2400	150 ~ 200
脊柱	600 ~ 1200	150 ~ 200

CNS，中枢神经系统

疗，但近来发现若诱导治疗后睾丸病变完全消失，则患者亦可免于放疗 [25]。

剂量调整

大剂量化疗有利于改善 ALL 患者的治疗效果，因而应遵循化疗方案给予相应足量的化疗药物，除非有明显的毒副作用而不得不减量使用。值得注意的是，在维持治疗中应增加 6- 巯嘌呤（6-MP）和甲氨蝶呤的剂量以达到预期的骨髓抑制的效果（表 12.6）。如在治疗过程中出现显著药物相关毒性，可根据临床情况将药物减量或者暂时停用。有的患者亦须考虑到其肝、肾功能水平并适当调整药物剂量。少数患者有遗传性巯嘌呤 s- 甲基转移酶缺陷（发生率约 1/300），在这些患者中，应当减小 6-MP 剂量以减少致命的毒副作用。而唐氏综合征患者对甲氨蝶呤的耐受较差，在这些患者中，应当适当减少甲氨蝶呤的剂量或避免使用。

髓外白血病

目前化疗方案大大降低了髓外（包括中枢神经系统及睾丸等）复发的概率。需要强调的是，孤立性髓外复发的患者仍需要接受全身治疗。放疗目前仅用于临床症状明显的 CNS 白血病（表 12.8）。

前沿治疗

分子靶向药物在 ALL 中的应用改善了不少患者的治疗效果。例如，BCR/ABL 酪氨酸激酶抑制药，甲磺酸伊马替尼（格列卫）、达沙替尼以及尼洛替尼与传统化疗联用显著改善了费城染色体阳性急淋患者的疗效 [26-27]。而针对原始淋巴细胞表面的分化抗原（如 CD19，CD20，CD22，CD52）的单克隆抗体治疗也显示出了不俗的潜力 [8,23,28-29]。

复发

ALL 患者复发预示预后不良，其治愈率会大大降低。对于这些患者来说，争取达到第二次缓解非常重要，一般在经过 4 或 5 药联合的再诱导方案化疗后可以实现（表 12.6）[30]。但标准治疗能否延长其无病生存的时间主要取决于初次完全缓解持续的时间，以及白血病复发的部位。约 35% 表现为骨髓复发且 CR1 持续时间长于 18 ~ 36 个月的患者经再次巩固强化治疗后，能延长无病生存时间。较短的 CR1 持续时间、多次复发和再诱导治疗失败提示预后差[30]。对于孤立性髓外复发的患者一般采用标准化疗方案联合放疗的挽救性治疗措施[31-32]。

异基因干细胞移植

对于有同胞 HLA 全相合供者的患者，CR2 时行异基因 SCT 治疗是标准方案[16-18]。其他供者来源的造血干细胞（无关供者，或 HLA 不相合供者）移植会使并发症的发生率和死亡率升高，通常作为 CR1 持续时间较短或后续复发患者的挽救性治疗。

支持治疗

积极的临床监测和支持治疗对于每一个治疗阶段都至关重要。

止吐药

在诱导、巩固强化和中枢神经系统白血病防治的每个治疗阶段中，常规应用止吐药物都能减缓化疗药物带来的恶心和呕吐症状。

肿瘤溶解综合征

白血病细胞快速溶解会造成致命的代谢并发症。肿瘤溶解综合征（tumor lysis Syndrome，TLS）通常发生在开始诱导缓解治疗的数个小时或数天内，白细胞计数大于 100 000/μl、血浆乳酸脱氢酶（LDH）和（或）尿酸水平升高是 TLS 的高危因素，尤其是成熟 B 细胞 ALL

（L3 或 Burkitt 型）患者。在 ALL 诊断成立之时，至少在诱导缓解治疗前 6 ～ 12 h，应立即开始肿瘤溶解综合征的预防性治疗。积极的预防和监测通常需要 3 ～ 7 天，一直要持续到肿瘤负荷明显减轻，外周血原始细胞消失，并且确定没有 TLS 的临床证据。下面的诊治措施适用于所有接受诱导缓解治疗的患者[33]。

- 别嘌呤醇：口服，一次 100 mg/m²，每天三次。高尿酸血症患者，尤其是肾功能不全的患者，可考虑应用尿酸氧化酶（拉布立酶）治疗。但是该酶在葡糖 -6- 磷酸脱氢酶（G6PD）缺乏症患者中会引起严重的溶血反应，此类患者应避免使用。

- 水化：静脉补液速度应两倍于生理需要量 [120 ml/（m²·h）]，并且须根据尿比重以及尿量做相应的调整，保持尿比重小于等于 1.010，且保证足够的尿量。因 TLS 有高钾血症的风险，应避免补钾。

- 持续的实验室监测在诱导化学治疗开始阶段十分必要。在开始诱导化学治疗后的 24 ～ 48 h 之间，每隔 4 ～ 6 h 进行全血细胞计数、血钾、碳酸氢根、血钙、肌酐、血尿素氮以及尿酸的检查，直至这些生化指标趋于稳定后才能减少检查的频率。

输血治疗

血液制品输注主要用来预防由重度血细胞减少而引起的各类并发症。为了降低输血并发症发生的风险，血液成分制品需经过特殊制备。

- 血小板：维持血小板计数大于 10 000/μl 有助于预防出血的发生。对下列患者需将血小板维持在更高的水平：有活动性出血的患者，需要进行如腰椎穿刺等侵入性操作的患者，以及处理白细胞过多症时为预防由白细胞淤滞而引起脑出血风险的患者。推荐输注单采血小板，以避免供者抗原暴露引起的同种免疫反应。

- 红细胞：贫血在一定程度上会抵消严重白细胞过多症引起的高黏滞综合征。因此，当白细胞计数大于 100 000/μl 时，应尽量避免输注红细胞。如果贫血严重，必须输注红细胞，则在外周血原始细胞下降之前，应少量多次输注红细胞，使血红蛋白浓度以及红细胞压积缓慢上升直至外周血原始细胞计数下降。

■ 辐照：为降低输血相关移植物抗宿主病的发生，所有血液细胞制品需经过辐照。

■ 白细胞去除：输注血小板和红细胞需去除白细胞，以降低发热反应，还可以避免因同种免疫引起的血小板输注无效和巨细胞病毒的传染。

感染预防

积极的临床监控、预防和治疗细菌、真菌、病毒以及条件致病原的感染会大大降低感染的发病率和死亡率。

■ 肺孢子菌肺炎（PCP）：所有 ALL 患者均需予以甲氧苄啶磺胺甲恶唑作为 PCP 的预防性治疗直至全部化疗结束后 6 个月。

■ 中性粒细胞相关性发热：中性粒细胞绝对值小于 500/µl 且体温大于 38.3℃的患者需考虑感染的可能性并予以经验性广谱抗生素治疗。当患者体温升高持续 5 ～ 7 天，需予以抗真菌治疗。抗生素需持续应用直至中性粒细胞绝对值大于 500/µl，体温恢复正常，血培养阴性，以及临床感染症状消失。

■ 静脉注射免疫球蛋白（IVIG）：在治疗 ALL 期间，较易并发低丙球蛋白血症。对于反复发生感染的患者需检测免疫球蛋白的（IgG）水平，若 IgG 水平减低的患者可予以静脉注射免疫球蛋白（500 mg/kg 每 4 周一次，以维持 IgG 水平在 500 mg/dl）。

■ 髓系生长因子：粒细胞集落刺激因子（G-CSF）在诱导缓解治疗中的使用会改善成人 ALL 治疗的效果，但是在儿童 ALL 中并未观察到类似疗效。对于成熟 B 细胞 ALL 患者（Burkitt 型或 L3 型），无论儿童患者或成人患者都应使用髓系生长因子作为支持治疗。

化疗预防

应根据临床用药选择相应的防治药物。例如，在使用皮质类固醇治疗时应予以胃肠道保护剂；在使用大剂量甲氨蝶呤后，亚叶酸用来对抗其毒性作用；在使用大剂量阿糖胞苷治疗时，应使用皮质类固醇眼药水直至治疗后 24 ~ 48h，以防治其造成的结膜炎；在使用大剂量异环磷酰胺或环磷酰胺治疗时，应输注美司钠以预防出血性膀胱炎。

营养支持

应监测患者的营养状况并适当补充营养素。但是在应用甲氨蝶呤治疗的患者中，应避免常规予以叶酸，以免削弱抗叶酸药物的疗效。

心理支持

利用多学科知识对患者极其家庭提供支持是成功治疗的重要组成部分。

评价

在各个治疗阶段，均需连续监测疗效、复发、并发症和治疗相关毒性。

治疗中评价

- 病史、体格检查，以及在疗程中定期进行实验室检查，包括血细胞计数和血生化。
- 骨髓穿刺应在以下时间进行：
  - 诱导缓解治疗的第 7 或 14 天，以评价早期反应。
  - 诱导缓解治疗第 28 天评价缓解状态。如果结果不确定，每 1 ~ 2 周重复一次，直至确认达到缓解或诱导治疗失败。
  - 治疗结束时。
  - 可疑复发时。
- 微小残留病变的监测有预后价值，通常应用流式细胞术、细胞遗传学和（或）分子遗传学手段检测。
- 每次行鞘内注射化疗时，可同时留取脑脊液行细胞计数及形态学检查，怀疑 CNS 复发时需行腰椎穿刺检查。

治疗后评价

- 随访应按照下表进行，直至治疗结束后 5 年。需要采集病史、体格检查和定期的实验室检查，包括血常规和血生化，以监测治疗相关毒性和疾病复发：
  - 第 1 年每 1 ～ 2 个月一次；
  - 第 2 年每 2 ～ 3 个月一次；
  - 第 3 年每 3 ～ 4 个月一次；
  - 第 4 年每 6 个月一次；
  - 之后每年一次

远期效应

- 推荐终身随访监测可能的治疗远期并发症[34]。下面列出了一些主要的远期效应：
  - 心肌病：为了减低心脏毒性，蒽环类药物累积剂量应不超过 400 mg/m^2，在以下情况下需行心脏彩超以评价左心室功能：治疗结束后每 1 ～ 2 年直至心脏彩超检查连续正常，和有临床表现时。
  - 神经毒性：儿童尤其容易发生化疗和放疗相关的神经毒性。所有患者都需进行包括神经发育障碍在内的神经毒性监测。
  - 内分泌功能失调：患者需进行内分泌系统毒性监测，包括生长发育迟缓、甲状腺功能减低和不孕症。
  - 骨坏死：皮质类固醇（特别是地塞米松）的应用与骨坏死密切相关。
  - 继发肿瘤：患者需进行继发肿瘤的监测，有时肿瘤甚至在治疗结束十年后才发生。

参考文献

1. Pui CH, Evans WE. Treatment of acute lymphoblastic leukemia. *N Engl J Med.* 2006;354:166-178.
2. Bassan R, Hoelzer D. Modern therapy of acute lymphoblastic leukemia. *J Clin Oncol.* 2011;29:532-543.
3. Smith MA, Ries LA, Gurney JG, et al. Leukemia. In: Ries LA, Smith MA, Gurney JG, et al., eds. *Cancer incidence and survival among children and adolescents: United States SEER Program 1975-1995.* Bethesda, MD: National Cancer Institute, SEER Program; 1999. NIH Pub.No. 99-4649:17-34.
4. Mullighan CG. New strategies in acute lymphoblastic leukemia: translating advances in genomics into clinical practice. *Clin Cancer Res.* 2011;17(3):396-400.
5. Smith M, Arthur D, Camitta B, et al. Uniform approach to risk classification and treatment assignment for children with acute lymphoblastic leukemia. *J Clin Oncol.* 1996;14:18-24.
6. Pui CH. Acute lymphoblastic leukemia. In: Pui CH., ed. *Childhood Leukemias.* 3rd ed. Cambridge, UK: Cambridge University Press; 2012:332-366.
7. Silverman LB, Stevenson KE, O'Brien JE, et al. Long-term results of Dana-Farber Cancer Institute ALL Consortium protocols for children with newly diagnosed acute lymphoblastic leukemia (1985-2000). *Leukemia.* 2010;24(2):320-334.
8. Thomas DA, O'Brien S, Faderl S, et al. Chemoimmunotherapy with a modified hyper-CVAD and rituximab regimen improves outcome in de novo Philadelphia chromosome-negative precursor B-lineage acute lymphoblastic leukemia. *J Clin Oncol.* 2010;28(24):3880-3889.
9. Stock W. Adolescents and young adults with acute lymphoblastic leukemia. *Hematology Am Soc Hematol Educ Program.* 2010;2010:21-29.
10. Nachman JB, Sather HN, Sensel MG, et al. Augmented post-induction therapy for children with high-risk acute lymphoblastic leukemia and a slow response to initial therapy. *N Engl J Med.* 1998;338:1663-1671.
11. Richards S, Burrett J, Hann I, et al. Improved survival with early intensification: combined results from the Medical Research Council childhood ALL randomised trials, UKALL X and UKALL XI. *Leukemia.* 1998;12:1031-1036.
12. Durrant IJ, Prentice HG, Richards SM. Intensification of treatment for adults with acute lymphoblastic leukemia: results of U.K. Medical Research Council randomized trial UKALL XA. *Br J Haematol.* 1997;99:84-92.
13. Huguet F, Leguay T, Raffoux E, et al. Pediatric-inspired therapy in adults with Philadelphia chromosome-negative acute lymphoblastic leukemia: The GRAALL-2003 study. *J Clin Oncol.* 2009;27: 911-918.
14. Barry E, DeAngelo DJ, Neuberg D, et al. Favorable outcome for adolescents with acute lymphoblastic leukemia treated on Dana-Farber Cancer Institute Acute Lymphoblastic Leukemia Consortium Protocols. *J Clin Oncol.* 2007;25:813-819.
15. Pui CH, Pei D, Campana D, et al. Improved prognosis for older adolescents with acute lymphoblastic leukemia. *J Clin Oncol.* 2011;29(4):386-391.
16. Barrett AJ, Horowitz MH, Pollock BH, et al. Bone marrow transplants from HLA-identical siblings as compared with chemotherapy for children with acute lymphoblastic leukemia in a second remission. *N Engl J Med.* 1994;331:1253-1258.
17. Pulsipher MA, Peters C, Pui CH. High-risk pediatric acute lymphoblastic leukemia: to transplant or not to transplant? *Biol Blood Marrow Transplant.* 2011;17(1 suppl):S137-S148.
18. Hahn T, Wall D, Camitta B, Davies S, et al. The role of cytotoxic therapy with hematopoietic stem cell transplantation in the therapy of acute lymphoblastic leukemia in children: an evidence-based review. *Biol Blood Marrow Transplant.* 2005;11:823-861.
19. Brüggemann M, Gökbuget N, Kneba M. Acute lymphoblastic leukemia: monitoring minimal residual disease as a therapeutic principle. *Semin Oncol.* 2012;39(1):47-57.
20. Campana D. Should minimal residual disease monitoring in acute lymphoblastic leukemia be standard of care? *Curr Hematol Malig Rep.* 2012;7(2):170-7. PubMed PMID: 22373809.
21. Reiter A, Schrappe M, Ludwig WD, et al. Intensive ALL-type therapy without local radiotherapy provides a 90% event-free survival for children with T-cell lymphoblastic lymphoma: a BFM group report. *Blood.* 2000;95:416-421.
22. Amylon MD, Shuster J, Pullen J, et al. Intensive high-dose asparaginase consolidation improves survival for pediatric patients with T cell acute lymphoblastic leukemia and advanced stage lymphoblastic lymphoma: a Pediatric Oncology Group study. *Leukemia.* 1999;13:335-342.
23. Thomas DA, Faderl S, O'Brien S, et al. Chemoimmunotherapy with hyper-CVAD plus rituximab for the treatment of adult Burkitt and Burkitt-type lymphoma or acute lymphoblastic leukemia. *Cancer.* 2006;106:1569-1580.
24. Pui CH, Campana D, Pei D, et al. Treating childhood acute lymphoblastic leukemia without cranial irradiation. *N Engl J Med.* 2009;360(26):2730-2741.
25. Hijiya N, Liu W, Sandlund JT, et al. Overt testicular disease at diagnosis of childhood acute lymphoblastic leukemia: lack of therapeutic role of local irradiation. *Leukemia.* 2005;19:1399-1403.
26. Bassan R, Rossi G, Pogliani M, et al. Chemotherapy-phased imatinib pulses improve long-term outcome of adult patients with Philadelphia chromosome-positive acute lymphoblastic leukemia: Northern Italy Leukemia Group protocol 09/00. *J Clin Oncol.* 2010;28:3644-3652.
27. Schultz K, Bowman WP, Aledo A, et al. Improved early event-free survival with imatinib in Philadelphia chromosome-positive acute lymphoblastic leukemia: a Children's Oncology Group study. *J Clin Oncol.* 2009;27: 5175-5181.

positive acute lymphoblastic leukemia: a Children's Oncology Group study. *J Clin Oncol.* 2009;27: 5175-5181.

28. Kantarjian H, Thomas D, Wayne AS, O'Brien S. Monoclonal antibody-based therapies: a new dawn in the treatment of acute lymphoblastic leukemia. *J Clin Oncol.* 2012;30(31):3876-83.

29. Hoelzer D, Gokbuget N. Chemoimmunotherapy in acute lymphoblastic leukemia. *Blood Rev.* 2012;26:25-32.

30. Ko RH, Ji L, Barnette P, Bostrom B, et al. Outcome of patients treated for relapsed or refractory acute lymphoblastic leukemia: a Therapeutic Advances in Childhood Leukemia Consortium study. *J Clin Oncol.* 2010;28:648-654.

31. Buchanan GR, Boyett JM, Pollock BH, et al. Improved treatment results in boys with overt testicular relapse during or shortly after initial therapy for acute lymphoblastic leukemia. A Pediatric Oncology group study. *Cancer.* 1991;68(1):48-55.

32. Ritchey AK, Pollock BH, Lauer SJ, et al. Improved survival of children with isolated CNS relapse of acute lymphoblastic leukemia: a pediatric oncology group study. *J Clin Oncol.* 1999;17(12):3745-3752.

33. Howard SC, Jones DP, Pui CH. The tumor lysis syndrome. *N Engl J Med.* 2011;364(19):1844-1854.

34. Oeffinger KC, Mertesn AC, Sklar CA, et al. Chronic health conditions in adult survivors of childhood cancer. *New Engl J Med.* 2006;355:1572-1582.

13

慢性髓细胞性白血病

Agnes S.M Yong 和 A.John Barrett

沈晓梅 译 撒亚莲 审校

    虽然慢性髓细胞性白血病（chronic myelogenous leukemia，CML）较为少见，但由于其生物学基础已得到十分详细的阐述，使其在医学文献方面获得了巨大的发展。CML 是典型的可通过分子靶向治疗以及免疫治疗获得良好疗效的一类白血病。1960 年，Nowell 和 Hungerford 报道了 CML 患者携带独特的、不常见的小 G 组染色体，被命名为费城（Philadelphia，Ph）染色体 [1]。CML 也随之成为首个被识别的发病与特定染色体相关的肿瘤性疾病。1973 年，Ph 染色体被确认是由 22 号染色体截短后与 9 号染色体相互易位所致 [2]。但直至 20 世纪 80 年代，CML 的遗传学致病基础逐渐明朗化，即 9q34 上的 ABL1 致癌基因与 22q11 上的裂点簇区（breakpoint cluster region，BCR）融合形成融合基因 *BCR-ABL1*[3-4]，后者编码 BCR-ABL 融合蛋白，并具有高度的酪氨酸激酶活性。将该基因移植到小鼠干细胞中，可诱发出白血病 [5]。直至 20 世纪 90 年代，异基因干细胞移植（stem cell transplantation，SCT）由于 CML 易受移植供者淋巴细胞的抗白血病效应的影响，因此 SCT 仍被认为是符合条件的 CML 患者的首选一线治疗方案 [6]。新型、具有口服生物活性的 *BCR-ABL1* 选择性小分子拮抗剂甲磺酸伊马替尼（Gleevec）的出现，使大部分患者，特别是 CML 早期患者的病情得到持久缓解，逐步取代异基因 SCT，成为一线治疗用药 [7]。近年的研究表明，第二代的酪氨酸激酶抑制剂（tyrosine kinase inhibitors，TKIs）达沙替尼和尼洛替尼在药理学上比伊马替尼能更快速持久地减少白血病细胞，降低肿瘤负荷，被推荐为 CML 的一线治疗用药[8-9]。尽管 CML 的生物学和治疗研究得到很大发展，但追寻其起源的基本问题仍然未被有效解决。有证据表明，患者体内残留的干细胞 BCR-ABL1 融合基因片段的克隆扩增是后期 CML 复发的根源，但在正常人血中有较低水平的 BCR-ABL1 转录和表达却并不引起白血病[10]，提示 BCR-ABL1 易位并不是白血病唯一的致病因素[11]。针对既往对 TKIs 治疗耐药的 CML 患者，还可以尝试应用第三代 TKIs，如：普纳替尼。然而，仅有一小部分对 TKIs 耐药的 CML 患者能检测出 BCR-ABL1 激酶结构域突变，故如何通过非激酶依赖及干细胞旁路途径增加药物转运也成为目前的研究热点。但不幸的是，进展期的 CML 仍然难以获得有效的治疗。

流行病学

CML 发病率极低：1.5/100 000。

占各类白血病的 10% ～ 15%。

随年龄增长，发病率逐渐增加（中位数诊断年龄为 65 岁），儿童极罕见。

男性多发（1.5：1）。

全球分布，没有社会阶层、地理位置区别。

电离辐射是目前唯一已知的致病因素，白血病通常发生在暴露后的 6 ～ 8 年。

CML 的易感性与遗传因素相关的证据极少。

病理生理学

白血病的血细胞生成起源于多能干细胞

在所有髓系（红细胞、粒细胞前体细胞和巨核细胞）及 B 细胞中常能检测到 BCR-ABL1 易位，而在 T 细胞中则罕见[12]。其原因主要有两种假说：第一，BCR-ABL1 可能存在于较少或无 T 细胞分化潜能的多能干细胞中；第二，携带 BCR-ABL1 的 T 细胞可能被系统性消除。*BCR-ABL1* 阳性干细胞增殖不受控，导致白细胞尤其是中性粒细胞数量的过度增生。

克隆优势

与正常血细胞生成相比，*BCR-ABL1* 阳性克隆常表现为竞争性生长。诊断时，在骨髓中常能发现 Ph⁺ 和 Ph⁻ 的混合细胞群。随着时间推移，正常干细胞会逐渐被 CML 干细胞所取代。与正常组细胞比较，CML CD34⁺ 祖细胞只需要较少的造血生长因子即可持续存活及增殖。此特征可能与部分 CML 细胞自分泌造血生长因子有关 [13]。

慢性髓细胞性白血病伴 *BCR-ABL1* 易位的分子基础 [14]

BCR-ABL1 原癌蛋白可持续激活酪氨酸激酶，其磷酸化的中间产物影响众多重要的信号通路，介导细胞增殖、成熟、抗凋亡以及黏附，最终出现典型白血病的表型。

基因组的不稳定性

CML 能进展为难治性急性白血病。CML 通常以相对良性的病变开始，再进展到加速期（accelerated phase，AP），当白血病更难以控制以且有附加染色体异常出现，伴随着外周血和骨髓中的原始细胞的逐步增加，疾病演变成急性髓性或 B 淋巴细胞白血病时，我们称为急变期（blastic phase，BP）或急淋变 [15]。克隆演化常有多种表型，但最终均会不同程度进展至恶性白血病。

概述

常见临床症状

CML 潜伏期常伴疲劳增加、无力、体重减轻、夜间盗汗、巨脾和痛风。一些患者的白细胞计数 > 300×10^9/L、白细胞停滞伴头痛、神经系统损伤和阴茎异常勃起。

发达国家患者的常见临床症状

CML 早期诊断时，患者可无明显的症状和体征。患者通常会疲劳、伴或不伴体重中度减轻、腹部不适、脾增大或者是仅观察到白细胞计数增高。患者在任何年龄出现脾大和白细胞数增高，均需与 CML 相鉴别。

罕见表现

绿色瘤、淤点、淤斑和皮下出血较为少见，这些特征均提示 CML 已进展至加速期或急变期。不同于其他类型白血病，CML 因可保留中性粒细胞的功能，故几乎没有细菌和真菌感染。

诊断

血细胞和骨髓检测提示为骨髓增殖性疾病，高白细胞计数、骨髓增生明显活跃以及嗜碱性粒细胞增多等典型表现是 CML 特征性病理改变。染色体和分子学分析可确认此为 *BCR-ABL* 易位的表现。

血细胞计数

白细胞数可从轻微增高至超过 200×10^9/L，偶尔超过 700×10^9/L。血小板计数正常或升高，常常伴有轻度正色素正细胞性贫血。

外周血涂片

外周血涂片有很大的诊断价值，因为 CML 有许多典型特征是独一无二的，如外周血原粒细胞、中幼粒细胞、晚幼粒细胞及杆状核细胞、有核细胞左移；CML 的特征性标志是嗜碱粒细胞增多，计数常常超过 1×10^9/L；除 CML 和一些肥大细胞增多症外，很少有持续性嗜碱粒细胞增多；经常可见嗜酸粒细胞增多和偶有核的红细胞。血小板形态通常是正常的，但也可观察到巨型血小板。

骨髓

骨髓穿刺及活检提示骨髓增生明显活跃，脂肪组织少见。中性粒细胞，嗜酸粒细胞、嗜碱粒细胞增生活跃，而巨核细胞正常或增生，也可能显示细胞核数量减少。海蓝组织细胞在 CML 骨髓中较为常见。骨髓纤维化是 CML 加速期的一个特征，常伴原始细胞比例超过 10%，至急变期可超过 20%。

染色体分析

CML 染色体核型相互易位，显带分析为 t（9；22）（q34；q11）（图 13.1），三种易位常在 9 号、22 号和 11 号或 19 号之间发生。附加染色体异常或 Ph 染色体重复通常提示疾病进展。荧光原位杂交（fluorescence in situ hybridization，FISH）是一种快捷且灵敏度高、不依赖中期分裂象细胞的技术，可直接从血液或骨髓中检测 Ph 染色体。

分子学诊断

在有 CML 典型临床和形态学特征的患者中，超过 95% 的患者可检测出骨髓 Ph 染色体。在余下 5%Ph 染色体阴性的患者中，聚合

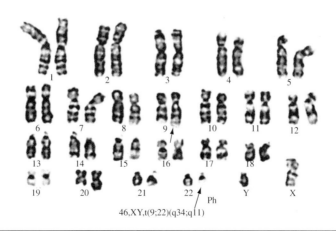

46,XY,t(9;22)(q34;q11)

图 13.1　费城染色体（Ph 染色体）。G 显带分析中期细胞提示，Ph 阳性染色体长臂微缺失，9 号染色体长臂末端有附加物质

酶链反应（PCR）可检测到有一半患者携带隐匿性 *BCR-ABL1* 转录本，而其余患者表达 Ph 染色体阴性的非典型 CML。部分患者在形态学上不能与 Ph 染色体阳性的 CML 鉴别，但经仔细检查可发现大部分患者有非典型 CML 的特征，将其归类于骨髓增生异常 / 骨髓增殖性肿瘤[16]。通过分子学分析可进一步提供精确的转录物信息。在 *BCR* 断裂点中，常存在 4 个常见的 *BCR-ABL1* 转录变异体：e13a2 和 e14a2（以前称之为 b2a2 和 b3a2），二者编码 210 kD 的 *BCR/ABL1* 癌蛋白（P210）；e1a2 编码 190 kD 的 *BCR/ABL1* 癌蛋白（P190），常见于 Ph 染色体阳性的急性淋巴细胞白血病；e19a2 编码 230 kD 的 *BCR/ABL1* 癌蛋白，常见于慢性粒细胞白血病。e13a2 或 e14a2 变异体在 CML 中暂未见有显著预测价值。对于不常见的转录本变异（如 ela3 或 e6a2），现也已有相关临床报道[17]。

鉴别诊断

CML 诊断分 3 个阶段（图 13.2）：

- 未见明显感染灶白细胞持续增多，需检测外周血及骨髓，与骨髓增殖性肿瘤鉴别诊断。
- 形态学和血细胞计数提示典型的 CML 特征（尤其嗜碱粒细胞增多）或考虑骨髓增殖性肿瘤（高血小板计数可能与原发性血小板增多症有关；高红细胞计数提示真性红细胞增多症；泪滴样红细胞提示骨髓纤维化）。细胞发育不良提示骨髓增生异常综合征。
- 确诊需进行骨髓染色体分析，除一小部分患者可经形态学诊断为 CML 外，大部分患者需要通过细胞遗传学方法确认有 Ph 染色体和 *BCR-ABL1* 易位。建议用 PCR 方法证实有 *BCR-ABL1* 转录物存在，其有助于监测疾病治疗效果[18]（图 13.3）。

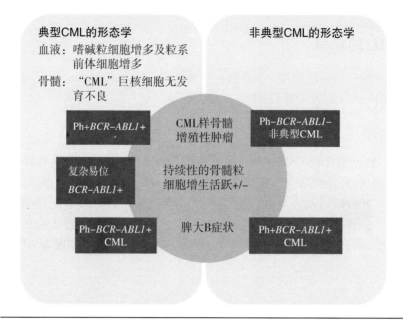

图 13.2　CML 和相关疾病的鉴别诊断

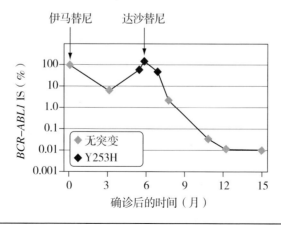

图 13.3　PCR 检测 CML 患者 *BCR-ABL1* 转录物水平的治疗效果（Courtesy S Branford，IMVS/SA Pathology，Adelaide, Australia.）

CML 的病程

CML 的病程分为 3 个阶段：从慢性期（chronic phase，CP）到加速期再至急变期（图 13.4）。

慢性期

未经治疗的 CML-CP 患者表现为白细胞计数逐渐增高和脾大，最终发展为骨髓增殖性肿瘤伴 B 症状、体重减轻和白细胞增多症。

CP 持续时间差异较大，一些患者在确诊后数月直接进展至 AP 和 BC，部分患者稳定期可持续十余年。有些患者没有明显的 PC 稳定期，而直接进入加速期或急变期。在诊断阶段需区分表现为急性白

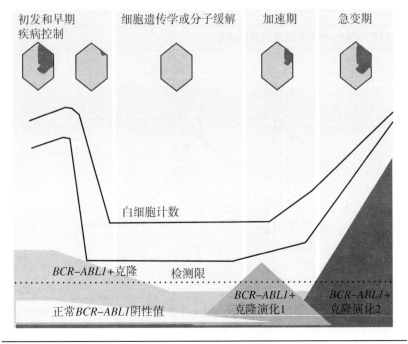

图 13.4　CML 的进程和克隆演化

血病的 CML 与 Ph 染色体阴性的急性白血病，因为两种疾病的治疗是不同的。

TKIs 的问世以及能够更早地确诊 CML，因此从 CP 进展到 AP 的中位时间显著延长。

加速期

加速期（AP）有以下 1 项或多项特征即可确诊 [19]（表 13.1）：

克隆演变常伴基因突变。患者可能出现新的异常染色体，例如第二条 ph 染色体。

血常规异常对原来治疗有效的药物无效。

脏器肿大。

白细胞增多、嗜碱粒细胞增多或血小板减少可预先通过治疗缓解。

血涂片显示骨髓纤维化伴泪滴样红细胞，骨髓网硬蛋白增多。

表 13.1　CML 不同演化阶段的典型特征 [9]

	CP	AP	BP
外周血原始细胞	< 10%	10% ~ 19%	> 20%
骨髓原始细胞	< 10%	10% ~ 19%	> 20%
嗜碱粒细胞	< 20%	> 20%	
核型	Ph+	出现新的细胞遗传学异常（例如 Ph+、+19、i17q 等附加染色体）	
骨髓纤维化		+	+
粒细胞和巨核细胞发育不良		+	
白细胞数难于控制		+	+
血小板减少 < $100 \times 10^9/L$		+	
脾大			
髓外原始细胞浸润			+
骨髓中原始细胞大量聚集			+

AP，加速期；BP，急变期；CP，慢性期；WBC，白细胞

绿色瘤存在于外周软组织中，如腹膜后间隙，脊柱旁区域（导致神经根受压）以及髓内间隙。

急变期

急性白血病症状和体征：骨痛，体重减轻，B 症状，以及在外周血和骨髓中的原始细胞数增加。

骨髓衰竭：红细胞和血小板计数减少（中性粒细胞计数大致正常）。

克隆演变：更严重的染色体异常。

急变期急性白血病的特征（CML 急变的特征）

约 60% 的患者会发展为骨髓 BP，类似于急性髓系白血病（acute myeloid leukemia，AML）；其余患者表现为淋巴细胞 BP，类似于急性淋巴细胞白血病（acute lymphoblastic leukemia，ALL）。在两种急变中，原始细胞分化不良，无 Auer 小体，可依靠细胞化学染色及表型来区分前 B 细胞 ALL（PAS 阳性，TDT 阳性，CD10+，CD19+，CD33±，CD34±）或未分化 AML（过氧化物酶弱阳性，CD33+，CD34+，CD13±）。CML 特有的特征随着病情发展而改变。患者在急髓变缓解后可再次发展为 CP，以急性淋巴细胞白血病为表现复发。

预后因素

预后不良因素（倾向于迅速转化为 BP）：

白细胞计数明显增多（$> 100 \times 10^9$/L）。

巨脾和全身症状。

非洲裔患者。

嗜碱粒细胞增多。

在伊马替尼治疗之前，根据确诊时患者的特性进行预测评分，这对评估预后和生存有指导意义[20-21]。Sokal 评分能提示伊马替尼治疗的预后[7,22-23]。

治疗

CML 诊疗流程图如下（图 13.5）[18]。治疗 CML 常用药物详见表 13.2。

通过以下检测来指导 CML 治疗：定期查血常规和骨髓来提示血液学变化；骨髓染色体分析或骨髓 / 外周血 FISH 检测来从核型水平上的反应和病情进展；用 PCR 技术从分子学水平定量检测外周血中 BCR-ABL1 mRNA 的转录物水平（见图 13.3）。肿瘤负荷的减少程度取决于监测技术，缓解程度由浅至深，主要包括血液学缓解、细胞遗传学缓解、分子学缓解或完全分子学缓解[18]（图 13.6）。

初诊慢性髓系白血病慢性期的治疗

大多数 CML 患者（＞ 80%）在初诊时为慢性期（CP），初治目

表 13.2　CML 治疗的常用药物

适应证	药物	剂量
WBC ＞ 100×10^9/L 降白细胞治疗	羟基脲 别嘌呤醇	po，每天 0.5 ~ 2.5 g po，每天 300 mg
慢性期标准治疗	伊马替尼	po，每天 300 ~ 800 mg
二线治疗	达沙替尼 尼洛替尼	po，每天 100 mg po，每次 300 mg，每天 2 次
AML BP 诱导缓解	柔红霉素 阿糖胞苷	iv，45 mg/m², 2 ~ 3 天 sc/iv，200 mg/m², 4 天
ALL BP 诱导缓解	长春新碱 泼尼松 +/- 柔红霉素	iv，每周 1.4 mg/m², 4 次 po，每天 60 mg/m², 4 周 iv，每周 45 mg/m²
替代性控制 WBC	白消安	po，每 4 ~ 8 周 50 ~ 100 mg
联合 TKI 用于临床试验	干扰素 -α	sc，(3 ~ 6) × 10⁶ U，2 ~ 5 次 / 周

ALL，急性淋巴细胞白血病；AML，急性髓性白血病；BP，急性变；iv，静脉注射；po，口服；sc，皮下注射；TKI，酪氨酸激酶抑制剂；WBC，白细胞计数

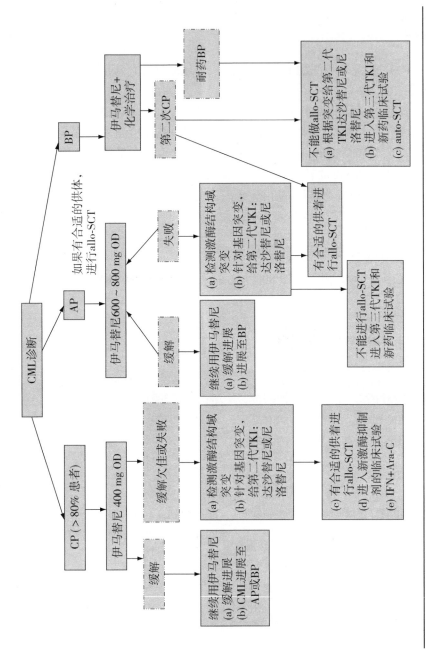

图 13.5 CML 的治疗流程图

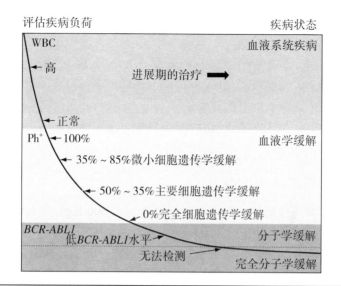

评估疾病负荷　　　　　　　　　　　疾病状态

WBC　　　　　　　　　　　　　　　血液系统疾病

高

进展期的治疗 ➡

正常

Ph⁺ ← 100%　　　　　　　　　　　血液学缓解

← 35%～85%微小细胞遗传学缓解

← 50%～35%主要细胞遗传学缓解

0%完全细胞遗传学缓解

BCR-ABL1　　　　　　　　　　　分子学缓解
低*BCR-ABL1*水平

无法检测　　　　　　　　　　　　完全分子学缓解

图 13.6　CML 疗效监测

标是降低肿瘤负荷，获得血液学缓解（血常规正常）。随后，给予针对"治愈"或"微小残留病（MRD）"的治疗。

伊马替尼，每天 400 mg。

对于白细胞数超过 $100 \times 10^9/L$ 或有巨脾的患者，加用羟基脲每天 0.5～2.5 g。

别嘌呤醇，每天 300 mg，血常规正常后停用。

伊马替尼的疗效监测 [18,24]

在达到彻底的血液学缓解（hematologic response，HR）之前，每 2 周进行 1 次外周血细胞计数，直至血常规正常。连续检测 2 次血常规均正常方可确定为血液学完全缓解。

患者需每 6 个月进行 1 次骨髓细胞遗传学分析，通过分析至少 20 个中期分裂象来评估细胞遗传学反应。获得完全细胞遗传学缓解（0%Ph 染色体）的患者能明显推迟疾病进展时间（见图 13.6）。连续 2 次检测证实患者获得完全细胞遗传学缓解后，可延长至每 12 个月进行 1 次骨髓细胞遗传学检查来监测 Ph 染色体阴性的患者是否出现发育异常或克隆改变 [25]。

至少每 3 个月应用定量 PCR 检测外周血中 *BCR-ABL1* 转录物水平。*BCR-ABL1* 转录物波动水平可用于指导临床治疗。如果是治疗后缓解，其转录物水平下降或稳定，当失去缓解时，其表达水平升高。对于新诊断患者，若 *BCR-ABL1* 转录物水平能下降 3 个或以上对数级（主要分子学缓解），则提示预后较好。

清除微小残留病灶（MRD）

应用伊马替尼最大耐受剂量（可达每天 800 mg）进行治疗。无限期地持续治疗，除非治疗无效（见下文）。

在确诊时就使用伊马替尼治疗的患者中，有超过 85% 的慢性髓系白血病慢性期（CML-CP）患者可获得完全细胞遗传学缓解（0%Ph 染色体），其中有 80% 患者在 4 年随访中的 BCR-ABL1 转录物水平下降了 3 个对数级 [7]。MRD 状态与患者长期生存密切相关。用伊马替尼进行初始治疗可以显著减少白血病祖细胞数量，后者是引起克隆演变和疾病进展的驱动因素。经长期随访发现，从确诊时就应用伊马替尼治疗并获得完全细胞遗传学缓解的 CP-CML 患者进展至加速期（AP）或急变期（BP）的年发病率明显降低 [24]。虽然尚不清楚伊马替尼治疗的最大耐受剂量，但目前推荐持续治疗，除非出现复发或疾病进展 [18]。少于 10% 的完全细胞遗传学患者可获得完全分子学缓解（PCR 检测不到血液中的 *BCR-ABL1* 转录物）。在法国和澳大利亚的两个独立样本的临床试验提示，持续获得完全分子学缓解 2 年以上的患者停用伊马替尼几个月后的复发率达到 60%[26-27]，推测伊马替尼不能有效清除静止期 CML 干细胞，建议对尚未复发的患者进行监测。但也有一些患者停用伊马替尼至少 5 年没有出现复发，提示 CML 的生物学特性与免疫调控存在异质性。

伊马替尼治疗反应欠佳或治疗失败

伊马替尼联合羟基脲治疗后仍未获得血液学缓解的患者并不常见，除非病程已进展到加速期（AP）。

伊马替尼治疗失败[18]：

- 治疗 3 个月未达到血液学缓解（HR）
- 治疗 6 个月未达到细胞遗传学缓解（Ph 染色体大于 95%）
- 治疗 12 个月，未获得部分细胞遗传学缓解（Ph 染色体大于 35%）
- 治疗 18 个月，未获得完全细胞遗传学反应（检测到 Ph 染色体）
- 既往缓解状态进展，例如：完全血液学缓解或丧失完全细胞遗传学缓解状态进展

伊马替尼治疗反应欠佳[18]：

- 治疗 3 个月，未获得细胞遗传学缓解（Ph 染色体大于 95%）
- 治疗 6 个月，未获得部分细胞遗传学缓解（Ph 染色体大于 35%）
- 治疗 12 个月，未获得完全细胞遗传学缓解（能检测到 Ph 染色体）
- 治疗 18 个月，未获得主要分子学缓解
- 既往缓解状态进展，例如：主要分子学缓解状态进展（MMR），一系列骨髓检测显示 Ph 染色体阳性细胞中出现其他附加异常染色体

对于在伊马替尼治疗过程中出现耐药的患者可能存在 *BCR-ABL1* 基因点突变，导致其编码蛋白催化域的氨基酸改变（"激酶结构域突变"），影响伊马替尼的结合[28]；另外，CML 可能已进入 AP 或 BP。骨髓检测可确定疾病状态，并分析激酶结构域突变。

当应用大剂量伊马替尼治疗后，仍未有效清除患者微小残留病灶（MRD）或出现疾病进展时，建议换用第二代 *BCR-ABL1* 酪氨酸激酶抑制剂：[达沙替尼（dasatinib）或尼罗替尼（nilotinib）] 来治疗[18]。

对于未获得细胞遗传学缓解或 TKI 治疗期间出现疾病进展的患者，推荐进行人类白细胞抗原（human leukocyte antigen，HLA）同胞相合或非同胞相合供者的异基因 SCT。

对于不适合进行 SCT 或没有寻找到合适供者的患者，联合阿糖胞苷（ARA-C）或 α- 干扰素（IFN-α）治疗可以提高部分患者的缓解

率；其次，临床试验表明，部分患者可从 TKIs 抑制剂联合阿糖胞苷或联合 α- 干扰素（IFN-α）中受益；另外，还可考虑脐血或单倍体相同的 SCT。对于新型 TKIs 激酶抑制剂、自体 SCT 以及多肽疫苗的临床试验性治疗的有效性尚有待进一步评估。

异基因干细胞移植：根治性治疗

确诊 1 年内的慢性期（CP）患者行 HLA 相合同胞 SCT 的长期存活率可达到 70%（而在确诊 1 年后才接受移植的 CP 患者中，长期存活率仅为 60%）。年龄是影响预后的一个主要因素，年龄在 40 岁以上的患者无病生存率（disease free survival，DFS）较低，而少数 CML 儿童患者的预后较好。疾病分期也是影响移植成功与否的重要因素。在加速期（AP）、急变期（BP）进行移植的患者有较高的移植相关死亡率（transplant-related mortality，TRM）和复发风险（图 13.7）。然而，在伊马替尼时代，即便获得第二次 CP 的患者，其 DFS 及疗效也得到显著改善。有大量的研究结果显示了用伊马替尼治疗后的 5 年存活率。据长期随访结果提示，慢性移植物抗宿主病（graft-versus-host disease，GVHD）可引起疾病晚期复发和移植相关的并发症，也是移植多年后出现死亡的主要原因。在评估干细胞移植疗效时，DFS 会低估最终治愈率，其原因是供者淋巴细胞输注可以治愈干细胞移植后复发的患者。总而言之，CML CP 患者接受配型相合同胞的异基因 SCT 的成功率约为 65%。在用伊马替尼治疗的情况下，SCT 通常是对于伊马替尼耐药情况下的二线治疗方案，应用减剂量预处理治疗 75 岁以上患者的 DFS 高于 50%。

非血缘供者干细胞移植

当前，应用不相合的非血缘供者的异基因干细胞移植治疗 CML 具有越来越广泛的趋势。年龄、移植时间（在慢性期的早期、晚期，还是疾病进展晚期）以及配型相合程度均可显著影响移植效果。对于低危患者（主要指患者在 40 岁以下，在第一个 CP，在确诊 1 年内进行 HLA 相合的非血缘供者）SCT 的 DFS 约为 60%；而总体状况欠佳的患者 SCT 治疗效果较不理想。然而，对于老年患者采用减剂量预

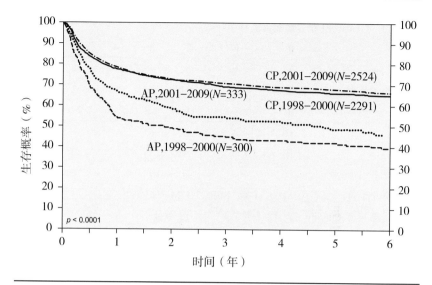

图 13.7　在 1998—2009 年期间，根据疾病分期和存活时间，HLA 相合同胞异基因造血干细胞移植治疗 CML 的存活率

处理方案仍可获得不错的疗效。因此，对于没有明显禁忌证、70 岁以上的 CML 患者，推荐采用减低剂量预处理强度的 SCT 治疗。

异基因干细胞移植患者的选择

　　Gratwohl 等提出了用于预测移植效果的简易积分系统（表 13.3）[29]。对于大部分 CML-CP 患者，SCT 不再被推荐为一线治疗方案[30]。然而，数十年来，SCT 被认为是患者长期存活的有效治疗方法。SCT 适合推荐给发病及致死率较低的 30 岁以下患者，或者是由于经济原因难以应用 TKIs 的患者。对于绝大部分患者，伊马替尼仍然是一线治疗的首选药物，并根据患者临床疗效及时调整用药方案。

加速期的治疗

　　对于完全或部分 HLA 相合供者异基因 SCT 是 CML-AP 最佳的治疗方法。目前，对 CML-AP 患者使用 600 mg 伊马替尼治疗，仅有

表 13.3　Gratwohl 积分预测骨髓移植疗效

积分	0	1	2	3	4	5	6
5 年存活率（%）	72	70	62	48	40	18	22
移植相关死亡率	20	23	31	46	51	71	73

积分	0	1	2
供者	HLA-id 同胞	无关供者	—
疾病分期	第一次 CP	AP	BP，CP2$^+$
受者年龄（岁）	< 20	20 ～ 40	> 40
供 / 受者性别	M/M，F/F，M/F	F/M	—
疾病诊断至移植时间	< 12 个月	12 个月	—

*AP，急变期；BP，加速期；CP，慢性期；F，女性；HLA，人类白细胞抗原；M，男性

40% 的患者有效[16]。另外，在伊马替尼耐药的情况下，可考虑换用第二代 TKIs，或选择干扰素联合阿糖胞苷治疗，均可得到不同程度缓解。在开展的临床试验中，还包括配型不合的亲属供体移植和大剂量化学治疗或放射治疗后的自体 SCT。

急变期的治疗

治疗 CML-BP 患者时，首先需明确是淋巴 BP 还是骨髓 BP。进入 BP 的患者中位数存活时间为 6 ～ 10 个月，淋巴 BP 的患者存活时间稍长[31]。需立即给予伊马替尼每天 800 mg 治疗，直至患者出现耐药。重新应用伊马替尼治疗后，绝大部分患者可获得完全或部分缓解。对于伊马替尼耐药的患者可考虑换用第二代 TKIs，如达沙替尼（dasatinib）或尼罗替尼（nilotinib）。对于类似急性淋巴细胞白血病（ALL）样淋巴 BP 患者，需要标准的诱导化疗方案，即：第 1、2 天给予柔红霉素每天 45 mg/m^2，长春新碱每周 2 mg/m^2 和泼尼松每天 60 mg/m^2，连续 3 周。对于类似 AML 的 CML-BP 患者，给予柔红霉素每天 50 mg/m^2，2 ～ 3 天，以及阿糖胞苷每天 200 mg/m^2，5 ～ 7 天。对于淋巴 BP 的患者，需预防中枢神经系统白血病。约 40% 的患者可恢复至慢性期，但大部分又会再次复发。异基因 SCT 被认为是 CML-

BP 患者的挽救性手段，虽有治疗相关的重大 TRM，但仍是目前治疗的金标准。对于出现血细胞减少的患者，推荐使用中等强度的缓解诱导化疗，例如：骨髓 BP 的患者采用"2+5"方案，避免选用大剂量阿糖胞苷，可考虑应用 hyper-CVAD 方案（环磷酰胺，长春新碱，多柔比星，地塞米松）。当复发交替出现时，可进一步提高诱导缓解率。对于少数没有可供选择治疗的患者，可考虑加入新药的临床试验。

慢性髓细胞性白血病治疗中的具体问题

移植后复发患者的治疗

在约 80%CML-CP 复发患者中，有大于 90% 的患者为分子水平的复发，输注供者淋巴细胞（donor lymphocyte infusion，DLI）后，可重新获得分子学缓解，可持续 3 ～ 12 个月。推测这是由于 GVHD 引发的抗白血病效应，在机体免疫抑制失活的情况下，DLI 可发挥较大限度的抗白血病效应。DLI 虽然有效，但可能会引起骨髓衰竭和致死性 GVHD。骨髓衰竭复发时检测不出任何供者骨髓细胞，可以通过移植时输注更多的供者干细胞来预防或治疗。尽管担心无关供者在干细胞移植中 DLI 可能会诱发更强的毒性，但反应和持续缓解率与配型相合同胞移植相比无明显区别。GVHD 虽然是 1 种危险因素，但与配型相合同胞的 DLI 比较，其发生率和危重度也大致相似。伊马替尼联合 DLI 可用于治疗复发患者 [32]。

- 白细胞淤滞在 CML 患者中不常见，其发生在少数白细胞计数明显增多（大于 300×10^9/L）的患者中，对于伴有阴茎异常勃起或神经损伤的患者，需紧急使用血细胞分离机去除白细胞。同时给予这类患者大剂量羟基脲（不超过每天 4 g），或阿糖胞苷每天 1 g/m^2，2 ～ 3 天联合别嘌呤醇每天 300 mg，并且在治疗期间注意水化，严密监测生化指标改变。待白细胞数控制后，给予伊马替尼治疗。
- 脾梗死通常发生在病情未有效控制时，予对症治疗并积极降低血细胞数，不提倡脾切除。
- 骨髓纤维化引起的血细胞减少伴肝大，可以通过脾切除来治疗。骨髓纤维化不是异基因 SCT 的禁忌证，SCT 可成功缓解症状。

- 绿色瘤对化疗反应差，最好选用局部放疗。

CML 患者的心理反应

　　CML 患者对疾病有心理反应。CML 患者经常出现无症状性焦虑，难以接受患上潜在的致命性疾病。由于这些原因，一些患者可能将去寻找替代治疗以及试着接受心理疗法来控制白血病。但由于 CML 疾病发展的复发性以及治疗的困境，有必要教育患者认识白血病，给患者提供一些基本信息，让患者做出正确的治疗决定。

发展中的标准化治疗方案

第二代酪氨酸激酶抑制剂或伊马替尼联合 α- 干扰素作为一线治疗方案

　　当前争论的问题是 CML-CP 患者该选用达沙替尼（dasatinib）或尼罗替尼（nilotinib）还是伊马替尼作为一线治疗用药。最近的两项临床试验表明[8-9]，使用达沙替尼（dasatinib）或尼罗替尼（nilotinib）的患者可更早达到治疗终点，但生存获益的结果尚未公布；另外，第二代 TKIs 的价格较伊马替尼昂贵。就第二代 TKIs 短期临床试验的结果提示，对于延长治疗时间而带来的长期副作用尚未可知，但目前已开展临床试验进行观察。在最近的研究中提示，为尽早转入二线治疗，通过分析治疗 3 个月时 BCR-ABL1 融合基因的转录水平可以预测TKIs 治疗效果[33]。

　　在最近的许多临床试验中发现，与单独伊马替尼治疗相比，伊马替尼联合 α- 干扰素治疗 CML 可获得较好的分子学缓解[34-36]，而其他联合治疗方案无法实现[37]。虽然联合治疗组的生存获益尚未公布，但其副作用较单用伊马替尼多。

第三代酪氨酸激酶抑制剂

　　许多 CML 患者携带 BCR-ABL1 激酶结构域突变基因（如 T315I），

导致对伊马替尼（imatinib）、达沙替尼（dasatinib）或尼罗替尼（nilotinib）有较高的耐药性，预示 CML 病情进展到晚期。与 CML 耐药的其他治疗方法相比，用第三代 TKIs 泊那替尼（ponatinib）来克服 *T315I* 突变所致的耐药，其在有效性与不良反应之间有较好的平衡，在临床试验中已显示有非常好的临床应用前景。

参考文献

1. Nowell PC, Hungerford DA. A minute chromosome in human chronic granulocytic leukemia. *Science*. 1960;132:1497-1497.
2. Rowley JD. Letter: a new consistent chromosomal abnormality in chronic myelogenous leukaemia identified by quinacrine fluorescence and Giemsa staining. *Nature*. 1973;243:290-293.
3. Groffen J, Stephenson JR, Heisterkamp N, de Klein A, Bartram CR, Grosveld G. Philadelphia chromosomal breakpoints are clustered within a limited region, bcr, on chromosome 22. *Cell*. 1984;36:93-99.
4. Heisterkamp N, Stephenson JR, Groffen J, et al. Localization of the c-abl oncogene adjacent to a translocation break point in chronic myelocytic leukaemia. *Nature*. 1983;306:239-242.
5. Daley GQ, Van Etten RA, Baltimore D. Induction of chronic myelogenous leukemia in mice by the P210bcr/abl gene of the Philadelphia chromosome. *Science*. 1990;247:824-830.
6. Kolb HJ. Graft-versus-leukemia effects of transplantation and donor lymphocytes. *Blood*. 2008;112:4371-4383.
7. Druker BJ, Guilhot F, O'Brien SG, et al. Five-year follow-up of patients receiving imatinib for chronic myeloid leukemia. *N Engl J Med*. 2006;355:2408-2417.
8. Kantarjian H, Shah NP, Hochhaus A, et al. Dasatinib versus imatinib in newly diagnosed chronic-phase chronic myeloid leukemia. *N Engl J Med*. 2010;362:2260-2270.
9. Saglio G, Kim DW, Issaragrisil S, et al. Nilotinib versus imatinib for newly diagnosed chronic myeloid leukemia. *N Engl J Med*. 2010;362:2251-2259.
10. Raskind WH, Ferraris AM, Najfeld V, Jacobson RJ, Moohr JW, Fialkow PJ. Further evidence for the existence of a clonal Ph-negative stage in some cases of Ph-positive chronic myelocytic leukemia. *Leukemia*. 1993;7:1163-1167.
11. Biernaux C, Loos M, Sels A, Huez G, Stryckmans P. Detection of major bcr-abl gene expression at a very low level in blood cells of some healthy individuals. *Blood*. 1995;86:3118-3122.
12. Takahashi N, Miura I, Saitoh K, Miura AB. Lineage involvement of stem cells bearing the Philadelphia chromosome in chronic myeloid leukemia in the chronic phase as shown by a combination of fluorescence-activated cell sorting and fluorescence in situ hybridization. *Blood*. 1998;92:4758-4763.
13. Jiang X, Lopez A, Holyoake T, Eaves A, Eaves C. Autocrine production and action of IL-3 and granulocyte colony-stimulating factor in chronic myeloid leukemia. *Proc Natl Acad Sci U S A*. 1999;96:12804-12809.
14. Quintas-Cardama A, Cortes J. Molecular biology of bcr-abl1-positive chronic myeloid leukemia. *Blood*. 2009;113:1619-1630.
15. Perrotti D, Jamieson C, Goldman J, Skorski T. Chronic myeloid leukemia: mechanisms of blastic transformation. *J Clin Invest*. 2010;120:2254-2264.
16. Vardiman JW, Thiele J, Arber DA, et al. The 2008 revision of the World Health Organization (WHO) classification of myeloid neoplasms and acute leukemia: rationale and important changes. *Blood*. 2009;114:937-951.
17. Melo JV. The diversity of BCR-ABL fusion proteins and their relationship to leukemia phenotype. *Blood*. 1996;88:2375-2384.
18. Baccarani M, Cortes J, Pane F, et al. Chronic myeloid leukemia: an update of concepts and management recommendations of European LeukemiaNet. *J Clin Oncol*. 2009;27:6041-6051.
19. Vardiman JW, Harris NL, Brunning RD. The World Health Organization (WHO) classification of the myeloid neoplasms. *Blood*. 2002;100:2292-2302.
20. Hasford J, Pfirrmann M, Hehlmann R, et al. A new prognostic score for survival of patients with chronic myeloid leukemia treated with interferon alfa. Writing Committee for the Collaborative CML Prognostic Factors Project Group. *J Natl Cancer Inst*. 1998;90:850-858.
21. Sokal JE, Cox EB, Baccarani M, et al. Prognostic discrimination in "good-risk" chronic granulocytic leukemia. *Blood*. 1984;63:789-799.
22. Hughes TP, Kaeda J, Branford S, et al. Frequency of major molecular responses to imatinib or interferon alfa plus cytarabine in newly diagnosed chronic myeloid leukemia. *N Engl J Med*. 2003;349:1423-1432.
23. White D, Saunders V, Lyons AB, et al. In-vitro sensitivity to imatinib-induced inhibition of ABL kinase activity is predic-

tive of molecular response in de-novo CML patients. *Blood.* 2005;106:2520-2526.

24. Hughes T, Deininger M, Hochhaus A, et al. Monitoring CML patients responding to treatment with tyrosine kinase inhibitors: review and recommendations for harmonizing current methodology for detecting BCR-ABL transcripts and kinase domain mutations and for expressing results. *Blood.* 2006;108:28-37.

25. Hochhaus A, O'Brien SG, Guilhot F, et al. Six-year follow-up of patients receiving imatinib for the first-line treatment of chronic myeloid leukemia. *Leukemia.* 2009;23:1054-1061.

26. Mahon FX, Rea D, Guilhot J, et al. Discontinuation of imatinib in patients with chronic myeloid leukaemia who have maintained complete molecular remission for at least 2 years: the prospective, multicentre Stop Imatinib (STIM) trial. *Lancet Oncol.* 2010;11:1029-1035.

27. Ross DM, Branford S, Seymour JF, et al. Patients with chronic myeloid leukemia who maintain a complete molecular response after stopping imatinib treatment have evidence of persistent leukemia by DNA PCR. *Leukemia.* 2010;24:1719-1724.

28. Weisberg E, Manley PW, Cowan-Jacob SW, Hochhaus A, Griffin JD. Second generation inhibitors of BCR-ABL for the treatment of imatinib-resistant chronic myeloid leukaemia. *Nat Rev Cancer.* 2007;7:345-356.

29. Gratwohl A, Hermans J, Goldman JM, et al. Risk assessment for patients with chronic myeloid leukaemia before allogeneic blood or marrow transplantation. Chronic Leukemia Working Party of the European Group for Blood and Marrow Transplantation. *Lancet.* 1998;352:1087-1092.

30. Gratwohl A, Heim D. Current role of stem cell transplantation in chronic myeloid leukaemia. *Best Pract Res Clin Haematol.* 2009;22:431-443.

31. Wadhwa J, Szydlo RM, Apperley JF, et al. Factors affecting duration of survival after onset of blastic transformation of chronic myeloid leukemia. *Blood.* 2002;99:2304-2309.

32. Savani BN, Montero A, Kurlander R, Childs R, Hensel N, Barrett AJ. Imatinib synergizes with donor lymphocyte infusions to achieve rapid molecular remission of CML relapsing after allogeneic stem cell transplantation. *Bone Marrow Transplant.* 2005;36:1009-1015.

33. Marin D, Ibrahim AR, Lucas C, et al. Assessment of BCR-ABL1 transcript levels at 3 months is the only requirement for predicting outcome for patients with chronic myeloid leukemia treated with tyrosine kinase inhibitors. *J Clin Oncol.* January 2012;30(3):232-238.

34. Palandri F, Castagnetti F, Iacobucci I, et al. The response to imatinib and interferon-alpha is more rapid than the response to imatinib alone: a retrospective analysis of 495 Philadelphia-positive chronic myeloid leukemia patients in early chronic phase. *Haematologica.* 2010;95:1415-1419.

35. Preudhomme C, Guilhot J, Nicolini FE, et al. Imatinib plus peginterferon alfa-2a in chronic myeloid leukemia. *N Engl J Med.* 2010;363:2511-2521.

36. Simonsson B, Gedde-Dahl T, Markevarn B, et al. Combination of pegylated IFN-alpha2b with imatinib increases molecular response rates in patients with low- or intermediate-risk chronic myeloid leukemia. *Blood.* 2011;118:3228-3235.

37. Hehlmann R, Lauseker M, Jung-Munkwitz S, et al. Tolerability-adapted imatinib 800 mg/d versus 400 mg/d versus 400 mg/d plus interferon-alpha in newly diagnosed chronic myeloid leukemia. *J Clin Oncol.* 2011;29:1634-1642.

14

慢性淋巴细胞白血病

Mohammed Z.H. Farooqui，Adrian Wiestner 和 Georg Aue

李 薇 译

背景

慢性淋巴细胞白血病（chronic lymphocytic leukemia，CLL）是一种成熟 B 淋巴细胞克隆性增殖性肿瘤，以淋巴细胞在外周血、骨髓、脾和淋巴结聚集为特征[1]。CLL 约占所有白血病的 25%，是西方国家最常见的白血病。其发病率随着年龄增长而逐渐增加，40 岁以下人群的发病率 < 1/10 万，而 65 岁以上人群的发病率 > 20/10 万，男性发病率约为女性的 2 倍。CLL 主要见于白种人，拉丁裔和亚裔人群少见。2011 年，美国新增 14570 例 CLL 病例，死亡病例 4380 人[2]。

病因学和发病机制

CLL 历来被看做是具有低增殖率和凋亡缺陷的克隆性 B 细胞累积性疾病[1]。目前认为主要驱动因素是 CLL 细胞表达的 B 细胞受体（B cell receptor，BCR）。BCR 接受抗原刺激，激活 NF-κB 信息通路，促进 CLL 细胞克隆性增殖[3]。

发病因素与阳性家族史、暴露于橙剂等密切相关。此外，没有明确证据显示 CLL 发病与环境因素相关。

临床表现

最常见临床表现是偶然发现外周血淋巴细胞增多，以及无症状的淋巴结肿大。腹胀、乏力、运动耐受力降低或者其他全身症状也可以成为主诉，这些症状可先于贫血或明显器官肿大。晚期患者可有反复感染、体重减轻、贫血、血小板减少的相关症状。CLL 可表现为非霍奇金淋巴病的临床表现，以 B 症状（盗汗、发热、体重减轻）为主。

CLL 疾病进展速度慢于侵袭性淋巴瘤，既往未经治疗的患者突发新症状，应格外注意排除其他诊断。肝脾淋巴结浸润：无痛性淋巴结肿大是本病的特点；腹腔淋巴结肿大可以引起腹部不适、腹胀，但很少引起梗死或器官损害，常伴脾大，严重时伴肝大。其他部位浸润：较常见于皮肤；其他见于肺、胸膜、胃肠道；严重者可以引起胸腔积液、胃肠道出血等。中枢神经系统浸润少见。应行神经检查明确病因。CLL 临床表现无特异性，常表现为盗汗或低热，CLL 伴感染可加重淋巴结肿大或脾大，尽管病程可能相对短暂，但仍要警惕向高侵袭性淋巴瘤转化的可能。需要与其他疾病鉴别：包括感染、侵袭性淋巴瘤等。

诊断和实验室检查

慢性淋巴细胞白血病国际工作组（International Workshop on Chronic Lymphocytic Leukemia，IWCLL）诊断标准：外周血典型免疫表型以及单克隆性 B 淋巴细胞 > 5×10^9/L（5000/μl）（依据流式细胞仪或免疫组化检测）。世界卫生组织（World Health Organization，WHO）诊断标准：CLL 与小淋巴细胞淋巴瘤（small lymphocytic lymphoma，SLL）是同一疾病的不同表现[4]。CLL 以白血病为主要表现；而 SLL 以淋巴结病和（或）脾大为主要表现，通过淋巴结活检病理诊断，外周血克隆性 B 淋巴细胞 < 5×10^9/L。尽管淋巴结活检病理诊断是 CLL 的金标准，但在淋巴无痛表现时，检测到典型表型的循环克隆 B 细胞也可确诊该病。

单克隆性 B 淋巴细胞增多症（monoclonal B lymphocytosis，MBL）：外周血克隆性 B 细胞 < 5×10^9/L，体格检查或影像学检查无淋巴结病或器官肿大，无血细胞减少，无疾病相关症状。CLL 常由 MBL 进展而来，每年 1% ~ 2% 的 MBL 转化为 CLL[5]。本章中的"CLL"包括 CLL 和 SLL，但不包括 MBL。

全血细胞计数及血涂片

CLL 细胞特征性的表现为小的、形态成熟的淋巴细胞显著增多。其细胞质少、核呈圆形且染色质聚集。破碎细胞和压扁的细胞核是典型表现。典型病例中，核仁突出的、中等大小的幼淋细胞占淋巴细胞的 < 10%，但在迅速进展病例中这个比例有所增加。幼淋巴细胞白血病（prolymphocytic leukemia，PLL）：幼淋细胞 > 55% 是明显的诊断标志。晚期病例中，贫血或血小板减少常见原因通常是脾功能亢进或合并自身免疫性血细胞减少导致骨髓被肿瘤细胞占据。

免疫表型与流式细胞术检查

流式细胞术检测淋巴细胞的免疫表型是确诊 CLL 的关键。CLL 细胞表达 B 细胞标志：CD19、CD5、CD23 阳性，膜表面免疫球蛋白 CD2 和 CD22 弱阳性；以及 FMC7、CD10 和 CD103 阴性。

骨髓活检

全部 CLL 和绝大多数 SLL 病例均累及骨髓。浸润模式：结节性、间质性、弥漫性或混合性，与预后有关。弥漫性浸润多见于晚期病例。骨髓活检：只用于诊断有困难或外周血细胞计数减少的病例。骨髓或者淋巴结标本的免疫组化可用来辅助诊断。

淋巴结活检

淋巴结活检主要用于鉴别 CLL 和其他类型淋巴瘤，或在必要时用于排除结节快速增大（特别是倾向于先在一个结节区域增大）患者有无淋巴结高级别转化。CLL 患者表现为淋巴结结构破坏，见到大量块状染色质的小淋巴细胞，有丝分裂相对少见。

表 14.1　B 细胞慢性淋巴细胞白血病和其他惰性淋巴瘤的免疫表型

疾病名称	SIg	CD5	CD10	CD19	CD20	CD23	核型 /FISH
B-CLL	弱阳性	++	-	++	+	++	13q-，11q-，12 三体，17p-
FL	++	-	++	++	++	+/-	t（14；18），BCL-2[*]
MCL	++	++	-	++	++	-	t（11；14），细胞周期蛋白 D1[**]
MZL	+	-	-	++	++	-	异常（无特征性）
PLL	++	+/-	-	++	++	-	偶有 t（11；18）

[*]18 号染色体上的 BCL-2；CLL 少见 t（14；18）
[**] 正常 B 细胞不表达 11 号染色体编码的细胞周期蛋白 D1，免疫组织化学可以检测到该异常蛋白 B-CLL，B 细胞慢性淋巴细胞白血病；FL，滤泡淋巴瘤；MCL，套细胞淋巴瘤；MZL，边缘区淋巴瘤；PLL，幼淋巴细胞白血病；SIg，膜表面免疫球蛋白

鉴别诊断

　　形态学、流式细胞术、免疫组织化学及细胞遗传学（见"预后因素部分"）是 CLL 检查的主要手段，也是与其他疾病相鉴别的重要特征，归纳总结见表 14.1。

分期和自然病史

　　CLL 的临床病程和预后非常多变。已有两个用于 CLL 风险分级的临床分期系统：用于北美洲的 Rai 分期（表 14.2）和用于欧洲的 Binet 分期。二者都基于临床和实验室参数而设定，提供了预后信息。

　　Binet 分期：分为 3 期。A 期：淋巴结区累及少于 3 个，其中脾作为其中一个淋巴结区；B 期：淋巴结区累及 ≥ 3 个；C 期：伴有贫血和（或）血小板减少，可不考虑淋巴结累及程度。

影像学检查与其他实验室检查

　　计算机断层扫描术（computed tomography，CT）是在 CLL 患

表 14-2　Rai 分期系统

Rai 分期	修正的 Rai 分期风险组	临床特征	中位数存活时间（年）*
0	低危	血液和骨髓淋巴细胞增多	11.5
I	中危 1	淋巴细胞增多和淋巴结肿大	11
II	中危 2	淋巴细胞增多和脾大或肝大有或无淋巴结肿大	7.8
III	高危 1	贫血（Hb < 11g/dl）	5.3
IV	高危 2	血小板减少（< 100 000/L）	7

* 以 MD 安德森癌症中心的 1674 位患者为依据 [6]

者中确定淋巴结累及范围和评估治疗反应的首选影像学方法。CT 可识别内脏淋巴结肿大的 Rai 0 期患者，这些患者的临床过程与 Rai I 期患者相似 [7]。正电子发射计算机断层扫描术（positron emission tomography，PET）可呈阴性，即使在广泛的病变中淋巴结通常只有微弱的代谢活动。虽然 PET 对 CLL 诊断没有帮助，但对高度恶性淋巴瘤转化时疑似晚期或复发的患者，则可提供有价值的信息。

其他实验室检查

- 贫血和预处理患者必须做直接抗球蛋白试验（Direct antiglobulin test，DAT），DAT 由阴性转变成阳性可预示自身免疫性溶血性贫血（autoimmune hemolytic anemia，AIHA）的发生。
- 在疾病持续期间，血清免疫球蛋白通常降低，有时可出现一个小 M 峰。
- β_2 微球蛋白（Beta-2-microglobulin，β_2MG）通常升高，且随肿瘤负荷的增加而增加。低 β_2MG 水平（< 3 mg/L）与较好的治疗反应相关 [8]。需要注意的是肾功能不全也能使 β_2MG 升高。
- LDH 通常正常，LDH 升高见于 AIHA，疾病快速进展时可不同程度增加，发生疾病转化时 LDH 水平增高。
- 碱性磷酸酶常见轻度升高，转氨酶升高者应评估是否合并病毒性肝炎，特别是考虑要用利妥昔单抗（美罗华）治疗时。

预后因素

近年来，一些分子标记已经用于预测疾病临床分期及预后，主要包括：免疫球蛋白重链可变区基因突变（IgVH 突变）、ZAP-70、细胞遗传学、其他基因突变、CD38、淋巴细胞倍增时间等。虽然与临床分期无关，但与预后密切相关，特别对早期患者的预后评估具有重要意义。这些标记主要预测未经治疗患者的疾病进展和总生存期。预测治疗反应的因素尚未完全确定，主要包括 17$^-$、高水平 β_2MG、疾病晚期 [9-10]。

免疫球蛋白重链可变区基因突变

B 细胞表达免疫球蛋白（immunoglobulin，Ig）是由不同基因编码的轻链和重链组成的。体细胞突变导致重链可变区基因（VH）的存在或缺乏，CLL 细胞无 IgVH 突变（Ig 未突变 CLL）：CLL 细胞无 IgVH 基因突变的患者，其存活期较短。而且有 CLL 细胞 IgVH 突变的患者，其中位数生存时间 > 20 年，病程稳定，或疾病进展缓慢，也许不再需要治疗；而无 IgVH 突变的 CLL 患者的中位数生存时间为 8 ～ 10 年，病程进展迅速，需要及早治疗 [11]。

ZAP-70

酪氨酸激酶 ZAP-70 在 T 细胞受体针对抗原反应信号通路中起到极为重要的作用。ZAP-70 高表达于 T 细胞和 NK 细胞，也表达于活化的 B 细胞。在 CLL 患者中，ZAP-70 高表达通常见于无 IgVH 突变CLL，而在有 IgVH 突变 CLL 中罕见 [12]。ZAP-70 表达可用流式细胞仪检查，高表达预示疾病进展、生存期短。ZAP-70 阳性的 CLL 患者无进展生存期（PFS）约 3 年，ZAP-70 阴性患者的 PFS 长达 9 年；二者的中位数总生存期分别为 9 年和 25 年 [13-14]。由于细胞质蛋白 ZAP-70 在 CLLB 细胞中的表达水平比在 T 细胞中的低，判定临界值有难度，故临床应谨慎判断。

细胞遗传学

　　由于 CLL 分裂中期的细胞比例较低，G 显带不能很好地评估 CLL 的染色体异常因而通常采用荧光原位杂交技术（fluorescence in situ hybridization，FISH）。FISH 可在约 80% 的病例中鉴定出 CLL 染色体异常。其中一项重要临床研究显示有 55% 病例存在 13q 缺失、18% 存在 11q 缺失、16% 存在 12 号染色体三体、7% 存在 17p 缺失。此外，18% 的患者无异常核型、29% 的患者存在 2 种或以上异常[15]。CLL 没有特征性染色体异常，FISH 检测的染色体异常主要与预后密切相关。全基因组测序目前仍为研究性检测手段，结果显示高达 20% 未治疗的 CLL 患者存在 *TP53*、*ATM*、*MYD88*、*NOTCH1*、*SF3B1*、*ZMYM3*、*MAPK1*、*FBXW7* 或 *DDX3X* 等基因的突变[16]。

　　伴有染色体 17p（p53 基因位点）或 11q（ATM 基因位点）缺失的患者预后差。这类患者的中位数生存期，伴 17p 缺失只有 32 个月，而伴 11q 缺失者为 79 个月。17p 缺失的肿瘤细胞占异常克隆的比例也与预后有关，当 17p 缺失细胞占异常克隆 < 25% 时，其疾病进展与不伴有 17p 缺失的患者无显著差别[17]。只有 13q 缺失的情况下，患者最长生存期为 133 个月[9,15]。如存在一种以上异常，可根据占主导地位的染色体异常来确定预后分组。例如，同时存在 13q 缺失和 17p 缺失的患者，归入 17p 缺失预后组。此外，17p 缺失在初诊患者中比较罕见，但在复发性或者难治性疾病中比较常见。17p 缺失还与化疗治疗反应不佳有关[9]。

CD38

　　CD38 表达增加与不良预后有关[18]。一些利用流式细胞术检测的研究表明，CD38 的表达能够部分替代 IgVH 基因的突变状态和（或）ZAP-70 的表达，但另一些研究并不支持这一结果。

淋巴细胞倍增时间

　　淋巴细胞倍增时间（lymphocyte doubling time，LDT）< 12 个月，说明疾病进展更迅速，生存期缩短。LDT < 6 个月提示疾病进展，是

治疗指征之一。

治疗

何时治疗？观察等待，明确治疗指征

大多数早期 CLL 患者无症状，具有良好预后。多个随机试验发现，对早期 CLL 患者以苯丁酸氮芥为基础进行化疗，立即化疗组 OS 并不优于延期化疗组 [19]。因此，延期治疗或"观察等待"成为早期 CLL 患者的标准治疗方案。对于相对稳定的无症状患者，合理的策略是每 3 ~ 6 个月进行 1 次临床评估，当有症状或疾病迅速进展，再进行治疗 [20]。尽管已有指南，在过去十年患者越来越倾向于选择在疾病早期治疗，即使尚未有数据表明这种方式会有长远效果。

活动性疾病标准（IWCLL 标准 [4]）：

- CLL 导致的全身症状（发热，盗汗，体重减轻）；
- 进行性或有症状的淋巴瘤肿大（> 10 cm）
- 进行性或有症状的脾大（左肋缘下 > 6 cm）；
- 进行性骨髓衰竭：加重的贫血和（或）血小板减少；
- 淋巴细胞快速进行性增多（淋巴细胞倍增时间 < 6 个月）；
- 合并自身免疫性血细胞减少（ITP、AIHA、PRCA），且对皮质类固醇治疗反应不佳。

如何治疗？可选择的活性药物日渐增多

译者注：目前，除传统的烷化剂外，嘌呤类似物、单克隆抗体为 CLL 患者治疗提供了新选择。

烷化剂

在引入嘌呤类似物之前，口服苯丁酸氮芥是首选药物，总反应率达 40% ~ 80%[18]，但完全缓解罕见，且反应持续时间短。当有并发症的老年患者无法耐受较强的联合化疗时，苯丁酸氮芥仍是主要选择 [21]。环磷酰胺常用于联合化疗 [8,10]，常见副作用包括骨髓抑制、恶心和乏力。研究发现，苯达莫司汀单药治疗未经治疗的 CLL 患者有

效，其 CLL 毒性与其他烷化剂类似[22]。

嘌呤类似物

一项随机试验显示，与苯丁酸氮芥相比，嘌呤类似物氟达拉滨进行诱导治疗可获得更高完全缓解率，并延长 PFS[23]。OS 不存在显著差异，这可能由于研究的交叉设计以及苯丁酸氮芥无效患者对氟达拉滨存在高缓解率。氟达拉滨的主要毒性表现为骨髓抑制（第 12 ~ 16 天最严重）、淋巴细胞减少、机会性感染，并可能诱发自身免疫性血液并发症。氟达拉滨耐药：是指应用氟达拉滨方案治疗 6 个月内无反应或病情复发。长期或反复使用嘌呤类似物，可导致严重的造血功能抑制和长期血细胞减少，其他嘌呤类似物（如喷司他丁和克拉屈滨等）对 CLL 也有效，但相关研究较少。

单克隆抗体

利妥昔单抗是一种人源化的抗 CD20 单克隆抗体，主要用于联合化疗治疗 CLL。初始治疗：单药每周 375 mg/m²，连续使用 4 周，约 50% 的患者获得部分反应[24]。对于复发难治性疾病，利妥昔单抗的活性很有限。剂量递增试验发现，反应轻微增加而疗效短。第一次输注利妥昔单抗经常引起全身性细胞因子释放综合征，因严重的低血压和支气管痉挛而危及生命。用药之前，给予抗组胺药，缓慢输注，严密监测。利妥昔单抗可以安全地用于联合化疗，感染并发症轻度增加。治疗相关的 JC 病毒引起的进行性多灶性脑白质病（progressive multifocal leukoencephalopathy，PML）和肝炎病毒再激活时需特别注意[25]。奥法木单抗是完全人源化的第二代抗 CD20 单克隆抗体。该药批准用于对氟达拉滨和阿仑珠单抗耐药的 CLL 患者。临床研究表明，氟达拉滨和阿仑珠单抗耐药的 CLL 患者对奥法木单抗的总体反应率为 58%，氟达拉滨耐药且伴有巨大淋巴结的患者对奥法木单抗的反应率为 47%[26]，目前此药已用于联合化疗。

阿仑珠单抗是一种人源化抗 CD52 单克隆抗体，美国 FDA 批准用于氟达拉滨难治和初治 CLL。研究发现，氟达拉滨耐药的患者中，阿仑珠单抗反应率为 33%[27]。重要的是，阿仑珠单抗在有或无 17p 缺失的患者中的疗效相同。而在巨大淋巴结病（> 5 cm）患者中的效果较差。阿仑珠单抗的副作用：细胞因子释放综合征、中性粒细胞减少、显著的淋巴细胞减少、机会性感染增加。应用此药时需要联合抗生素预防副作用的发生。由于阿仑珠单抗与 CMV 活化相关，因此推荐监测 CMV。

嘌呤类似物联合方案

对于初治患者，与单用氟达拉滨相比，氟达拉滨联合利妥昔单抗诱导能获得更高的 ORR（84%）[28]。两个随机试验表明，环磷酰胺 + 氟达拉滨（FC 方案）比单药氟达拉滨的无进展生存期（PFS）更高[29-30]。联合利妥昔单抗、环磷酰胺和氟达拉滨（FCR，CLL8 临床试验）比 FC 方案的 PFS 和 OS 均有提高[8,10]。然而，FCR 方案的骨髓抑制副作用严重。其他化疗方案也可与利妥昔单抗联合，如喷司他丁和环磷酰胺（PCR 方案）或克拉屈滨（CR 方案），但疗效并不优于 FCR 方案。环磷酰胺可用于伴 11q 缺失的患者，这类患者对单药氟达拉滨或者氟达拉滨 + 利妥昔单抗的 RF 方案的反应差，但对 FCR 方案的反应良好[10]。FCR 方案通常对 17p 缺失的患者有效，但反应时间较短。含有环磷酰胺的化疗方案可以增加化疗相关的血液肿瘤的发病率[31]。

异基因干细胞移植

借助于移植物抗白血病（GVL）作用，异基因干细胞移植是一种潜在的方法。由于非清髓性预处理方案，急性毒性少，因而老年患者耐受性好，优于清髓性处理。多数研究报道，第 1 年移植相关死亡率为 20%，长期 PFS 率在 50% 左右[32]。特别是对于氟达拉滨耐药、17p 缺失的患者，应在早期考虑异基因干细胞移植，而不只是作为最后的挽救治疗手段。

治疗思路

表 14.3 总结了几种 CLL 治疗方案及其疗效。由于患者的选择和疾病阶段均影响疗效，因此不同研究之间的比较很困难。显然，疾病早期阶段比晚期阶段具有有更好的治疗反应[8,30]。因此，领先时间偏

表 14.3　慢性淋巴细胞白血病的治疗选择

研究	方案	例数 (n)	CR (%)	ORR (%)	PFS	OS	治疗方案（每周期 28 天，特殊标注除外）和评价
一线治疗							
随机 III 期[23]	Flu	170	20	63	20 个月	66 个月	氟达拉滨 25 mg/m², iv, 第 1 ~ 5 天 vs. 苯丁酸氮芥 40 mg/m², po, 第 1 天
	Cb	181	4	37	14 个月	56 个月	
随机 III 期[21]	Flu	87	7	72	18 个月	46 个月	氟达拉滨 25 mg/m², iv, 第 1 ~ 5 天 vs. 苯丁酸氮芥 0.4 mg/kg（最大量 0.8 mg/kg）, po, 第 1 天, 患者至少 65 岁
	Cb	98	0	51	11 个月	64 个月	
随机 III 期[22]	B	162	31	68	22 个月	NA	苯达莫司汀 100 mg/m², iv, 第 1 天 vs. 苯丁酸氮芥 0.8 mg/kg, po, 第 1 天和第 15 天
	Cb	157	2	31	8 个月		
回顾性研究[28]	Flu	178	20	63	NA	NA	氟达拉滨 25 mg/m², iv, 第 1 ~ 5 天 vs. 利妥昔单抗 375 mg/m², iv, 第 1 天
	Flu+R	104	38	84	42 个月	85 个月	
随机 III 期[30]	Flu	137	5	59	19 个月	NA	氟达拉滨 25 mg/m², iv, 第 1 ~ 5 天 vs. 环磷酰胺 600 mg/m², iv, 第 1 天
	Flu+Cy	141	23	74	32 个月		
随机 III 期 CLL8 试验[10]	Flu+Cy	408	22	80	3 年时 45%	3 年时 83%	氟达拉滨 25 mg/m², iv, 第 1 ~ 3 天联合环磷酰胺 250 mg/m², iv, 第 1 ~ 3 天 vs. 第 1 周期第 2 ~ 6 天 加 / 不加利妥昔单抗 375 mg/m², 第 1 周期第 0 天, 500 mg/m², 第 1 周期第
	Flu+Cy+R	409	44	90	3 年时 65%	3 年时 87%	

续表

研究	方案	例数 (n)	CR (%)	ORR (%)	PFS	OS	治疗方案和评价（每周期 28 天，特殊标注除外）
复发性/难治性患者							
II 期，多中心[27]	Alem	93	3	33	5 个月	16 个月	阿仑珠单抗 30 mg，iv，每周 3 次，共 12 周
II 期，多中心[32]	SCT	90	NA	NA	42 个月	65 个月	见参考文献
II 期，多中心[33]	B+R	78	9	59	14.7 个月	NA	苯达莫司汀 70 mg/m², iv, 第 1~2 天联合利妥昔单抗 375 mg/m², iv, 第 1 周期第 0 天，500 mg/m², iv, 第 1 周期第 2~6 天
II 期，单中心[34]	Steroids+R	14	36	93	15 个月	NA	大剂量甲强龙 1000 mg/m², iv, 第 1~5 天利妥昔单抗 375 mg/m², iv, 前 3 个月期第 1、7、14、21 天
II 期，多中心[35]	Ofa	59 FA / 79 BF	NA	58 / 47	5.7 个月 / 5.9 个月	13.7 个月 / 15.4 个月	奥法木单抗第 1 剂 300 mg, iv, 第 2~12 剂，1200 mg, 每周 1 次用 8 周，或每 4 个月 1 次，用 4 个月, iv

Alem，阿仑珠单抗；B，苯达莫司汀；BF，有巨大淋巴结的氟达拉滨难治性患者，Cb，苯丁酸氮芥，Cy，环磷酰胺；FA，氟达拉滨阿仑珠单抗难治，Flu，氟达拉滨；iv，静脉注射；NA，不适用，Ofa，奥法木单抗，OS，总生存，中位生存以月表示，或设定年份的预计总生存率率，PFS，无进展生存，中位无进展生存用月表示，或设定年份的预计无进展生存率；R，利妥昔单抗

倚是在比较不同治疗方案的效果时必须要考虑的混杂因素。此外，许多随机试验的生存数据仍然过于初步而不能得出确定的结论。因此，对于所有细胞遗传学亚型的患者进行更强烈的治疗方案的疗效尚未被证实。治疗方案的选择需考虑患者的适应性、并存疾病及所选方案的副作用。

常用一线方案常用于合适的 CLL 患者：氟达拉滨、利妥昔单抗、环磷酰胺的 2 种或 3 种联合（FR 和 FCR），以 28 天为 1 周期，最多 6 个周期。对于高危患者（17p 缺失）应增强方案免疫化疗或异基因干细胞移植后进行新药临床试验。对于不适合化疗的患者，可口服苯丁酸氮芥[21]。

对于有复发 / 难治疾病的患者，推荐临床试验。复发难治性 CLL 患者首选的临床试验，一般而言，接受专业 CLL 血液科医生治疗的患者疗效更好，其 OS 可能比最初接受其他领域的血液科 / 肿瘤科医生治疗的患者多 2 年以上[36]。反复接触氟达拉滨类似物会增加骨髓抑制的风险，氟达拉滨难治性疾病的定义是对嘌呤类似物疗法缺乏反应。接受以氟达拉滨为基础的治疗方案后复发的患者，可能对类似方案再次产生良好的反应[37]。这类患者常伴有不良遗传学改变（17p 缺失或 11q 缺失）和（或）有获得性 p53 突变。其他有效的治疗选择包括苯达莫司汀、阿仑珠单抗、奥法木单抗、异基因干细胞移植、大剂量的甲强龙等，以及新药如 B 细胞受体阻滞药（PCI 32765 或 GS 1101）或来那度胺等，总结见表 14-4。

微小残留病（minimal residual disease，MRD）是指治疗后已经达到缓解标准的患者体内残存的少量 CLL 细胞。MRD 因其对无进展生存（PFS）的预测能力已成为很多临床试验的焦点。在一些研究中发现，清除 MRD 与延长 PFS 和 OS 相关。

支持治疗

晚期 CLL 支持性治疗往往集中于血细胞减少和感染。静脉滴注免疫球蛋白（Intravenous immune globulin，IVIG）对减少反复细菌感染的发生率和严重程度有一定效果。但是，IVIG 的应用尚未被证实能提高 OS[41]。因为疾病晚期的免疫缺陷，接种疫苗的保护作用有限。

表 14-4　已接受过治疗的 CLL 患者的临床研究（FDA 尚未批准）

研究	方案	例数 (n)	CR (%)	ORR (%)	PFS	OS	治疗方案与评价（每个周期 28 天，除非另有注明）
单中心 II 期 [38]	来那度胺	45	9	47	NA	NA	来那度胺 25 mg, po QD, 第 1 ～ 21 天, 第 22 ～ 27 天停药
单中心 II 期 [39]	来那度胺	44	7	32	NA	NA	来那度胺 10 mg, po QD, 剂量逐渐增加到每天 25 mg
多中心 I/II 期 [40]	福他替尼	11	NA	55	6.4 个月	NA	Fostamatinib, 200 mg 或 250 mg, po BID
多中心 I b/II 期	PCI 32765	61	NA	70 40	NA	NA	PCI 32765, 420 mg 或 840 mg, po QD (Obrien, S ASH 2011)
多中心 I 期	GS 1101	54	NA	26	>11 个月	NA	GS1101, 50 ～ 350 mg, po QD 或 BID (Coutre, SE ASCO 2011)

NA, 不适用; BID, 每天 2 次; QD, 每天 1 次; PO, 口服

活疫苗（例如带状疱疹病毒活疫苗）是禁用的。使用单药氟达拉滨的患者，通常不需要预防卡氏肺囊虫和（或）疱疹病毒感染，但对于使用联合方案的部分患者，需要预防此感染[8]。

并发症及其治疗

自身免疫性血液病

自身免疫性血液病常见于疾病的晚期或者嘌呤类似物的治疗期间。AIHA 和免疫性血小板减少，ITP 较 PRCA 常见，自身免疫性中性粒细胞减少罕见。这些自身免疫性血液病并发症通常对泼尼松或环孢素有效反应。利妥昔单抗对在嘌呤类似物治疗期间并发的自身免疫性血液病患者特别有效[42]。由于自身免疫性血液病（特别是 AIHA）的复发和潜在致死风险，通常建议避免再次应用嘌呤类似物。

感染

在 CLL 中，由细菌、病毒和真菌引起的感染是影响病情和导致死亡最重要的原因。最常见的感染由肺炎链球菌、流感嗜血杆菌和带状疱疹病毒引起。继发于化疗和生物制剂（尤其是阿仑珠单抗和氟达拉滨等）的免疫抑制导致感染增加。对中性粒细胞减少或丙种球蛋白过少患者，不推荐将抗生素作为预防药物。对于接受阿仑珠单抗或联合化学免疫治疗的患者，通常需要给予卡氏肺囊虫和疱疹病毒用于预防感染，这可在疾病复发者中明显受益[27]。粒细胞集落刺激因子（G-CSF）可能缩短与氟达拉滨联合方案相关的中性粒细胞减少的持续时间，但需谨慎使用，因为其可能掩盖氟达拉滨的骨髓毒性，从而导致永久的骨髓抑制。

Richter 转化

转化为侵袭性、高度恶性的大 B 细胞淋巴瘤或霍奇金淋巴瘤被称为 Richter 综合征。发生 Richter 综合征的危险因素尚不完全确定，其发病率与之前氟达拉滨治疗无确切相关性。特征所见包括全身症状、快速的淋巴结肿大、乳酸脱氢酶增高和副蛋白血症。PET 结果有助于判定 Richter 转化。Richter 转化的治疗与高度恶性淋巴瘤类似，但对治疗的反应通常短暂，预后很差。

互联网资源精选

正在进行的临床试验：http：//www.clinicaltrials.gov

正在进行的 NHLBI 临床试验：http：//patientrecruitment.nhlbi.nih.gov/Lymphoma.aspx

教育和患者信息：http：//www.clltopics.org

研究经费、教育和患者信息：http：//www.lymphoma.org

患者运行的志愿者组织：http：//listserv.acor.org/archives/cll.html

参考文献

1. Chiorazzi N, Rai KR, Ferrarini M. Chronic lymphocytic leukemia. *N Engl J Med*. 2005;352(8):804-815.
2. SEER Stat Fact Sheets: Chronic Lymphocytic Leukemia, National Cancer Institute Web Site, http://seer.cancer.gov/statfacts/html/clyl.html
3. Herishanu Y, Perez-Galan P, Liu D, et al. The lymph node microenvironment promotes B-cell receptor signaling, NF-kappaB activation, and tumor proliferation in chronic lymphocytic leukemia. *Blood*. 2011;117(2):563-574. PMCID: 3031480.
4. Hallek M, Cheson BD, Catovsky D, et al. Guidelines for the diagnosis and treatment of chronic lymphocytic leukemia: a report from the International Workshop on Chronic Lymphocytic Leukemia updating the National Cancer Institute-Working Group 1996 guidelines. *Blood*. 2008;111(12):5446-5456. PMCID: 2972576.
5. Marti G, Abbasi F, Raveche E, et al. Overview of monoclonal B-cell lymphocytosis. *Br J Haematol*. 2007;139(5):701-708.
6. Wierda WG, O'Brien S, Wang X, et al. Prognostic nomogram and index for overall survival in previously untreated patients with chronic lymphocytic leukemia. *Blood*. 2007;109(11):4679-4685.
7. Muntanola A, Bosch F, Arguis P, et al. Abdominal computed tomography predicts progression in patients with Rai stage 0 chronic lymphocytic leukemia. *J Clin Oncol*. 2007;25(12):1576-1580.
8. Keating MJ, O'Brien S, Albitar M, et al. Early results of a chemoimmunotherapy regimen of fludarabine, cyclophosphamide, and rituximab as initial therapy for chronic lymphocytic leukemia. *J Clin Oncol*. 2005;23(18):4079-4088.
9. Grever MR, Lucas DM, Dewald GW, et al. Comprehensive assessment of genetic and molecular features predicting outcome in patients with chronic lymphocytic leukemia: results from the US Intergroup Phase III Trial E2997. *J Clin Oncol*. 2007;25(7):799-804.
10. Hallek M, Fischer K, Fingerle-Rowson G, et al. Addition of rituximab to fludarabine and cyclophosphamide in patients with chronic lymphocytic leukaemia: a randomised, open-label, phase 3 trial. *Lancet*. 2010;376(9747):1164-1174.
11. Hamblin TJ, Davis Z, Gardiner A, et al. Unmutated Ig V(H) genes are associated with a more aggressive form of chronic lymphocytic leukemia. *Blood*. 1999;94(6):1848-1854.
12. Wiestner A, Rosenwald A, Barry TS, et al. ZAP-70 expression identifies a chronic lymphocytic leukemia subtype with unmutated immunoglobulin genes, inferior clinical outcome, and distinct gene expression profile. *Blood*. 2003;101(12):4944-4951.
13. Orchard JA, Ibbotson RE, Davis Z, et al. ZAP-70 expression and prognosis in chronic lymphocytic leukaemia. *Lancet*. 2004;363(9403):105-111.
14. Rassenti LZ, Huynh L, Toy TL, et al. ZAP-70 compared with immunoglobulin heavy-chain gene mutation status as a predictor of disease progression in chronic lymphocytic leukemia. *N Engl J Med*. 2004;351(9):893-901.
15. Dohner H, Stilgenbauer S, Benner A, et al. Genomic aberrations and survival in chronic lymphocytic leukemia. *N Engl J Med*. 2000;343(26):1910-1916.
16. Wang L, Lawrence MS, Wan Y, et al. SF3B1 and other novel cancer genes in chronic lymphocytic leukemia. *N Engl J Med*. 2011;(26):2497-506.
17. Tam CS, Shanafelt TD, Wierda WG, et al. De novo deletion 17p13.1 chronic lymphocytic leukemia shows significant

clinical heterogeneity: the M. D. Anderson and Mayo Clinic experience. *Blood.* 2009;114(5):957-964.

18. Krober A, Seiler T, Benner A, et al. V(H) mutation status, CD38 expression level, genomic aberrations, and survival in chronic lymphocytic leukemia. *Blood.* 2002;100(4):1410-1416.

19. CLL Trialists' Collaborative Group. Chemotherapeutic options in chronic lymphocytic leukemia: a meta-analysis of the randomized trials. *J Natl Cancer Inst.* 1999;91(10):861-868.

20. Gribben JG. How I treat indolent lymphoma. *Blood.* 2007;109(11):4617-4626.

21. Eichhorst BF, Busch R, Stilgenbauer S, et al. First-line therapy with fludarabine compared with chlorambucil does not result in a major benefit for elderly patients with advanced chronic lymphocytic leukemia. *Blood.* 2009;114(16):3382-3391.

22. Knauf WU, Lissichkov T, Aldaoud A, et al. Phase III randomized study of bendamustine compared with chlorambucil in previously untreated patients with chronic lymphocytic leukemia. *J Clin Oncol.* 2009;27(26):4378-4384.

23. Rai KR, Peterson BL, Appelbaum FR, et al. Fludarabine compared with chlorambucil as primary therapy for chronic lymphocytic leukemia. *N Engl J Med.* 2000;343(24):1750-1757.

24. Hainsworth JD, Litchy S, Barton JH, et al. Single-agent rituximab as first-line and maintenance treatment for patients with chronic lymphocytic leukemia or small lymphocytic lymphoma: a phase II trial of the Minnie Pearl Cancer Research Network. *J Clin Oncol.* 2003;21(9):1746-1751.

25. Gea-Banacloche JC. Rituximab-associated infections. *Semin Hematol.* 2010;47(2):187-198.

26. Wierda WG, Padmanabhan S, Chan GW, et al. Ofatumumab is active in patients with fludarabine-refractory CLL irrespective of prior rituximab: results from the phase 2 international study. *Blood.* 2011;118(19):5126-5129.

27. Keating MJ, Flinn I, Jain V, et al. Therapeutic role of alemtuzumab (Campath-1H) in patients who have failed fludarabine: results of a large international study. *Blood.* 2002;99(10):3554-3561.

28. Byrd JC, Rai K, Peterson BL, et al. Addition of rituximab to fludarabine may prolong progression-free survival and over-all survival in patients with previously untreated chronic lymphocytic leukemia: an updated retrospective comparative analysis of CALGB 9712 and CALGB 9011. *Blood.* 2005;105(1):49-53.

29. Eichhorst BF, Busch R, Hopfinger G, et al. Fludarabine plus cyclophosphamide versus fludarabine alone in first-line therapy of younger patients with chronic lymphocytic leukemia. *Blood.* 2006;107(3):885-891.

30. Flinn IW, Neuberg DS, Grever MR, et al. Phase III trial of fludarabine plus cyclophosphamide compared with fludarabine for patients with previously untreated chronic lymphocytic leukemia: US Intergroup Trial E2997. *J Clin Oncol.* 2007;25(7):793-798.

31. Smith MR, Neuberg D, Flinn IW, et al. Incidence of therapy-related myeloid neoplasia after initial therapy for chronic lymphocytic leukemia with fludarabine-cyclophosphamide versus fludarabine: long-term follow-up of US Intergroup Study E2997. *Blood.* 2011;118(13):3525-3527. PMCID: 3186330.

32. Dreger P, Dohner H, Ritgen M, et al. Allogeneic stem cell transplantation provides durable disease control in poor-risk chronic lymphocytic leukemia: long-term clinical and MRD results of the German CLL Study Group CLL3X trial. *Blood.* 2010;116(14):2438-2447.

33. Fischer K, Cramer P, Busch R, et al. Bendamustine combined with rituximab in patients with relapsed and/or refractory chronic lymphocytic leukemia: a multicenter phase II trial of the German Chronic Lymphocytic Leukemia Study Group. *J Clin Oncol.* 2011;29(26):3559-3566.

34. Castro JE, Sandoval-Sus JD, Bole J, et al. Rituximab in combination with high-dose methylprednisolone for the treatment of fludarabine refractory high-risk chronic lymphocytic leukemia. *Leukemia.* 2008;22(11):2048-2053.

35. Wierda WG, Kipps TJ, Mayer J, et al. Ofatumumab as single-agent CD20 immunotherapy in fludarabine-refractory chronic lymphocytic leukemia. *J Clin Oncol.* 2010;28(10):1749-1755.

36. Shanafelt TD, Kay NE, Rabe KG, et al. Hematologist/oncologist disease-specific expertise and survival: lessons from chronic lymphocytic leukemia (CLL)/small lymphocytic lymphoma (SLL). *Cancer.* 2012;118(7):1827-37.doi:10.1002/cncr.26474.Epub 2011 Aug 26.

37. Montserrat E, Moreno C, Esteve J, et al. How I treat refractory CLL. *Blood.* 2006;107(4):1276-1283.

38. Chanan-Khan A, Miller KC, Musial L, , et al. Clinical efficacy of lenalidomide in patients with relapsed or refractory chronic lymphocytic leukemia: results of a phase II study. *J Clin Oncol.* 2006;24(34):5343-5349.

39. Ferrajoli A, Lee BN, Schlette EJ, et al. Lenalidomide induces complete and partial remissions in patients with relapsed and refractory chronic lymphocytic leukemia. *Blood.* 2008;111(11):5291-5297.

40. Friedberg JW, Sharman J, Sweetenham J, et al. Inhibition of Syk with fostamatinib disodium has significant clinical activity in non-Hodgkin lymphoma and chronic lymphocytic leukemia. *Blood.* 2010;115(13):2578-2585. PMCID: 2852362.

41. Intravenous immunoglobulin for the prevention of infection in chronic lymphocytic leukemia: a randomized, controlled clinical trial. Cooperative Group for the Study of Immunoglobulin in Chronic Lymphocytic Leukemia. *N Engl J Med.* 1988;319(14):902-907.

42. Hegde UP, Wilson WH, White T, Cheson BD. Rituximab treatment of refractory fludarabine-associated immune thrombocytopenia in chronic lymphocytic leukemia. *Blood.* 2002;100(6):2260-2262.

15

霍奇金淋巴瘤

Abraham S. Kanate，Michael Craig，Jame Abraham，
Wyndham H. Wilson 和 Elaine S. Jaffe

贾 静 译 朱 军 审校

霍奇金淋巴瘤（Hodgkin lymphoma，HL）是以托马斯·霍奇金来命名的，他于 1832 年首次描述了来源于淋巴系统的这一肿瘤性病变。2008 年，世界卫生组织（World Health Organization，WHO）造血系统肿瘤分类将 HL 分为两类。经典型霍奇金淋巴瘤（Classical Hodgkin lymphoma，CHL）的主要特点是多种反应性淋巴细胞的背景中出现 B 细胞来源的多核巨细胞，这种细胞称为里 - 施（Reed-Sternberg，RS）细胞。霍奇金淋巴瘤是少数可以通过有效的化学治疗（化疗）或联合放射治疗（放疗）使治愈率达到 80% 以上、死亡率能稳定下降的恶性肿瘤。由于 HL 的高治愈率，近年来，开始更多地关注其治疗相关的长期毒性。CHL 被认为是与结节性淋巴细胞为主型霍奇金淋巴瘤（nodular lymphocyte-predominant Hodgkin lymphoma，NLPHL）不同的一种临床病理类型。

流行病学

霍奇金淋巴瘤是青壮年最常见的恶性肿瘤之一。约占所有恶性肿瘤的 1%，占所有淋巴瘤的 18%。据估计，2012 年美国新诊断 9060 例霍奇金淋巴瘤，死亡病例数为 1190[1]。在欧洲和北美洲，霍奇金淋巴瘤的发病年龄呈双峰分布，第一个高峰是 20 ~ 30 岁，第二个高峰

是 50 岁以后。

病理分类

表 15.1 列出了世界卫生组织修订的欧美地区淋巴瘤分类与历史分类的对比 [2]。

- 经典型 HL
  - 结节硬化型经典霍奇金淋巴瘤（Nodular sclerosis classic Hodgkin lymphoma，NSCHL）
  - 混合细胞型经典霍奇金淋巴瘤（Mixed cellularity classical Hodgkin lymphoma，MCCHL）
  - 淋巴细胞消减型经典霍奇金淋巴瘤（Lymphocyte-depleted classical Hodgkin lymphoma，LDCHL）
  - 富淋巴细胞型经典霍奇金淋巴瘤（Lymphocyte-rich classical Hodgkin lymphoma，LRCHL）
  - 结节性淋巴细胞为主型霍奇金淋巴瘤（Nodular lymphocyte-predominant Hodgkin lymphoma，NLPHL）

表 15.2 列出了 CHL 和 NLPHL 的免疫表型 [3]。

表 15.1　霍奇金淋巴瘤分类的历史演变

Jackson-Parker	Lukes-Butler	Rye	REAL/WHO
类肉芽肿	L&H，结节性 LP	LPHL	NLPHL
	L&H，弥漫		LRCHL
肉芽肿	NS	NS	NS
	MC*	MC*	MC
肉瘤	LD，弥漫纤维化	LD	LD
	LD，网状		

* 定义为一种除外性，不具有特异性表现

L&H，淋巴细胞和组织细胞；LD，淋巴细胞消减型；LP，淋巴细胞为主型；LPHL，淋巴细胞为主型霍奇金淋巴瘤；LRCHL 富淋巴细胞型经典霍奇金淋巴瘤；MC，混合细胞型；NLPHL，结节性淋巴细胞为主型霍奇金淋巴瘤；NS，结节硬化型

表 15.2 霍奇金淋巴瘤分类的免疫组化标准

标记	NLPHL	经典 HL
CD45	+	-
CD30	-	+
CD15	-	+
CD20	+	-/+
EMA	+/-	-
LCA	+	-
BCL-6	+	-
Oct 2，BOB.I	+	

NLPHL，结节性淋巴细胞为主型霍奇金淋巴瘤

病理学

霍奇金淋巴瘤在恶性淋巴瘤中是极特殊的一类，因其肿瘤细胞（即 RS 细胞及其变体）在肿瘤组织中所占比例极少（图 15.1）。CHL 具有丰富的炎性背景细胞，淋巴细胞、嗜酸性粒细胞、中性粒细胞、组织细胞及浆细胞与肿瘤细胞所占比例各不同。最新的分子学研究结果表明，CHL 和 NLPHL 中的肿瘤细胞均为 B 细胞来源，因两种细胞的免疫球蛋白可变区均发生了细胞突变，且肿瘤细胞下调了 B 细胞表达程序，导致大多数 B 细胞相关标记为阴性，并且常有核转录因子 -κβ（NF-κB）的活化。

NSCHL 可见结节样生长，条带样纤维化及 RS 细胞的特征性变体，称为陷窝细胞。陷窝细胞的细胞质丰富，细胞膜边界清晰。用甲醛液固定的组织中可见特征性的现象：细胞质收缩，出现空白区或陷窝。NSCHL 的分级是根据肿瘤细胞的比例、硬化情况及正常淋巴细胞的消减情况。在 WHO 的分类中，将 NSCHL 分为两级 [2]。NSCHL 是 CHL 中最常见的类型，占 60% ~ 70%，男女发病比例相同。常累及纵隔、锁骨上和颈部淋巴结。

MCCHL 的主要特点是在丰富的炎性细胞背景中存在大量的经典

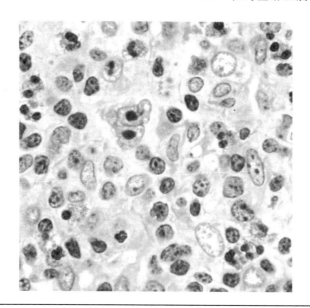

图 15.1 在霍奇金淋巴瘤的各种经典类型（混合细胞型、结节硬化型、淋巴细胞消减型）中，可见诊断性里 - 施（RS）细胞。以结节性淋巴细胞为主型霍奇金淋巴瘤的肿瘤细胞被称为爆米花细胞或 L & H 细胞（淋巴细胞或组织细胞为主型），其中一般不会出现经典型的里 - 施细胞

RS 细胞，可见网状纤维化，但不会形成纤维条带。MCCHL 在男性中更常见，是 CHL 第二常见的类型。MCCHL 病变范围较广泛，B 症状常见。是与 HIV 感染相关的一种 CHL 亚型，也是 Epstein-Barr 病毒（EBV）阳性率最高的亚型[2]。

　　LDCHL 是 CHL 最少见的类型，约占所有病例的 1%。其流行病学特点是，多见于全球经济欠发达地区，HIV 感染者发病率较高。LDCHL 可能是 MCCHL 的进一步衍变，肿瘤性细胞更常见，缺乏正常淋巴细胞，可见更严重的弥漫、网状纤维化。患者多为老年人，伴有 B 症状，分期较晚。

　　LRCHL 的主要特点为背景中有丰富的正常淋巴细胞，而经典 RS 细胞少见。LRCHL 呈弥漫或结节样生长模式，结节样形式常被误诊为结节性淋巴细胞为主型 HL。该病常见于老年患者，多表现为孤立的外周淋巴结肿大。

NLPHL 与 CHL 在免疫表型、组织学特点和临床行为上存在差异 [3]。一般不存在经典 RS 细胞。其肿瘤细胞，最初被称为淋巴和组织（L & H）细胞，现在被称为 LP 细胞或更通俗的"爆米花细胞"。细胞具有分叶核、染色质松散、核仁不明显的特点，常与淋巴细胞和组织细胞结节样聚集。早期背景淋巴细胞以 B 细胞表型为主，后期则主要为 T 细胞表型。其肿瘤细胞，即 LP 细胞表达 $CD20^+$，$CD15^-$，$CD30^{-/\pm}$。NLPHL 好发于各年龄段，男性较女性常见。B 症状不常见，患者多为惰性病程，常多次复发，类似于低级别的非霍奇金淋巴瘤。

病因学及危险因素

EBV 与 CHL 的很多病例相关，但在 NLPHL 中未发现。EBV 最常见于 MCCHL 和 LDCHL，但 NSCHL 中罕见。感染性单核细胞增多症可能是 EBV 阳性 CHL 的危险因素，但与 EBV 阴性 CHL 无关 [5]。NSCHL 在北美最常见，尤其在经济社会高度发达地区，而 MCCHL 和 LDCHL 则在经济欠发达地区更常见。HIV 阳性患者发生 CHL 的风险增高 5 ~ 10 倍。已有家族性 CHL 的报道，且 CHL 患者的兄弟姐妹发生该病风险略高。该病与特定的 HLA 分型具有相关性。

临床特点

80% 以上的患者存在颈部淋巴结肿大，50% 以上纵隔淋巴结肿大。淋巴结多为无痛性、固定、质韧。

- 全身症状（"B"症状）：
  - 无法解释的发热（体温 > 38℃，可能为周期性）。
  - 严重盗汗。
  - 无法解释的体重下降（> 10% 体重，诊断前 6 个月内）。
- 其他症状包括乏力、虚弱、厌食、饮酒相关的淋巴结疼痛和瘙痒。

分期（Ann Arbor/AJCC 和 Cotswold）列于表 15.3[6-8]。

疗前评价

- 诊断推荐对肿大淋巴结行切除活检（非细针吸活检）。
- 详细采集病史，注意无法解释的发热、盗汗和体重下降（即全身症状）。
- 全面体格检查，包括淋巴结检查和肝脾大的评估。
- 实验室检查包括
  - 全血细胞计数（CBC），血细胞沉降率（ESR）。
  - 生化检查，包括肝功能、肾功能、血清乳酸脱氢酶（LDH）和血清尿酸。对所有育龄期女性应行妊娠试验。对于存在危险因素的患者推荐 HIV 检测。
- 影像学检查
  - 胸部 X 线片及胸部、腹部和盆腔计算机断层扫描（CT）。
  - 正电子发射断层扫描（PET）联合 CT 已成为有力工具，推荐用于初诊分期及后续随访[9]。
- 对于 CBC 正常或者 ⅡB、Ⅲ 或 Ⅳ 期患者行髂后上棘骨髓穿刺与活检。

表 15.3　霍奇金淋巴瘤的分期

Ⅰ 期	累及单个淋巴结区或淋巴结构（脾，胸腺，韦氏环）或累及单个结外器官（IE）
Ⅱ 期	累及横隔同侧两个或以上淋巴结区（II），或伴有局限的结外器官或区域累及（IIE）。解剖区域数目可用数字下标表示
Ⅲ 期	累及横隔两侧淋巴结区（III），或伴有局限的结外器官或区域累及（IIIE），累及脾（IIIS）或同时受累（IIIE+S）
Ⅳ 期	一个或多个结外器官的弥漫受累，伴或不伴引流淋巴结受累，或孤立结外器官受累，伴远处（非区域）淋巴结受累

每一期均分为 A 和 B 两类：B 是指伴有特定全身症状，A 不伴全身症状。
X，肿块 > 10 cm 或纵隔肿块大于 1/3 胸腔直径；E，累及单个结外区域；CS，临床分期；PS，病理分期

- 治疗前检测一氧化碳弥散功能来评价肺功能（PFT）及检测心脏射血分数来评价心脏功能。
- 对于特定的治疗方案或拟行盆腔放疗者，应咨询精子或卵子冷冻保存问题。

预后因素

I/II 期霍奇金淋巴瘤伴不良预后因素包括：

- 血液沉积速率 ≥ 50，不伴 B 症状。
- 年龄 > 50 岁。
- B 症状（发热和体重下降）。
- > 3 个淋巴结区受累。
- > 1 个结外区域受累。
- 大包块包括胸部 X 线片上纵隔病变大于 1/3 胸腔直径或 CT 显示肿瘤 > 10 cm。

晚期霍奇金淋巴瘤的国际预后因素项目的预后评分（只针对晚期患者，每个阳性因素 1 分）：

- 白蛋白水平低于 4.0 g/dl。
- 血红蛋白水平低于 10.5 g/dl。
- 男性。
- 年龄 ≥ 45 岁。
- IV 期。
- 白细胞计数 > 15 000/mm^3。
- 淋巴细胞绝对计数 < 600/mm^3 或淋巴细胞比例 < 8% 白细胞总数。

根据国际预后评分，5 年的无进展生存率如下：0 因素为 84%，1 个因素 77%，2 个因素 67%，3 个因素 60%，4 个因素 51%，5 个或更多因素 42%[10]。

NLPHL 的组织病理学提示更惰性的疾病病程。近期多因素分析研究表明，肿瘤相关 CD68$^+$ 巨噬细胞增多（> 5%）与更差的疾病生存相关[11]。

初诊经典型霍奇金淋巴瘤的治疗

CHL 的治疗目标是治愈，同时在不影响疗效的情况下尽可能减少早期及延迟的治疗相关毒性。CHL 治疗的进步已经大幅提高了有效率及生存率。这些方面的改善主要是由于准确的分期、对疾病发展模式的理解和放化疗方面的进步。一般来说，联合化疗加或不加放疗对大多数 CHL 患者有效[12]。放疗主要针对已知的原发病变部位（尤其是有大包块的部位），包括或不包括临近的受累的淋巴结区域。治疗的选择受分期、预后因素及短期和长期毒性的影响。新的专家共识已将 PET-CT 结果纳入淋巴瘤的疗效标准[9]。

放射治疗

由于化疗方案的有效性，除了一些早期 NLPHL，放疗很少作为单一或首选的手段来治疗 HL。与扩大野放疗（EFRT，包括临近的临床阴性淋巴结区）相比，累及野放疗（IFRT）具有类似的有效率及总生存率（OS），但耐受性更好及毒性更低[13]。传统的放疗包括 3 个主要区域：斗篷、主动脉周围及盆腔或倒 Y 区（图 15.2）。传统认为放疗的适宜剂量为：临床未累及区 25 ~ 30 Gy，初始淋巴结受累区30 ~ 40 Gy。新的治疗策略和临床试验正在尝试减少或限制放疗剂量。放疗的长期不良反应包括心肺疾病、肺癌（主要是吸烟者）和乳腺癌。

化疗方案

应用联合化疗，即使对于晚期 CHL，也可达到完全缓解和长期无病生存。第一个"治愈性方案"包括氮芥、长春新碱、丙卡巴肼及泼尼松（MOPP），对于 III-IV 期患者，可达到 70% 的完全缓解率。MOPP 曾被认为是晚期 CHL 的标准治疗方案。此后出现了许多包含多柔比星（阿霉素）的方案。其中一个方案包括多柔比星、博来霉素、长春碱和达卡巴嗪（ABVD）和 MOPP 及 ABVD 方案的交替。肿瘤和白血病工作组（Cancer and Leukemia Group B，CALGB）的

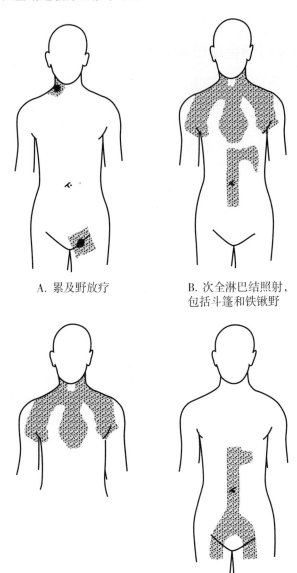

A. 累及野放疗

B. 次全淋巴结照射，
包括斗篷和铁锹野

C.斗篷野照射

D. 倒Y野照射

图 15.2　治疗霍奇金淋巴瘤的放射治疗野。若图中 C 和 D 野联合放疗，称为全淋巴结照射（TNI）（From Haskell CM. Cancer Treatment. 4th ed. Philadelphia, PA: WB Saunders；1995:965）

一项随机研究比较了这 3 种方案（表 15.4），结果显示单独的 ABVD 或 MOPP/ABVD 交替方案，在缓解率、无进展率及生存率方面，优于单独 MOPP 方案[14]。一项组内研究显示，ABVD 方案与 MOPP/ABVD 方案疗效相当，但后者血液学及肺毒性更大。更多的研究表明，ABVD 较 MOPP 更有效，毒性更低，无进展缓解率及 OS 更高。应用 MOPP 方案，10 年后发生治疗相关白血病的概率为 2% ～ 3%，而 ABVD 的为 0.7%[15]。在北美地区 ABVD 被认为是标准治疗方案。

德国霍奇金研究组（GHSG）为提高 HL 的疗效提出一种新的方案，包括博来霉素、依托泊苷、多柔比星（阿霉素）、环磷酰胺、长春碱、丙卡巴肼和泼尼松（BEACOPP）。HD9 临床试验是针对进展期 CHL 患者，应用 COPP/ABVD、BEACOPP 或增加剂量的 BEACOPP，对于初诊大包块（≥ 5 cm）或有残留病变的区域采取巩固放疗，结果显示 COPP/ABVD 方案的 5 年 OS 为 83%，BEACOPP 为 88%，增加剂量的 BEACOPP 为 91%[16]。诊断 HL 5 年后继发急性白血病的概率，COPP/ABVD 方案为 0.4%，BEACOPP 为 0.6%，增加剂量的 BEACOPP 为 2.5%（$P=0.03$）。尽管该研究表明增加剂量强度可以改善霍奇金淋巴瘤患者的生存，但需权衡毒性的增加和白血病的风险[17]。BEACOPP 方案被认为不适用于 65 岁以上患者。该研究的主要终点是首次无进展率，次要终点包括 OS、二次无进展率和初始治疗后 EFS。

表 15.4 不同治疗方案的有效率和生存率（CALGB 研究和德国淋巴瘤组研究）

方案	完全缓解率（%）	生存率（%）	随访（年）
MOPP	67	64	8
ABVD	82	72	8
MOPP/ABVD	83	73	8
BEACOPP（标准剂量）	88	88	5
BEACOPP（增加剂量）	96	91	5

ABVD，多柔比星（阿霉素）、博来霉素、长春碱和达卡巴嗪；BEACOPP，博来霉素、依托泊苷、多柔比星、环磷酰胺、长春新碱、丙卡巴肼和泼尼松；MOPP，氮芥、长春碱、丙卡巴肼和泼尼松

结果：在首次无进展率方面，BEACOPP 优于 ABVD 方案，但对于后续接受挽救化疗联合自体造血干细胞移植（AHCT）的患者，BEACOPP 和 ABVD 两种方案在 OS 和二次无进展率方面相当，提示对于 ABVD 方案化疗后复发的患者，传统大剂量化疗（HDT）联合 AHCT 挽救有效，避免了一线 BEACOPP 方案所带来的毒性反应。

简化的 12 周化放疗方案 Stanford V，是通过骨髓抑制和非骨髓抑制方案每周交替的治疗，来提高化疗的剂量强度，并联合对病灶部位的放疗[19]。放疗（针对 > 5 cm 的淋巴结和脾可见病灶）是该方案中不可缺少的一部分。东部肿瘤协作组的试验 E2496（以摘要形式发表）比较了 ABVD 和 Stanford V 方案。两组患者 5 年的疾病特异生存率相同。Stanford V 组出现 3 级的淋巴细胞减少和感觉神经病变更多[20]。另一个随机试验表明如果 Stanford V 中放疗方案被调整，那么其疗效较 ABVD 方案差[21]。

常用的方案包括：

- ABVD：多柔比星 + 博来霉素 + 长春碱 + 达卡巴嗪。
- BEACOPP：博来霉素 + 依托泊苷 + 多柔比星 + 环磷酰胺 + 长春新碱 + 丙卡巴肼 + 泼尼松。
- COPP/ABVD：环磷酰胺 + 长春新碱 + 丙卡巴肼 + 泼尼松 / 多柔比星 + 博来霉素 + 长春碱 + 达卡巴嗪。
- MOPP：氮芥 + 长春新碱 + 丙卡巴肼 + 泼尼松。
- MOPP/ABV 组合：氮芥 + 长春新碱 + 丙卡巴肼 + 泼尼松 / 多柔比星 + 博来霉素 + 长春碱。
- Stanford V：多柔比星 + 长春碱 + 氮芥 + 依托泊苷 + 长春新碱 + 博来霉素 + 泼尼松。联合累及野放疗。

治疗方案的选择

对于治疗方案的选择，将患者主要分为以下三组：

- ⅠA 和 ⅡA 期无上述不良预后因素者，被认为是"无不良预后因素早期患者"，复发率低。治愈率 > 90%。
- ⅠB-ⅡB 期和 Ⅰ-Ⅱ 期有预后不良因素者，认为是"有不良预后因素早期患者"。治愈率＞80%。

- Ⅲ和Ⅳ期认为是"晚期"，复发率高，治愈率约60% ~ 70%。

霍奇金淋巴瘤的治疗推荐

表 15.5 详细介绍了常用的治疗方案。

表 15.5　常用的治疗方案

ABVD

多柔比星，25 mg/m² IV 注射，第 1、15 天（总剂量 / 周期，50 mg/m²）

博来霉素，10 U/m² IV 注射，第 1、15 天（总剂量 / 周期，20 U/m²）

长春碱，6 mg/m² IV 注射，第 1、15 天（总剂量 / 周期，12 mg/m²）

达卡巴嗪，375 mg/m² IV 输注，第 1、15 天（总剂量 / 周期，750 mg/m²）

治疗周期每 28 天重复

MOPP

氮芥，6 mg/m² IV 注射，第 1、8 天（总剂量 / 周期，12 mg/m²）

长春新碱，1.4 mg/m² IV 注射，第 1、8 天（总剂量 / 周期，2.8 mg/m²）

丙卡巴肼，每天 100 mg/m² 口服，第 1 ~ 14 天（总剂量 / 周期，1400 mg/m²）

泼尼松，每天 40 mg/m² 口服，第 1 ~ 14 天（总剂量 / 周期，560 mg/m²）

治疗周期每 28 天重复

MOPP/ABVD 交替

MOPP 和 ABVD 每 28 天交替

MOPP/ABV 组合

氮芥，6 mg/m² IV 注射，第 1 天（总剂量 / 周期，6 mg/m²）

长春新碱，1.4 mg/m² IV 注射，第 1 天（总剂量 / 周期，1.4 mg/m²；最大剂量，2 mg）

丙卡巴肼，每天 100 mg/m² 口服，第 1 ~ 7 天（总剂量 / 周期，700 mg/m²）

泼尼松，每天 40 mg/m² 口服，第 1 ~ 14 天（总剂量 / 周期，560 mg/m²）

多柔比星，25 mg/m² IV 注射，第 8 天（总剂量 / 周期，25 mg/m²）

氢化可的松，100 mg IV 注射，第 8 天，博来霉素前（总剂量 / 周期，100 mg）

博来霉素，10 U/m² IV 注射，第 8 天（总剂量 / 周期，10 U/m²）

长春碱，6 mg/m² IV 注射，第 8 天（总剂量 / 周期，6 mg/m²）

治疗周期每 28 天重复

续表

BEACOPP 标准剂量

博来霉素，10 U/m²（第 8 天）；依托泊苷，100 mg/m²（第 1 ～ 3 天）；多柔
比星，25 mg/m²（第 1 天）；

环磷酰胺，650 mg/m²（第 1 天）；长春新碱，1.4 mg/m²（第 8 天）；丙卡巴肼，
100 mg/m²（第 1 ～ 7 天）；泼尼松 40 mg/m²（第 1—14 天）

治疗周期每 22 天重复

长春新碱最大剂量为 2 mg

增加剂量的 BEACOPP

博来霉素，10 U/m²（第 8 天）；依托泊苷，200 mg/m²（第 1 ～ 3 天）；多柔
比星，35 mg/m²（第 1 天）；

环磷酰胺，1250 mg/m²（第 1 天）；长春新碱，1.4 mg/m²（第 8 天）；丙卡巴肼，
100 mg/m²（第 1 ～ 7 天）；泼尼松 40 mg/m²（第 1—14 天）

治疗周期每 22 天重复

G-CSF 于第 8 天开始直到计数恢复

长春新碱最大剂量为 2 mg

Stanford V

氮芥，6 mg/m² IV，第 1、5、9 周

长春新碱，1.4 mg/m² IV，第 2、4、6、8、10、12 周（最大剂量，2 mg）

泼尼松，每天 40 mg/m² 隔天口服一次，第 1—9 周，逐渐减量

多柔比星，25 mg/m² IV，第 1、3、5、7、9、11 周

博来霉素，5 U/m² IV，第 2、4、6、8、10、12 周

长春碱，6 mg/m² IV，第 1、3、5、7、9、11 周

依托泊苷，60 mg/m² IV 连续 2 天，第 3、7、11 周

—长春新碱最大剂量为 2 mg

—所有药物均第一天给药，只有 VP-16 是第 1 天、第 2 天给药

—泼尼松第 10、11 周隔天减量 10 mg

—50 岁以上患者，第 9、11 周长春碱减量至 4 mg/m²

—50 岁以上患者，第 10、12 周长春新碱减量至 1 mg

—若无氮芥，可用环磷酰胺代替 650 mg/m² IV，第 1、5、9 周

ABVD，多柔比星（阿霉素）、博来霉素、长春碱和达卡巴嗪；BEACOPP，博来霉素、依
托泊苷、多柔比星、环磷酰胺、长春新碱、丙卡巴肼和泼尼松；G-CSF，粒细胞集落刺激
因子；IV，静脉内；MOPP，氮芥、长春新碱、丙卡巴肼和泼尼松

无不良预后因素早期患者

- 化疗（ABVD 2～4 个周期）联合放疗是目前的标准治疗方法。2 个周期 ABVD 续以 20 Gy IFRT 的简化治疗对于特定患者疗效相当，且毒性更低[22]。这一试验的排除标准是纵隔大肿块、脾大、病变 2 处以上以及 ESR 升高。
- 近期一项随机对照研究报道，4 个周期 ABVD 不联合放疗与放疗相比，前者 12 年的 DFS 和 OS 更高[23]。这一研究的放疗方案是给予 35 Gy 的次全淋巴结照射（目前不再作为标准），但单纯 ABVD 方案化疗可能具有相同的疗效。GHSG 目前正在进行的 HD16 试验通过 PET/CT 功能成像，比较 2 周期 ABVD 联合或不联合放疗（20 Gy IFRT）。对于早期患者，有可能采取单纯化疗的方法。

有不良预后因素早期患者

- ABVD 4～6 个周期续以 IFRT。2 个周期 ABVD 后采用 PET/CT 重新分期可指导治疗。完全缓解后再完成 2 个周期化疗续以 30～36 Gy IFRT 巩固，或者可以进行 6 个周期 ABVD 化疗不联合放疗。
- 纵隔大包块病（其定义为纵隔肿块大于胸腔直径的 1/3 或大于 10 cm）采用联合治疗方法。但单纯化疗可治愈一半以上的患者；目前临床试验正在评价对于化疗后 FDG-PET 阴性的患者是否可免除放疗。对于这部分患者，可考虑 ABVD 的方案。

晚期患者

- 6 个周期 ABVD 方案化疗是目前的标准治疗。影像学确认病情缓解后，再继续给予 2 个周期治疗。
- 对于预后较差（IPS 评分 > 4）的年轻患者，可考虑增加剂量的 BEACOPP 方案联合或不联合放疗，但可能不影响 OS。
- 通常考虑给予 IFRT 特别是对于大包块的病变。但一些证据表明，如果联合化疗可达到完全缓解，可能没必要增加 IFRT。

- Stanford V 方案，若按照上述方法给予治疗，对于特定患者可作为替代方案。

正电子发射断层扫描的作用

PET 扫描已成为 HL 治疗中的有利工具。PET/CT 扫描在初始评价和疾病分期中极其重要。多因素分析表明，化疗 2 个周期后的 PET 中期检查阴性是有力的预后因素，表明具有更好的无病生存期（DFS）和 OS [25]。目前正在探讨是否可利用中期 PET 结果来指导进一步治疗，例如：对于 2 个周期治疗后 PET 阴性的患者是否可采取减低剂量的化疗或避免放疗。治疗后 PET/CT 可有效鉴别残留病变和纤维化 / 坏死，但评价残留 / 进展病变的金标准仍是活检和病理评估。

淋巴细胞为主型霍奇金淋巴瘤

这一类型的疾病倾向多次复发，甚至在起病 15 年后仍可复发。早期无危险因素的 NLPHL 可单纯放疗，或可完整切除病灶后单纯观察。该病诊断时处于晚期的较少见，但晚期患者的预后较差。虽然这部分患者在治疗上类似于 CHL，但由于 NLPHL 具有独特的生物学特点，治疗方法是否应类似于侵袭性的 B 细胞淋巴瘤仍存在争议 [3]。事实上，这类患者的肿瘤细胞几乎均表达 CD20 阳性，有 II 期临床试验的结果表明利妥昔单抗对于 NLPHL 有效。利妥昔单抗联合化疗作为一线治疗目前仍在研究中，由于这一类型少见，应推荐患者参加临床试验。

治疗并发症

目前由于联合化疗的发展，HL 的致死率明显减少，但治疗相关的长期毒性仍较常见。因此肿瘤科医生对于治疗结束患者的长期随访尤为重要。

放疗

早期并发症

- 斗篷野放疗可能引起口干、咽炎、咳嗽和皮炎。

- 膈下放疗可能引起厌食和恶心。
- 放疗可能引起骨髓抑制和血小板减低。

晚期并发症

- 甲状腺功能减低症。
- 心包炎和肺炎。
- Lhermitte 征：15% 的患者在斗篷野放疗后 6 ~ 12 周，在低头时会发生向腿后部放射的过电样感觉。发生的病理生理学机制可能是脊髓短暂的脱髓鞘，这一综合征可自发缓解。
- 冠状动脉疾病（coronary artery disease，CAD）：接受心脏放疗的患者风险增加。这部分患者应该接受密切监测，并评估 CAD 其他相关危险因素。
- 继发肿瘤（肺、乳腺、胃和甲状腺）。
- 肺癌：放疗后 5 年肺癌的发生率提高 2 ~ 8 倍，并持续至第 2 个十年，吸烟的患者风险最高。
- 乳腺癌的发生率与放疗的年龄呈反比。如果患者 < 15 岁，相对危险度（relative risk，RR）是 136。15-24 年龄组 RR 是 19。24—29 年龄组 RR 是 7。高危风险仅限于年龄 < 30 岁接受放疗的女性。放疗和诊断乳腺癌的平均时间间隔是 15 年。对于存在风险的女性，随访时应行乳腺检查。常规乳腺 X 线检查应在放疗结束后 8 年开始。

化疗

早期并发症

- 恶心和呕吐
- 脱发
- 骨髓抑制
- 感染

晚期并发症

- 不孕（主要是以 MOPP 为主的方案）

- 神经病变（主要是长春新碱）
- 心肌病变（多柔比星）
- 肺纤维化（博来霉素）
- 继发白血病（BEACOPP，MOPP±放疗）

复发 / 难治霍奇金淋巴瘤

若复发是由于初始治疗不足，那么可考虑再次化疗或放疗。根据两项随机试验的结果，大剂量化疗联合自体造血干细胞移植（autologous hematopoietic cell transplantation，AHCT）可改善DFS，但OS无差异，目前可作为标准治疗。约60%～65%的患者经过AHCT缓解，但复发时间＜12个月、原发难治耐药、结外复发和伴随B症状的患者均为不良预后因素。通过挽救化疗以减少肿瘤负荷，这对于AHCT的预后具有重要意义。对于二线化疗敏感的患者，AHCT的疗效更佳。Brentuximab vedotin（SGN35）是针对CD30+细胞的抗体药物耦联体，近期被批准用于治疗AHCT后复发的HL[24]。AHCT目前仍是临床试用性治疗方法，但可能用于治疗难治/进展性疾病患者的临床试验。

挽救化疗方案

不含蒽环类方案

- ESHAP（依托泊苷、甲强龙、大剂量阿糖胞苷和顺铂）。
- ICE（异环磷酰胺、卡铂和依托泊苷）。
- DHAP（地塞米松、大剂量阿糖胞苷和顺铂）。
- EIP（依托泊苷、异环磷酰胺和顺铂）。

含蒽环类方案

- 剂量调整EPOCH（依托泊苷、泼尼松、长春新碱、环磷酰胺、多柔比星）。
- EVA（依托泊苷、长春新碱、多柔比星）。

- ASHAP（多柔比星、顺铂、大剂量阿糖胞苷和甲强龙）。

姑息治疗

姑息治疗包括试验性治疗、放疗、序贯单药治疗（吉西他滨或长春碱）。

参考文献

1. Siegel R, Naishadham D, Jemal A. Cancer statistics, 2012. *CA Cancer J Clin*. January 2012;62(1):10-29.
2. Jaffe ES, Harris, NL, Stein H, Vardiman J. Pathology and genetics of tumours of haematopoietic and lymphoid tissues. World health Organization Classification of Tumours. Lyon, France: IARC Press; 2001;237-254.
3. Nogova L, Rudiger T, Engert A. Biology, clinical course and management of nodular lymphocyte-predominant Hodgkin lymphoma. *Hematology Am Soc Hematol Educ Program*. 2006;(3):266-272.
4. Mathas S. The pathogenesis of classical Hodgkin's lymphoma: a model for B-cell plasticity. *Hematol Oncol Clin North Am*. 2007;21:787-804.
5. Hjalgrim H, Askling J, Rostgaard K, et al. Characteristics of Hodgkin's lymphoma after infectious mononucleosis. *N Engl J Med*. 2003;349:1324-1332.
6. Lister TA, Crowther D, Suteliffe SB, et al. Report of a committee convened to discuss the evaluation and staging of patients with Hodgkin's disease: cotswolds meeting. *J Clin Oncol*. 1989;7:1630-1636.
7. Mauch P, Larson D, Osteen R, et al. Prognostic factors for positive surgical staging in patients with Hodgkin's disease. *J Clin Oncol*. 1990;8:257-265.
8. Urba WJ, Longo DL. Hodgkin's disease. *N Engl J Med*. 1992;326:678-687.
9. Cheson B, Pfistner B, Juweid M, et al. Revised response criteria for malignant lymphoma. *J Clin Oncol*. 2007;25:579-586.
10. Hasenclever D, Diehl V. A prognostic score for advanced Hodgkin's disease. *N Engl J Med*. 1998;339:1506-1514.
11. Steidl C, Lee T, Shah SP, et al. Tumor-associated macrophages and survival in classic Hodgkin's lymphoma. *N Engl J Med*. March 2010;362(10):875-885.
12. Conners J. State-of-the-art therapeutics: Hodgkin's lymphoma. *J Clin Oncol*. 2005;23:6400-6408.
13. Engert A, Schiller P, Josting A, et al. Involved-field radiotherapy is equally effective and less toxic compared with extended-field radiotherapy after four cycles of chemotherapy in patients with early-stage unfavorable Hodgkin's lymphoma: results of the HD8 trial of the German Hodgkin's Lymphoma Study Group. *J Clin Oncol*. October 2003;21(19):3601-3608.
14. Canellos GP, Anderson JR, Propert KJ, et al. Chemotherapy of advanced Hodgkin's disease with MOPP, ABVD, or MOPP alternating with ABVD. *N Engl J Med*. 1992;327:1478-1484.
15. Swerdlow AJ, Douglas AJ, Hudson GV, et al. Risk of second primary cancers after Hodgkin's disease by type of treatment: analysis of 2846 patients in the British National Lymphoma Investigation. *BMJ*. 1992;304:1137-1143.
16. Diehl V, Franklin J, Pfreundschuh M, et al. U The German Hodgkin's Lymphoma Study Group Standard and Increased-dose BEACOPP chemotherapy compared with COPP–ABVD for advanced Hodgkin's disease. *N Engl J Med*. 2003;348:2386-2395.
17. Federico M, Luminari S, Iannitto E, et al. ABVD compared with BEACOPP compared with CEC for the initial treatment of patients with advanced Hodgkin's lymphoma: results from the HD2000 Gruppo Italiano per lo Studio dei Linfomi Trial. *J Clin Oncol*. February 2009;27(5):805-811.
18. Viviani S, Zinzani PL, Rambaldi A, et al. ABVD versus BEACOPP for Hodgkin's lymphoma when high-dose salvage is planned. *N Engl J Med*. July 2011;365(3):203-212.
19. Horning SJ, Hoppe RT, Breslin S, Bartlett NL, Brown BW, Rosenberg SA. Stanford V and radiotherapy for locally extensive and advanced Hodgkin's disease: mature results of a prospective clinical trial. *J Clin Oncol*. 2002;20:630-637.
20. Gordon LI, Hong F, Fisher RI, et al. A randomized phase III trial of ABVD vs. Stanford V +/− radiation therapy in locally extensive and advanced stage Hodgkin lymphoma: an intergroup study coordinated by the Eastern Cooperative Oncology Group (E2496). *Blood* (ASH Annual Meeting Abstracts). 2010;116:Abstract 415.
21. Chisesi T, Bellei M, Luminari S, et al. Long-term follow-up analysis of HD9601 trial comparing ABVD versus Stanford V versus MOPP/EBV/CAD in patients with newly diagnosed advanced-stage Hodgkin's disease: a study from the Intergruppo Italiano Linfomi. *J Clin Oncol*. 2011;29:4227-4233.

22. Engert A, Plütschow A, Eich HT, et al. Reduced treatment intensity in patients with early-stage Hodgkin's lymphoma. *N Engl J Med*. August 2010;363(7):640-652.

23. Meyer RM, Gospodarowicz MK, Connors JM, et al. ABVD alone versus radiation-based therapy in limited-stage Hodgkin's lymphoma. *N Engl J Med*. February 2012;366(5):399-408.

24. Younes A, Bartlett NL, Leonard JP, et al. Brentuximab vedotin (SGN-35) for relapsed CD30-positive lymphomas. *N Engl J Med*. November 2010;363(19):1812-1821.

25. Gallamini A, Hutchings M, Rigacci L, et al. Early interim 2-[18F]fluoro-2-deoxy-D-glucose positron emission tomography is prognostically superior to international prognostic score in advanced-stage Hodgkin's lymphoma: a report from a joint Italian-Danish study. *J Clin Oncol*. August 2007;25(24):3746-3752.

16

非霍奇金淋巴瘤

Richard F. Little 和 Wyndham H. Wilson

景红梅 王 晶 刘 维 译 景红梅 审校

概述

　　非霍奇金淋巴瘤（non-Hodgkin lymphoma，NHL）是一组异质性淋巴肿瘤，具有独特的临床和生物学特征。目前世界卫生组织（World Health Organization，WHO）的肿瘤分类确定了各种淋巴瘤的具体名称，与旧的分类系统有所不同。在修订的欧美淋巴瘤分类（REAL 分类）、更早的 Kiel 或 Lukes-Collins 分类系统中，并未依据分化特点对肿瘤进行分类，B 细胞和 T 细胞也没有单独分类。因此杂志发表的老的临床试验基于当时的分类，具有显著不同的临床行为和结果。如果把老试验的数据作为对照与新试验比较，会因为分类方法不同使结果无意义。目前的临床试验设计、纳入标准和研究结果的解读必须考虑到分类的更新。

　　本章重点介绍 NHL 的主要亚型，同时包括淋巴疾病谱。本概述使我们明确 NHL 亚型的准确诊断对临床试验数据的解读至关重要，可改善未来的治疗及患者的管理。

　　诊断的细化是科学不断发展的结果。临床诊断的进展主要依据淋巴瘤在分子生物学上的区别。如基因转录的特征帮助区分弥漫大 B 细胞淋巴瘤（diffuse large B-cell lymphoma，DLBCL）的多个亚型。虽然其中的一些方法不适用于日常的临床实践，但以免疫组化为基础的淋巴瘤分类可在未来的临床试验中发挥重要的作用。

流行病学

年龄相关的淋巴瘤发病率逐年上升，1976 年每 10 万人中有 11.1 例发病，2000 年有 19 例，2008 年有 22.7 例。约 1/3 的发病率增加可能是由于医源性免疫抑制剂的应用与艾滋病的流行。近年来，由于有效的抗反转录病毒联合治疗（combination antiretroviral therapy, cART），HIV 感染相关的 NHL 已经减少。其他潜在的原因包括暴露于环境致癌物。虽然不是所有类型，但大多数 NHL 更常见于男性，白人比黑人发病率更高。

病理生理学

NHL 的主要危险因素是免疫功能异常（免疫缺乏或失调）。如 HIV 感染、医源性免疫抑制、自身免疫性疾病、先天性免疫缺陷（如 Wiskott-Aldrich 综合征，X- 连锁淋巴组织增生性疾病）。此外，有些致癌病毒可能与淋巴瘤相关，如 γ 疱疹病毒与某些 NHL 亚型，尤其是与那些免疫状态异常的淋巴瘤有关；Epstein-Barr 病毒（EBV）与非洲伯基特淋巴瘤（Burkitt lymphoma，BL）和艾滋病相关的弥漫大 B 细胞淋巴瘤高度相关；Kaposi 肉瘤相关疱疹病毒（KSHV）（也被称为人类疱疹病毒 -8 或 HHV-8）可能是原发性渗出性淋巴瘤（primary effusion lymphomas，PELs）和多中心 Castleman 病的病因，与这种罕见的淋巴组织增生性疾病和进展的侵袭性 B 细胞淋巴瘤的发病风险增加相关，主要发生在 HIV 感染者。其他致癌病毒包括人类反转录病毒和 RNA 病毒。人类 T 细胞白血病病毒 1 型（HTLV-1）是成人 T 细胞白血病 / 淋巴瘤（adult T-cell leukemia / lymphoma，ATLL）的病因，丙型肝炎病毒（HCV）与脾边缘区淋巴瘤相关。除了病原体、环境和职业暴露外，有机化合物如有机磷杀虫剂等也与淋巴瘤的发病风险增高相关。

分类

目前 WHO 对 NHL 各型的分类根据免疫表型、分子、遗传和临床因素。新的高通量技术如基因表达谱（gene expression profiling，GEP），比较基因组杂交、单核苷酸多态性阵列、小 RNAs、甲基化作用、乙酰化作用和组织微阵列技术等促进了对淋巴瘤的认知，可能会有针对性的靶向治疗方法。但由于费用高和检测方法复杂，这些技术并不适合常规临床应用。努力开发简单的方法用于临床非常重要。目前临床上的淋巴瘤分类采用常规的实验室方法。本章介绍了淋巴肿瘤的 2008 年 WHO 分类（表 16.1）。表 16.2 至表 16.5 提供了在临床实践中常见的肿瘤分子和免疫表型的特点。

根据淋巴细胞的来源，NHL 大致分为 B 细胞或 T 细胞淋巴瘤。B 淋巴细胞发生 B 细胞 NHL，占所有 NHL 的 88%。T 细胞发生 T 细胞 NHL，占所有 NHL 的 12%。细胞表面抗原和免疫球蛋白的表达（或缺乏）依赖于淋巴细胞的类型和分化的阶段。这些蛋白有助于肿瘤的诊断，同时可用于确定肿瘤的组织来源。值得注意的是，没有任何一个单一的免疫表型可确定特定的肿瘤，需要结合一系列特征具体分析判断。

肿瘤组织来源与临床行为的关系日益密切。如活化 B 细胞基因标记的 DLBCL（称为 ABC-DLBCL）可以区别于那些生发中心标记的 DLBCL（称为 GCB-DLBCL），后者预后更好。

WHO 将淋巴肿瘤分为四大类：①B 细胞肿瘤；②T 细胞和自然杀伤（NK）细胞肿瘤；③霍奇金淋巴瘤；④免疫缺陷相关淋巴增殖性疾病。后者被认为是不同的类型，但他们与免疫功能正常宿主产生的肿瘤有着相似的特点。每个肿瘤的细胞起源是假设的，初始的转化事件不是肿瘤必需的，假定的细胞起源代表组织中看到的肿瘤细胞的分化状态。

肿瘤发生在免疫系统，从先天性或适应性免疫反应的角度有助于对淋巴肿瘤有一个大体的理解。先天性免疫反应的第一道防线是黏膜防御，不需要抗原呈递启动免疫应答。先天免疫系统包括 NK 细胞、

CD3$^+$ CD56$^+$ 的 T 细胞或 NK 样 T 细胞和 γδT 细胞，这些细胞主要存在于结外，它们发生的淋巴瘤往往是结外淋巴瘤。过继免疫反应是对于特定的病原体的记忆能力，更为复杂和具体。过继性免疫反应的复杂性不仅会引起 B 细胞淋巴瘤在分子水平的异质性，也有助于确定淋巴瘤的类型，因为它涉及特定的 B 细胞阶段。大多数 B 细胞肿瘤往往反映正常 B 细胞分化的阶段，与淋巴结高度相关，更容易发生淋巴结内肿瘤。

下面将按 2008 年 WHO 淋巴瘤分类的顺序介绍特定的疾病类型。

表 16.1　2008 年 WHO 淋巴肿瘤分类

前 B- 和 T 细胞肿瘤

前 B 淋巴母细胞白血病 / 淋巴瘤

　B 淋巴母细胞白血病 / 淋巴瘤，非特指型

　B 淋巴母细胞白血病 / 淋巴瘤伴重现性遗传学异常

　B 淋巴母细胞白血病 / 淋巴瘤伴 t（9；22）（q34；q11.2），BCR-ABL1

　B 淋巴母细胞白血病 / 淋巴瘤 t（v；11Q 23）；MLL 基因重排

　B 淋巴母细胞白血病 / 淋巴瘤 t（12；21）（p13；22）；TEL-AML1，（ETV 6-RUNX1）

　B 淋巴母细胞白血病 / 淋巴瘤伴超二倍体

　B 淋巴母细胞白血病 / 淋巴瘤伴亚二倍体（亚二倍体急性淋巴细胞白血病）

　B 淋巴母细胞白血病 / 淋巴瘤伴 t（5；14）（q31，q32）；IL-3-IGH

　B 淋巴母细胞白血病 / 淋巴瘤伴 t（1；19）（q23；p13.3）；E2A-PBX1（TCF3-PBX1）

前 T 淋巴母细胞白血病 / 淋巴瘤

成熟 B 细胞肿瘤

慢性淋巴细胞白血病 / 小淋巴细胞性淋巴瘤（B-CLL/SLL）

　B 幼淋巴细胞白血病（B-PLL）

　脾边缘区淋巴瘤（SMZL）

　毛细胞白血病（HCL）

　脾 B 细胞淋巴瘤 / 白血病，不可归类

　　脾弥漫红髓小 B 细胞淋巴瘤

　　毛细胞白血病，变异型（HCL-v）

续表

淋巴浆细胞淋巴瘤 / 巨球蛋白血症（LPL/WM）

重链病（HCD）

  γ 重链病

  μ 重链病

  α 重链病

浆细胞骨髓瘤

骨孤立性浆细胞瘤

髓外浆细胞瘤

淋巴结外边缘区淋巴瘤（MALT 淋巴瘤）

淋巴结边缘区淋巴瘤（NMZL）

  儿童淋巴结边缘区淋巴瘤

滤泡淋巴瘤（FL）

  儿童滤泡性淋巴瘤

套细胞淋巴瘤（MCL）

弥漫大 B 细胞淋巴瘤，非特指型（DLBCL，NOS）

  富于 T 细胞 / 组织细胞的大 B 细胞淋巴瘤（THRLBCL）

  原发性中枢神经系统弥漫大 B 细胞淋巴瘤（CNS DLBCL）

  原发皮肤弥漫大 B 细胞淋巴瘤，腿型（PCLBCL，leg type）

慢性炎症相关的弥漫大 B 细胞淋巴瘤

淋巴瘤肉芽肿病（LYG）

原发性纵隔（胸腺）大 B 细胞淋巴瘤（PMBL）

血管内大 B 细胞淋巴瘤（IVLBCL）

ALK 阳性大 B 细胞淋巴瘤

浆母细胞性淋巴瘤（PBL）

HHV8 相关多中心 Castleman 病引起的大 B 细胞淋巴瘤

原发渗出型淋巴瘤（PEL）

伯基特淋巴瘤（BL）

介于弥漫大 B 细胞淋巴瘤和伯基特淋巴瘤之间不能归类的 B 细胞淋巴瘤

介于弥漫大 B 细胞淋巴瘤和经典霍奇金淋巴瘤之间不能归类的 B 细胞淋巴瘤

成熟 T 细胞和 NK 细胞肿瘤

T 幼淋巴细胞白血病（T-PLL）

T 细胞大颗粒型白血病（T-LGL）

NK 细胞性慢性淋巴增殖性疾病（CLPD-NK）

侵袭性 NK 细胞白血病

儿童系统性 EBV 相关 T 淋巴细胞增殖性疾病

种痘水疱病样淋巴瘤

成人 T 细胞白血病 / 淋巴瘤（ATLL）

结外 NK /T 细胞淋巴瘤，鼻型

肠病型 T 细胞淋巴瘤（EATL）

肝脾 T 细胞淋巴瘤（HSTL）

皮下脂膜炎样 T 细胞淋巴瘤（SPTCL）

蕈样霉菌病（MF）

Sézary 综合征（SS）

$CD30^+$ 原发性皮肤 T 淋巴细胞增殖性疾病

原发性皮肤间变性淋巴瘤（ALCL）

淋巴瘤样丘疹病

原发皮肤 $\gamma\delta T$ 细胞淋巴瘤

原发皮肤侵袭性嗜表皮 $CD8^+$ 细胞毒性 T 细胞淋巴瘤

原发皮肤侵袭性 $CD4^+$ 小中型 T 细胞淋巴瘤

外周 T 细胞淋巴瘤，非特指型

血管免疫母细胞性 T 细胞淋巴瘤

间变性大细胞淋巴瘤、ALK^+

间变性大细胞淋巴瘤、ALK^-

霍奇金淋巴瘤

结节性淋巴细胞为主型霍奇金淋巴瘤

经典型霍奇金淋巴瘤

    结节硬化型

    混合细胞型

    富于淋巴细胞型

    淋巴细胞消减型

免疫缺陷相关的淋巴增殖性疾病

与原发免疫缺陷相关的淋巴增殖性疾病

与 HIV 感染相关的淋巴瘤

移植后淋巴增殖性疾病（PTLD）

早期病变

    浆细胞过度增生

续表

传染性单核细胞增多性淋巴结炎样 PTLD

多型性 PTLD

单型性 PTLD（B 细胞和 T / NK 细胞型）

经典霍奇金淋巴瘤型 PTLD

ALCL，间变性大细胞淋巴瘤；ALL，急性淋巴细胞白血病；CNS，中枢神经系统；DLBCL，弥漫大 B 细胞淋巴瘤；EBV，EB 病毒；HHV-8，人类疱疹病毒 -8；MALT，黏膜相关淋巴组织；NK，自然杀伤细胞；PTLD，移植后淋巴增殖性疾病

表 16.2　B 细胞淋巴瘤的分子特征

组织学	细胞遗传学	癌基因 / 蛋白	免疫球蛋白基因重组	
			重链	κλ
CLL/SLL[*]	t（14；19） 12，13q 三体	Bcl-3	+	+
淋巴浆细胞样滤泡中心细胞[**] Ⅰ，Ⅱ，Ⅲ级	t（14；18）	Bcl-2	+ +	+
边缘区[†]	3 三体 t（11；18）		+	+
套细胞淋巴瘤	t（11；14）	Bcl–1/Cyclin-D1	+	
弥漫大 B 细胞[‡]	t（3；22） （q27；q11）	Bcl-6/Bcl-2		+
原发性纵隔（thymic）大 B- 细胞		MAL 基因	+	+
淋巴母细胞淋巴瘤 / 白血病			+	+/-
伯基特淋巴瘤	t（8；14） （q24；q32） t（2；8） （11p；q24） t（8；22） （q24；q11）	C-MYC	+	λ+ κ+

[*] 在 30% 的情况下可以看到 12 号染色体三体，13q 异常出现在 25% 的患者

[**] t（14；18）存在于 75% ~ 95% 的 FCCNHL 患者

[†] 结外边缘区淋巴瘤发生的细胞遗传学异常

[‡] 在 DLBCL 中，Bcl-2 发生率约 30%，Bcl-6 约 45%，C-MYC 发生率较低

CLL/SLL，慢性淋巴细胞性白血病 / 小淋巴细胞淋巴瘤

表 16.3　T 细胞淋巴瘤的分子特征

组织学	细胞遗传学	肿瘤蛋白	*TCR* 基因重排
T 慢性淋巴细胞白血病 / 幼淋白血病	Inv14（q11；q32），8q 三体	Bcl-3	+
蕈样霉菌病			+
外周 T 细胞淋巴瘤，NOS			+/-
结外 NK/T 细胞淋巴瘤	EBV+		-
血管免疫母细胞 T 细胞淋巴瘤	3 或 5 三体，EBV+		+
成人 T 细胞白血病 / 淋巴瘤	HTLV 整合 +		+
肠病 T 细胞	EBV-		β+
肝脾 T 细胞淋巴瘤	等臂染色体 7q		γ+/β+/-
肝脾 γ/δT 细胞淋巴瘤			δγ+
系统性间变性大细胞淋巴瘤 [†, ‡]	T（2；5）	Alk+	+
T 淋巴母细胞淋巴瘤 / 白血病	变异 T（7；9）	Tcl-4	变异

[*]TCR 重排发生率 75%，IgH 重排发生率 10%
[†]TCR 重排发生率 60% 以上
[‡]ALK，间变性淋巴瘤激酶基因
EBV，EB 病毒；HTLV -1，人类 T 细胞白血病病毒 1 型；NK，自然杀伤细胞

表 16.4　B 细胞免疫表型

组织学	SIg	CIg	5	10	11	15	20	23	30	34	43	45
CLL/SLL[*]	+/-	-/+	+	-	-/+		弱 +	+			+	
LPL[*]	+	+	-	-	-/+		+	-			+/-	
滤泡中心细胞 I ～ II[*,**]级	+	-	-	+	-		+	-/+			-	
边缘区[*,†]	+	+	-	-	+/-		+				-/+	

组织学	SIg	CIg	CD 5	10	11	15	20	23	30	34	43	45
套细胞淋巴瘤*‡	+	−	+	−	−/（+少量）		+	−			+	
弥漫大B细胞*	+/−	−/+	−/+	−/+								+/−
原发纵隔大细胞*§	−	−	−/+	−/+		−	+	−	−/+			+/−
B淋巴母细胞淋巴瘤/白血病*¶	−	−/+		+/−			+			+/−		
伯基特淋巴瘤*	+			−	+		+					
伯基特样淋巴瘤*	+/−	−/+		−	−/+		+					

* 阳性 B 细胞相关抗原：CD19、CD20、CD22 和 CD79
** SIg$^+$：IgM$^{+/-}$，IgD > IgG > IgA
† SIg M > G > A 和 IgD$^-$；CIg$^+$ 有 40%
‡ SIgM$^+$ 通常 IgD$^+$，κ > λ 且 CD11c$^-$
§ M > G > A 和 IgD$^-$；CIg$^+$ 有 40%
¶ TdT$^+$，HLA$^-$Dr$^+$ 和 CD20$^{-/+}$

表 16.5　T 细胞免疫表型

组织学	CD la	2	3	4	5	7	8	25	56	TdT
T 慢淋 / 幼淋白血病*	+	+	+	+	+	+	+	−		
蕈样霉菌病		+	+	+	+	−/+	−			
外周 T 细胞淋巴瘤†		+/−	+/−	+	+/−	−/+	+/−			
AITL		+	+	+	+					
结外 NK/T 淋巴瘤		+	−		+/−	+/−	−		+	
肠病 T 细胞‡			+		+		+/−			

续表

组织学	CD									
	la	2	3	4	5	7	8	25	56	TdT
成人 T 细胞淋巴瘤 / 白血病		+	+	+	+	–	–	+		
ALCL§			–/+					+/–		
肝脾 γ/δT 细胞淋巴瘤			+	–					+	
T 淋巴母细胞淋巴瘤 / 白血病	+/–	+/–	+	+	+/–	+	+			+

*T 慢淋：60% 是 CD4⁺，21% 是 CD4⁺CD8⁺；罕见病例是 CD4⁻8⁺ 和 CD25⁻

† 外周 T 细胞通常 CD4 > CD8。它可能是 CD4⁻8⁻；CD45RA 可能 + 和 CD45RA⁻

‡ 肠病 T 细胞 CD103⁺

§ 间变性大细胞淋巴瘤 CD30⁺，CD25⁺，EMA⁺ 和 CD15⁺

NK，自然杀伤细胞

前 B 细胞和 T 细胞肿瘤

B 淋巴母细胞白血病 / 淋巴瘤包括两个亚型：(a) 非特指型；(b) 伴重现性遗传学异常。在伊马替尼和新一代酪氨酸激酶抑制剂的应用后，伴 t (9；22)(q34；q11.2)、BCR-ABL1 患者的预后有了明显改善。

T 淋巴母细胞白血病 / 淋巴瘤，如疾病仅限于淋巴结，不累及外周血和骨髓时称为 T 淋巴母细胞淋巴瘤。T 淋巴母细胞白血病，又称 T 细胞急性淋巴细胞白血病，占成人急性淋巴细胞白血病的 25%，讨论与治疗详见第 20 章。

B 细胞

此类肿瘤的临床表现变化很大。惰性淋巴瘤治愈率很低，但中位生存时间多为十几年。侵袭性肿瘤有不同的治愈率，在短时间内病情恶化。

慢性淋巴细胞白血病 / 小淋巴细胞性淋巴瘤

小淋巴细胞性淋巴瘤无白血病表现，组织形态和免疫表型与慢性淋巴细胞白血病相同。患者有淋巴结肿大，但没有因骨髓浸润引起的血细胞减少，讨论与治疗详见第 20 章。

B- 幼淋巴细胞白血病

B- 幼淋巴细胞白血病（BPLL），以前认为是 CLL 的变异型，目前认为是一种预后较差的侵袭性肿瘤，中位生存时间约为 3 年。嘌呤类似物如氟达拉滨、克拉屈滨和喷司他丁等药物，有约 50% 的反应率，其中部分可达到完全缓解。适合移植者进行异基因造血干细胞移植有治愈可能。

脾边缘区淋巴瘤

脾边缘区淋巴瘤在淋巴瘤中约占 < 2%，但在 CD5⁻ 的无法分类的慢性淋巴细胞白血病占大多数。它可能与丙型肝炎病毒感染有关。惰性的患者可以观察等待，暂不治疗。脾切除是有效的方法。烷化剂或嘌呤类似物联合利妥昔单抗可用于全身化疗。

毛细胞白血病

毛细胞白血病（HCL）是一种罕见的惰性淋巴细胞白血病。治疗方法包括克拉屈滨和喷司他丁，利妥昔单抗也有效。针对 CD22 的免疫治疗效果令人关注。最近发现靶向 BRAF 突变对毛细胞白血病的治疗有效，但现有的数据还比较有限。

脾 B 细胞淋巴瘤 / 白血病，不能分类

包括脾弥漫红髓小 B 细胞淋巴瘤、毛细胞白血病变异型（HCLv）。这两种都属于惰性淋巴瘤，脾切除有效。HCLv 可能对靶向 CD20 和（或）CD22 的免疫治疗有效。

淋巴浆细胞淋巴瘤（LPL）

LPL 是华氏巨球蛋白血症的最常见原因，可表现为骨髓和淋巴结受累、M 蛋白血症（通常为 IgM）。LPL 对化疗敏感，对硼替佐米、来那度胺、苯达莫司汀、阿扎胞苷和伏立诺他等新药也有反应。已证

明这些药物与利妥昔单抗联合应用有效。一些专家建议自体造血干细胞移植（ASCT），但可能不适用于某些患者。最近发现 LPL 中存在 *MyD88* 基因点突变，导致 NF-κB 的激活，这可为 LPL 提供治疗靶点，如硼替佐米的使用。

重链病

重链病（HCD）表现为合成或分泌不完全的单克隆重链 γ、α、或 μ。γ-HCD 的临床表现从惰性到侵袭性不同；μ-HCD 进展缓慢；α-HCD 涉及免疫增生性小肠疾病，早期可先进行抗生素治疗。如转化为 DLBCL 预后常很差，可危及生命。

浆细胞肿瘤

意义未明的单克隆丙种球蛋白病、多发性骨髓瘤和其他形式的浆细胞病是疾病自然史中克隆演变的不同存在形式。更多细节详见第30 章。

黏膜相关淋巴组织结外边缘区淋巴瘤

黏膜相关淋巴组织结外边缘区淋巴瘤（MALT 淋巴瘤）是一种惰性的结外肿瘤，由形态异质性的小 B 细胞、免疫母细胞和生发中心母细胞样细胞组成。包括 50% 的原发性胃淋巴瘤，与幽门螺杆菌（HP）相关。抗生素清除 HP 的治疗可以诱导淋巴瘤缓解，证明淋巴瘤与 HP 感染有关。其他与 HP 无关的部位和病例，可选择手术或低剂量放射治疗。

淋巴结边缘区淋巴瘤

淋巴结边缘区淋巴瘤（NMZL）是一种与 MALT 淋巴瘤形态相似的原发于淋巴结的 B 细胞肿瘤。确诊 NMZL 有必要排除 MALT，桥本甲状腺炎或 Sjögren 综合征（干燥综合征）。

滤泡淋巴瘤

滤泡淋巴瘤（FL）起源于生发中心 B 细胞，占所有淋巴瘤的

20%，主要发生在 60 岁左右的人群。细胞表达与 t（14；18）（q32；q21）相关的 BCL2 蛋白，这是 FL 的遗传标志。确诊时，广泛的淋巴结和骨髓受累很常见。FL 分级依据每高倍视野中的中心母细胞的数量（1 ~ 5 是 Ⅰ 级，5 ~ 15 是 Ⅱ 级，大于 15 是 ⅢA 和 ⅢB 级。ⅢB 可见到 ⅢA 级中没有的大片的中心母细胞）。这个分级方法一直被批判缺乏临床相关性和检测者之间的可重复性差。局限性疾病可单独放疗，无症状和治疗指征者可观察等待，有症状或疾病造成心理困扰者，可采用多种方式治疗（见下面的讨论）。

原发性皮肤滤泡中心淋巴瘤

原发性皮肤滤泡中心淋巴瘤（CFCL）一般发生在头部或躯干，这有别于原发性皮肤 DLBCL，腿型。CFCL 和 FL 一样，有数量不同的中心细胞 / 中心母细胞。常采用利妥昔单抗和其他免疫治疗方法，疾病对药物的反应不同。

套细胞淋巴瘤

套细胞淋巴瘤（MCL）确诊时多为 Ⅲ 或 Ⅳ 期，外周血受累很常见，常常伴有 cyclin D1 蛋白的表达。MCL 好发于老年男性，为侵袭性疾病，几乎不能治愈。在部分特定的患者中，采用同种异体移植有治愈的可能。

弥漫大 B 细胞淋巴瘤

弥漫大 B 细胞淋巴瘤（DLBCL）是一类具有不同形态、生物学和临床特征的异质性疾病，分子和免疫表型有助于将其分成不同亚型。

DLBCL，非特指型，约占成人 NHL 的 30%；可原发，也可以是其他淋巴系统肿瘤转化而来，如 CLL/SLL、FL、边缘区淋巴瘤或结节性淋巴细胞为主型霍奇金淋巴瘤等均可转化为 DLBCL。形态上包括中心母细胞、免疫母细胞，间变大细胞等。根据分子生物学的特点可分为生发中心 B 细胞（GCB）和活化 B 细胞（ABC）等亚型。不同类型，不同国际预后指数（IPI 见下文），预后不同，如 GCB 型的 5 年总生存率（OS）优于 ABC 型。大多数 DLBCL CD20 阳性，是利妥昔单抗的治疗靶点，利妥昔单抗治疗可使患者生存获益。

弥漫大 B 细胞淋巴瘤其他亚型

■ *富于 T 细胞 / 组织细胞的大 B 细胞淋巴瘤*　在 DLBCL 中不足 10%，主要发生在中年男性，大 B 细胞被丰富的 T 细胞和组织细胞包围。

原发性中枢神经系统（CNS）DLBCL　在 NHL 占 < 1%，脑肿瘤占大约 2%；主要发生在老年人（平均年龄 60 岁）或免疫抑制患者。后者常和肿瘤细胞中的 EBV 病毒相关。神经系统和精神表现常见。大剂量甲氨蝶呤是治疗的基础。全脑放疗可能会延长无进展生存期（PFS），但随机研究结果显示与单独应用大剂量甲氨蝶呤相比没有生存优势。放疗的迟发性神经毒性可导致严重的认知缺陷。

■ *原发皮肤 DLBCL，腿型*　发病中位年龄 70 岁，女性多见，主要表现为腿部溃疡性红色和蓝色肿瘤，也可发生在其他部位。5 年的 OS 为 50%。利妥昔单抗与环磷酰胺、多柔比星、长春新碱、泼尼松（R-CHOP）是最常用的方案，易复发。也有报道可选用放射治疗、免疫治疗、干细胞移植等治疗。

■ *老年 EBV 阳性的 DLBCL*　发病年龄大于 50 岁，与之前的免疫缺陷无关，疾病有侵袭性。

■ *慢性炎症相关的弥漫性大 B 细胞淋巴瘤*　顾名思义，多与长期的慢性炎症有关，如脓胸或慢性骨髓炎。病因可能为炎症。

■ *淋巴瘤样肉芽肿*　T 细胞受损状态下，EBV 阳性的 B 细胞增殖伴 T 细胞反应性增加。进展期可累及脑、肾、肺、肝和皮肤。干扰素可治愈早期低级别疾病。

■ *原发纵隔（胸腺）大 B 细胞淋巴瘤（PMBL）*　发生在纵隔，起源于胸腺细胞的肿瘤。PMBL 具有独特的临床、免疫表型和基因型特征。临床表现多为与前纵隔肿块相关的症状和体征。可以播散到多个器官。表达 CD19 和 CD20，不表达 CD10 和 CD5。GEP 显示 PMBL 有不同于 ABC 和 GCB 的分子异常。II 期临床研究数据显示应用剂量调整的 EPOCH-R 方案预后较好。

■ *血管内大 B 细胞淋巴瘤（IVLBCL）*　是一种罕见的结外淋巴瘤。

在毛细血管和小血管管腔内生长，可广泛播散到几乎所有的器官和骨髓，但通常不包括淋巴结。属于侵袭性肿瘤，对化疗反应差，利妥昔单抗可能有作用。

■ *ALK 阳性的大 B 细胞淋巴瘤*　也被称为 ALK 阳性的浆母细胞性 B 细胞淋巴瘤，在淋巴瘤中不足 1%。进展期的表现比较典型，关于预后的报道很少，生存期多短于 12 个月。

■ *浆母细胞性淋巴瘤（PBL）*　免疫母细胞发生弥漫性增生，具有浆细胞的免疫表型。最初发现 PBL 主要累及口腔，现在发现也可累及结外其他部位。本病并不常见，主要见于艾滋病毒感染的男性。肿瘤有高增殖指数。通过 EBER 检测存在 EBV 感染可协助诊断。CD20 表达很弱。临床过程侵袭，偶有患者长期生存。一些医生使用短周期的 EPOCH 方案治疗并在特定部位联合受累野放疗，获得了令人鼓舞的结果，但这些数据还需要证实。

■ *HHV8 相关多中心 Castleman 病引起的大 B 细胞淋巴瘤*　常与 HIV 感染有关；细胞有浆细胞的形态，应与 PBL 相鉴别。有时会合并其他 HHV-8 相关的肿瘤（如 Kaposi 肉瘤）。

■ *原发性渗出性淋巴瘤（PEL）*　是一种病毒（HHV-8）相关的肿瘤，主要表现为浆膜腔积液，与 HIV 感染有关。肿瘤细胞 100% 含有 HHV-8，70% 是 EBV 阳性。通常不表达 B 细胞标记，可能表达 CD30 和 CD45。免疫球蛋白基因有克隆性重排和突变。偶有患者预后良好，但一般预后很差。

伯基特淋巴瘤（Burkitt Lymphoma，BL）

BL 是一种常累及结外部位的快速增长的淋巴瘤，可表现为急性白血病。病理组织学的特点是"星空"现象，即凋亡的肿瘤细胞周围有吞噬细胞碎片的巨噬细胞。地方性 BL 在非洲赤道附近发现，常与 EBV 相关，是儿童最常见的肿瘤。散发性 BL 可发生在发达国家，占淋巴瘤的 1% ~ 2%。免疫缺陷相关的 BL 主要见于 HIV 感染者，可以是最初确诊艾滋病的条件。一般推荐含利妥昔单抗的短程强化治疗（针对成人），标危患者的治愈率相当高。有预后不良因素（骨髓、中枢神经系统受累，肿瘤 > 10 cm，高血清 LDH）不排除治愈的可能，但只有60%的患者可达到预期的结果。初步数据表明，剂量调整的EPOCH-R方案（给额外剂量的利妥昔单抗）在BL中非常有效，目前正在进行临床试验以确定这种方案的有效性。

介于弥漫大B细胞淋巴瘤和伯基特淋巴瘤之间不能分类的B细胞

顾名思义，这些侵袭性的肿瘤具有DLBCL和BL的形态学特征，肿块常发生结外，伴白血病的表现。CD19、CD20、CD22表达阳性。BCL2阳性的情况下，如同时存在MYC和BCL2易位为双打击淋巴瘤，否则被归为BL。细胞增殖很快。目前尚无标准的治疗方案，报道显示R-CHOP方案治疗效果不佳。

成熟T细胞和NK细胞

T幼淋巴细胞白血病

中位年龄65岁，T幼淋巴细胞白血病（T-PLL）在成熟淋巴细胞白血病小于2%。HTLV-1阴性。治疗方法包括阿仑单抗和异基因造血干细胞移植。报道显示部分患者可受益，但是3年的OS不足30%。

T细胞大颗粒淋巴细胞白血病

T细胞大颗粒淋巴细胞白血病（T-LGL）通常表现为不明原因的持续的外周血大颗粒淋巴细胞增加。本病罕见（约占成熟淋巴细胞白血病的＜2%），大多数发病年龄在40岁以上。T-LGL需与异基因移植后限制性的克隆性增生相鉴别。T-LGL有一个典型的惰性病程，严重的中性粒细胞减少症常见，但血小板减少一般不常见。由于炎症的存在，免疫表型提示慢性抗原的驱动，可以使用免疫抑制剂治疗。

慢性NK细胞淋巴增殖性疾病

本病罕见，男女均可发病，中位年龄60岁，特征是无明确病因的大于6个月的外周血NK细胞增加。大多数情况下惰性病程，可能发生自发缓解或疾病转化。

侵袭性 NK 细胞白血病

几乎都与 EBV 相关，中位年龄 42 岁，主要发生在亚洲人群。除 CD16 经常阳性外，免疫表型和结外 NK/T 细胞淋巴瘤相同。

儿童 EB 病毒阳性 T 细胞淋巴增殖性疾病

有两种临床表现。儿童系统性疾病是一种危及生命的 EBV 感染后的 T 细胞克隆性增殖，多发生在原发性急性 EBV 感染或慢性活动性 EBV 感染后。病情进展迅速，在几天到几周的时间内发生多器官功能衰竭。种痘样水疱病样淋巴瘤是一种发生在儿童的与日光敏感性相关的皮肤 T 细胞淋巴瘤（CTCL）。经过一段长达 15 年的复发性皮肤病变，可能会出现更侵袭的全身性疾病进展。

成人 T 细胞白血病 / 淋巴瘤

由人类 HTLV-1 反转录病毒引起，ATLL 是日本西南部、加勒比盆地和部分非洲中部特有病种，这些地区 HTLV-1 患病率高。根据临床表现可分为多个类型：急性型、淋巴瘤型、慢性型和冒烟型。最常见的是急性型，表现为白细胞计数升高、皮疹、淋巴结肿大和高钙血症。齐多呋定（zidovudine）和 α 干扰素的治疗可以延长生存期，但生存率不佳，中位生存是 9 个月。最近的回顾性分析支持化疗序贯使用齐多夫定 /α- 干扰素。HTLV-1 也可导致非血液系统疾病热带痉挛性瘫痪（TSP），也被称为 HTLV 相关性脊髓型颈椎病或慢性渐进性脊髓型颈椎病。脊髓 HTLV-1 感染可导致截瘫和下肢无力。

结外 NK/T 细胞淋巴瘤，鼻型

与 EBV 相关，常有血管破坏，表现为细胞毒性 T 细胞表型（因此定义为 NK/T）。特点是上消化道受累，虽然也可累及到身体的其他部位，结节性皮肤病变，小肠穿孔样病变或其他位置的病变都能看到。患者预后不同，前期放化疗联合可提高疗效，骨髓移植可治愈部分移植候选者。

肠病相关 T 细胞淋巴瘤（EATL）

本病发生在肠道（主要是空肠或回肠），病理由大淋巴细胞组成，伴有炎症细胞背景；常与腹腔疾病的病史相关，早期采用无蛋白饮食可能预防淋巴瘤的发生。在腹腔疾病罕见的地区也可发生单形性变异的 EATL，这可能是同一疾病的不同表现方式。一旦发展成淋巴瘤，治疗反应很差，预后不良。

肝脾 T 细胞淋巴瘤

这种结外、系统型 T 细胞淋巴瘤通常来源于 γδT 细胞。青少年和年轻成人的发病率最高，占所有淋巴瘤的 < 1%。发病与长期的医源性免疫抑制剂有关。对初始化疗有反应，但随后易复发，中位生存期一般不到 2 年。

皮下脂膜炎样 T 细胞淋巴瘤

皮下脂膜炎样 T 细胞淋巴瘤（SPTCL）的中位年龄是 35 岁，20% 可能与自身免疫性疾病相关，如系统性红斑狼疮。患者常出现多发性皮下结节，尤其是四肢和躯干。血细胞减少和肝功能异常常见。肿瘤细胞 CD8 阳性，表达 βF1，CD56 阴性：这些特点有助于与皮下 γδT 细胞淋巴瘤区分（后者预后较差）。如果合并噬血细胞综合征，预后很差。未合并噬血细胞综合征，预后较好，5 年生存率为 80% 或更长。可采用联合化疗进行治疗，但也有报告显示单独使用免疫抑制治疗有效，并可作为治疗选择之一。

蕈样霉菌病

蕈样霉菌病（MF）是一种原发性 CTCL，典型的表现是从皮肤斑片、斑块进展到肿瘤或变异型，临床转化过程相似。MF 占 CTCL 的 50%。发病年龄范围很广，但大多数是老年人。在疾病晚期，可发生淋巴结、器官和骨髓的累及。常为惰性病程，缓慢进展十几年。临床分 I ~ IV 期。病变局限于皮肤无淋巴结受累是 I 期；Sézary 细胞计数 > 10 000/μl 或广泛淋巴结受累是 IV 期。II 期有淋巴结受累，III 期有皮肤红皮病伴或不伴淋巴结受累和（或）低 Sézary 细胞计数。传统的 Sézary 综合征（SS）指有白血病的表现（见下文）。多药化疗也不能获益，针对皮肤病的治疗一般是最合适的。

Sézary 综合征（SS）

SS 的定义是三联症，包括红皮病、全身淋巴结肿大和皮肤、淋巴结及外周血存在的克隆增生的脑形核样 T 细胞（Sézary 细胞）。其中 Sézary 细胞的绝对值须大于 1000 /μl；出现免疫表型的异常，$CD4^+T$ 细胞群扩增，导致 CD4/CD8 细胞比例超过 10，或者有一种或多种 T 细胞抗原丢失。SS 是一种侵袭性疾病，5 年生存率不到 20%。患者常死于机会感染。

原发性 CD30 阳性的皮肤 T 细胞淋巴增殖性疾病

原发性 CD30 阳性的皮肤 T 细胞淋巴增殖性疾病（PCALCL）占 CTCL 的 30%；PCALCL 是一组疾病，包括三种类型：原发性皮肤间变性大细胞淋巴瘤（C-ALCL），淋巴瘤样丘疹病（LYP），和交界性病变（介于两者之间，明确区分 C-ALCL 和 LYP 不太可能）。虽然本病预后良好，但全身系统性淋巴瘤也可能进展，因此需要持续的监测。在 PCALCL 中，手术切除和放射治疗是单发病变最常用的方法，而化疗用于多发性病变。紫外线光疗和低剂量甲氨蝶呤是 LYP 的常用治疗方法。CD30 单克隆免疫偶联物 brentuximab vedotin 对 PCALCL 有效。

原发性皮肤外周 T 细胞淋巴瘤，罕见亚型

包括三种不同亚型：①原发性皮肤 γδT 细胞淋巴瘤，活化的细胞毒 T 细胞有 γδ 表型；② CD8 阳性侵袭性亲表皮细胞毒性 T 细胞淋巴瘤，两者都属于侵袭性肿瘤；③原发皮肤 CD4 阳性小 / 中 T 细胞淋巴瘤亚型，预后较好，5 年生存率 80%。

外周 T 细胞淋巴瘤，非特指型（PTCL-NOS）

在西方约占外周 T 细胞肿瘤的 30%，主要见于成人，男女比例

为 2∶1。淋巴结受累是典型表现，但任何部位都可受累，包括外周血。大多数患者发病时处于进展期，伴有 B 症状。部分病例有 CD30 的表达。WHO 分类将 PTCL-NOS 分成三个变异型：①淋巴上皮样细胞（Lennert）淋巴瘤，淋巴上皮样细胞增生，混有炎症细胞及 EBV 阳性的 R-S 样细胞；②滤泡样淋巴瘤，似乎和结节性淋巴细胞为主的霍奇金淋巴瘤相似；③ T 区淋巴瘤，可能被误认为是良性增生。由于 CD30 的表达，brentuximab vedotin 治疗有效。

血管免疫母细胞性 T 细胞淋巴瘤

血管免疫母细胞性 T 细胞淋巴瘤（AITL）发生在中老年人，占外周 T 细胞淋巴瘤的 15% ~ 20%。AITL 几乎总是与 EB 病毒相关，但肿瘤细胞的 EBV 阴性。常表现为全身淋巴结肿大，肝脾大，全身症状和多克隆丙种球蛋白血症；瘙痒性皮疹常见；积液、关节炎、循环免疫复合物、溶血性贫血及 EBV 阳性 B 细胞增生常见。中位生存期 < 3 年。很多情况下由于免疫功能低下，无法开始积极的化疗。GEP 提示血管内皮生长因子（VEGF）失调在发病机制中的作用，使针对这一途径治疗成为可能。

ALK 阳性的间变性大细胞淋巴瘤

ALK 阳性的间变性大细胞淋巴瘤（ALCL）是 CD30 阳性的 T 细胞淋巴瘤，伴间变性淋巴瘤激酶（ALK）基因易位和 ALK 蛋白的表达。这对区分原发性皮肤 ALCL 淋巴瘤和其他有间变性大细胞形态的淋巴瘤很重要。ALK 阳性的 ALCL，在成年淋巴瘤中约占 3%，儿童占 20%。大多数情况下发病时为晚期，伴有外周和（或）腹部淋巴结肿大及骨髓浸润，高热常见。ALK 阳性比 ALK 阴性的 ALCL 预后好，使用标准 CHOP 方案化疗，5 年 OS 约为 80%。Brentuximab vedotin 被批准用于治疗复发的 ALCL。

ALK 阴性的间变性大细胞淋巴瘤

形态和 ALK⁺ 的 ALCL 相似，CD30 也是阳性的，但缺乏 ALK 蛋白的表达，这个类型在 2008 年 WHO 分类中给予临时分类。ALK 阴性的 ALCL 主要发生在 40 岁以上的成年人，与 ALK$^+$ 的 ALCL 相比预后较差。5 年 OS 不足 20%。Brentuximab vedotin 被批准用于复发的 ALCL。

霍奇金淋巴瘤

霍奇金淋巴瘤见第 20 章。

免疫缺陷相关的淋巴增殖性疾病

原发性免疫疾病相关的淋巴增殖性疾病

最常见发生淋巴组织增殖性疾病（LPD）的原发性免疫异常包括共济失调性毛细血管扩张症、Wiskott-Aldrich 综合征、常见的变异型免疫缺陷（CVID）、重症联合免疫缺陷（SCID）、X- 连锁淋巴细胞增生异常、Nijmegen Breakage 综合征、高 IgM 综合征和自身免疫性淋巴细胞增生综合征等。这些患者，除了 LPD，其他肿瘤也有很高发病率。除了 CVID，儿童是最常受累人群。EBV 感染常见。

艾滋病相关的淋巴瘤

在 HIV 感染者中，弥漫大 B 细胞淋巴瘤（包括原发于脑的患者）、伯基特淋巴瘤、PEL 和 PBL 是比较常见的淋巴瘤类型。由于 CAR-T 疗法的出现，肿瘤的发生和转归有了明显的转变。利妥昔单抗为基础的化疗是伯基特淋巴瘤和 DLBCL 的标准治疗。许多专家建议选择 R-EPOCH 方案，而不建议 CHOP 方案用于 HIV 相关的伯基特淋巴瘤。原发中枢神经系统淋巴瘤（PCNSL）很少在 CAR-T 时代看到。然而延误诊断影响预后。在艾滋病流行早期建立的 HIV-PCNSL 诊断标准不再合理。HIV 感染者发生脑部肿块与非 HIV 感染者同样紧急，应使用相同的诊断方法，尤其在 CAR-T 疗法缓解的患者中。值得注意的是，把经验性抗生素治疗失败作为评估和确诊恶性疾病的手段应归入历史教科书，目前已不再适用。当手术活检不可行时，应留取脑脊液做 EBV 的 PCR 检查，同时联合脑部 FDG-PET 的结果。如果这两个检测均为阳性，淋巴瘤的阳性预测值为 100%，可以开始治疗。进展期 HIV 患者不适合治疗，但随着艾滋病治疗方法的改进耐药 HIV 越来越罕见。因此，基于潜在的 HIV 的考虑，如果认为姑息性的方法最合适，必须获得艾滋病专家的评估。

移植后淋巴增殖性疾病

发生在实体器官或造血细胞移植后。病理上包括 EB 病毒驱动的多克隆增殖（大多数情况下），EBV 阳性或 EB 病毒阴性的 B 和 T 细胞淋巴瘤，与免疫功能正常者中见到的相似。

其他医源性免疫缺陷相关淋巴增生性疾病

应用免疫抑制药物治疗的患者中会发生 LPD，可发生多形性增生的 PTLD，也可逐渐进展成克隆性增生的 DLBCL。EBV 是可变的，取决于医源性免疫抑制剂的潜在原因和 LPD 本身。

临床管理

分期

治疗前对全身系统性 NHL 的分期评价如下。

Ⅰ. 组织活检确诊

　A. 为了进行研究，确保准确的诊断，充足的材料是至关重要的

　B. 穿刺活检一般不能取得足够的组织进行研究，应避免初诊时应用

　C. 确定诊断的重要检查包括以下内容：

　　1. 评估克隆性

　　2. 免疫表型，细胞遗传学和分子生物学研究

　　3. 组织标记物（B 和 T 细胞的起源；在弥漫大 B 细胞淋巴瘤中，确定生发中心与非生发中心来源不是标准治疗的一部分，但在新疗法中越来越重要）

　　4. 癌基因重排在诊断上是有意义的

　　　a. 伯基特淋巴瘤中的 t（8；14）或 *MYC* 基因

　　　b. 滤泡性淋巴瘤中的 t（14；18）或 *bcl-2* 基因

　　　　c．ALCL 中的 t（2；5）或 ALK 基因

　　　　d．套细胞淋巴瘤中的 t（11；14）或 *bcl-1* 基因

　　　　e．3 或 18 三体（边缘区淋巴瘤）

　　D．某些肿瘤（如富于 T 的 B 细胞淋巴瘤或淋巴瘤样肉芽肿病）有很多的反应性 T 细胞，如果不能获得充足的组织，可能掩盖少数恶性 B 细胞的诊断

Ⅱ．病史和体格检查

Ⅲ．病毒检测来判断危险因素或淋巴瘤的亚型

　　A．所有侵袭性 NHL 中的 HIV 血清学

　　B．HTLV-1 血清学

　　C．乙型肝炎和丙型肝炎病毒血清学

Ⅳ．临床及实验室评估器官的功能

　　A．如果 HIV 阳性，包括 CD4 细胞计数

　　B．除了常规血液的测试外

　　　1．乳酸脱氢酶（LDH；间接反映肿瘤预后和负荷）

　　　2．血清 β_2 微球蛋白

　　　3．年轻男性，孤立纵隔肿块需要与纵隔生殖细胞瘤鉴别，检测血清 α 胎蛋白和 β 人绒毛膜促性腺激素；

Ⅴ．胸部 X 线、胸部、腹部和骨盆 CT 扫描，[18]氟脱氧葡萄糖（FDG）。在可治愈的淋巴瘤如 Burkitt 淋巴瘤、DLBCL、HL 中，正电子发射断层扫描（PET）被纳入指南分期和疗效评估。

Ⅵ．骨髓活检

Ⅶ．对 CNS 高危者进行腰椎穿刺细胞学检查：

　　A．弥漫大 B 细胞淋巴瘤 LDH 升高、一个以上淋巴结外受累和（或）淋巴瘤累及骨髓

　　B．所有的伯基特淋巴瘤

　　C．一些研究者建议所有的 ARL 例（无论骨髓和淋巴结外部位受累以及组织学亚型）均应检测有无中枢神经系统疾病。

　　最初为霍奇金淋巴瘤患者建立的 Ann Arbor 分期系统，现在应用于非霍奇金淋巴瘤中。该系统不适用于淋巴母细胞白血病 / 淋巴瘤或 MF（表 16.6）。

根据治疗反应进行治疗后再分期

在完成治疗后，重复所有的再分期检查。一般侵袭性淋巴瘤在四个周期的治疗后进行再分期（重复所有异常实验检查）。惰性淋巴瘤对治疗反应较慢，可以降低再分期频率。反应率可反映肿瘤对治疗的敏感性，并可能有预后价值。然而，DLBCL 的早期 PET 始终没有被证明可以预测生存。其他新的成像方法包括弥散加权 MRI 扫描，可能会和 FDG-PET 类似，能反映早期的缓解情况。

疾病进展或对治疗无反应意味着极差的预后。治疗后的残余肿块需要活检来确定是否为有活性的肿瘤。不推荐常规 PET 监测用于治疗完成后的再分期。

预后特征

预后与疾病本身和患者因素相关。疾病相关的特征包括肿瘤体积、分期、结外病变的部位、数目、病理类型和肿瘤组织来源（或肿瘤生物学）。患者相关因素包括年龄和体能状态，以及是否存在可能影响治疗的并发症。

预后评估和建模策略已经发展到根据临床表现预测结果。最常用的模型是 IPI 评分（表 16.7）。IPI 最初在侵袭性 NHL 中应用，现在适用或已应用于其他 NHL 亚型中。例如（表 16.7），滤泡 IPI（FLIPI）

表 16.6   Ann Arbor 分期系统

分期	定义
I	病变限于单个淋巴结（I）或淋巴结以外的单个器官或部位（IE）
II	病变侵犯横膈同一侧的 2 个或更多的淋巴结区或侵犯淋巴结以外的单个器官或部位，伴横膈同一侧的 1 个或更多的淋巴结区（IIE）
III	病变侵犯两侧淋巴结（III）；或同时侵犯淋巴结以外的单个器官或部位（IIIE）；或侵犯脾（IIIS）；或两者都受侵（IIIE）
IV	弥漫性或播散性的一个或多个结外器官受累：骨髓、肝、脑受累

缺乏相关的症状定义为 A；症状的存在定义为 B。"B"症状包括不明原因的发热，不明原因的大于 10% 体重减轻、盗汗

表 16.7　滤泡和套细胞淋巴瘤预后指数

风险类别	FLIPI		MIPI	
	分数	5 年 OS（%）	分数	5 年 OS（%）
低危	0 ~ 1	90	≤ 3	> 60
中危	2	77	4 ~ 5	50
高危	≥ 3	52	≥ 5	15

FLIPI，滤泡淋巴瘤的国际预后指数；MIPI，套细胞淋巴瘤的国际预后指数

和套细胞 IPI（MIPI）是 IPI 的改良，它们在 NHL 不同组织学类型中有各自的预后价值（表 16.8）。在 IPI 中，下面每一条一分：

- 年龄
  - 对于 IPI 和 FLIPI，患者的年龄超过 60 岁为 1 分
  - 对于 MIPI，年龄 50 ~ 59 为 1 分，60 ~ 69 为 2 分，年龄大于等于 70 岁为 3 分
- 东部肿瘤协作组（ECOG）评分为 ≥ 2
  - 对于 IPI，1 分
  - 对于 MIPI，2 分
- LDH 高于正常值
  - 对于 IPI 和 FLIPI，1 分
  - 对于 MIPI 0.67 ~ 0.99 为 1 分；1.0 ~ 1.49 为 2 分，≥ 1.5 为 3 分
- 结外部位
  - 对于 IPI，2 或更多部位，1 分
  - 对于 FLIPI，大于 4 部位，1 分
- Ⅲ 或 Ⅳ 期
  - 对于 IPI 和 FLIPI，1 分
- 血红蛋白水平
  - 对于 FLIPI < 120 g/L，1 分
- 白细胞，10^9/L
  - 对于 MIPI 6.7 ~ 9.999 为 1 分；10.0 ~ 14.999 为 2 分；≥ 15 为 3 分

根据不同的临床特点增加分值，评价风险。在年龄校正的 IPI 评

分中，年龄小于 60 岁的患者，每 1 点一分

- 体能状态为 2 或更多
- LDH 高于正常值
- Ⅲ 或 Ⅳ 期疾病

在 ARL，主要的预后因素一直是 CD4 细胞计数。但那些对 CAR-T 敏感 HIV 患者，IPI 评分和淋巴瘤的具体特征有相对更大的预后意义。较低的 CD4 细胞计数本身并不会给化疗带来较差预后，但非常低的 CD4 细胞计数增加由于其他艾滋病相关原因死亡的风险，除非淋巴瘤治疗完成后患者的 CD4 细胞增加，否则这种风险依然存在。

治疗原则

NHL 的治疗依据临床表现，这在很大程度上依赖于特定的疾病类型。临床表现通常分为惰性、侵袭性、高度侵袭性。常规治疗包括化疗、放疗、免疫治疗或这些疗法的组合。新的治疗方法，包括免疫偶联药物、免疫调节剂、现在临床使用的或当前正在研究的分子靶向药物。正在进行的临床研究将结合新的治疗方法增强或取代现行的治疗方法。

治疗原则：惰性 B 细胞和 T 细胞淋巴瘤

惰性淋巴瘤是一种治愈可能性较小，生长、进展相对缓慢的淋

表 16.8　弥漫性大 B 细胞淋巴瘤的国际预后指数

国际预后指数风险分类	分数	风险组患者（%）	完全缓解（%）	5 年 DFS（%）	5 年 OS（%）
低危	0 或 1	35	87	70	73
低中危	2	27	67	50	51
中高危	3	22	55	49	43
高危	4 或 5	16	44	40	26

巴瘤，自然病史较长，有长达十几年的中位生存期。对于弥漫性的有症状的患者，许多专家建议利妥昔单抗单药治疗或利妥昔单抗联合CHOP或苯达莫司汀治疗。ASCT增加完全缓解率，但不能治愈。利妥昔单抗维持治疗改善PFS。其他的方法也可用于进展期患者，包括氟达拉滨（联合利妥昔单抗或米托蒽醌或环磷酰胺）和 ^{90} 钇替伊莫单抗放射免疫治疗。新药如来那度胺也有效。FL 3B级不同于其他级别，应按照DLBCL来治疗。FL可以转化成DLBCL，转化型需要进行治疗。一般转化型预后较差。参阅DLBCL疾病转化部分的治疗。

治疗计划中必须考虑个体预后特征。预后良好者早期治疗获益比预后差者少。考虑治疗对生存的获益非常重要。如果治疗产生以前没有的症状，观察等待可能是更好的策略。

利妥昔单抗单药治疗初治FL的RRs增加到了75%。利妥昔单抗的维持治疗可以延长缓解期（诱导治疗后利妥昔单抗维持治疗组接受 $375mg/m^2$ 每2个月4次的治疗，在3年的中位随访期，中位缓解期分别为23和12个月）。以前应用过利妥昔单抗的FL患者，再次单药应用可带来50%～60%的缓解，中位缓解时间为6～16个月。利妥昔单抗联合CHOP在初治的FL可有95%的完全缓解率，中位随访时间不超过50个月。利妥昔单抗联合氟达拉滨的结果类似于CHOP加利妥昔单抗（尽管氟达拉滨是免疫抑制剂）。利妥昔单抗联合苯达莫司汀具有优越的RR、PFS，比CHOP联合利妥昔单抗的毒性更低，但这些结果还在研究中。经过初始治疗，利妥昔单抗维持治疗2年可改善PFS。此外，一些人主张利用 ^{131}I托西莫单抗治疗初治的病例。复发患者的治疗包括 ^{90} 钇替伊莫单抗（Zevalin），该药物已通过食品和药物管理局（FDA）批准，有良好的耐受性。在随机试验中，Zevalin在临床上有更高的客观反应率（ORR）和完全缓解（CR），但与利妥昔单抗治疗复发或难治性FL和转化的B细胞NHL相比，没有缓解持续时间的延长。碘-131托西莫单抗（Bexxar）被FDA批准用于利妥昔单抗难治和化疗后复发的伴或不伴转化的CD20阳性滤泡性NHL患者。因此，有大量的患者可以选择这种治疗（表16.9）。

Ⅰ期的惰性B细胞淋巴瘤约50%可通过放疗治愈，有10年无病生存率（DFS）。由于病史长，这种病研究起来很困难。如一个大型的Ⅱ期试验，有100多名患者入组，1984年开始，但没有完成，直到2003年结果才发表，报道Ⅰ、Ⅱ期疾病10年DFS为76%，提示联合放疗和化疗可能优于单纯放疗。大型回顾性数据表明，和早期干预相比，观察策略不损害生存。

慢性淋巴细胞性白血病/小淋巴细胞性淋巴瘤的治疗选择包括苯达莫司汀，氟达拉滨和利妥昔单抗，联合或按顺序给药。阿仑单抗被批准用于氟达拉滨耐药的患者，约有30%的反应率。克拉屈滨也可应用。新药如PI3Kδ抑制剂、来那度胺和布鲁顿酪氨酸激酶抑制剂等将来可能会改变这种疾病的治疗方法。

对于淋巴浆细胞淋巴瘤/原发性巨球蛋白血症，治疗选项包括常规性治疗与烷化剂（尤其是苯丁酸氮芥），联合或不联合应用糖皮质激素。有时也可选用CHOP方案。氟达拉滨或克拉屈滨等嘌呤类似物

表 16.9　惰性淋巴瘤的治疗

联合化疗	治疗方案
CVP	环磷酰胺 400 mg/m^2 PO，每天，共5天，1～5天（总剂量/周期=2000 mg/m^2） 长春新碱 1.4 mg/m^2 IV 第1天（最大剂量/周期=2 mg，总剂量/周期=1.4 mg/m^2） 泼尼松 100 mg/m^2 每天 PO 5天，1～5天（总剂量/周期=500 mg/m^2） • 每21天重复治疗
单药治疗	治疗方案
氟达拉滨	氟达拉滨 25 mg/（m^2·d）IV 5 d，1～5天（总剂量/周期=125 mg/m^2） • 每28天重复治疗
苯达莫司汀	苯达莫司汀 50～60 mg/m^2 1～5天，每28天；120 mg/m^2 每天，第1，2天/每21天
利妥昔单抗（单药或联合其他药）	利妥昔单抗 375 mg/m^2 每周 IV（总剂量/周=375mg/m^2）

IV，静脉滴注；PO，口服

也有效，一线治疗的反应率是 38% ~ 85%，之前其他药物治疗过的患者用氟达拉滨的反应率是 30% ~ 50%。利妥昔单抗初始治疗的反应率是 20% ~ 40%，应用后有 IgM 突然增高的风险。初步的研究结果显示阿仑单抗和硼替佐米有效。沙利度胺及其类似物也有作用，特别是来那度胺和泊马度胺。

对于边缘区淋巴瘤，有效根除幽门螺杆菌感染可使淋巴瘤缓解，并有可能治愈，部分结果支持细菌感染是肿瘤的病因。当边缘区淋巴瘤与自身免疫疾病（如干燥综合征或桥本甲状腺炎）相关时，化疗是否联合利妥昔单抗都有效。局部治疗，如手术或局部放疗可能会相对长期的控制疾病进展。脾切除可用于脾边缘区淋巴瘤。与丙肝病毒感染相关的病例经过有效的抗病毒治疗可使肿瘤消退。

治疗原则：侵袭性 B 细胞淋巴瘤

套细胞淋巴瘤

大多数套细胞淋巴瘤（MCL）发病都属晚期，不像其他侵袭性淋巴瘤，MCL 无法治愈，中位生存期约 6 年。母细胞型更具侵袭性，易中枢神经系统受累（25%），生存期短。ⅠA 期或ⅡA 期年轻患者放疗可能有生存优势。目前使用利妥昔单抗联合 CHOP 或如 Hyper-CVAD 等更强的方案，有时使用序贯自体骨髓移植。由于许多受试者未能完成计划的强化治疗，大的协作研究并未确认更强的方案能使大多数 MCL 获益。硼替佐米被批准用于治疗复发性 MCL。分子靶向治疗，包括 mTOR 抑制剂、免疫调节剂的药物（如来那度胺）等有效。

弥漫大 B 细胞淋巴瘤

R-CHOP 化疗是弥漫大 B 细胞淋巴瘤的标准治疗方案（表 16.10）。对于大多数 CD20⁺ 的淋巴瘤，利妥昔单抗除了改善预后，在 DLBCL 中也提高了治愈率。对于局部疾病，专家建议化疗联合受累野放疗。由于晚期毒性和疾病复发，本病 OS 的延长不显著。复发后，挽救治疗对化疗敏感者有效。随后联合使用利妥昔单抗、异环磷酰胺、卡铂、足叶乙甙等方案及自体干细胞移植能使治愈率大约提升到50%。但在利妥昔单抗时代，一些患者在R-CHOP初始治疗后的12个月内复发，是特殊预后不良组。自体干细胞移植治疗后，该组的中位无事件生存期可能少于12个月。

初始治疗后的治愈率可通过预测模型进行估计，如IPI评分。在CHOP方案中加用利妥昔单抗在一定程度上"均衡"了各种治疗方案的效果。如年轻患者使用CHOEP（CHOP中加依托泊苷）与CHOP相比的优势在加用利妥昔单抗后已经不再出现。

对Ⅰ～Ⅱ期的患者，使用3个疗程的CHOP联合受累野放疗5年PFS和OS分别为77%和82%；比8个疗程的CHOP（5年PFS和OS分别是64%和72%）好。R-CHOP目前已常规用于不进行放疗的早期患者。

进展期患者，CHOP方案的5年OS和PFS分别为50%和32%。随机试验表明，美罗华（利妥昔单抗）联合CHOP或CHOP样方案，每疗程的第一天使用利妥昔单抗，可提高患者的EFS、PFS和OS。在弥漫大B细胞淋巴瘤中，使用利妥昔单抗进行维持治疗没有显示出明显的优势。将美罗华联合化疗作为一线治疗方案，或作为挽救治疗方案已列于表16.11中。

对HIV相关的DLBCL，进行了CHOP与R-CHOP的随机试验；由于患者感染相关死亡事件增加，利妥昔单抗组没有获益。但感染的增加仅限于那些CD4细胞少于50 /mm^3。大多数专家建议如希望获得治愈，所有患者都应接受利妥昔单抗的治疗。推荐给那些低CD4细胞的患者使用抗生素。一个随机Ⅱ期试验对比了R-EPOCH和EPOCH后用利妥昔单抗，结果提示R-EPOCH方案效果更佳，目前许多专家推荐R-EPOCH是AIDS相关淋巴瘤的标准治疗。

表 16.10	侵袭性 NHL 的标准治疗
联合化疗*	治疗方案
R-CHOP	利妥昔单抗 375 mg/m² IV d1
	环磷酰胺 750 mg/m² IV d1（总剂量 / 周期 =750 mg/m²）
	多柔比星 50 mg/m² IV d1（总剂量 / 周期 =50 mg/m²）
	长春新碱 1.4 mg/m² IV d1（最大剂量 / 周期 =2 mg，总剂量 / 周期 =1.4 mg/m²）
	泼尼松 50 mg/m²·d，PO 5 天，d1 ~ 5（总剂量 / 周期 =250 mg/m²）
	● 21 天重复一次

*其他化疗见表 16.11

IV，静脉滴注；PO，口服

表 16.11	侵袭性 NHL 的替代或挽救方案
联合化疗	治疗描述
EPOCH （剂量调整的）*	依托泊苷 50 mg/（m²·d）连续 IV 4d，d1 ~ 4（总剂量 / 周期 =200 mg/m²）
	多柔比星 10 mg/（m²·d），连续 IV 4 天，d1 ~ 4（总剂量 / 周期 =40 mg/m²）
	长春新碱 0.4 mg/（m²·d）连续 4 天 IV，d1 ~ 4（总剂量 / 周期 =1.6 mg/m²，无上限）
	泼尼松 60 mg/m²，5 天中每 12 小时 po 一次，d1 ~ 5（总剂量 / 周期 =600 mg/m²）
	环磷酰胺 750 mg/m² IV d5（总剂量 / 周期 =750 mg/m²）
	非格司亭 5 μg/（kg·d）SC 第 6 天开始；直到 ANC > 5000/mm³
	● 治疗剂量调整基于中性粒细胞最低点，每 21 天重复
CHOEP[†]	CHOP 加依托泊苷 100 mg/m² IV 第 1、2、3 天
R-ICE	利妥昔单抗 375 mg/m² IV 第一周期之前 48 小时和 1 ~ 3 周期的第 1 天
	依托泊苷 100 mg/m² IV 第 3、4、5 天
	卡铂 AUC 5：剂量 =5×[25+ 肌酐清除率] 上限为 800 mg 第 4 天 IV
	异环磷酰胺 5000 mg/m² 与等量美司钠 C IV 24 小时第 4 天

续表

联合化疗	治疗描述
DHAP	顺铂 100 mg/m² 连续 IV 24 小时第一天（总剂量 / 周期 = 100 mg/m²） 阿糖胞苷 2000 mg/m² IV 超过 3 小时，每 12 小时 1 次共 2 次，第二天（总剂量 / 周期 =4000 mg/m²） 地塞米松 40 mg/d，口服或 IV 共 4 天，1～4 天（总剂量 / 周期 =160 mg/m²） ● 每 21～28 天重复
ESHAP	依托泊苷 40 mg/（m²·d）IV 超过 1 h，1～4 天（总剂量 / 周期 =160 mg/m²） 甲泼尼龙 250～500 mg/d，IV 5 天，1～5 天（总剂量 / 周期 =1250～2500 mg） 阿糖胞苷 2000 mg/m² IV 超过 2 小时，第 5 天（总剂量 / 周期 =2000 mg/m²） 顺铂 25 mg/（m²·d）连续 IV 共 4 天，1～4 天（总剂量 / 周期 =100 mg/m²） ● 每 21～28 天重复
ACVBP	多柔比星 75 mg/m² IV 第 1 天 环磷酰胺 1200 mg/m² IV 第 1 天 长春地辛 2 mg/m² IV 第 1 天和第 5 天 博来霉素 10 mg IV 第 1 天和第 5 天 泼尼松 60 mg/（m²·d）PO 1～5 天 * 治疗每 14 天重复一次

* 如果没有绝对中性粒细胞减少症（ANC 少于 500/mm³）或血小板减少（血小板计数 < 25 000/mm³），足叶乙甙、环磷酰胺、多柔比星剂量可比前一个周期的剂量增加 20%
† 有不同剂量递增方案的报告
ANC，中性粒细胞绝对计数；IV，静脉滴注；MESNA，2- 巯乙基磺酸钠；PO，口服；SC，皮下注射

治疗原则：高度侵袭性 B 细胞淋巴瘤

伯基特淋巴瘤 / B 细胞急淋

强化短疗程治疗为伯基特淋巴瘤的临床基本治疗策略（表

16.12）。该治疗可能引起肿瘤溶解综合征，应进行预防：碱化尿液，5% 葡萄糖水溶液（D5W）加醋酸钠 100 mgEq，速度 100 ~ 150 ml/h；别嘌呤醇 600 mg 口服 2 天，然后 300 mg/d 口服直到肿瘤溶解综合征消失。积极的强化治疗有治愈肿瘤的可能。对于成年人，利妥昔单抗是标准治疗之一；在儿童中尚未证明可受益。CODOX-M / Ⅳ AC 风险分层方案是基于 Ⅱ 期临床试验的结果。方案包括：低危患者（LDH 正常，WHO 功能状态为 0 或 1，Ann Arbor 分期 Ⅰ ~ Ⅱ 期，无 10cm 或更大的肿块）选用三个周期的 CODOX-M（表 16.13 至 16.15）；高危患者（不符合低危标准），选用 4 个疗程的 CODOX-M 和 IVAC 交替使用。另一种方案是利妥昔单抗联合 Hyper-CVAD。初步数据表明 EPOCH-R 方案在 BL 中有效，但还没有足够的数据来推荐这种方案用于临床研究外的常规治疗。但如果患者不能耐受更多更大剂量的密集强化治疗，使用时会出现毒性。剂量调整的 EPOCH-R 方案目前很受关注，临床试验正在确定其在伯基特淋巴瘤和 c-myc$^+$DLBCL 中的疗效。

复发性和难治 B 细胞淋巴瘤的治疗

许多 NHL 因疾病复发或难治而需要额外的治疗。虽然 Ⅰ 和 Ⅱ 级滤泡性淋巴瘤不可治愈，但高剂量化疗后自体移植可改善无进展生存。侵袭性 NHL 中，40% ~ 50% 使用常规化疗不能达到缓解。在达到 CR 的患者中，30% ~ 40% 会复发，这些患者可能会受益于挽救治疗（表 16.11）。

表 16.12	在成人和儿童伯基特和伯基特样淋巴瘤中使用 CODOX-M/IVAC 方案的结果	
数目	CR（%）	2 年 EFS（%）
儿童：21	90	85
成人：20	100	100
总计：41	95	92

CR，完全缓解率；EFS，无事件生存率

From Magrath I, Adde M, Shaa A, et al.Adults and children with non-cleaved-cell lymphoma have a similar excellent outcome when treated with the same chemotherapy regimen.*J Clin Oncol*.1996；14：925-934.

挽救治疗的原则

传统观点推荐使用非交叉耐药的化疗（顺铂、阿糖胞苷、地塞米松等）、ESHAP（依托泊苷、甲泼尼龙、阿糖胞苷、顺铂）、ICE（异环磷酰胺、卡铂、足叶乙甙）。随着对细胞凋亡与化疗反应的深入理解，发现真正的无交叉耐药的药物可能不存在，因肿瘤耐药的机制可能不完全是药物特异性的，在难治性肿瘤中细胞凋亡阈值很高。体外和经验性的临床数据表明，肿瘤的耐药可通过药物克服，但有不同的输液时间表（通过延长输注时间如剂量调整的 EPOCH-R）。其他药物如 ICE 或 ESHAP 对难治复发性 NHL 也有效。

高剂量化疗和自体干细胞移植在某些对挽救化疗敏感的患者有优势。自体干细胞移植能使 50% 化疗敏感的复发 DLBCL 患者长期生存，一些前瞻性随机试验已经证实自体干细胞移植对复发弥漫大 B 淋巴瘤优于挽救化疗。低危 IPI 患者最有可能受益。但在利妥昔单抗时代，那些利妥昔单抗治疗后复发患者预后较差，挽救治疗在许多情况下并不成功。

同种异体移植仍在研究之中。非清髓或降低强度的干细胞移植（RIST）在没有高剂量化疗风险的前提下试图发挥抗肿瘤免疫效应。在大多数情况下，高剂量化疗并不能克服肿瘤的耐药性。提高移植物抗淋巴瘤效果的同时减少移植物抗宿主病 GVHD 的并发症，仍是活跃的研究领域。研究中并没有一致发现在大多数患者中有强烈的移植物抗淋巴瘤的作用。

艾滋病控制良好的复发 NHL 患者也可进行自体干细胞移植。

表 16.13　HIV 无关的伯基特淋巴瘤高危患者 CODOX-M/IVAC 方案治疗 1 年 EFS

变量	n	1 年 EFS（%）	（95% CI）	Log－Rank P 值
IPI				
0 ~ 1	6	83.3	(53.5 ~ 99.0)	
2	19	63.2	(41.5 ~ 84.9)	
3	14	57.1	(31.2 ~ 83.1)	0.8852

EFS，无事件生存；HIV，人类免疫缺陷病毒

Based on data from Mead GM，Sydes MR，Walewski J，et al.An international evaluation of CODOX-M and CODOX-M alternating with IVAC in adult Burkitt's lymphoma：results of United Kingdom Lymphoma Group LY06 study.*Ann Oncol*.2002；13：1264-1274.

表 16.14　CODOX-M 方案

天	药品	剂量	方式	时间
1	环磷酰胺	800 mg/m^2	IV	
	长春新碱	1.5 mg/m^2（最多 2 mg）	IV	
	多柔比星	40 mg/m^2	IV	
	阿糖胞苷	70 mg	IT	
2～5	环磷酰胺	200 mg/m^2	IV	每天
3	阿糖胞苷	70 mg	IT	
8	长春新碱	1.5 mg/m^2（最多 2 mg）	IV	
10	甲氨蝶呤	1200 mg	IV	超过 1 h
		240 mg/m^2	IV	每小时，持续超过 23 h
11	亚叶酸	192 mg/m^2	IV	第 36 h 开始
		12 mg/m^2	IV	每 6 h 直到 MTX 水平 < $5×10^{-8}$M
13	集落刺激因子	5 μg/kg	SC	每天使用直到 AGC > 10^9/L
15	甲氨蝶呤	12 mg	IT	
16	亚叶酸	15 mg	PO	甲氨蝶呤鞘内注射后 24 h

当 ANC > $1.0×10^9$/L 并且非输血状态下血小板计数 > $75×10^9$/L 时开始下一周期化疗
AGC，绝对粒细胞计数；ANC，绝对中性粒细胞计数；G-CSF，粒细胞集落刺激因子；IT，鞘内注射；IV，静脉滴注；PO，口服；SC，皮下注射

获得性免疫缺陷综合征相关的淋巴瘤（系统性）治疗注意事项

　　当前 CAR-T 能有效治疗 HIV 感染，大多数 HIV 相关淋巴瘤患者（ARL）应该接受与无 HIV 的淋巴瘤患者相同的治疗，除了一些专家建议应对所有系统性 ARL 进行 CNS 预防治疗（表 16.16）。在 CAR-T 疗法前，都建议对 HIV 感染者进行低剂量化疗；现在选择低剂量化疗，应该很罕见，除了那些基本上无法治疗的晚期 HIV 感染

者。标准剂量化疗在 cART 疗法时代取代了低剂量化疗。详见上文弥漫大 B 细胞淋巴瘤和伯基特淋巴瘤治疗的章节。Ⅱ期试验的数据支持对 HIV 相关淋巴瘤使用 EPOCH-R 和 CODOX / M-IVAC 方案。

表 16.15　IVAC 方案

天	药物	剂量	用法	时间
1 ~ 5	依托泊苷	60 mg/m^2	IV	每日，超过 1 h
	异环磷酰胺	1500 mg/m^2	IV	每日，超过 1 h
	美司钠	360 mg/m^2（与异环磷酰胺混合），之后 360 mg/m^2	IV	3 小时一次（7 次 / 24 h）
1 和 2	阿糖胞苷	2 g/m^2	IV	超过 3 h，q12 h，共 4 次
5	MTX	12 mg	IT	
6	亚叶酸	15 mg	PO	鞘内注射 MTX 后 24 h
7	G-CSF	5 μg/kg	SC	每日使用直至 ANC > 1.0 × 10^9/L

下一疗程（CODOX-M）开始前 ANC > 1.0 × 10^9/L，血小板 > 75 × 10^9/L
AGC，绝对粒细胞计数；ANC，绝对中性粒细胞计数；G-CSF，粒细胞集落刺激因子；IT，鞘内注射；IV，静脉滴注；MESNA，2-巯乙基磺酸钠；MTX，甲氨蝶呤；PO，口服；SC，皮下注射

目前还没有充足的数据支持化疗与 CAR-T 疗法同时使用。考虑到目前的 CAR-T 治疗，应该可以避免临床上发生淋巴瘤和艾滋病病毒同时治疗导致的毒性。但当 CAR-T 疗法和抗癌疗法相结合时，临床上可能会发生微妙但重要的药代动力学相互作用。如利托那韦似乎可通过细胞色素 P450 3A4 代谢通路增加生物碱类药物的毒性，这可能会导致抗癌药物剂量的降低，并可能破坏治疗效果。部分患者可以暂停 CAR-T 治疗，如有伯基特淋巴瘤和肿瘤溶解综合征时，应首先针对伯基特淋巴瘤进行治疗，等到条件允许，再给予针对 HIV 的 CAR-T 治疗。许多医生建议如果患者已经对 CAR-T 治疗有稳定且良好的耐受性，应对其进行持续的 CAR-T 治疗，但对那些耐受性不好或没有达

到稳定状态的患者应等淋巴瘤治疗结束后再开始 CAR-T 治疗。

表 16.16　ARL 患者剂量调整的 EPOCH

依托泊苷	50 mg/（m^2·d）CIV d 1～4（总剂量 / 周期 =250 mg/m^2）
多柔比星	10 mg/（m^2·d）CIV d 1～4（总剂量 / 周期 =40 mg/m^2）
长春新碱	0.4 mg/（m^2·d）CIV d 1～4（总剂量 / 周期 =1.6 mg/m^2（no cap）
泼尼松	60 mg/m^2 PO 每日，d 1～5
环磷酰胺	第 1 周期依据 CD4 细胞计数： CD4/mm^3 < 100 187 mg/m^2 IV 第 5 天（注意：作者建议如无 AIDS 并发症且 PFS 较好，可以从 375 mg/m^2 开始 CD4/mm^3 ≥ 100 375 mg/m^2 IV 第 5 天 第 2 周期及之后周期，依据 ANC 最低值： ANC 最低值< 500，剂量减少 187 mg/m^2 ANC 最低值≥ 500，剂量增加 187 mg/m^2（最大剂量是 750 mg/m^2）
G-CSF	300 μg/d SC 皮下第 6 天开始；直至 ANC > 5000 /mm^3 每 21 天 1 周期

利妥昔单抗 375 mg/m^2 第 1 天，EPOCH 前使用更有效
最初的 II 期试验中，EPOCH 方案给药期间暂停使用 HAART；后来的多中心 II 期试验中 HAART 持续未停用
所有患者进行 PCP 的预防直至 CD4 > 200 cells/mm^3
所有 CD4 < 100 cells/mm^3 患者进行 MAC 的预防

ANC，绝对中性粒细胞计数；PFS，无进展生存；PO，口服
Adapted from Little RF, Pittaluga S, Grant N, et al.Highly effective treatment of acquired immunodeficiency syndrome related lymphoma with dose-adjusted EPOCH：impact of antiretroviral therapy suspension and tumor biology.Blood.2003；101：4653-4659；and oral presentation from 10th International Conference on Malignancies in AIDS and Other Acquired Immunodeficiencies，Bethesda，MD，2006.

T 细胞淋巴瘤：治疗原则

与侵袭性 B 细胞淋巴瘤相比，T 细胞淋巴瘤常有较差的 PFS 和 OS。除系统性 ALCL 采用多柔比星为基础的治疗可治愈外，多数 T 细胞淋巴瘤亚型没有治愈可能，应以疾病缓解为治疗目的，如 ATL 和原发皮肤间变性淋巴瘤。其他 T 细胞亚型，包括 AITL 和 PTL，常

规剂量治疗的治愈率低，对高危患者应该考虑进入临床试验。

糖皮质激素、烷化剂与贝沙罗汀可局部应用，且经常被用于局部治疗。除局部治疗，紫外线照射，如 UVA 或 UVB 以及全身皮肤电子线治疗（TSEBT）都可用于皮肤 T 细胞淋巴瘤的早期阶段。补骨脂素联合长波紫外线（PUVA）在疾病的早期能使 CR 率超过 90%，并延长无病生存期。对于晚期患者，贝沙罗汀、地尼白介素（denileukin difitiox）以及最近的组蛋白去乙酰化酶抑制剂（FDA 已批准伏立诺他和罗米地辛用于复治患者）都可应用。全身多药化疗主要用于进展期及复发的对于其他干预措施无反应的患者。

成人 T 细胞白血病 / 淋巴瘤

ATLL 无法治愈。以干扰素和多柔比星为主的联合化疗可作为改善治疗。回顾性资料表明，使用齐多夫定、干扰素联合化疗可改善生存。

参考文献

1. Swerdlow SH, Campo E, Harris NL, et al. *WHO Classification of Tumors of Haematopoietic and Lymphoid Tissues*. 4th ed. Lyon: World Health Organization; 2008.
2. Coiffier B, Lepage E, Briere J, et al. CHOP chemotherapy plus rituximab compared with CHOP alone in elderly patients with diffuse large-B-cell lymphoma. *N Engl J Med*. 2002;346:235-242.
3. Friedberg JW. Relapsed/refractory diffuse large B-cell lymphoma. ASH Education Program Book. *Hematology Am Soc Hematol Educ Program*. 2011;2011:498-505.
4. Thomas DA, Cortes J, O'Brien S, et al. Hyper-CVAD program in Burkitt's-type adult acute lymphoblastic leukemia. *J Clin Oncol*. 1999;17:2461-2470.
5. Magrath I, Adde M, Shad A, et al. Adults and children with small non-cleaved-cell lymphoma have a similar excellent outcome when treated with the same chemotherapy regimen. *J Clin Oncol*. 1996;14:925-934.
6. Mead GM, Sydes MR, Walewski J, et al. An international evaluation of CODOX-M and CODOX-M alternating with IVAC in adult Burkitt's lymphoma: results of United Kingdom Lymphoma Group LY06 study. *Ann Oncol*. 2002;13:1264-1274.
7. Little RF, Pittaluga S, Grant N, et al. Highly effective treatment of acquired immunodeficiency syndrome-related lymphoma with dose-adjusted EPOCH: impact of antiretroviral therapy suspension and tumor biology. *Blood*. 2003;101:4653-4659.
8. Cheson BD, Wendtner CM, Pieper A, et al. Optimal use of bendamustine in chronic lymphocytic leukemia, non-Hodgkin lymphomas, and multiple myeloma: treatment recommendations from an international consensus panel. *Clin Lymphoma Myeloma Leuk*. 2010;10:21-27.
9. Rummel MJ, Niederle N, Maschmeyer G, et al. Bendamustine plus rituximab is superior in respect of progression free survival and CR rate when compared to CHOP plus rituximab as first-line treatment of patients with advanced follicular, indolent, and mantle cell lymphomas: final results of a randomized phase III study of the StiL (Study Group Indolent Lymphomas, Germany). *ASH Annual Meeting Abstracts* 2009;114:405.

17

多发性骨髓瘤

Elisabet E. Manasanch，Nishant Tageja 和 C. Ola Landgren

周慧星 译 张云霞 陈文明 审校

流行病学和危险因素

多发性骨髓瘤（multiple myeloma，MM）是美国发病率第 2 位的血液系统恶性肿瘤，年度发病率为 6/10 万人口，到 2009 年 1 月 1 日共计有 7 万人发病 [1]。多发性骨髓瘤多见于中老年人，中位发病年龄为 69 岁。男性患者多于女性。非裔美国男性发病率最高，约为 14.3/10 万人口，是高加索人发病率的 2 倍。

大多数病例首先出现无症状的浆细胞恶性增殖，即意义未明的单克隆免疫球蛋白血症（monoclonalgammopathy of undetermined significance，MGUS）[2] 和冒烟型骨髓瘤（smoldering multiple myeloma，SMM）。

梅奥诊所的数据显示，50 岁以上普通白种人 MGUS 发病率为 3%，每年进展为 MM 风险为 1% [3]；SMM 进展为 MM 风险为 10%。

已知的危险因素包括：年龄、种族、男性、肥胖、农药接触、MGUS 或 MM 家族史。环境因素和遗传因素 [单核苷酸多态性（single nucleotide polymorphisms，SNPs），染色体 2p、3p 和 7p 基因位点变化] 都可能在多发性骨髓瘤的发生发展过程中起一定作用。

癌前状态

国际多发性骨髓瘤工作组（The International Myeloma Working

Group，IMWG）2010 年指南将 MGUS 定义为：M 蛋白＜ 30 g/L，骨髓克隆性浆细胞＜ 10%，且无终末器官损害 [高钙血症、肾损害、贫血、骨损害（CRAB），见表 17.1）]，属于浆细胞增殖性疾病的一种 [4]。SMM 定义为 M 蛋白≥ 30g/L 或骨髓克隆性浆细胞≥ 10%，且无终末脏器损害。临床随访取决于患者危险分层和进展为有症状疾病的风险（表 17.2）。

一项正在进行的随机 Ⅲ 期试验评估了早期使用雷利度胺和大剂量地塞米松治疗高危 SMM 的获益。初步结果显示早期治疗能够延缓疾病进展 [5]。同时，新的 Ⅱ 期实验即将启动，对早期治疗是否能延缓 / 预防疾病进展至有症状骨髓瘤进行评估。2012 年对 MGUS 和 MM 的推荐治疗仍是"观察和等待"。高风险 SMM 患者的治疗目前仅限于临床试验中。

表 17.1　CRAB 标准和发生率

判定标准	发生率（%）
高钙血症（hyper Calcemia）（≥ 11 mg/100 ml）	13
肾衰竭（Renal failure）（血清肌酐＞ 2 mg/dl）	19
贫血（Anemia）＜ 12 g/100ml	72
骨损害（Bone lesions）（溶骨性损害，病理性骨折，严重骨质疏松）	80
M 蛋白类型	**患者比例（%）**
IgG	55
IgA	20
轻链型（本周蛋白尿）	15
IgD 或 IgE	2
双克隆	1

表 17.2　MGUS 和 SMM 危险分层

危险因素	危险因素数量	患者	进展率（%）
意义未明的单克隆免疫球蛋白血症（MGUS）			
Mayo 标准			**20 年进展率**
M 蛋白 > 1.5 g/dl	0	449	5
非 IgG MGUS	1	420	21
FlC 比值 < 0.26 或 > 1.65	2	226	37
	3	53	58
	合计	1148	20
Pethema 标准			**5 年进展率**
≥ 95% 异常浆细胞（aPCs）	0	127	2
骨髓流式细胞术	1	133	10
DNA 非整倍体	2	16	46
	合计	276	8.5
冒烟型骨髓瘤（SMM）			
Mayo 标准			**5 年进展率**
骨髓浆细胞（PC）	1	76	25
≥ 10%	2	115	51
M 蛋白 ≥ 3 g/dl	3	82	76
FlC 比值 < 0.125 或 > 8	合计	273	51
Pethema 标准			**5 年进展率**
≥ 95% aPC	0	28	4
免疫麻痹	1	22	46
	2	39	72
	合计	89	46

FlC，游离轻链。aPCs，异常浆细胞

Adapted from Korde N，Kristinsson Sy，Landgren O.Monoclonal gammopathy of undetermined significance（MGUS）and smoldering multiple myeloma（SMM）：novel biological insightsand development of early treatment strategies. *Blood*. 2011；117：5573-5581.

病理生理学

MM 是一种异质性疾病，属异常蛋白血症的一种。该病以异常克隆性终末分化的 B 淋巴细胞（浆细胞）在骨髓增殖、浸润，分泌单克隆免疫球蛋白为特征。体细胞突变导致浆细胞生物学改变，转化为致病状态，如 MGUS 和 SMM，进一步可转化为骨髓瘤和浆细胞白血病[6]。

多种遗传学异常可导致骨髓瘤发生和进展，包括遗传性 SNP 多样性，易位改变（大都为 14 号染色体免疫球蛋白重链（immunoglobulin heavy chain，IGH）改变），染色体三体改变（超二倍体），表观遗传学改变，microRNA 异常等。IGH 位点超二倍体和易位改变是 MM 早期最常见的遗传学改变，可据此将疾病分为标危、中危和高危三组，高危组患者预后总生存期（overall survival，OS）较差（表 17.2）[62]。

克隆性浆细胞的二次遗传学改变使其具有选择性优势，遗传学异常的浆细胞与骨髓微环境（基质细胞、成骨细胞、破骨细胞、脉管系统）相互作用，优势克隆占主导。最终发生正常浆细胞数量减少，循环炎症因子水平增高、高凝状态、免疫抑制、骨髓抑制、溶骨性改变和高钙血症。

临床特点

多发性骨髓瘤具有多种临床表现，是克隆性浆细胞导致的一组症状。表 17.1 描述了最常见的临床表现及单克隆蛋白异常[7]。

初诊 MM 最常见的症状是骨痛（约 70% 患者），最常累及腰椎、肋骨，可致病理性骨折。90% 患者在病程中出现溶骨性损伤。常见的症状还有易感染，体重下降，虚弱（贫血）和精神差等。约 10% ～ 20% 患者出现高钙血症（嗜睡、意识模糊、便秘、恶心）或者肾功能损害。大部分患者（＞ 95%）无高黏滞血症表现（血液黏滞度超过正常高限 4 倍以上，不常见）和淀粉样变性。约 1% 患者发病时伴有髓外浆细胞瘤（extramedullary disease，EMD），8% 患者在病程中出现 EMD。

初步评估

推荐初步筛查

- 完善病史和体格检查[8]。
- 全血细胞分类及计数，外周血涂片。
- 血清生化电解质，BUN，肌酐，血钙，镁，磷，尿酸，β_2MG，人血白蛋白，C 反应蛋白，LDH。
- 血清蛋白电泳（SPEP）、血清免疫固定电泳（IFE），血清游离轻链（free light chain，FLC）。约 20% 多发性骨髓瘤患者游离轻链比值异常。约 1% MM 患者为非分泌型，血清 M 蛋白及 FLC 比值正常。
- 尿常规，24 小时尿蛋白定量、蛋白电泳和免疫固定电泳。
- 免疫球蛋白定量。
- 骨髓穿刺及组织活检。标准中期细胞遗传学检测和荧光原位杂交（fluorescent in situ hybridization，FISH）检测染色体异常，主要包括：t（11；14）、t（4；14）、t（14；16）、t（6；14）、t（14；20）、超二倍体、17p 和 13q 缺失、1q 扩增。
- 基因谱检测（多用于科研）。

影像学检查

- 骨骼放射线检查包括：脊柱、颅骨、肱骨、股骨、骨盆平片检测，仍为标准影像检测技术。但是放射线检测在观察溶骨性病变方面有局限性，仅能检测到骨量丢失超过 30% ~ 50% 的病变[9]。
- 全身低剂量多排螺旋 CT（MDCT）对小的溶骨性损害较敏感，放射线剂量为普通摄影的 1.3 ~ 3.0 倍。在一些中心，MDCT 已经取代传统 CT 检测用于 MM 患者诊断及随访的评估。
- 磁共振成像（MRI）常用于在患者出现脊柱症状时排除脊髓受压。全身 MRI 较 MDCT 观察溶骨性病变更敏感，并且无放射线暴露。通常是评估陈旧性或骨外孤立性骨浆细胞瘤（solitary bone plasmacytoma，SBP）患者的诊断和随访，并且推荐 SBP 患者在诊断时行 MRI 评估，及时发现隐匿病变，避免延误诊治。多发性骨髓瘤放射线检测阴性患者也推荐使用 MRI 进行全身评估。

- 不建议全身氟脱氧葡萄糖 / 正电子发射断层扫描（FDG/PET）成像作为患者常规检测，除非临床试验或研究。
- 不建议使用锝放射性同位素骨扫描评估 MGUS/SMM 或骨髓瘤，由于溶骨性病灶摄取率通常不升高，漏诊率约 50%。

诊断

国际骨髓瘤工作组标准

MM 诊断必要条件[10-11]：

1. 骨髓克隆性浆细胞 ≥ 10%（骨髓病变局灶分布，有时需要多点穿刺活检）和
2. 存在血清和（或）尿单克隆蛋白（除外真正非分泌型 MM）和
3. 克隆性浆细胞增殖导致终末器官损害：
   a. 高钙血症：血清钙 ≥ 11.5 mg/100 ml，或
   b. 肾功能不全：血肌酐 > 1.73 mmol/L（2 mg/dl），或
   c. 贫血：正色素正细胞性贫血，血红蛋白较正常低限下降超过 2 g/100 ml，或血红蛋白值 < 10 g/100 ml，或
   d. 骨损害：溶骨性损害，严重骨质疏松或病理性骨折

分期

　　1975 年提出 Durie-Salmon 分期系统（Durie-Salmon Staging System，DS SS），该分期基于患者的临床表现、实验室检查、X 线特征与 MM 肿瘤负荷的相关性[12]。根据贫血严重程度、M 蛋白水平、高钙血症和骨损害，DS SS 将患者分为 I、II、III 期；根据肾功能将患者分为 A 期（血肌酐 < 2 mg/100 ml）和 B 期（血肌酐 ≥ 2 mg/100 ml）（表 17.3）。DS SS 分期被广泛采用，但是由于普通 X 线片对骨损害的数量和大小多为主观性观察，2005 年 IMWG 根据血 β_2 微球蛋白和白蛋白水平提出了新的分期系统，即 ISS 分期。ISS 分期与患者的总生存期相关（表

17.3）[13]。以上两个分期系统目前同时广泛用于临床和科研工作。

疗效判断、疾病进展和复发标准

2006 年 IMWG 制订了临床试验中评估患者新药疗效的标准（表 17.4）。新标准的优点包括：可以评估更深程度缓解；在患者缺乏可预测疾病（无血清和尿 M 蛋白）时采用 FLC 进行病情评估；标准中增加了非常好的部分缓解（very good partial response，VGPR）[14]。

IMWG 对疾病进展和复发的定义如下：

1．疾病进展（progressive disease）需满足任一项
    a．自基线升高 ≥ 25%
        i．血清 M 成分和（或）（绝对值增加 ≥ 0.5 g/dl）
        ii．尿 M 成分和（或）（绝对值增加 ≥ 200 mg/24 h）
        iii．血尿 M 蛋白阴性时：需检测游离轻链水平，绝对值增加 > 10 mg/dl
        iv．骨髓浆细胞比例：绝对百分比 ≥ 10%（若患者由 CR 复发，≥ 5%）
        v．新发骨损害或软组织浆细胞瘤，或既有骨病变或软组织浆细胞瘤较前增大
        vi．浆细胞增殖性疾病所致高钙血症（校正血钙 > 11.5 mg/dl 或 2.65 mmol/L）
2．临床复发：≥ 1 项疾病进展指标（CRAB 症状）
    a．新发软组织浆细胞瘤或骨损害
    b．原有浆细胞瘤或骨损害直径较前增大 50%（至少 1 cm）
    c．高钙血症（> 11.5 mg/dl）
    d．血红蛋白下降 ≥ 2 g/dl
    e．血肌酐增加 ≥ 2 mg/dl
3．CR 后复发：满足以下任一项
    a．血或尿 M 蛋白免疫固定电泳或蛋白电泳检测阳性
    b．骨髓浆细胞比例 ≥ 5%
    c．任何疾病进展表现（如：新发浆细胞瘤、溶骨性改变或高钙血症等）

鉴别诊断

多发性骨髓瘤的诊断必须与其他浆细胞疾病进行鉴别诊断，以便对患者进行准确评估、治疗和随访计划。

表 17.3 多发性骨髓瘤分期

分期	描述	OS（月）
Durie-Salmon 分期		
Ⅰ期	满足所有：Hb > 10 g/dl；血钙 12 mg/dl；	ⅠA：62
（骨髓瘤负荷， < 0.6 × 10^{12} 细胞 /m^2）	1 处骨损害；IgG M 蛋白< 50 g/L； IgA M 蛋白< 30 g/L；尿轻链 < 4 g/24 h	ⅠB：22
Ⅱ期	不满足Ⅰ期或Ⅲ期标准	ⅡA：58
（骨髓瘤负荷， 0.6 ~ 1.2 × 10^{12} 细胞 /m^2）		ⅡB：34
Ⅲ期	满足任一条：Hb 8.5 g/dl；	ⅢA：45
（骨髓瘤负荷，> 1.2 × 10^{12} 细胞 /m^2）	血钙> 12 mg/dl；> 1 处骨损害； IgG M 蛋白 > 70 g/L；IgA M 蛋白 > 50 g/L；	ⅢB：24
	尿轻链 > 12 g/24 h	
亚组分类 A	血清肌酐< 2 mg/dl	
亚组分类 B	血清肌酐≥ 2 mg/dl	
国际分期系统（ISS 分期）		
Ⅰ期	β$_2$ 微球蛋白< 3.5 mg/dl 和血清白蛋白 > 3.5 g/dl	62
Ⅱ期	不满足Ⅰ期、Ⅲ期标准	44
Ⅲ期	β$_2$ 微球蛋白 > 5.5 mg/L	29

免疫球蛋白轻链淀粉样变性

淀粉样变性是不溶性纤维样蛋白在组织和器官沉积导致的一组疾病，沉积物具有共同的 β 折叠结构，导致受累脏器特异性功能损害（最常累积心脏、肾、皮肤、周围神经、自主神经系统和肝）。在 AL

表 17.4　国际骨髓瘤工作组疗效标准

疗效	标准
严格完全缓解（sCR）	满足 CR 条件
	FLC 比值正常
	骨髓克隆浆细胞免疫组化或免疫荧光检测阴性
完全缓解（CR）	血清和尿 IFE 阴性
	无软组织浆细胞瘤
	骨髓浆细胞 ≤ 5%
非常好的部分缓解（VGPR）	血清和尿 M 蛋白常规蛋白电泳阴性，但 IFE 阳性；或血清 M 蛋白下降 ≥ 90% 或尿 M 蛋白 < 100 mg/24 h
部分缓解（PR）	血清 M 蛋白下降 ≥ 50%，尿 M 蛋白下降 ≥ 90% 或 < 200 mg/24 h
	若血清和尿 M 蛋白不能检测，需 FLC 差值下降 ≥ 50%
	若血尿 M 蛋白和 FLC 不能检测，需骨髓浆细胞比值下降 ≥ 50%（基线骨髓浆细胞比例需 ≥ 30%）
	若基线骨髓浆细胞比例 < 30%，需软组织浆细胞瘤缩小 50%

FLC，游离轻链；IFE，免疫固定电泳

系统性原发淀粉样变性中，前体蛋白来自骨髓浆细胞分泌的免疫轻链（AL）（λ：κ 约 2：1）。通常使用治疗骨髓瘤的方案治疗 AL 淀粉样变性，治疗目的在于清除克隆性浆细胞，但是该方案对 AL 淀粉样变性患者的毒性较大。淀粉样变性的诊断必须满足以下几点：

- 有淀粉样物质沉积在组织脏器所致症状
- 受累组织淀粉样物质刚果红染色阳性（脂肪抽吸、骨髓活检或受累脏器活检）
- 克隆性浆细胞增殖证据（血清 M 蛋白、异常 FLC 比值或骨髓克隆性浆细胞）[15]

华氏巨球蛋白血症

华氏巨球蛋白血症（Waldenstrom macroglobulinemia）为淋巴样

浆细胞淋巴瘤，伴 IgM 单克隆蛋白升高，患者可出现贫血、血小板减少、肝脾大。诊断需包括以下几点：

- IgM 单克隆免疫球蛋白
- 骨髓淋巴样浆细胞浸润 ≥ 10%，是一种浆细胞样小淋巴细胞，免疫表型为 sIgM$^+$，CD5$^+$，CD10$^-$，CD19$^+$，CD20$^+$，CD23$^-$，需除外成熟细胞淋巴瘤和淋巴细胞白血病。
- 异常淋巴细胞增殖性所致的贫血，全身症状，高黏滞血症，淋巴结病或肝脾大。

孤立性浆细胞瘤

孤立性浆细胞瘤（solitary plasmacytoma，SP）是孤立的发生于骨或软组织（髓外浆细胞瘤，extramedullary plasmacytoma，EMP）的单克隆浆细胞瘤，但无 MM 终末脏器损害证据。SP 多发于中轴骨、头颈部软组织。治疗多为切除和（或）局部放疗。但是，约 60% SP 和 35% EMP 患者可在几年内进展为 MM。诊断标准如下：

- 孤立性骨或软组织活检显示克隆性浆细胞
- 骨髓克隆性浆细胞阴性
- 全身骨成像，脊柱骨盆 MRI 未见其他溶骨性病变
- 无 CRAB 等终末脏器损害

其他系统性浆细胞病

主要包括：

- 较罕见的多发神经病，器官肿大，内分泌病变、单克隆球蛋白血症、皮肤病变（POEMS）综合征[16]
- 毛细血管扩张、红细胞增多伴 EPO 升高、单克隆球蛋白血症、肾周积液、肺内分流（TEMPI）综合征[17-18]

值得注意的是，血浆 VEGF 水平 > 200 pg/ml 对 POEMS 综合征检测特异性为 95%，敏感性为 68%。

其他疾病

转移癌、甲状旁腺功能亢进——棕色瘤、感染、原发骨肿瘤等均

表现为溶骨性损害。如果未发现单克隆球蛋白证据，需要除外其他疾病后才考虑是否为多发性骨髓瘤。

治疗

　　新药的出现使多发性骨髓瘤的治疗在过去十几年发生了巨大变化。与传统化疗相比，新药为主的方案疗效更确切，毒性低，能显著延长 OS [10]。治疗策略取决于患者的疾病分期和危险分层 [15]。

高危 SMM 的治疗

　　近期一项随机Ⅲ期临床试验评估雷利度胺 + 地塞米松治疗无症状高危 MM 患者，获得令人鼓舞的初步结果。未来可能对高危冒烟型 MM（SMM）患者在出现终末脏器受损前进行治疗，以期更好地控制疾病，并达到治愈目标 [21]。但是由于临床试验未达长期随访数据终点，目前 SMM 的治疗仍为观察和等待，治疗仅限于临床试验。

多发性骨髓瘤的治疗

　　大剂量化疗（high-dose conventional chemotherapy，HDT）和干细胞采集仍是 MM 的标准治疗。免疫调节剂（immunomodulatory drugs，IMiDs）沙利度胺、雷利度胺以及蛋白酶体抑制剂硼替佐米的应用已经使患者显著获益。激素仍是治疗方案中重要的组分，双膦酸盐（bisphosphonates，BPs）对 OS 有一定的改善，并且具有直接抗骨髓瘤效应 [22]。

　　由于异基因干细胞移植（stem cell transplantation，SCT）治疗相关死亡率高（至少 10% ～ 20%），且移植物抗宿主病（graft-versus-host disease，GVHD）发生率高，限制了其在 MM 中的应用。自体干细胞移植（autologous stem cell transplantation，ASCT）后行异基因 SCT 较二次 ASCT 无显著优势 [23]。

　　标准临床规范中，MM 患者依照 ISS 分期及染色体异常进行危险分层（表 17.5）。一线治疗最重要的一个因素是明确患者是否适合行大剂量化疗 +SCT。移植主要受患者年龄限制，一般 70 ～ 75 岁以下，患者一般状况及脏器功能较好者适合行 SCT。但是 MM 多见于老年

表 17.5　梅奥诊所多发性骨髓瘤危险分层[24]

标危（OS 6 ~ 7 年）
t（11；14）
t（6；14）

中危
t（4；14）
13 缺失或亚二倍体

高危（OS 2 ~ 3 年）
17p 缺失
t（14；16）
t（14；20）
高危基因谱特征

患者，因此相当一部分初诊患者丧失移植机会。

推荐适用于初诊患者抗骨髓瘤治疗方案详见表 17.6。骨髓瘤治疗选择流程图详见图 17.1。

适合移植患者的一线治疗方案

适合行 ASCT 的患者通常行 2 ~ 4 周期诱导治疗后进行干细胞采集。而后患者可以行一线 ASCT 治疗或者继续诱导治疗至疾病复发时行补救 ASCT。一项进行中的临床试验（DFCI-IFM RCT 2009）正在评估提前及延迟 ASCT 的对疗效的影响。早期数据显示二者在 OS 和 PFS 上无显著差异，仍有待最终结果。烷化剂（美法仑）和 IMiDs（雷利度胺）会损伤干细胞影响干细胞采集。因此，尽量避免适合移植患者使用美法仑和长期使用雷利度胺。

20 世纪末和 21 世纪初期，传统的 VAD（长春新碱、多柔比星、地塞米松）方案是 ASCT 前 MM 治疗的标准方案。随着 IMiDs 和蛋白酶体抑制剂的出现，MM 的一线治疗方案发生了巨大变化，能够更好地减少肿瘤负荷，提高反应率，改善 PFS 和 OS [34-36]。而后，VAD 方案便不再作为多发性骨髓瘤的一线治疗方案。

硼替佐米、雷利度胺或沙利度胺与地塞米松的不同组合均是治疗 MM 的安全有效的方案，有较高总反应率。三药或四药联合方案的相

表 17.6 多发性骨髓瘤一线治疗方案

临床研究	方案	n	RR	PFS	OS
适合大剂量化疗的患者					
Cavo 等[25] RCT III期	VTD vs. TD+SCT	236 vs. 238	CR61% vs. 47%	5年62% vs. 49%	3年90% vs. 88%
Garderet 等[26] RCT III期	诱导治疗 VTD vs. TD	135 vs. 134	CR/nCR 73% vs. 61% CR/nCR 45% vs. 25%	18.3个月 vs. 13.6个月	2年71% vs. 65%
Moreau 等[27] RCT III期	VTD vs. VD + ASCT	100 vs. 99	VGPR 19% vs. 16% nCR61% vs.52% VGPR74% vs. 58%	26个月 vs.30个月	无意义
Khan 等[28]	RD vs. CyborD† ± ASCT	150	nCR35% vs.11% vs. 41% VGPR 38% vs. 30% vs. 67%	3.2年 vs. 2.3年 vs. 2.6年	2年91% vs. 87% vs. 95%
Richardson 等[41] I / II期	VRD ± ASCT	66	CR/nCR 26% VGPR 27%	18个月 75%	18个月 97%
Roussel 等[29] II期	VRD+ASCT+维持治疗	31	s CR/ CR 48%* VGPR 36%*		
Jakubowiak 等[30] I / II期	CRD‡	53	s CR/nCR 72% VGPR 86%	24个月 92%	24个月 98%

续表

临床研究	方案	n	RR	PFS	OS
不适合大剂量化疗患者					
Facon 等[52] RCT	Mpt vs.Mp vs.Mel100	125 vs. 196 vs. 126	CR13% vs. 2% vs. 18%	27.5个月 vs. 17.8个月 vs. 19.4个月	51.6个月 vs. 33.2个月 vs. 38.3个月
Palumbo 等[31] RCT	Mpt vs. Mp	129 vs. 126	CR27.9% vs. 7.2%	2年54% vs. 27% 3年80% vs. 64%	
Mateos 等[32]	VMp vs. Mp	344 vs. 338	CR30% vs. 4%		3年68.5% vs. 54%
Kolb 等[33] I/II期	cMp	40	≥VGPR42%		

* 见固巩治疗后维持治疗前。† CyborD, 环磷酰胺、硼替佐米、地塞米松、卡非佐米、雷利度胺、地塞米松。‡ CRD, 卡非佐米、雷利度胺、地塞米松、不适合大剂量治疗和移植患者也可用。

ASCT, 自体干细胞移植; CMP, 卡非佐米、美法仑、泼尼松; CR, 完全缓解; Mel100, 美法仑 100 mg/m²; MP, 美法仑、泼尼松; MTP, 美法仑、泼尼松、沙利度胺; n, 患者数量; OS, 总生存期; PFS, 无进展生存期; RCT, 随机临床对照试验; RD, 大剂量地塞米松; RR, 缓解率; sCR, 严格完全缓解; TD, 沙利度胺、地塞米松; VGPR, 非常好的部分缓解; VMP, 美法仑、泼尼松、硼替佐米; VRD, 硼替佐米、雷利度胺、地塞米松; VTD: 万珂-沙利度胺-地塞米松

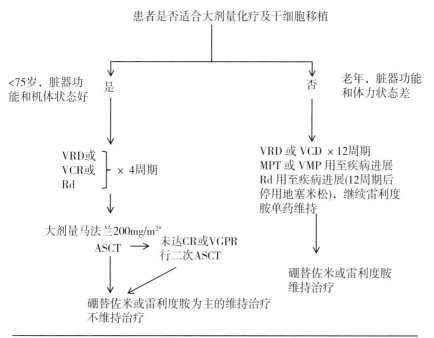

患者是否适合大剂量化疗及干细胞移植

<75岁，脏器功能和机体状态好   是

VRD 或
VCR 或   × 4周期
Rd

大剂量马法兰200mg/m²*
ASCT → 未达CR或VGPR
行二次ASCT

硼替佐米或雷利度胺为主的维持治疗
不维持治疗

否   老年，脏器功能和体力状态差

VRD 或 VCD × 12周期
MPT 或 VMP 用至疾病进展
Rd 用至疾病进展(12周期后停用地塞米松)，继续雷利度胺单药维持

硼替佐米或雷利度胺维持治疗

图 17.1 多发性骨髓瘤患者治疗流程

* 不能耐受美法仑 200 mg/m² 的患者剂量可调整至 140 或 100 mg/m²。MTP，美法仑、沙利度胺、泼尼松；Rd，雷利度胺、小剂量地塞米松；VCD，硼替佐米、环磷酰胺、地塞米松；VCR，硼替佐米、环磷酰胺、地塞米松；VMP，硼替佐米、美法仑、地塞米松；VRD，硼替佐米、雷利度胺、地塞米松

关研究正在进行，用来评估多药联合治疗是否能提高缓解率的同时不增加药物毒性。硼替佐米＋沙利度胺＋地塞米松（VTD）方案优于TD 方案[37]。VTD 方案亦优于传统细胞毒化疗方案如 VBMCP（V，长春新碱；M，美法仑；BCNU/ 卡莫司汀；环磷酰胺；泼尼松）和VBAD（长春新碱，硼替佐米，多柔比星，地塞米松）方案[38]。

TD 方案在疗效和毒性方面均较雷利度胺为主的方案差，不推荐作为一线方案。雷利度胺＋小剂量地塞米松（Rd）[40 mg po 每周1 次] 较大剂量地塞米松（RD）方案能够延长 OS，并且毒性低[39]。

所有接受雷利度胺治疗的患者需要接受阿司匹林、低分子肝素或华法林等预防深静脉血栓形成（deep venous thrombosis，DVT）[40]。

硼替佐米联合的诱导治疗方案主要有：硼替佐米、雷利度胺、地塞米松（VRD）[41] 方案和硼替佐米、环磷酰胺、地塞米松（VCD）方案[42]。硼替佐米治疗能够克服不良遗传学异常相关的不良预后[43]。皮下给药能够显著减少硼替佐米的神经毒性[44]。

维持治疗

过去，糖皮质激素和干扰素 α 常用于 MM 患者的维持治疗，但不能很好地改善患者总生存期，并且药物毒性较大。沙利度胺是第一个在移植后维持治疗可改善患者无时间生存和总生存的药物，但仍有部分患者不能耐受副作用[45-46]。

最近，三项随机临床试验结果显示雷利度胺能够改善患者的PFS[47-49]。仅有一项临床试验显示雷利度胺能够改善 OS，可能是由于其随访时间较长。三项临床试验中均报道了小部分患者第二肿瘤风险增高[50]。目前尚不明确是否所有患者在 ASCT 后均需雷利度胺维持治疗，治疗选择需根据患者风险和获益分析并与患者商讨后决定。

其他药物如硼替佐米和 IMiDs 泊马度胺作为维持治疗的相关研究正在进行中，对使用雷利度胺后复发的患者有一定效果。

不适合移植患者的一线治疗

在新药时代前，口服美法仑和泼尼松（MP 方案）的联合治疗不适合作为 ASCT 患者的主要治疗方案[51]。与 MP 方案相比，新药为主的联合方案能提高患者 OS，更加使患者获益。

- 美法仑，泼尼松，沙利度胺（MPT）[52-53]
- 硼替佐米，美法仑，泼尼松（VMP）[54]
- 雷利度胺，低剂量地塞米松（Rd）[55]

一项评估 Rd 与 MPT 方案的临床试验正在进行。MPT 方案过程中不予预防性抗栓治疗的患者 DVT 发生率（20%）较高，而 VMP 方案的周围神经病发生率较高。

复发或难治患者的治疗

几乎所有初始治疗有效的患者最终都会面临疾病复发。复发难治患者多线治疗反应较差，生存期显著缩短。硼替佐米和雷利度胺治疗难治复发患者的中位 OS 不足 12 个月 [56]。烷化剂、糖皮质激素和沙利度胺单药或联合方案为可选的方案之一，但联合新药的方案（如 VRd、VTD）疗效优于传统方案 [57]。一项Ⅲ期随机临床试验显示，复发难治患者使用脂质体多柔比星 + 硼替佐米能够显著提高 OS。另一项非随机临床试验显示，卡非佐米和泊马度胺治疗复发难治患者的总反应率为 50%。

多发性骨髓瘤骨病的治疗

超过 80% MM 患者病程中会出现溶骨性损害。骨相关事件（skeletal-related events，SRE）（如压缩性骨折等）、高钙血症、剧烈疼痛和外科或放射治疗严重影响患者的生活质量和死亡率。

MM 患者破骨细胞活性增加及成骨细胞受抑导致溶骨性骨病（osteolytic bone disease，OBD）的发生。BPs 是多发性骨髓瘤 OBD 的标准治疗，能够促进破骨细胞凋亡，抑制骨髓瘤细胞生长。帕米膦酸钠或唑来膦酸均能缓解骨病疼痛，预防 SRE，其中，帕米膦酸钠是目前 MM 治疗的推荐用药 [59-60]。

BPs 的严重不良反应包括下颌骨坏死和肾功能损害。患者使用 BP 治疗前，需进行口腔状况评估，用药期间不得行口腔有创性操作（特别是拔牙）。关于减少 BP 使用频率或降低剂量是否能维持其疗效并降低副作用的临床试验正在进行中。目前各版本指南均推荐 BP 治疗多发性骨髓瘤骨病。总体上，帕米膦酸钠和氯屈膦酸钠（美国不推荐使用）下颌骨坏死率发生较低，帕米膦酸钠使用 2 年内发生率为 1% ~ 2%，氯屈膦酸钠为 0 ~ 0.5%。唑来膦酸下颌骨坏死风险为帕米膦酸钠的 2 倍。肾功能损害发生率低于 10%，用药过程需监测患者的尿蛋白和血肌酐水平。一旦发生下颌骨坏死，应立即停止 BP 治疗。

支持治疗

贫血

初诊患者常合并 MM 所致或治疗相关正细胞正色素性贫血（> 70%）。推荐症状性贫血（Hb < 10 g/dl）和肾功能受损患者使用促红细胞生成药物（erythropoiesis-stimulating agents，ESAs），至

Hb ≥ 12 g/dl 或 6 ～ 8 周治疗无显著获益（Hb 升高或不依赖输血）时停药。

血栓与止血治疗

多发性骨髓瘤免疫球蛋白血症与获得性血管性血友病（Willebrand Disease，VWD）和 X 因子缺乏的 AL 淀粉样变性相关，导致出血风险增加。凝血酶原复合物和重组凝血因子Ⅶ a 可用于 X 因子缺乏所致出血事件；加压素、静脉免疫球蛋白和因子Ⅷ /VW 用于治疗 VWD。

IMiDs 联合地塞米松方案会增加患者 VTE 风险（50% ～ 70%），患者使用该方案治疗时需同时使用阿司匹林、肝素或华法林等药物预防性抗凝治疗，能显著减少 VTE 事件（1% ～ 2%）。

骨相关事件

局部放疗能够缓解患者骨痛和软组织肿块。椎体成形术（经皮穿刺椎体注射聚甲基丙烯酸骨水泥）或椎体后凸成形术（经皮穿刺椎体内扩张气囊）是治疗脊柱椎体压缩性骨折，缓解疼痛的可选治疗手段。建议在椎体压缩性骨折后尽早治疗，治疗相关风险较低，主要为填充物渗漏相关肺栓塞和神经受压。

周围神经病

多发性骨髓瘤周围神经病的原因是多因素的（MM 疾病本身，化疗相关，并发症等），可能随治疗加重。周围神经病应早发现、早治疗，确定是否与 B_{12} 缺乏相关，减低化疗剂量是否会导致神经毒性加重。推荐使用营养神经药物和（或）阿片类药物（加巴喷丁、普瑞巴林）缓解患者症状。

下颌骨坏死

下颌骨坏死的管理主要是维持良好的口腔护理 [每天漱口 / 口腔抗菌药物（0.12% 氯己定）] 和使用抗生素，严重者需要进行外科清创处理。不推荐常规行活检，以免增加骨创伤，延迟愈合。需根据患者情况进行随访，必要时行口腔手术治疗。

高黏滞血症

高黏滞血症的临床表现主要有：神经精神障碍，视力改变，肾功能损害，黏膜出血。各型骨髓瘤均可发生高黏滞血症，其中 IgM 型最常发生。血液黏滞可达到 4 ~ 5 cp（参考值 1.4 ~ 1.8 cp），但是血液黏滞度水平与症状无相关性。需根据患者临床表现选择治疗方式（水化、利尿、血浆置换、化疗 / 大剂量地塞米松等）。

孤立性浆细胞瘤和髓外浆细胞瘤

浆细胞瘤可表现为孤立性病灶，最常发生于骨（孤立性浆细胞瘤），也可发生于软组织（髓外浆细胞瘤）。部分患者存在小分子单克隆蛋白，通常为 IgA，治疗后单克隆蛋白可消失。也可选择局部放疗（40 ~ 50 Gy，连续 4 周）。外科手术切除病灶后辅助放疗作用尚不明确。大部分孤立性浆细胞瘤患者最终进展为 MM（10 年进展率为 85%）。髓外浆细胞瘤进展为 MM 比例相对低（10 年进展率为 30%）。

浆细胞白血病

浆细胞白血病（plasma cell leukemia，PCL）较罕见，多由 MM 疾病进展所致，特点是外周血浆细胞异常升高。PCL 在 MM 患者的发生率不足 5%，最常见于 MM 转化为白血病患者，也可在疾病诊断时出现。诊断需要绝对浆细胞计数 > 2000/μl 或比例 > 外周血白细胞的 20%。该诊断标准尚存在争议，外周血出现浆细胞时需考虑到该诊断可能。有研究报道，使用 IMiDs 和硼替佐米可使 PLC 的中位 OS 由过去的不足 12 个月提高到 24 个月[61]。由于 PLC 发病率极低，预后极差，一旦确诊，需考虑进入合适的临床试验。

参考文献

1. SEER Stat Fact Sheets: Myeloma. National Cancer Institute Web Site. http://seer.cancer.gov/statfacts/html/mulmy.html. Accessed May 25, 2012.
2. Landgren O, Kyle RA, Pfeiffer RM, et al. Monoclonal gammopathy of undetermined significance (MGUS) consistently precedes multiple myeloma: a prospective study. *Blood.* 2009;113(22):5412-5417.
3. Kyle RA, Therneau TM, Rajkumar SV, et al. Prevalence of monoclonal gammopathy of undetermined significance. *N Engl*

J Med. 2006;354(13):1362-1369.

4. Kyle RA, Durie BG, Rajkumar SV, et al. Monoclonal gammopathy of undetermined significance (MGUS) and smoldering (asymptomatic) multiple myeloma: IMWG consensus perspectives risk factors for progression and guidelines for monitoring and management. *Leukemia.* 2010;24(6):1121-1127.

5. Mateos MV, López-Corral L, Hernández M, et al. Smoldering multiple myeloma (SMM) at high-risk of progression to symptomatic disease: a phase III, randomized, multicenter trial based on lenalidomide-dexamethasone (Len-Dex) as induction therapy followed by maintenance therapy with Len alone vs no treatment. Presented at the 53rd Annual Meeting of the American Society of Hematology; December 13, 2011; San Diego, CA. https://ash.confex.com/ash/2011/webprogram/Paper40382.html. Accessed May 25, 2012.

6. Morgan GJ, Walker BA, Davies FE. The genetic architecture of multiple myeloma. *Nat Rev Cancer.* 2012;12(5):335-348.

7. Kyle RA, Gertz MA, Witzig TE, et al. Review of 1027 patients with newly diagnosed multiple myeloma. *Mayo Clin Proc.* 2003;78(1):21-33.

8. Palumbo A, Sezer O, Kyle R, et al. International Myeloma Working Group guidelines for the management of multiple myeloma patients ineligible for standard high-dose chemotherapy with autologous stem cell transplantation. *Leukemia.* 2009;23(10):1716-1730.

9. Dimopoulos M, Terpos E, Comenzo RL, et al. International myeloma working group consensus statement and guidelines regarding the current role of imaging techniques in the diagnosis and monitoring of multiple Myeloma. *Leukemia.* 2009;23(9):1545-1556.

10. Criteria for the classification of monoclonal gammopathies, multiple myeloma and related disorders: a report of the International Myeloma Working Group. *Br J Haematol.* 2003;121(5):749-757.

11. Rajkumar SV, Kyle RA. Multiple myeloma: diagnosis and treatment. *Mayo Clin Proc.* 2005;80(10):1371-1382.

12. Durie BG, Salmon SE. A clinical staging system for multiple myeloma. Correlation of measured myeloma cell mass with presenting clinical features, response to treatment, and survival. *Cancer.* 1975;36(3):842-854.

13. Greipp PR, San Miguel J, Durie BG, et al. International staging system for multiple myeloma. *J Clin Oncol.* 2005;23(15):3412-3420.

14. Durie BG, Harousseau JL, Miguel JS, et al. International uniform response criteria for multiple myeloma. *Leukemia.* 2006;20(9):1467-1473.

15. Rajkumar SV. Multiple myeloma: 2012 update on diagnosis, risk-stratification, and management. *Am J Hematol.* 2012;87(1):78-88.

16. Dispenzieri A. How I treat POEMS syndrome. *Blood.* 2012;119(24):5650-5658. doi:10.1182/blood-2012-03-378992.

17. Sykes DB, Schroyens W, O'Connell C. The TEMPI syndrome—a novel multisystem disease. *N Engl J Med.* 2011;365(5):475-477.

18. Kwok M, Korde N, Landgren O. Bortezomib to treat the TEMPI syndrome. *N Engl J Med.* 2012;366(19):1843-1845.

19. D'Souza A, Hayman SR, Buadi F, et al. The utility of plasma vascular endothelial growth factor levels in the diagnosis and follow-up of patients with POEMS syndrome. *Blood.* 2011;118(17):4663-4665.

20. Kumar SK, Rajkumar SV, Dispenzieri A, et al. Improved survival in multiple myeloma and the impact of novel therapies. *Blood.* 2008;111(5):2516-2520.

21. Smoldering multiple myeloma (SMM) at high-risk of progression to symptomatic disease: a phase III, randomized, multicenter trial based on lenalidomide-dexamethasone (Len-Dex) as induction therapy followed by maintenance therapy with len alone vs no treatment. 2011. http://myeloma.org/ArticlePage.action?tabId=0&menuId=0&articleId=3589&aTab=-1&tBack=&tDisplayBack=true. Accessed June 2012.

22. Morgan GJ, Davies FE, Gregory WM, et al. Effects of induction and maintenance plus long-term bisphosphonates on bone disease in patients with multiple myeloma: the Medical Research Council Myeloma IX Trial. *Blood.* 2012;119(23):5374-5383.

23. Krishnan A, Pasquini MC, Logan B, et al. Autologous haemopoietic stem-cell transplantation followed by allogeneic or autologous haemopoietic stem-cell transplantation in patients with multiple myeloma (BMT CTN 0102): a phase 3 biological assignment trial. *Lancet Oncol.* 2011;12(13):1195-1203.

24. Kumar SK, Mikhael JR, Buadi FK, et al. Management of newly diagnosed symptomatic multiple myeloma: updated Mayo Stratification of Myeloma and Risk-Adapted Therapy (mSMART) consensus guidelines. *Mayo Clin Proc.* 2009;84(12):1095-1110.

25. Cavo M, Pantani L, Petrucci MT, et al. Bortezomib-thalidomide-dexamethasone is superior to thalidomide-dexamethasone as consolidation therapy following autologous hematopoietic stem-cell transplantation in patients with newly diagnosed multiple myeloma. *Blood.* 2012;120(1):9-19. doi:10.1182/blood-2012-02-408898.

26. Garderet L, Iacobelli S, Moreau P, et al. Superiority of the triple combination of bortezomib-thalidomide-dexamethasone over the dual combination of thalidomide-dexamethasone in patients with multiple myeloma progressing or relapsing after autologous transplantation: the MMVAR/IFM 2005-04 randomized phase III trial from the Chronic Leukemia Working Party of the European Group for Blood and Marrow Transplantation. *J Clin Oncol.* 2012;30(27):3429.

27. Moreau P, Avet-Loiseau H, Facon T, et al. Bortezomib plus dexamethasone versus reduced-dose bortezomib, thalidomide plus dexamethasone as induction treatment before autologous stem cell transplantation in newly diagnosed multiple myeloma. *Blood.* 2011;118(22):5752-5758; quiz 982.

28. Khan ML. A comparison of lenalidomide/dexamethasone (RD) versus cyclophosphamide/lenalidomide/

dexamethasone (CRD) versus cyclophosphamide/bortezomib/dexamethasone (CyborD) in newly diagnosed multiple myeloma (MM). 2010. http://www.asco.org/ascov2/Meetings/Abstracts?&vmview=abst_detail_view&conf ID=74&abstractID=42951. Accessed June 25, 2012.

29. Roussel M. Bortezomib, lenalidomide, and dexamethasone (VRD) consolidation and lenalidomide maintenance in front-line multiple myeloma patients: updated results of the ifm 2008 phase ii vrd intensive program. 2011. http://myeloma.org/ArticlePage.action?articleId=3617. Accessed June 15, 2012.

30. Jakubowiak AJ, Dytfeld D, Griffith KA, et al. A phase 1/2 study of carfilzomib in combination with lenalidomide and low-dose dexamethasone as a frontline treatment for multiple myeloma. *Blood.* 2012;120(9):1801-1809. doi:10.1182/blood-2012-04-422683.

31. Palumbo A, Bringhen S, Caravita T, et al. Oral melphalan and prednisone chemotherapy plus thalidomide compared with melphalan and prednisone alone in elderly patients with multiple myeloma: randomised controlled trial. *Lancet.* 2006;367(9513):825-831.

32. Mateos MV, Richardson PG, Schlag R, et al. Bortezomib plus melphalan and prednisone compared with melphalan and prednisone in previously untreated multiple myeloma: updated follow-up and impact of subsequent therapy in the phase III VISTA trial. *J Clin Oncol.* 2010;28(13):2259-2266.

33. Kolb B. Phase I/II study of carfilzomib plus melphalan-prednisone (CMP) in elderly patients with de novo multiple myeloma. 2012. http://www.asco.org/ASCOv2/Meetings/Abstracts?&vmview=abst_detail_view&confID=114&abstractID=96240. Accessed June 25, 2012.

34. Dexamethasone + Thalidomide (Dex/Thal) compared to VAD as a pre-transplant treatment in newly diagnosed multiple myeloma (MM): a randomized trial. 2006. http://www.cancereducation.com/CancerSysPagesNB/abstracts/mmrf/72/abbr5.pdf. Accessed June 2012.

35. Cavo M, Zamagni E, Tosi P, et al. Superiority of thalidomide and dexamethasone over vincristine-doxorubicindexamethasone (VAD) as primary therapy in preparation for autologous transplantation for multiple myeloma. *Blood.* 2005;106(1):35-39.

36. Rajkumar SV, Rosinol L, Hussein M, et al. Multicenter, randomized, double-blind, placebo-controlled study of thalidomide plus dexamethasone compared with dexamethasone as initial therapy for newly diagnosed multiple myeloma. *J Clin Oncol.* 2008;26(13):2171-2177.

37. Cavo M, Tacchetti P, Patriarca F, et al. Bortezomib with thalidomide plus dexamethasone compared with thalidomide plus dexamethasone as induction therapy before, and consolidation therapy after, double autologous stem-cell transplantation in newly diagnosed multiple myeloma: a randomised phase 3 study. *Lancet.* 2010;376(9758):2075-2085.

38. Thalidomide/dexamethasone (TD) vs. bortezomib (Velcade®)/thalidomide/dexamethasone (VTD) vs. VBMCP/VBAD/Velcade® as induction regimens prior autologous stem cell transplantation (ASCT) in younger patients with multiple myeloma (MM): first results of a prospective phase III PETHEMA/Gem Trial, 2008. http://www.cancereducation.com/CancerSysPagesNB/abstracts/mmrf/113/abdz30.pdf. Accessed May 2012.

39. Rajkumar SV, Jacobus S, Callander NS, et al. Lenalidomide plus high-dose dexamethasone versus lenalidomide plus low-dose dexamethasone as initial therapy for newly diagnosed multiple myeloma: an open-label randomised controlled trial. *Lancet Oncol.* 2010;11(1):29-37.

40. Palumbo A, Cavo M, Bringhen S, et al. Aspirin, warfarin, or enoxaparin thromboprophylaxis in patients with multiple myeloma treated with thalidomide: a phase III, open-label, randomized trial. *J Clin Oncol.* 2011;29(8):986-993.

41. Richardson PG, Weller E, Lonial S, et al. Lenalidomide, bortezomib, and dexamethasone combination therapy in patients with newly diagnosed multiple myeloma. *Blood.* 2010;116(5):679-686.

42. Reeder CB, Reece DE, Kukreti V, et al. Cyclophosphamide, bortezomib and dexamethasone induction for newly diagnosed multiple myeloma: high response rates in a phase II clinical trial. *Leukemia.* 2009;23(7):1337-1341.

43. van Rhee F, Szymonifka J, Anaissie E, et al. Total Therapy 3 for multiple myeloma: prognostic implications of cumulative dosing and premature discontinuation of VTD induction components, bortezomib, thalidomide, and dexamethasone, relevant to all phases of therapy. *Blood.* 2010;116(8):1220-1227.

44. Moreau P, Pylypenko H, Grosicki S, et al. Subcutaneous versus intravenous administration of bortezomib in patients with relapsed multiple myeloma: a randomised, phase 3, non-inferiority study. *Lancet Oncol.* 2011;12(5):431-440.

45. Attal M, Harousseau JL, Leyvraz S, et al. Maintenance therapy with thalidomide improves survival in patients with multiple myeloma. *Blood.* 2006;108(10):3289-3294.

46. Spencer A, Prince HM, Roberts AW, et al. Consolidation therapy with low-dose thalidomide and prednisolone prolongs the survival of multiple myeloma patients undergoing a single autologous stem-cell transplantation procedure. *J Clin Oncol.* 2009;27(11):1788-1793.

47. Attal M, Lauwers-Cances V, Marit G, et al. Lenalidomide maintenance after stem-cell transplantation for multiple myeloma. *N Engl J Med.* 2012;366(19):1782-1791.

48. Palumbo A, Hajek R, Delforge M, et al. Continuous lenalidomide treatment for newly diagnosed multiple myeloma. *N Engl J Med.* 2012;366(19):1759-1769.

49. McCarthy PL, Owzar K, Hofmeister CC, et al. Lenalidomide after stem-cell transplantation for multiple myeloma. *N Engl J Med.* 2012;366(19):1770-1781.

50. Ludwig H, Durie BG, McCarthy P, et al. IMWG consensus on maintenance therapy in multiple myeloma. *Blood.* 2012;119(13):3003-3015.

51. Combination chemotherapy versus melphalan plus prednisone as treatment for multiple myeloma: an overview of 6,633 patients from 27 randomized trials. Myeloma Trialists' Collaborative Group. *J Clin Oncol.* 1998;16(12):3832-3842.

52. Facon T, Mary JY, Hulin C, et al. Melphalan and prednisone plus thalidomide versus melphalan and prednisone alone or reduced-intensity autologous stem cell transplantation in elderly patients with multiple myeloma (IFM 99-06): a randomised trial. *Lancet.* 2007;370(9594):1209-1218.

53. Hulin C, Facon T, Rodon P, et al. Efficacy of melphalan and prednisone plus thalidomide in patients older than 75 years with newly diagnosed multiple myeloma: IFM 01/01 trial. *J Clin Oncol.* 2009;27(22):3664-3670.

54. San Miguel JF, Schlag R, Khuageva NK, et al. Bortezomib plus melphalan and prednisone for initial treatment of multiple myeloma. *N Engl J Med.* 2008;359(9):906-917.

55. Jacobus S, Callander N, Siegel D. Outcome of elderly patients 70 years and older with newly diagnosed myeloma in the ECOG randomized trial of lenalidomide/high-dose dexamethasone (RD) versus lenalidomide/low-dose dexamethasone (Rd). *Haematologica.* 2010;95:149.

56. Kumar K, Blade J, Crowley J, et al. Outcome of patients with myeloma relapsing after IMiD and bortezomib therapy: a multicenter study from the international myeloma foundation working group. *Haematologica.* 2010;95(suppl 2):151.

57. Pineda-Roman M, Zangari M, et al. VTD combination therapy with bortezomib-thalidomide-dexamethasone is highly effective in advanced and refractory multiple myeloma. *Leukemia.* 2008;22(7):1419-1427.

58. Orlowski RZ, Nagler A, Sonneveld P, et al. Randomized phase III study of pegylated liposomal doxorubicin plus bortezomib compared with bortezomib alone in relapsed or refractory multiple myeloma: combination therapy improves time to progression. *J Clin Oncol.* 2007;25(25):3892-3901.

59. Durie BG. Use of bisphosphonates in multiple myeloma: IMWG response to Mayo Clinic consensus statement. *Mayo Clin Proc.* 2007;82(4):516-517; author reply 7-8.

60. Lacy MQ, Dispenzieri A, Gertz MA, et al. Mayo clinic consensus statement for the use of bisphosphonates in multiple myeloma. *Mayo Clinic Proc.* 2006;81(8):1047-1053.

61. Lebovic D, Zhang L, Alsina M, et al. Clinical outcomes of patients with plasma cell leukemia in the era of novel therapies and hematopoietic stem cell transplantation strategies: a single-institution experience. *Clin Lymphoma Myeloma Leuk.* 2011;11(6):507-511.

62. Korde N, Kristinsson SY, Landgren O. Monoclonal gammopathy of undetermined significance (MGUS) and smoldering multiple myeloma (SMM): novel biological insights and development of early treatment strategies. *Blood.* 2011;117(21):5573-5581.

18

造血干细胞移植

Richard W. Childs 和 Ramaprasad Srinivasan

张圆圆　许兰平　译　黄晓军　审校

造血干细胞移植（hematopoietic stem cell transplantation，HSCT）是多种造血系统恶性疾病及非恶性疾病的潜在治愈手段。自体造血干细胞移植的特点是以高剂量化疗之后回输清髓性治疗前采集的患者本人的造血干细胞；而异基因造血干细胞移植是患者接受清髓或减低剂量预处理后输注血缘相关或无关供者 HLA- 相容的造血干细胞。

自体造血干细胞移植

自体造血干细胞移植（auto-HSCT）能够克服大剂量化疗所引起的致命性血液学毒性以提高治疗恶性疾病的疗效[1-2]。Auto-HSCT 用于治疗多发性骨髓瘤及非侵袭性淋巴瘤具有明确的适应证，而用于治疗其他实体肿瘤如转移性乳腺癌、卵巢癌、肺癌上热情锐减，因为前瞻性随机试验并未发现比传统治疗更有优势。Auto-HSCT 在神经母细胞瘤和尤文肉瘤的治疗中的地位需要继续探讨。

概述

大多数 Auto-HSCT 应用外周血造血干细胞（PBSC），PBSC 可以通过化疗联合粒细胞集落刺激因子（G-CSF）或直接 G-CSF 动员后采集获得。Auto-HSCT 根治恶性肿瘤的潜力在于在大剂量化疗，并不具备免疫介导的移植物抗肿瘤（GVT）效应。所应用的大剂量化疗方案应该针对恶性肿瘤的化疗敏感性而制订，例如，美法仑（200 mg/m²）是最多用于多发性骨髓瘤 auto-HSCT 的高剂量化疗方案药物。感染和髓外毒性是自体移植的主要并发症。Auto-HSCT 的移植相关死亡率低于异基因造血干细胞移植，约为 5%。造血干细胞被肿瘤细胞污染会限制高剂量化疗所带来的优势。为了减少肿瘤细胞的污染，采用 CD34⁺ 细胞分选净化以清除肿瘤细胞或造血干细胞体外培养过程中加入毒性药物等方法仍在研究中，并已经有一些成功的经验。

自体造血干细胞移植的结果

自体造血干细胞移植治疗血液系统肿瘤

多发性骨髓瘤

大规模 II 期临床试验证实了 auto-HSCT 治疗多发性骨髓瘤的高反应率 [完全缓解率（CR）30%～50%]，无病生存（DFS）率和总体生存（OS）率（中位，大于 5 年）也给人深刻印象。针对年轻患者的（年龄小于 65 岁）III 期随机临床试验发现，auto-HSCT 比传统化疗有更好的反应率、DFS 和 OS。一些随机前瞻性研究比较了连续或序贯自体移植与单次自体移植的疗效，得出了不完全一致的结论。一些研究结果显示序贯自体移植的 DFS（而不是 OS）更优。而其他一些大规模多中心试验提示序贯自体移植方式患者 OS 更长。亚组分析显示生存优势主要在那些第一次移植前没有获得 CR 或 VGPR 的患者中。

一项随机研究对序贯自体移植与减低剂量或非清髓异基因 HSCT 比较后发现后者有更好的 OS 及非疾病进展生存（PFS）。但是，近期一项由临床试验网（CTN）指导的随机试验共入选超过 700 例患者，显示序贯自体移植组与串联自体/异体移植组比较，3 年 PFS 和 OS 均无明显差异，而后者移植相关死亡率更高 [4]。Auto-HSCT 已经被视为多发性骨髓瘤年轻患者（小于 65 岁）的标准一线治疗，长期 CR 率为 5%～10%。美法仑（200 mg/m²）是最常用的预处理药物。序贯自体移植的角色仍未完全确认，但是一些亚组患者受益于此种治疗方式。由于近期研究数据未发现自体/异基因移植明确的生存优势，而随着对骨髓瘤效果显著的新药如雷利度胺、硼替佐米、卡非佐米的出现，异基因 HSCT 治疗骨髓瘤的地位需进一步研究。实际上，这些药物使自体移植的地位也需再评估。一些正在进行的研究试图阐明：

- 新的抗骨髓瘤药物是否能够在大多数患者中取代自体移植作为标准治疗；
- 联合应用新药是否能增强移植的疗效。

淋巴瘤

淋巴瘤是 Auto-HSCT 最常见的适应证。其疗效优势主要体现在化疗敏感的霍奇金淋巴瘤和中度及高度非霍奇金淋巴瘤。与传统化疗相比，复发的化疗敏感的中/高度侵袭性 NHL 患者接受 auto-HSCT，无事件进展生存（EFS）和 OS 明显改善[6]。

一项随机研究显示，相对于标准治疗方案环磷酰胺、柔红霉素、长春新碱、泼尼松（CHOP），auto-HSCT 早期应用可能使那些中/高度侵袭 NHL 患者受益。

化疗敏感的霍奇金淋巴瘤患者第一次复发时，接受 Auto-HSCT 比标准挽救化疗能够改善 EFS。原发进展疾病的患者（一线治疗后仍进展的患者）也可能受益于包含 auto-HSCT 的挽救治疗。一线治疗方案中包含治疗性单抗（抗 CD20）可以显著改善一些淋巴瘤亚型的疗效。在 B 细胞靶向单克隆抗体时代，自体 HSCT 的地位仍不确定。

急性髓性白血病

Auto-HSCT 治疗急性髓性白血病，可第一次缓解（CR1）后，也用于复发后治疗。Ⅲ期临床试验显示患者在 CR1 期接受 auto-HSCT 比传统缓解后化疗 DFS 更好，而 OS 无差异。进一步研究需要筛选哪些患者获益于自体移植。

自体 HSCT 治疗实体肿瘤

理论上，对化疗剂量依赖的一些实体肿瘤适于高剂量化疗后接受自体移植，但Ⅲ期临床试验却得到了负面的结果，auto-HSCT 已经被多数实体肿瘤（尤其是转移性乳腺癌）治疗所摒弃，仅有几种实体肿瘤如横纹肌肉瘤的自体移植在研究中。

乳腺癌

Auto-HSCT 治疗转移性乳腺癌Ⅱ期临床试验的结果令人鼓舞，为开展Ⅲ期临床试验奠定了基础，但随后的大规模研究并没有证实 auto-HSCT 比标准治疗更有优势。至少 7 项大型临床试验对 auto-HSCT 和标准化疗治疗转移性乳腺癌进行了比较。6 项试验证实 auto-HSCT 移植改善 EFS，但没有试验显示 OS 有优势。得出类似结果的这七项试验均是在高危乳腺癌行辅助性 auto-HSCT 的患者中得到的。因为生存无优势且毒性更高，所以很少再有针对自体移植治疗乳腺癌的进一步研究。

生殖细胞肿瘤

Ⅱ 期临床试验结果显示 auto-HSCT 治疗复发或难治生殖细胞肿瘤获得 40% ~ 65% 的反应率和 15% ~ 40% 长期生存率。移植时处于进展期和绒毛膜促性腺激素水平高于 1000 IU/L 或原发于纵隔或对铂类为基础化疗药物耐药的患者疗效更差，可能不能获益于 auto-HSCT。一项来自于骨髓移植欧洲组的研究显示在铂类耐药患者中 auto-HSCT 相对于标准挽救化疗并无优势。

尽管 Ⅲ 期临床试验并未发现 auto-HSCT 比标准化疗有明确的优势 [8]，自体移植仍被认为是生殖细胞肿瘤患者第一次或之后复发患者挽救治疗方案的选择之一。若干随机Ⅲ期临床研究已经证实传统化疗和自体移植疗效相似 [9]，所以，auto-HSCT 不作为生殖细胞肿瘤的初始治疗选择。

其他肿瘤

现有的数据不能证实 auto-HSCT 治疗卵巢癌及肺癌有明确优势。当最初的标准诱导化疗结束后，auto-HSCT 相对于传统剂量的维持化疗能够改善高危神经母细胞瘤患者的短期 DFS。但是，一项大规模随机研究并没有发现 auto-HSCT 的生存优势。一些因为肉瘤、原始神经外胚层肿瘤和其他软组织肉瘤的患者得益于高剂量化疗。因为没有证据支持生存优势，故自体移植目前仅适用于临床试验。

异基因造血干细胞移植

异基因 HSCT 能够治愈化疗耐药的血液系统恶性肿瘤 [10-12]。1968 年报道了人类历史上成功进行的第一例异基因 HSCT。这例移植是利用 HLA 相合同胞来源的造血干细胞治疗患有先天性免疫缺陷疾病的儿童。在异基因 HSCT 出现的早期，免疫缺陷综合征和造血功能疾病是移植的主要适应证。随着对移植物抗白血病（GVL）效应的更深入的理解和它的治愈潜能，血液系统恶性肿瘤成为异基因 HSCT 最普遍的适应证。每年全世界范围内开展超过 25 000 例异基因 HSCT，包括恶性疾病及非恶性疾病。

异基因造血干细胞移植适应证

异基因 HSCT 是对恶性疾病及非恶性疾病可能的治愈手段（表 18.1）。当前，异基因 HSCT 最普遍（超过 75%）的适应证是血液系统恶性肿瘤（急性和慢性髓性白血病、急性淋巴细胞白血病、NHL 最常见）。非恶性肿瘤适应证包括造血功能疾病[如再生障碍性贫血（AA）]，免疫缺陷疾病（如 Chediak-Higashi 综合征和严重联合免疫缺陷病），先天红细胞疾病（如地中海贫血），以及先天性代谢缺陷疾病（如粘多糖贮积症）[13-14]。随着某些疾病出现了新的治疗选择（如酪氨酸激酶抑制剂有效治疗慢性髓系白血病），以移植技术改善降低了移植相关毒性，异基因 HSCT 的适应证也会相应改变。

表 18.1　异基因造血干细胞移植适应证

急性白血病	**组织细胞疾病**
急性淋巴细胞白血病（ALL）	家族性噬血细胞综合征
急性髓性白血病（AML）	组织细胞增生症
慢性白血病	噬血综合征
慢性髓系白血病（CML）	**遗传性红细胞疾病**
慢性淋巴细胞白血病（CLL）	β 重型地中海贫血
幼年型慢性髓系白血病（JCML）	镰状细胞病
幼年型慢性粒单核细胞白血病（JMML）	**遗传性免疫缺陷病**
骨髓增生异常综合征	Ataxia-telangiectasia
骨髓增生异常综合征难治性贫血（RA）	Kostmann 综合征
难治性贫血伴环状铁粒幼红细胞（RARS）	DiGeorge 综合征
骨髓增生异常综合征	Bare 淋巴细胞综合征
难治性贫血伴原始细胞增多（RAEB）	Omenn 综合征

难治性贫血伴原始细胞增多 - 转化中（RAEB-T）

慢性粒单核细胞白血病（CMML）

干细胞疾病

再生障碍性贫血（重度）

范可尼贫血

阵发性睡眠性血红蛋白尿

纯红再生障碍性贫血

骨髓增殖性疾病

急性骨髓纤维化

特发性骨髓纤维化

真性红细胞增多症

原发性血小板增多症

淋巴增生性疾病

非霍奇金淋巴瘤

霍奇金淋巴瘤

吞噬细胞疾病

Chediak-Higashi 综合征

中性粒细胞肌动蛋白缺乏症

网状组织发育不全

遗传代谢病

黏多糖贮积症（MpS）

Hurler 综合征（MpS-IH）

Scheie 综合征（MpS-IS）

Hunter 综合征（MpS- Ⅱ）

Snnfilippo 综合征（MpS- Ⅲ）

Morquio 综合征（MpS- Ⅳ）

Morquio-Lamy 综合征（MpS- Ⅵ）

Sly 综合征，β-C 葡萄糖醛酸酶缺乏症（MpS- Ⅵ）

遗传性免疫缺陷病

重症联合免疫缺陷症（SCID）

SCID 伴腺苷脱氨酶疾病

T、B 细胞缺陷 SCID

T 细胞缺陷，B 细胞正常 SCID

免疫球蛋白缺少症

免疫功能低下综合征

X- 连锁淋巴细胞增生疾病

其他遗传性疾病

Lesch-Nyhan 综合征

软骨毛发发育不全

血小板无力症

骨硬化病

遗传性血小板疾病

非营养性吞噬 / 遗传性

血小板减少症

浆细胞疾病

多发性骨髓瘤

浆细胞白血病

华氏巨球蛋白血症

其他恶性疾病

乳腺癌

尤因肉瘤

成纤维母细胞瘤

肾癌

续表

遗传代谢病

肾上腺脑白质营养不良症

黏多糖症（Ⅰ型细胞疾病）

Krabbe 病

戈谢病

Niemann-Pick 病

Wolman 病

异染色性脑白质障碍症

异基因 HSCT 的抗白血病潜能：基础原理

在 20 世纪 60—70 年代，异基因 HSCT 被认为是在高剂量化疗联合或不联合放疗后重建或取代免疫和造血的一种方法。基于此，异基因 HSCT 也应用于治疗非恶性疾病，主要目的是提供正常细胞，以取代或纠正有缺陷或病变的成分。对于恶性血液系统肿瘤，大剂量的预处理对清除恶性肿瘤至关重要，HLA 相合供者来源的干细胞只不过是用来逆转伴随而来的致命的骨髓衰竭。

但是，近 20 年来，越来越多的证据表明异基因 HSCT 产生供者来源的抗肿瘤作用，被命名为 GVL 或 GVT，是异基因 HSCT 成功清除恶性克隆的关键。以下的临床发现提供了无可争议的证据证实了 GVL 效应的存在，并强调了供者 T 淋巴细胞在调节这效应中的作用[10-12,15-17]。

- 移植后慢性移植物抗宿主病（GVHD）患者白血病复发率低；
- 去 T 细胞移植患者白血病复发率高；
- 同基因移植比非孪生同胞异基因移植白血病复发率高；
- 停用免疫抑制剂和（或）供者淋巴细胞输注（DLI）能够成功地使慢性髓系白血病移植后复发持续缓解。

对 GVL 的认识促使 RIC 及非清髓预处理的发展，因为它们的疗效均是建立在供者免疫介导的抗肿瘤效应基础上。

异基因 HSCT 的执行

异基因 HSCT 是一个复杂的过程，术前需要仔细计划，移植过程也涉及多个学科。决定移植前需要考虑多种因素包括患者年龄、体能状态、基础疾病、供者可获得性、移植类型（如传统清髓或非清髓）、GVHD 预防方案等。

移植受者的评估

供受者 HLA 相容性是影响移植效果的最重要因素之一。评估移植受者首先要检测 HLA 及寻找合适的供者。供者查询的第一步确认是否有基因水平 HLA-A、HLA-B 和 HLA-DR 位点相合的同胞供者。假如没有同胞相合供者，在国家骨髓移植登记计划（NMDP）中查询无关供者或无关脐血。

移植前应全面了解病史并全面体检，重点在基础疾病的诊断和治疗、伴随而来的医学问题、体能状态、输血病史、任何机会性感染（特别是真菌感染）病史。应进行主要器官功能的评估，包括肺功能和心脏评估。

移植前需要检测血清，以确认既往是否感染巨细胞病毒（CMV）、疱疹病毒、EB 病毒（EBV）、肝炎病毒、HIV、弓形体病及水痘。需要进行关于潜在获益及移植风险的咨询，需要了解患者是否有专业看护的需求，以及对于未来生育的期望。

确认合适的供者

- HLA 相合亲缘相关供者：约 1/3 患者可以有合适的 HLA 相合同胞供者。而 HLA 不完全相合供者也可以选择，HLA 不合增高增加移植排斥及 GVHD 的风险。
- 同基因供者：完全相合的孪生供者移植很少，因为高度组织相容性（包括次要组织相容性抗原）使临床重要意义的 GCL 效应最小化。同基因移植多数用于获得性非恶性疾病且不需要 GVL 效应时，如重型再生障碍性贫血（SAA）。
- HLA 相合无血缘关系供者（MUD）：全球登记的血缘无关供者已经达到 15 000 000 人份。在 NMNP 中，高加索人寻找到

合适供者的概率是 2/3，但是对于一些少数民族种群，由于
HLA 多样性增加，找到合适供者的难度增加。查询过程需要
尽早开始，因为查询往往需要 3 ~ 4 个月。由于已知的供受者
HLA 不相容性，URD 移植发生 GVHD 和移植排斥的风险高于
血缘相关供者。

- 单倍体供者：大多数患者拥有 HLA 单倍体相合的同胞、父母
  或子女，可以作为候选供者。因为单倍体移植发生 GVHD 风
  险高，大多数情况下需要去除 T 细胞以预防严重 GVHD。免
  疫重建过程中普遍发生免疫功能低下，导致机会性感染发生率
  高。近期研究移植后应用环磷酰胺进行体内去 T，在单倍体骨
  髓或外周血干细胞移植中都取得了令人鼓舞的结果，一项回顾
  性研究报道了与双份脐血移植相当的极低急、慢性 GVHD 发生
  率、DFS 及 OS 率 [18]。基于这些结果，CTN 发起了一项比较脐
  血移植与单倍体骨髓移植移植后应用环磷酰胺的随机临床研究。
- 脐带血细胞：婴儿出生时由胎盘收集的血液可以作为造血干细
  胞来源。脐血移植的 GVHD 发生率低（即使 HLA 不相合），
  但由于采集的干细胞数量有限，导致移植失败率升高，限制
  了脐血移植的广泛应用。脐血移植主要限于儿童和青少年。然
  而，近期研究已经证实成人脐血移植是可行的。双份脐血移植
  和体外扩增脐血前体细胞的方法使干细胞数量增加达到移植要
  求。截至 2012 年，全球脐血移植估计超过 600 000 例。

造血干细胞的获得

大多数的造血干细胞停留在骨髓中，而骨髓是异体造血干细胞移
植采用的干细胞的传统来源。从骨髓获得造血干细胞需要多次髂骨穿
刺，需要实施麻醉。然而，应用 G-CSF 将造血干细胞动员至循环中
再采集出来，程序简单，无需麻醉和手术，使 PBSC 得以广泛应用于
异体 HSCT。应用 G-CSF [10 ~ 15 μg/（kg·d）] 连续 4 ~ 6 天后
分离外周血采集动员的干细胞是最常用的做法。与骨髓移植物相比，
G-CSF 动员的 PBSC 移植物通常含有更高数量的 $CD34^+$ 前体细胞和 T
细胞（$CD3^+$ 细胞）。与骨髓干细胞相比，外周血干细胞移植中性粒细

胞和血小板植入更快，输血需求减少，急性 GVHD 发生率相似，但慢性 GVHD 发生率高于骨髓移植[19]。

一些研究显示血液系统恶性疾病患者，同胞相合外周血干细胞移植比骨髓移植生存率高。

然而，最近一项由 CTN 发起的多中心临床试验共纳入血液系统恶性肿瘤患者 500 例，随机接受骨髓或外周血非血缘 HSCT，发现两组患者在复发、DFS 及 OS 无显著差异，而外周血干细胞移植患者广泛型慢性 GVHD 发生率高于骨髓移植[20]。这些数据提示对于 MUD 移植治疗恶性血液疾病患者，骨髓可能是更好的干细胞来源。然而，鉴于干细胞采集的便利性，更多的前体细胞、更早的植入、低移植排斥率，使成人异基因 HSCT 利用外周血造血干细胞作为造血干细胞的主要来源之一。

预处理方案

异基因造血干细胞移植有许多预处理方案。预处理方案的选择由以下因素决定：基础疾病、患者年龄、并发症的存在、供者特性（尤其是 HLA 相容性）。表 18.2 列出了异基因造血干细胞移植常用的预处理方案。

传统或清髓预处理方案

清髓预处理方案有两个目的：

- 高剂量化疗联合或不联合放疗使肿瘤细胞减少的同时通常伴随宿主造血功能的抑制。
- 抑制宿主免疫系统是预防移植排斥的先决条件。

传统移植通过预处理药物的快速细胞杀伤特性以及供者免疫细胞介导的 GVL 效应清除肿瘤。环磷酰胺联合全身放疗（TBI）或白消安是目前最常用的两种预处理方案。TBI 为基础的预处理方案二次肿瘤的发生率高，对生长影响大，甲状腺功能低下和白内障发生率高，而非 TBI 方案，尤其是包含白消安（口服或静脉）的方案，发生静脉闭塞症（VOD）和黏膜炎的概率高。白消安静脉制剂使药代动力学更具可预测性，药物的分布也更具一致性，从而减少 VOD 的发生。预处

表 18.2 异基因造血干细胞移植的常用预处理方案

清髓方案

Cy/TBI

环磷酰胺	120 mg/kg IV
TBI	1000 ～ 1575 cGy

Bu/Cy

白消安	16 mg/kg 口服或 12.8 mg/kg IV
环磷酰胺	120 ～ 200 mg/kg IV

减低剂量方案

Flu / 低剂量 TBI

氟达拉滨	90 mg/m^2 IV
TBI	200 cGy

Flu/Me

氟达拉滨	125 mg/m^2 IV
美法仑	180 mg/m^2 IV

Flu/Bu/ATG

氟达拉滨	180 mg/m^2 IV
白消安	8 mg/kg 口服或 6.4 mg/kg IV
ATG	40 mg/kg IV

Cy/Flu

环磷酰胺	120 mg/kg IV
氟达拉滨	125 mg/m^2 IV

ATG，抗胸腺细胞球蛋白；Bu，白消安；Cy，环磷酰胺；Flu，氟达拉滨；IV，静脉滴注；Mel，美法仑；TBI，全身放疗

理方案中最基础的药物或措施常常决定预处理方案是否理想。例如，急性淋巴细胞（ALL）患者应用 TBI 为基础的预处理复发率低，TBI 方案有选择性地用于 ALL 相关 HSCT。减低剂量预处理方案用以减少传统移植的预处理毒性及移植相关死亡率，但必须保留免疫抑制剂以确保植入。减低剂量预处理并不清除宿主的造血功能，也称为非清

髓预处理方案。减低剂量移植清除肿瘤细胞的原理主要由于供者免疫介导的 GVL 效应。这种方案预处理相关毒性低（VOD、黏膜炎、中性粒细胞重建延迟等）。因为老年人（最大至 70 岁）或有并发症的患者能够更好地耐受减低剂量预处理方案，所以减低剂量预处理方案的出现使异基因 HSCT 的适应证能够拓展到这部分人群。目前，一些移植中心评价了减低剂量预处理的移植治疗血液系统恶性疾病、实体瘤及血液系统非恶性疾病。尽管 RIC 方案 TRM 风险低，也有几项回顾性研究显示恶性疾病如骨髓瘤、骨髓增生异常综合征（MDS）疾病复发的风险比传统清髓移植高。

异基因造血干细胞移植的结果

异基因 HSCT 是许多血液系统恶性肿瘤患者唯一可能被治愈的治疗手段，在美国，血液系统恶性肿瘤患者占行异基因 HSCT 总数的 85% ～ 90%。

慢性髓系白血病

CML 是以染色体 t（9；22）（q34；q11）异位费城染色体为特征的髓性增生性疾病。自然病史包括相对惰性的慢性期，疾病进展更具侵袭性的加速期及急变期。虽然异基因 HSCT 是目前已证实的唯一能够治愈 CML 的手段，靶向药物（如伊马替尼、达沙替尼、尼洛替尼）由于其显著效果，已经作为 CML 慢性期标准的一线初始治疗选择。随之，异基因 HSCT 通常只用于治疗 CML 加速期或急变期以及 abl 激酶抑制剂靶向药物治疗失败的慢性期患者。随着移植技术改善，移植的疗效也不断提高，移植慢性期 CML 接受同胞相合移植治愈率 65% ～ 80%，MUD 移植也得到类似疗效。尽管 RIC 移植的早期结果令人鼓舞，但尚需要进行前瞻性研究来确认这种方法是否与传统异基因 HSCT 疗效相同。加速期和急变期患者移植的有效率明显减低（治愈率为 10% ～ 20%）。年轻患者和移植前 CML 病史小于 1 年的患者移植疗效最好。CML 慢性期对 GVL 效应敏感，移植后一旦复发单独 DLI 能够使 70% 复发患者重新获得缓解，同时应停用预防 / 治疗 GVHD 的免疫抑制剂（如环孢素）以诱发 GVL 效应。近期一项研究证实应用异基因 HSCT 挽救性治疗可以使伊马替尼细胞遗传学疗效失败的 CML 慢性期患者获得缓解。

急性髓系白血病

危险度分层决定 AML 移植适应证、移植时机以及移植效果。

- 根据细胞遗传学进行危险度分层，在预后中等及预后差组的 AML 患者化疗后复发的风险高，若有 HLA 相合同胞供者，在获得 CR1 后应该考虑异基因 HSCT。最近研究显示正常染色体核型伴 FLT3-ITD 突变，野生型 NPM1 或 CEBP 不伴 FLT3-ITD 的 AML 患者复发率高，更获益于在 CR1 期进行异基因 HSCT [21]。
- AML 患者 CR1 期接受 HSCT 长期 DFS 率为 45% ~ 60%。
- 患者第一次复发后再次诱导达到 CR2 后移植，长期 DFS 率只有 22% ~ 40%。
- AML 患者在第一次复发时或达到 CR2 后接受 HSCT 效果相似。
- 根据细胞遗传学分层预后良好组 AML 通常在 CR2 或第一次复发后再行异基因 HSCT，因为这组患者早期移植（CR1）的 TRM 风险比化疗的治疗相关风险更大。
- 不到 20% 的患者初次诱导失败，这部分患者或大于 CR2 的患者移植后白血病往往持续存在。

急性淋巴细胞白血病

虽然大多数儿童 ALL 患者经化疗可以治愈，但多数成人（60% ~ 70%）患者经初始化疗后会复发。年龄大于 60 岁，白细胞计数大于 30 000/μl，染色体高危核型 [t（4；11），t（1；19），t（8；14）或 t（9；22）] 患者尤其预后不良。传统上成人 ALL 有预后不良因素患者推荐在 CR1 期进行异基因 HSCT（DFS 率 40% ~ 60%），而没有预后不良因素患者可以在 CR2 期选择移植（DFS 率约 40%）。但是，近期一项随机研究显示标危 ALL 在 CR1 期移植比接收巩固化疗并在 CR2 期再行移植的患者生存率高 [22]。因此，标危或高危 ALL 患者选择 CR1 期进行异基因移植是预防疾病复发的合理手段。

骨髓增生异常综合征

MDS 患者异基因 HSCT 的长期 DFS 率是 30% ～ 40%。预测移植结果的最关键的两个因素是原始细胞比例和染色体危险度分组。原始细胞少的患者（难治性贫血或难治性贫血伴环形铁粒幼细胞）长期 DFS 率是 50% ～ 75%，而进展期（如难治性贫血伴原始细胞增多）患者长期 DFS 率是 30%。同样染色体良好核型患者移植后长期 DFS 约为 50%，而预后差核型患者只有 10% 或更低。尽管如此，异基因 HSCT 仍是 MDS 唯一的治愈手段，被认为是潜在的决定性治疗。减低强度 HSCT 治疗 MDS 比传统 HSCT 移植后复发率更高，仅用于不能行清髓移植患者或临床试验。

非霍奇金淋巴瘤

低度恶性非霍奇金淋巴瘤和慢性淋巴细胞白血病

异基因 HSCT 用于治疗低度恶性淋巴瘤和慢性淋巴细胞白血病仅限于已进行多次化疗的晚期患者；50% ～ 65% 的患者获得长期 DFS。由于其病程为惰性且对 GVL 非常敏感，低度侵袭性淋巴瘤和 CLL 患者 HSCT 可以采用非清髓预处理方案。值得注意的是，一些研究显示传统化疗预后最差的 17p-CLL 可以通过减低强度预处理移植获得超过 40% 的长期 DFS，这些发现支持高危 CLL 提前移植[23]。

侵袭性非霍奇金淋巴瘤

异基因 HSCT 在中度及高度恶性淋巴瘤治疗中的地位不明确。大多数研究报道这组患者清髓移植的 TRM 发生率高。而 RIC 方案移植通常用于自体移植治疗失败后或不可能获益于自体移植（化疗耐药）的患者。

多发性骨髓瘤

多发性骨髓瘤传统清髓方案移植的 TRM 率为 50%。尽管如此，有证据证明，供者免疫细胞介导的移植物抗骨髓瘤作用可能治愈疾病。近期，RIC 方案被证实是更安全的治疗骨髓瘤的移植方式。与清髓移植治疗骨髓瘤历史对照比较，RIC 方案移植的 TRM 明显降低（低于 20%），减低强度预处理移植后的移植物抗骨髓瘤作用可以使疾病获得长期缓解。自体移植作为减瘤术，随后进行非清髓异基因移植作为免疫治疗清除微小残留病的方式显示了良好的前景，在一些研究报道 DFS 率超过 50%。

但是，近期由 CTN 管理的一项随机试验研究对象超过 700 例，结果显示序贯自体移植和序贯自体 / 异基因移植两组患者 3 年 PFS 和 OS 无差异，而后者 TRM 更高 [4]。

再生障碍性贫血

异基因 HSCT 可治愈 SAA [24]。早期研究发现，异基因 HSCT 治疗 SAA 时移植排斥（有报道高达 35%）和 GVHD 发生率高。多次输血导致对组织相容性抗原致敏和移植前只用环孢素是移植后高排斥率的原因。HSCT 随后的措施是环孢素基础上加抗胸腺球蛋白使移植排斥减少，同时预防致命的 GVHD。此外，在多数研究中常规去除白细胞，输注辐照血制品已经使移植排斥发生率降至小于 5%。环孢素联合霉酚酸酯用于预防 GVHD，延长及逐渐减停免疫抑制剂均能够使 GVHD 风险降至最低。年龄小于 40 岁有 HLA 相合同胞供者的患者移植效果非常好，儿童患者的长期生存率接近 90%。研究提示 AA 患者使用骨髓作为移植物来源比 PBSC 移植效果更好，因为后者慢性 GVHD 发生率更高。

异基因造血干细胞移植并发症

最常见的异基因 HSCT 并发症包括预处理相关毒性、免疫抑制所致的感染和急性或慢性 GVHD。

预处理相关毒性

取决于预处理方案的类型和药物剂量。恶心、呕吐和黏膜炎在清髓移植中很普遍。白消安可导致严重的黏膜炎。移植早期出血性膀胱炎常与预处理方案中高剂量环磷酰胺有关。相反，发生在预处理结束72 小时后的出血性膀胱炎一般是由于病毒感染（多瘤病毒 BK 和腺病毒）。注意水化和常规应用 2- 巯基乙基磺酸钠已经几乎消灭了环磷酰胺相关的出血性膀胱炎。在皮肤、胃肠道（GI）或呼吸道正常存在的细菌和真菌是大多数感染的病因。肠道黏膜损伤和静脉留置导管是大多数致命革兰氏阴性或需氧革兰氏阳性微生物的侵入途径。预防性口服抗生素如喹诺酮类作为肠道除菌药物减少革兰氏阴性菌血症的发生而不影响患者的生存。

使用这些药物应该权衡革兰氏阳性菌血症增加及出现耐药革兰氏阴性菌株的风险。念珠菌和曲霉菌感染通常发生在预处理后的粒缺期。预防性应用氟康唑可以预防敏感念珠菌感染。一项Ⅲ期随机临床试验比较了预防性应用伏立康唑与氟康唑的结果，发现尽管两组生存率相似，但伏立康唑组有侵袭性真菌感染发生率更低[25]。VOD是以黄疸、轻度肝大、移植早期发生腹水为典型表现的并发症，其危险因素包括：

- 高龄；
- 预处理包括白消安，口服白消安患者发生VOD的风险高至30%。静脉白消安的应用明显减低了VOD的发生率；
- 移植前有肝疾病；
- 发生急性GVHD；
- HLA相合无关供者移植和单倍体供者移植。

预防性应用熊去氧胆酸可能预防VOD。VOD表现可以很严重，约25%的VOD患者可以致命。虽然去纤维蛋白多糖核苷和重组组织型纤溶酶原激活剂治疗严重VOD已经取得了一些成功，目前VOD的治疗仍以支持治疗为主。最近一项Ⅲ期随机临床试验发现，儿童移植患者预防应用熊去氧胆酸后VOD发生率降低[26]。

移植物抗宿主病

GVHD是异基因HSCT最常见的并发症之一，是供者T细胞损伤正常受者组织的结果。根据发生时间、临床表现和病例表现分为急性或慢性GVHD[27]。

急性移植物抗宿主病

急性GVHD发生在移植后100天之内。HLA相合同胞移植受者急性GVHD发生率为20%～50%，而无关供者和HLA部分相合血缘相关供者发生率更高。

供受者 HLA 不相合程度、受者年龄、移植物 T 细胞成分、预处理强度、GVHD 预防方案都影响 GVHD 的发生和严重程度。皮肤、胃肠道和肝是供者 T 细胞异体反应导致 GVHD 最常攻击的靶器官。以下临床及实验室表现提示应诊断为 GVHD：

- 皮肤：红斑丘疹常常累及手掌和脚掌，严重的会出现表皮剥脱。
- 胃肠道：痉挛性腹痛和大量水泻是 GVHD 结肠和远端小肠病变的典型表现。严重者可能出现血便和肠梗阻。厌食、消化不良、体重下降、恶性和呕吐是上消化道 GVHD 的典型表现。
- 肝：碱性磷酸酶升高和胆红素伴或不伴转氨酶升高是肝 GVHD 的典型表现。

GVHD 表现并不特异，很多其他情况可能有同样的临床表现（如药疹、病毒性结肠炎），所以确定诊断是困难的。虽然活检和组织病理学检查被视为 GVHD 诊断的金标准，GVHD 的诊断主要是临床诊断。

GVHD 是造成 TRM 的主要病因。GVHD 预防方法是移植计划的重要内容。药物预防和去除移植物 T 细胞肯定可以减少 GVHD 发生和降低严重程度。

CSA 或他克莫司联合甲氨蝶呤或霉酚酸酯是常用的 GVHD 预防方案。CD34$^+$ 细胞分选或体内用药（阿仑单抗或移植后环磷酰胺）能有效去除异基因移植物中的 T 细胞。但是，去 T 细胞移植中发生移植排斥、白血病复发和机会性感染风险也高。已经证实选择性去除 T 细胞和去 T 细胞移植后 30 天或更晚计划性回输 T 细胞能够减少 GVHD 的发生而不减弱 GVL 效应。

治疗已诊断的 GVHD 应根据 GVHD 类型和累及器官的严重程度（急性 GVHD 的分度见表 18.3）采用不同的治疗。轻度（Ⅰ度）皮肤型 GVHD 可以通过局部用糖皮质激素得到有效控制，脏器 GVHD 和严重持续 GVHD 则需系统性免疫抑制治疗。糖皮质激素 [甲泼尼龙，通常剂量 1 ~ 3 mg/（kg·d）] 是治疗 GVHD 的主要药物，同时应控制环孢素或他克莫司保持在有效浓度。

表 18.3 急性移植物抗宿主病分度

器官受累			
	皮肤	肝	胃肠道
分级			
1	皮疹 < 全身面积 25%	胆红素 2 ~ 3 mg/dl	腹泻量 > 500 ml/d 或持续恶心，组织学证实是上消化道 GVHD
2	皮疹占全身面积 25% ~ 50%	胆红素 3 ~ 6 mg/dl	
3	皮疹 > 全身面积 50%	胆红素 6 ~ 15 mg/dl	
4	全身剥脱性皮疹	胆红素 > 15 mg/dl	
分度			
I	1 ~ 2 级	0	0
II	3 级或	1 级或	1 级或
III	–	2 ~ 3 级或	2 ~ 4 级
IV	4 级或	4 级或	–

一般只有将近 50% 的患者对这种治疗方案持久有效（急性 GVHD 的治疗，见表 18.4）。

无反应或激素耐药患者预后差，死亡率大于 80%。

多数激素耐药的 GVHD 患者死于感染并发症或严重免疫损伤导致的器官损伤。应用免疫抑制药物如达利珠单抗或英夫利昔单抗控制激素耐药 GVHD，同时联合针对肠道细菌和曲霉菌的靶向感染预防是有希望的方法，但仍需进一步研究来证实 [28]（表 18.4）。

慢性移植物抗宿主病

慢性 GVHD 通常发生在移植后 100 天至 2 年。异基因骨髓移植受者慢性 GVHD 发生率为 20% ~ 50%，而异基因 PBSC 移植慢性 GVHD 发生率可高达 80%。危险因素如下：

- 有急性 GVHD；
- 患者年龄大；

- HLA 不相合或无关供者；
- DLI；
- 异基因 PBSC（相对于骨髓）

慢性 GVHD 患者可能临床表现广泛，包括苔藓样或硬皮病皮肤改变、肝酶升高、口干症、干眼症、腹泻、体重下降、闭塞性支气管炎、血小板减少伴或不伴全血细胞减少。

表 18.4　急性移植物抗宿主病的治疗：美国国家心肺血液研究所方法

初始治疗

Ⅰ度 GVHD（皮肤 1 ~ 2 级）

外用皮质激素治疗

Ⅱ~Ⅳ度 GVHD（皮肤 1 ~ 2 级）

- 大剂量甲泼尼龙 1 ~ 10 mg/（kg·d），最大至 500 mg/d 静脉，3 ~ 6 天和静脉环孢素或静脉滴注他克莫司
- 一旦出现反应激素逐渐减量 10 ~ 14 天以上
- 所有甲泼尼龙≥ 1 mg/kg 患者，常规每 3 天进行血培养
- 所有≥Ⅲ度胃肠道 GVHD 患者常规用针对抗肠道病原体的预防性抗生素（如氨苄西林 - 舒巴坦）

激素耐药 GVHD 的治疗

（甲泼尼龙≥ 1 mg/kg 连续治疗 6 天或以上 GVHD 无反应）

（A）治疗

- 甲泼尼龙快速减量至≤ 1 mg/kg
- 达利珠单抗（白介素 -2 受体 -α 单克隆抗体）1 mg/kg 第 1、4、8、15、22 天
- 英夫利昔单抗（肿瘤坏死因子单克隆抗体）10 mg/kg 第 1、8、15、22 天

（B）支持治疗

- 所有胃肠道 GVHD 患者保持 NPO
- 所有≥Ⅲ度 胃肠道 GVHD 针对肠道病原预防性抗生素治疗（如氨苄西林 - 舒巴坦）
- 所有激素耐药 GVHD 患者和接受≥ 1 mg/kg 甲泼尼龙 6 天以上患者预防曲霉菌治疗（如脂质体两性霉素 B 5 mg/（kg·d），或伏立康唑）
- 所有甲泼尼龙≥ 1 mg/kg 患者常规每 3 天进行血培养

多数临床医生应用两阶段分期系统：局限型 GVHD，表现为局限于皮肤；广泛型 GVHD，更弥散分布皮肤或其他器官受累。美国国立卫生研究院（NIH）近期提出基于组织病理学、临床、实验室表现的慢性 GVHD 诊断和分类系统，分为轻度、中度和重度[29]。

经典治疗是环孢素或他克莫司联合低剂量激素。其他选择包括霉酚酸酯、沙利度胺、光化学疗法、口服甲氨蝶呤后紫外线 A 光泳疗法，直接针对病生理过程中起作用的 T 或 B 淋巴细胞或细胞因子的单克隆抗体。慢性 GVHD 患者细菌感染发生率高，提示应常规应用预防抗荚膜细菌和病原体的抗生素。

肺部并发症

肺部并发症可以发生在移植早期和晚期，病因可能是感染性或非感染性。真菌（曲霉菌和其他病原体）和病毒（CMV、呼吸道合胞病毒、流感病毒、副流感病毒等）移植后可以引起危及生命的肺炎。

早诊断、预防或抢先治疗（如更昔洛韦或膦甲酸钠治疗 CMV 血症）和及时确定治疗是治疗这些并发症的原则。发生肺孢子菌肺炎风险主要在移植后前 6 个月，尤其是接受去 T 移植或慢性 HVHD 患者。预防用复方磺胺甲恶唑或吸入喷他脒可最大程度避免这种并发症。特发性间质性肺炎常发生在移植早期，以发热、呼吸困难和弥漫性肺部浸润为典型表现。预处理中 TBI 和药物的肺部毒性（如白消安）增加了这一并发症的风险。诊断特发性间质性肺炎前需排除感染性病因及弥漫性肺泡出血。皮质激素和肿瘤坏死因子拮抗剂治疗特发性间质性肺炎的疗效尚可。弥漫性肺泡出血是异基因 HSCT 后相对少见但致命的并发症，以迅速出现的呼吸困难、咳嗽、低氧血症，影像学双肺弥漫性浸润为典型表现。大剂量皮质激素和重组活化 VII 因子（Novo7）可能有效，但死亡率仍达 40% ~ 80%。

感染并发症

异基因 HSCT 受者在预处理后粒细胞缺乏期后仍持续处于感染风险中，病毒、真菌以及荚膜细菌的风险最高[30]。影响感染的危险因素包括急性或慢性 GVHD、移植后免疫抑制药物强度、移植物去 T

细胞，以及脐血或 HLA 部分不相合或非血缘无关供者移植。

细菌感染

革兰氏阴性细菌菌血症发生与胃肠道 GVHD 和静脉导管相关感染有关，最常发生在移植后前 3～4 个月内。鼻窦和肺部感染反复发作常与慢性 GVHD 有关。应用青霉素或其他合适药物预防荚膜病原体能够减少感染发生。复发感染和低血免疫球蛋白的患者能够从预防性输注静脉免疫球蛋白（IVIG）中受益。

真菌感染

真菌感染是异基因 HSCT 后的主要死因：即使抗真菌治疗，仍有 60%～70% 侵袭性真菌感染的患者死亡。酵母菌（念珠菌属）和真菌（曲霉菌）是移植后主要机会性真菌感染的病原。

典型念珠菌感染发生在移植早期，常发生在粒细胞缺乏期结束时。念珠菌感染表现为念珠菌黏膜炎、念珠菌血症或累及内脏（肝和肾最常受累）。常规用氟康唑或棘白霉素能够预防敏感念珠菌感染。侵袭性曲霉菌感染通常累及肺、鼻旁窦和中枢神经系统（CNS），也可播散至其他内脏。

发病诱因包括：

- 皮质激素
- 严重 GVHD
- HLA 不相合的亲缘供者或非血缘供者
- 在无空气层流的病房内移植

根除侵袭性真菌感染是困难的。伏立康唑和棘白霉素对敏感念珠菌菌株有效（如白念珠菌）。两性霉素 B、脂质体两性霉素、棘白霉素（卡泊芬净、米卡芬净等）、伏立康唑和泊沙康唑对曲霉菌和广谱念珠菌有效。预防措施如避免滥用皮质激素是能够降低侵袭性真菌感染相关死亡的最有效方法。

病毒感染

虽然监测和预防手段的进步减少了巨细胞病毒相关的死亡，但

CMV 感染仍是移植后死亡的重要病因。CMV 是疱疹病毒家族的一种 DNA 病毒。移植后 CMV 感染多数是由于移植前 CMV 暴露后的 CMV 复燃, 50% ~ 70% 受者移植前血清 CMV IgG 阳性。复燃一般发生在移植后 100 天内。常规应用去除白细胞或 CMV 阴性的血制品可基本消灭输注 CMV 阳性血制品后引起的原发感染。GVHD、去 T 细胞移植、脐血移植、应用免疫抑制剂如阿仑单抗、皮质激素、钙调磷酸酶抑制剂均增加了 CMV 复燃的风险。间质性肺炎最常见于严重的 CMV 病毒感染, 其次是肠炎 / 结肠炎, 其他表现包括发热、骨髓抑制造成血小板减少伴或不伴全血小板减少。CMV 肺炎死亡率为 65% ~ 85%。更昔洛韦或膦甲酸钠联合 IVIG 能够改善 CMV 病的预后 (表 18.5)。利用聚合酶链反应 (PCR) 方法早期发现血中病毒 DNA 能够预测 CMV 病的发生。首次发现 CMV 复燃 (PCR 或免疫酶联法) 就开始更昔洛韦或膦甲酸钠抢先治疗能够显著降低 CMV 肺炎 / 肠炎以及 CMV 相关死亡率 (表 18.5)。新的治疗或预防 CMV 病的手段包括回输体外扩增的 CMV 特异性细胞毒性 T 淋巴细胞。

EB 病毒相关淋巴细胞增殖性疾病

EBV 相关淋巴细胞增殖性疾病是由于针对 EBV 的 T 细胞免疫功能受损后的 B 细胞恶性疾病。此病是相对少见并发症, 在所有异基因 HSCT 中发生率约为 1%, 而某些移植 (尤其是去 T 细胞移植或脐血移植) 发生率明显更高。不治疗 EBV 相关淋巴细胞增殖性疾病的自然病程进展迅速, 最终死亡。异基因去 T 细胞移植、HLA 不相合和无关供者或脐血移植、应用免疫抑制剂是发病诱因。单克隆抗体 CD20 (利妥昔单抗)、DLI、移植后停免疫抑制剂、回输 EBV 特异性细胞毒性 T 细胞是有效治疗此并发症的方法, 尤其是停免疫抑制剂。

异基因 HSCT 后其他病毒感染有疱疹病毒、带状疱疹病毒和呼吸道病毒 (呼吸道合胞病毒、流感病毒和副流感病毒)。腺病毒或多瘤病毒 BK 临床上可能引起出血性膀胱炎。因为移植后细胞免疫损伤, 其他自限性病毒感染可能会致命。最近抗病毒新药在研究中, 如有关药物 CMX-001 控制腺病毒感染的研究已经取得了不错的结果。

| 表 18.5 | 巨细胞病毒的监控和管理：全国心脏，肺和血液学会指南 |

监控

（CMV PCR）

- 移植后每周进行检测直到移植 100 天
- 移植 100 天后，主要检测 CMV 再激活，有临床指征是持续免疫抑制治疗，

CMV 抗原血症的管理 *

诱导：更昔洛韦 5 mg/kg IV q12h 或膦甲酸钠 90 mg/kg IV q12h 或缬更昔洛韦
　　　900 mg PO 每日 2 次 ×7d, * 随后：

维持：更昔洛韦 5 mg/kg IV 每天 5 次 / 周（M-F）或每天 5 次 / 周（M-F）或
　　　每日缬更昔洛韦 900 mg PO 每天 90 mg/kg IV×7 天

巨细胞病的管理

诱导：更昔洛韦或膦甲酸钠（诱导剂量）q12 h×14 d 和 IVIg 500 mg/kg IV
　　　QOD×14 ～ 21 d

维持：每天更昔洛韦 5 mg/kg×30 d

* 如果 PCR 连续两次测得拷贝数增加，维持诱导并考虑其他治疗选择（例如，从更昔洛韦
转换为膦甲酸钠），直到 PCR 变为阴性

§ 膦甲酸钠可作为患有血细胞减少症和 CMV 再激活或 CMV 疾病患者的首选药物

CMV，巨细胞病毒；IV，静脉注射；IVIg，静脉注射免疫球蛋白；PCR，聚合酶链式反应；
PO，口服

植入失败

植入失败是指没有获得（原发性）或未保持（继发性）供者造血。植入失败在 HLA 相合同胞供者移植中很少见（低于 2%）。去 T 细胞移植、HLA 不合和无关供者移植和移植前反复输血联合造成 HLA 异体免疫是移植后发生植入排斥的高危因素。在清髓 HSCT，原发植入失败表现为预处理后持续全血细胞减少（大于 3 ～ 4 周），死亡率高。继发植入失败以最初血细胞计数恢复而之后丧失供者造血为特点。植入失败患者最多 50% 能够通过再次预处理或免疫抑制治疗（如 OKT3 联合糖皮质激素）后回输去除 T 细胞的异基因移植物得以挽救。感染、药物或慢性 GVHD 也能引起植入失败。无论加或不加干细胞，造血干细胞生长因子（如 G-CSF）能够用于挽救患者。

移植晚期并发症

第二肿瘤

异基因移植后除 EBV 相关淋巴瘤，还可能发生白血病和实体肿瘤。在移植后 10 年存活者中发生实体肿瘤风险是年龄相当对照组的 8 倍。乳腺、口腔、骨、肝、中枢神经系统和甲状腺是常发生二次肿瘤的部位。移植时，年轻患者、含 TBI 预处理是发生第二肿瘤的高危因素。

其他晚期并发症

发育迟缓、不育、限制性肺病、白内障、内分泌功能障碍、骨坏死、骨质疏松和神经认知障碍是异基因 HSCT 的其他晚期并发症。

减低剂量和非清髓造血干细胞移植

传统移植 TRM 风险高，基于 GVL 效应能够治愈一些血液系统恶性肿瘤的事实，减低剂量和非清髓预处理方案得以发展[31-32]。这些预处理方案的理论基础如下：

- RIC 能通过抑制宿主免疫功能使供者移植物植入，同时可减少预处理剂量相关毒性；
- 移植后免疫制剂和 DLI 的应用促进供者免疫和造血的建立；
- 依赖 GVL 效应清除肿瘤。

应用于临床的预处理方案有多种多样，不同移植中心的经验如下：

- 相对于清髓移植，毒性如 VOD 和黏膜炎少见或程度轻；
- TRM 明显降低，一般为 7% ~ 20%，而标准或清髓移植为 25% ~ 40%；
- 毒性改善使异基因移植扩展至老年人（最大至 70 岁）和有并发症患者。

已经发现 GVL 效应对许多血液系统恶性包括 AML、CML、ALL、CLL、NHL 和骨髓瘤有作用。但是，至少在有些恶性疾病（如 MDS、骨髓瘤）中，RIC 移植比清髓移植复发风险更高，需进行前瞻性随机对照研究来确定应用 RIC 移植治疗某种恶性疾病的复发风险和移植效果。

临床试验通过非清髓移植使化疗耐药的实体转移瘤获得缓解，首次显示了非清髓移植对实体瘤的 GVT 效应。肾细胞癌是实体肿瘤对 GVT 敏感的实例 [33]；GVT 效应对其他实体瘤如乳腺癌、胰腺癌、结肠癌、卵巢癌有效也有报道 [34]。

移植其他供者选择

相合无关供者移植

有异基因 HSCT 需求的患者能够找到 HLA6/6 相合同胞供者的不足 1/3。许多患者无同胞相合供者，需要在 NMDP 登记的合适志愿者供者库中查询。估计 70% 高加索人中至少能够找到一个合适的 HLA 相合供者，而其他种族的患者找到合适供者会更困难。常规分子学方法进行 HLA 配型确认供受者相合程度改善了无关供者 HSCT 移植的疗效。高分辨 HLA-A、HLA-B、HLA-C、HLA-DR、和 HLA-DQ 位点（如 10/10 相合）相合无关供者的移植结果接近同胞全相合移植，但是 GVHD 仍是无关供者移植的难题并影响总体生存。

部分相合相关供者移植

一个或更多 HLA 位点不相合的同胞可以作为异基因 HSCT 供者。但是，移植失败和 GVHD 的发生率更高。单倍体相合移植可以利用有与受者有同一单倍体的父母、同胞或子女作为供者。广泛去除移植物中的 T 细胞（回输前体外去除 T 细胞或利用去 T 药物如阿伦单抗或移植后环磷酰胺去除 T 细胞）能够降低单倍移植发生致命 GVHD 的高风险。此外，高剂量 CD34+ 细胞和（或）非清髓预处理的方案也被用来改善部分相合供者移植的预后。供受者杀伤细胞免疫球蛋白受体（KIR）不相容性可能影响单倍体移植结果。

尤其是，如果在移植中受者细胞不表达可以抑制供者 KIR 的 HLA 分子，可能使 GVHD 发生率降低并减少疾病复发，在髓系恶性疾病患者中这种现象更显著 [35]。现在已有证据显示同种反应性自然杀伤细胞能够使 KIR 不相容单倍体移植的 GVL 效应增强并降低 GVHD。为试图使 NK 同种反应性最大化，这一发现可能使 KIR 不相合供者受益。

脐血移植

从胎盘采集的脐带血包含的造血干细胞具有明显增殖活力，也拓宽了 HSCT 的干细胞来源。与其他干细胞如单倍体和非血缘供者相比，脐血干细胞优势是它既具有干细胞的增殖潜能也具有相对不成熟的淋巴细胞成分（可能致 GVHD 发生率低）。除此之外，由于脐带血是预先采集和保存的，不必再进行供者准备和临时采集，所以脐带血更容易获得。限制脐血移植的主要原因是从单份脐血中能够获得的细胞数量相对少。为保证植入率，要求输注细胞数最少达 2.5×10^7/kg 和（或）CD34$^+$ 细胞 ≥ 1.2×10^5/kg。有关儿童脐血移植的早期研究已经确立了脐血移植的可行性，植入率可接受（一项研究显示为 85%），急性 GVHD 较低（相合脐血移植中 < 10%）[36]。回顾性分析比较了脐血移植和无关供者移植 [37-38]：

- 脐血移植造血重建明显延迟（一项研究显示中位粒细胞恢复时间为 27 天，中位血小板恢复时间为 60 天），导致感染发生率高；
- 脐血移植急性和慢性 GVHD 发生率低；
- 脐血移植的 TRM、疾病复发和 DFS 与无关供者移植相当。

同时用多份脐血（来自不同供者），脐血移植同时回输单倍体相合 CD34$^+$ 细胞，体外脐血扩增等方法能够克服低干细胞数量的限制，有可能使更多成人应用脐血移植 [39-40]。

参考文献

1. Blume KG, Thomas ED. A review of autologous hematopoietic cell transplantation. *Biol Blood Marrow Transplant.* 2000;6:1-12.
2. Thomas ED. Bone marrow transplantation: a review. *Semin Hematol.* 1999;36:95-103.
3. Attal M, Harousseau JL, Stoppa AM, et al. A prospective, randomized trial of autologous bone marrow transplantation and chemotherapy in multiple myeloma. Intergroupe Francais du Myelome. *N Engl J Med.* 1996;335:91-97.
4. Krishnan A, Pasquini MC, Logan B, et al. Autologous haemopoietic stem-cell transplantation followed by allogeneic or autologous haemopoietic stem-cell transplantation in patients with multiple myeloma (BMT CTN 0102): a phase 3 biological assignment trial. *Lancet Oncol.* 2011;12:1195-1203.
5. Cavo M, Rajkumar SV, Palumbo A, et al. International Myeloma Working Group consensus approach to the treatment of multiple myeloma patients who are candidates for autologous stem cell transplantation. *Blood.* 2011;117: 6063-6073.
6. Philip T, Guglielmi C, Hagenbeek A, et al. Autologous bone marrow transplantation as compared with salvage chemotherapy in relapses of chemotherapy-sensitive non-Hodgkin's lymphoma. *N Engl J Med.* 1995;333: 1540-1545.
7. Antman KH. Randomized trials of high dose chemotherapy for breast cancer. *Biochim Biophys Acta.* 2001;1471: M89-98.
8. Pico JL, Rosti G, Kramar A, et al. A randomised trial of high-dose chemotherapy in the salvage treatment of patients failing first-line platinum chemotherapy for advanced germ cell tumours. *Ann Oncol.* 2005;16:1152-1159.

9. Voss MH, Feldman DR, Motzer RJ. High-dose chemotherapy and stem cell transplantation for advanced testicular cancer. *Expert Rev Anticancer Ther.* 2011;11:1091-1103.

10. Childs RW. Allogeneic hematopoietic cell transplantation. In: De Vita VJ, Hellman S, Rosenberg SA, eds. *Cancer: Principles and Practice of Oncology.* London: Lippincott Williams and Wilkins; 2011;2244-2261.

11. Mathe G, Amiel JL, Schwarzenberg L, et al. Adoptive immunotherapy of acute leukemia: experimental and clinical results. *Cancer Res.* 1965;25:1525-1531.

12. Storb R. Allogeneic hematopoietic stem cell transplantation—yesterday, today, and tomorrow. *Exp Hematol.* 2003;31:1-10.

13. Boelens JJ, Prasad VK, Tolar J, et al. Current international perspectives on hematopoietic stem cell transplantation for inherited metabolic disorders. *Pediatr Clin North Am.* 2010;57:123-145.

14. Smith AR, Gross TG, Baker KS. Transplant outcomes for primary immunodeficiency disease. *Semin Hematol.* 2010;47:79-85.

15. Antin JH. Stem cell transplantation-harnessing of graft-versus-malignancy. *Curr Opin Hematol.* 2003;10:440-444.

16. Horowitz MM, Gale RP, Sondel PM, et al. Graft-versus-leukemia reactions after bone marrow transplantation. *Blood.* 1990;75:555-562.

17. Riddell SR, Berger C, Murata M, et al. The graft versus leukemia response after allogeneic hematopoietic stem cell transplantation. *Blood Rev.* 2003;17:153-162.

18. Brunstein CG, Fuchs EJ, Carter SL, et al. Alternative donor transplantation after intensity conditioning: results of parallel phase 2 trials using partially HLA-mismatched related bone marrow or unrelated double umbilical cord blood grafts. *Blood.* 2011;118:282-288.

19. Bensinger WI, Martin PJ, Storer B, et al. Transplantation of bone marrow as compared with peripheral-blood cells from HLA-identical relatives in patients with hematologic cancers. *N Engl J Med.* 2001;344:175-181.

20. Claudio Anasetti BRL, Lee SJ, Waller EK, et al. Increased incidence of chronic graft-versus-host disease (GVHD) and no survival advantage with filgrastim-mobilized peripheral blood stem cells (PBSC) compared to bone marrow (bm) transplants from unrelated donors: results of blood and marrow transplant clinical trials network (BMT CTN) protocol 0201, a phase III, prospective, randomized trial. *Blood.* (ASH Annual Meeting Abstracts) 2011;118:1.

21. Schlenk RF, Dohner K, Krauter J, et al. Mutations and treatment outcome in cytogenetically normal acute myeloid leukemia. *N Engl J Med.* 2008;358:1909-1918.

22. Goldstone AH, Richards SM, Lazarus HM, et al. In adults with standard-risk ALL, the greatest benefit is achieved from a matched sibling allogeneic transplantation in CR1, and an autologous transplantation is less effective than conventional consolidation/maintenance chemotherapy in all patients: final results of the International ALL Trial (MRC UKALL XII/ECOG E2993). *Blood.* 2008;111:1827-1833.

23. Dreger P, Dohner H, Ritgen M, et al. Allogeneic stem cell transplantation provides durable disease control in poor-risk chronic lymphocytic leukemia: long-term clinical and MRD results of the German CLL Study Group CLL3X trial. *Blood.* 2010;116:2438-2447.

24. Doney K, Leisenring W, Storb R, et al. Primary treatment of acquired aplastic anemia: outcomes with bone marrow transplantation and immunosuppressive therapy. Seattle Bone Marrow Transplant Team. *Ann Intern Med.* 1997;126:107-115.

25. Wingard JR, Carter SL, Walsh TJ, et al. Randomized, double-blind trial of fluconazole versus voriconazole for prevention of invasive fungal infection after allogeneic hematopoietic cell transplantation. *Blood.* 2010;116:5111-5118.

26. Corbacioglu S, Cesaro S, Faraci M, et al. Defibrotide for prophylaxis of hepatic veno-occlusive disease in paediatric haemopoietic stem-cell transplantation: an open-label, phase 3, randomised controlled trial. *Lancet.* 2012;379:1301-1309.

27. Vogelsang GB, Lee L, Bensen-Kennedy DM. Pathogenesis and treatment of graft-versus-host disease after bone marrow transplant. *Annu Rev Med.* 2003;54:29-52.

28. Srinivasan R, Chakrabarti S, Walsh T, et al. Improved survival in steroid-refractory acute graft versus host disease after non-myeloablative allogeneic transplantation using a daclizumab-based strategy with comprehensive infection prophylaxis. *Br J Haematol.* 2004;124:777-786.

29. Shulman HM, Kleiner D, Lee SJ, et al. Histopathologic diagnosis of chronic graft-versus-host disease: National Institutes of Health Consensus Development Project on Criteria for Clinical Trials in Chronic Graft-versus-Host Disease: II. Pathology Working Group Report. *Biol Blood Marrow Transplant.* 2006;12:31-47.

30. Leather HL, Wingard JR. Infections following hematopoietic stem cell transplantation. *Infect Dis Clin North Am.* 2001;15:483-520.

31. Anagnostopoulos A, Giralt S. Critical review on non-myeloablative stem cell transplantation (NST). *Crit Rev Oncol Hematol.* 2002;44:175-190.

32. Storb RF, Champlin R, Riddell SR, et al. Non-myeloablative transplants for malignant disease. *Hematology Am Soc Hematol Educ Program.* 2001:375-391.

33. Childs R, Chernoff A, Contentin N, et al. Regression of metastatic renal-cell carcinoma after nonmyeloablative allogeneic peripheral-blood stem-cell transplantation. *N Engl J Med.* 2000;343:750-758.

34. Childs RW, Srinivasan R. Allogeneic hematopoietic cell transplantation for solid tumors. In: Blume KG, Forman S, Appelbaum FR, eds. *Thomas' Hematopoitic Cell Transplantation.* 4th ed. Malden, MA: Blackwell Science; 2009;958-969.

35. Ruggeri L, Capanni M, Urbani E, et al. Effectiveness of donor natural killer cell alloreactivity in mismatched hematopoietic transplants. *Science.* 2002;295:2097-2100.
36. Wagner JE, Kernan NA, Steinbuch M, et al. Allogeneic sibling umbilical-cord-blood transplantation in children with malignant and non-malignant disease. *Lancet.* 1995;346:214-219.
37. Laughlin MJ, Eapen M, Rubinstein P, et al. Outcomes after transplantation of cord blood or bone marrow from unrelated donors in adults with leukemia. *N Engl J Med.* 2004; 351:2265-2275.
38. Rocha V, Labopin M, Sanz G, et al. Transplants of umbilical-cord blood or bone marrow from unrelated donors in adults with acute leukemia. *N Engl J Med.* 2004;351:2276-2285.
39. Brunstein CG, Gutman JA, Weisdorf DJ, et al. Allogeneic hematopoietic cell transplantation for hematologic malignancy: relative risks and benefits of double umbilical cord blood. *Blood.* 2010;116:4693-4699.
40. Brunstein CG, Miller JS, Cao Q, et al. Infusion of ex vivo expanded T regulatory cells in adults transplanted with umbilical cord blood: safety profile and detection kinetics. *Blood.* 2011;117:1061-1070.

19

血小板减少症

Patrick F. Fogarty 和 Cynthia E. Dunbar

侯 明 译

血小板生物学

- 血小板是无核血细胞,通过在血管损伤处形成血小板栓子参与初期止血。
- 血小板由骨髓中的多核造血细胞——巨核细胞产生。正常血小板的成熟和释放需要血小板生成素等细胞因子发挥作用。
- 血小板一旦进入外周循环,平均寿命为 7 ~ 10 天。循环血小板的清除有两种途径:在血管损伤处被活化利用,或因老化而被清除。
- 多达 1/3 的血小板是储存于脾中的,以备在生理应激时提供储备的血小板。
- 大多数医院和实验室测得的血液中正常的血小板浓度为 150 000 ~ 400 000/μl。

血小板减少症的病因与临床特征

血小板减少症可由以下原因引起:
- 血小板生成减少
- 血小板消耗增多
- 血小板扣留增多
- 以上因素的任意组合(表 19.1)

无论何种原因引起的血小板减少，"血小板型"出血是典型的皮肤黏膜出血，以出血点、淤斑、鼻出血、牙龈和结膜出血为特征。严重的血小板减少可能引起不太常见的胃肠道、泌尿生殖系统以及中枢神经系统出血。

自发性出血或挫伤通常在血小板计数降至 10 000 ~ 20 000/μl 以下时才会出现。血小板计数下降的速度也可能影响自发性出血的可能性，可能是由于持续性血小板减少时剩余血小板存在代偿作用。存在血小板功能障碍的患者可在血小板计数较高时发生出血。血小板计数超过 20 000 ~ 30 000/μl 且没有出血症状的血小板减少患者不需要立即进行升血小板治疗。对于大多数外科手术等侵入性操作，血小板计数 80 000 ~ 100 000/μl 足以达到止血要求（表 19.2）。

以血小板生成减少为特征的疾病

骨髓衰竭

- 先天性疾病，如范可尼贫血或先天性角化不良，通常在生命早期即表现出来；除血小板计数外，这些综合征通常也引起其他系血细胞（如白细胞和红细胞）的抑制。
- 其他先天性疾病，如先天性无巨核细胞性血小板减少症和血小板减少伴桡骨缺失（TAR）综合征，表现为单纯血小板减少。
- Wiskott-Aldrich 综合征（WAS）是以血小板减少、湿疹和免疫缺陷为特征的 X 染色体隐性遗传病，脾切除可改善血小板减少症状，但异基因造血干细胞移植是本病唯一的治愈方法。
- 获得性无巨核细胞性血小板减少症的成年患者可能临床表现类似免疫性血小板减少症（ITP）（见下文），但骨髓中巨核细胞显著减少或缺失。本病可进展为再生障碍性贫血。
- 获得性再生障碍性贫血患者极少表现为单纯血小板减少，骨髓细胞缺乏伴巨核细胞减少提示诊为本病（见第 6 章）。

骨髓增生异常

- 骨髓增生异常（MDS）的典型表现为老年人血小板轻度减少伴

表 19.1　血小板减少的原因

以血小板生成减少为特征的疾病

骨髓衰竭综合征

　　先天性（无巨核细胞性血小板减少症，范可尼贫血，先天性角化不良，Schwachmann- Diamond 综合征，血小板减少伴桡骨缺失综合征，Wiskott-Aldrich 综合征）

　　获得性（再生障碍性贫血，无巨核细胞性血小板减少症）

骨髓增生异常

骨髓浸润（肿瘤性，感染性）

化疗导致

放疗导致

周期性血小板减少症（少数病例）

免疫性血小板减少症

叶酸、维生素 B_{12} 或铁（重症病例）缺乏

醇中毒

以血小板清除增多为特征的疾病

免疫性血小板减少症

肝素相关性血小板减少症

血栓性血小板减少性紫癜 / 溶血性尿毒症综合征

弥散性血管内凝血（HELLP 综合征）

输血后紫癜

新生儿同种免疫血小板减少症

血管性血友病，ⅡB 型

周期性血小板减少症（多数病例）

机械性破坏（主动脉瓣功能障碍；体外循环）

以血小板扣留增多为特征的疾病

脾功能亢进（见表 19.5）

其他

人为因素造成（假性血小板减少）

药物诱导（见表 19.6）

妊娠期血小板减少症

HIV- 相关性血小板减少症

感染和脓毒症相关性血小板减少症

噬血现象

血小板质量障碍相关性（Bernard-Soulier 病，灰血小板综合征，May-Hegglin 异常）

HIV，人类免疫缺陷病毒

表 19.2　常见临床情境的目标血小板值

目标或干预期望血小板计数（每 μl）	
预防自发性颅内出血	> 5 000 ~ 10 000
预防自发性皮肤黏膜出血	> 10 000 ~ 30 000
中心静脉置管	> 20 000 ~ 30 000（可压迫部位）
	> 40 000 ~ 50 000（不可压迫部位或隧道式导管）
使用治疗剂量抗凝药物	> 40 000 ~ 50 000
侵入性操作	
内镜活检	> 60 000
肝活检	> 80 000
大型手术	> 80 000 ~ 100 000

* 上述均为近似值，反映无其他异常的情况下止血的目标血小板范围。无论血小板值高低，增加血小板计数（如通过输血）对血小板减少和出血的患者均有益

大红细胞症，伴或不伴贫血或中性粒细胞减少。单纯重度血小板减少（低于 20 000/μl）不伴其他血细胞计数异常者不典型。

- 骨髓穿刺和血涂片可示巨核细胞发育异常（包括小体积单核的"小巨核细胞"形态）和红系、粒系前体细胞成熟异常，可同时表现细胞遗传学异常（见第 7 章）。
- MDS 血小板减少症的治疗见第 7 章。请注意，由于可能加速疾病转为急性白血病，血小板生成素受体激动剂禁用于 MDS。

骨髓浸润

恶性肿瘤细胞骨髓浸润可引起血小板减少，但通常仅限于肿瘤细胞大量侵占骨髓间隙或出现未成熟的血液前体细胞后。需要进行骨髓穿刺和活检。

- 急性和慢性白血病、骨髓瘤和淋巴瘤是最常见的通过肿瘤性骨髓浸润和直接抑制正常造血而造成血细胞减少的肿瘤。
- 某些感染（如结核和埃里希体病）可引起骨髓内肉芽肿形成，

并取代正常骨髓结构。

- 应通过针对潜在疾病的有效治疗来将血小板计数提升至正常范围，但若存在出血或需要进行侵入性操作的情况，应给予血小板输注。

放疗和化疗

- 放疗和（或）骨髓毒性化疗通过对巨核细胞或更不成熟期的造血干细胞和祖细胞的直接毒性作用而造成血小板减少，血小板减少的程度和持续时间取决于骨髓毒性疗法的强度和类型。
- 化疗导致的血小板减少通常比中性粒细胞减少和（或）贫血缓解得更慢，尤其是在重复多周期治疗之后。
- 如有必要可给予血小板输注。针对特定化疗方案血小板减少的理想血小板生长因子的研究实验正在进行中。

周期性血小板减少症

这种极罕见的疾病以周期性（通常 3 ~ 6 周）血小板减少为特征，通常为重度血小板减少，并伴有显著出血。在一些病例中，口服避孕药（女性患者）、雄激素、免疫抑制剂（如硫唑嘌呤）或促血小板生成生长因子治疗可获得反应。

营养缺乏症

叶酸缺乏（常伴有酗酒）和维生素 B_{12} 缺乏可造成巨核细胞生成减少和血小板减少，通常伴有贫血。相反，在显著铁缺乏时血小板增多常见；而在极重度铁缺乏时可能出现血小板减少。以上情况下补充所缺乏的维生素或矿物质可纠正血小板减少。

以血小板清除增多为特征的疾病

免疫性血小板减少症

ITP 是血小板破坏增多和血小板生成减少造成的获得性自身免疫

性疾病，引起可导致出血的血小板减少。

- **流行病学**：成人 ITP 的年发病率约每 10 万人 2 ～ 4 例，并随年龄增长而增加[1]。
- **病理生理学**[2]：大约 75% 的 ITP 患者可以检测到针对血小板糖蛋白复合物 Ⅱ b/ Ⅲ a 和（或） Ⅰ b/ Ⅸ 的致病性抗血小板抗体。抗体包被的血小板被肝和（或）脾内的网状内皮巨噬细胞清除，导致血小板寿命从大约 7 天缩短到 2 天。ITP 的血小板生成同样受损，可能因抗血小板抗体结合骨髓巨核细胞而造成。成人原发性 ITP 多为特发性并发展为慢性，但淋巴细胞增殖性疾病（淋巴瘤或慢性淋巴细胞白血病（CLL）或免疫调节异常 [系统性红斑狼疮、人免疫缺陷病毒（HIV）感染] 也可引起继发性 ITP[3]。相反，儿童 ITP 常由病毒感染引起，并且常不需特殊治疗即可自行缓解。
- **临床表现**：典型的新发重度 ITP（血小板计数 < 30 000/μl）表现为淤斑和黏膜出血，包括结膜出血、牙龈出血和鼻出血。较轻度的 ITP（血小板计数 > 50 000/μl）通常表现为血常规检查发现无症状的血小板减少。
- **诊断**：ITP 的诊断为排除性诊断。成人出现无其他症状的新发单纯性血小板减少，且无其他明显的致病原因（包括药物相关性）者，可诊为 ITP，随后开始药物治疗（依据血小板减少的程度，见下文）[4]。
- 出现其他血细胞减少、年龄大于 60 岁或首选治疗（糖皮质激素试验治疗 1 周）失败者应进行骨髓检查，存在巨核细胞形态异常或数量减少或骨髓细胞结构异常者不应诊断为 ITP。
- 所有患者均应筛查乙型肝炎病毒和丙型肝炎病毒（HBV/HCV）及 HIV 感染（见下文），并检查血涂片、直接抗球蛋白试验（DAT）（Coombs 试验）和血型（Rh 分型）。
- 对于部分患者而言，选择性地进行幽门螺杆菌、抗磷脂抗体和抗核抗体检测可能具有辅助诊断价值。
- **治疗**：血小板轻中度减少（血小板计数 > 30 000/μl）的患者，如不存在活动性出血或需行外科手术等需要升高血小板的情况，则不应给予治疗。当然，这部分患者应定期观察疾病的进展情况。血小板计数 < 20 000 ～ 30 000/μl 或存在明显出血的成年患者应进行治疗[4]。

- **初治**（**表 19.3**）。通常为短程糖皮质激素治疗[泼尼松 1 mg/（kg·d）治疗 7 ～ 10 天，随后快速减量，或地塞米松周期性"冲击"治疗，每天 40 mg 治疗 4 天]。治疗 3 ～ 7 天后血小板计数应显著升高。血小板出现反应后，泼尼松应迅速减量至 20 mg/d；随后减量过程应放缓（每次减量不应超过 5 mg，两次减量时间间隔不少于 2 ～ 3 周）。地塞米松周期性治疗可为隔周进行一次，共 4 个周期；或每个月进行一次，最多不超过 6 个月。

- 存在严重的活动性出血和（或）极重度血小板减少（< 5 000 ～ 10 000/μl）的患者，可在糖皮质激素治疗的基础上给予静脉注射免疫球蛋白 [IVIg；2 gm/（kg·d）×2 天] 或抗 -D（WinRho®，每剂 75 μg/kg；仅用于未进行脾切除、Rh 血型阳性且无贫血的患者），从而减少抗体包被血小板的清除。IVIg 或抗 -D 通常在 3 ～ 5 天内起效。

- 严重（颅内）出血者应给予血小板输注。输注的血小板将很快被抗血小板抗体清除，但可以临时改善止血功能。

- 如需进行脾切除，在准备性长期免疫抑制疗法之前，应进行针对包膜细菌（肺炎链球菌、流感嗜血杆菌、脑膜炎球菌）的免疫接种。

- **二线治疗**（**表 19.3**）。尽管初治反应率高（65% ～ 75%），但大部分成人 ITP 患者一旦初治减量或中止治疗即出现复发并发展为慢性血小板减少症。血小板计数 < 30 000/μl 或存在明显出血的患者需进行治疗[4]，治疗方法的选择应考虑患者的偏好；部分患者倾向于继续接受药物治疗而非脾切除，但极重度血小板减少并发出血的患者可能更倾向于脾切除，大多数患者在脾切除手术后血小板计数迅速升高。

- 多数情况下，IVIg 和抗 -D（见上文）必须每 2 ～ 3 周重复给药。

- 血小板生成素受体激动剂艾曲波帕（起始剂量每日口服 50 mg；

亚洲人种每日 25 mg）或罗米司汀（起始剂量每周 1 μg/kg SC）在约 70% 的慢性 ITP 患者中可起效（血小板计数 ≥ 50 000/μl），且通常耐受性好 [5-6]。可能出现的并发症包括骨髓内网状沉积、血小板增多症和血栓形成。

- 单克隆抗 -B 细胞抗体利妥昔单抗（抗 -CD20）每周 375 mg/m² × 4 周，诱导重度慢性成人 ITP 的初始反应和长期反应率分别为 50% 和 25%。
- 脾切除（优先选择腹腔镜法）的近期缓解率为 70% ~ 75%，持续缓解率为 60% ~ 70%。所有患者在脾切除前几周均应针对包膜细菌（肺炎链球菌、流感嗜血杆菌、脑膜炎球菌）进行免疫接种 [4]。
- 继发性 ITP：多种自身免疫性、感染性、炎症性或恶性疾病可能引发 ITP [3]。在治疗血小板减少的同时，需进行针对潜在病因的治疗（表 19.3）。
- 妊娠相关性 ITP：妊娠女性在妊娠中期或妊娠晚期血小板计数 < 30 000/μl，或在任何妊娠阶段血小板计数 < 10 000/μl 或出

表 19.3 免疫性血小板减少症的治疗

治疗阶段	推荐干预方法 *
初治	**泼尼松 / 地塞米松；抗 -D，IVIg**
二线治疗（推荐）**,†,‡	**抗 -D**（连续输注），**IVIg**（连续输注），利妥昔单抗，脾切除，**血小板受体激动剂**（艾曲波帕，罗米司汀）
二线治疗（不推荐）**,§	抗 -CD52 抗体，硫唑嘌呤，联合化疗，环孢素 A，达那唑，造血祖细胞移植，霉酚酸酯，长春碱类

* 经 FDA 许可适用于 ITP 的药物为黑体
** 所列举的治疗方法按字母顺序排序，不代表优先选择次序
† 可在糖皮质激素和（或）抗 -D/IVIg 初治失败后采用
‡ 推荐的二线治疗耐受性更好，执行更容易，且（或）更有可能产生持续性缓解
§ 不推荐的二线治疗耐受性差，且产生持续性缓解（多数案例中 ~ 30%）的可能性小
IVIg，静脉注射免疫球蛋白

现出血者，需进行治疗。标准疗法为间断注射 IVIg 或口服中等剂量的泼尼松（通常为隔日给药）。IVIg 和糖皮质激素治疗失败、血小板计数 < 10 000/μl 且合并出血的孕妇，可考虑在妊娠早期或妊娠中期进行脾切除。临产期血小板计数 < 10 000/μl 或存在皮肤黏膜出血的孕妇可在剖宫产前预防性输注血小板。通常血小板计数 > 50 000/μl 足以安全地进行剖宫产或阴道分娩。

肝素相关性血小板减少症

肝素相关性血小板减少症（HIT）是一种由抗体介导血小板活化和清除的疾病。虽然本病引起血小板减少，但 HIT 患者血栓形成的风险高。一旦怀疑 HIT，应立即停用所有肝素制剂，如有必要，应选择其他抗凝治疗方法。

- 流行病学：使用普通肝素或低分子量肝素患者的 HIT 发病率分别约为 3% 和 < 1%，多达一半的 HIT 患者将出现血栓形成。
- 病理生理学：HIT 的发病机制开始于肝素分子与一种血小板 α 颗粒细胞因子——血小板因子 4（PF4）相结合，肝素 -PF4 复合物刺激产生一种结合于肝素 -PF4 复合物（通过 Fab 区）和血小板 Fc 受体（通过 Fc 区）的 IgG 抗体（HIT 抗体）。HIT 抗体与血小板结合后使之活化，引起促凝微粒释放、血小板清除，继而造成血小板减少。PF4 与血管内皮表面的多糖（硫酸乙酰肝素）结合，HIT 抗体识别 PF4- 多糖复合物后可引起内皮损伤、组织因子表达和血栓前状态。
- 临床表现：HIT 的典型表现为住院患者在接受肝素治疗 5 ～ 10 天后出现血小板减少。
  - 接受肝素治疗的患者血小板从基础值减少 50% 或以上即提示 HIT，血小板计数通常不会降至 20 000/μl 以下。
  - 通常无自发性出血（包括淤点）。
  - 多达 50% 未治疗患者在发现血小板减少时同时出现静脉（上肢或下肢，静脉窦）或动脉（下肢，脑血管意外，心肌梗死，其他部位）血栓。少部分 HIT 患者临床表现为血栓形成。

如不进行抗凝治疗，HIT 相关性血栓形成的风险在肝素治疗
停止后将持续至少 30 天。

- HIT 可能出现的其他表现：
  - 速发型 HIT：30 天内接受过肝素治疗且存在 HIT 抗体的患
    者，再次使用肝素治疗后 1～3 天内出现。典型病例在再次
    使用肝素治疗后立即出现急性全身反应，包括发热、寒战、
    低血压和（或）血管代偿。
  - 迟发型 HIT：在肝素治疗疗程平稳结束后 14 天内，出现新
    发的血小板减少和静脉或动脉血栓形成。弥散性血管内凝血
    （DIC）实验室检测指标可能为阳性，应用肝素治疗后血小
    板减少和血栓形成特征性加重。
- 诊断：严格的 HIT 诊断既需要特征性临床表现，又需要实验室
  检查（如 HIT 抗体）证实。由于即时进行 HIT 特异性实验室
  检查的可行性有限，因此，任何临床上有中、高可能性诊为本
  病的患者——即使未进行或临时无法进行诊断性检测——均应
  进行 HIT 治疗。
  - 临床概率：上文回顾了可能提示 HIT 诊断的因素，4T [9] 等
    多种旨在在进行检测前辅助诊断的临床预测模型并未经过外
    部验证，可能造成假阳性诊断 [8]。
  - 实验室诊断：所有疑诊为 HIT 的患者均应进行免疫性和功能
    性两方面的检测。PF4-肝素相关抗体的酶联免疫吸附试验
    （ELISA）（免疫性检测）敏感性＞90% 但特异性较低；血小
    板活化试验（功能性检测）检测在患者血清和高、低浓度肝
    素的作用下供者血小板的活化情况，这类试验特异性高于免
    疫性检测，但普及度较低，需时（天数）较长。两方面的检
    测均阳性或仅免疫性检测阳性提示高度或中度可能诊为 HIT。
- 治疗：立即停用包括低分子制剂在内的所有肝素制剂。若患者
  经 HIT 实验室检查证实为阴性，或发现其他引起血小板减少的
  原因，随后应重新使用肝素。

亚临床性深静脉血栓应使用下肢多普勒超声进行排除。

由于① HIT 患者很少出血，且②输注血小板可通过为 HIT 抗体

提供底物而进一步增大血栓形成风险，因此通常不给予血小板输注。

　　华法林可降低血浆中蛋白 C 和蛋白 S 水平（见第 23 章），可能加重高凝状态，因此禁用于临床确诊或疑诊的 HIT。

　　由于 HIT 患者血栓形成概率高，所有疑诊（中或高临床概率）或确诊 HIT 的患者均应使用直接凝血酶抑制剂（DTI；表 19.4；也见于第 23 章）等替代性抗凝剂。

　　5 天内血小板计数明显恢复者替代性抗凝剂至少应使用约 5 天，5 天内血小板计数未恢复者替代性抗凝剂应使用至血小板计数明显恢复。

- 长期抗凝：由于诊为 HIT 后 1 个月内均有血栓形成的风险，未并发血栓的患者需进行至少 30 天的抗凝治疗。华法林疗法适用于大多数患者，在华法林抗凝达到治疗效果前应持续应用 DTI。（由于阿加曲班会升高 INR，由此种 DTI 过渡到华法林时需采用特殊方法；见第 23 章）HIT 并发血栓形成的患者接受华法林抗凝治疗应至少持续 3 ~ 6 个月，且 INR 达到 2.0 ~ 3.0。
- 溶栓 / 血栓栓子切除术：HIT 相关性血栓引起急性肢体缺血或危及生命的肺栓塞者，应给予低剂量或极低剂量的溶栓药物。外科手术清除大血管内动脉血栓可用于危及肢体且其他方法治疗失败者。接受药物治疗或手术治疗的患者，不论血小板减少程度如何，均需同时应用替代性抗凝剂。
- 华法林的再次使用：HIT 抗体在 HIT 初始发作后通常不会持续存在超过 100 天 [8]，在这种情况下，如果免疫性（ELISA）和功能性（SRA）检测均为阴性，初始发作超过 100 天后进行心脏或血管手术时短暂应用华法林是安全的。如果免疫性检测为阳性但功能性检测为阴性，可将手术推迟至功能性检测转为阴性，也可应用 DTI。

血栓性微血管病

　　血栓性微血管病（TMAs）包括血栓性血小板减少性紫癜（TTP）及相关疾病、溶血性尿毒症综合征（HUS）、动脉和毛细管微血管系统内富含血小板血栓形成和血小板减少所引起的微血管病溶血性贫血

表 19.4　治疗华法林引起的血小板减少的替代性抗凝剂

药物	描述	适应证	剂量	意见
阿加曲班	合成直接凝血酶抑制剂	预防或治疗 HIT，包括在经皮冠状动脉介入治疗后	获取 aPTT 基线值。从 2 μ/（kg·min）开始输注，逐渐调整滴速至 aPTT 为基线值的 1.5 ~ 3.0 倍（最初每 4 小时检测一次 aPTT）	• 肝功能不全的患者：起始输注速度 =0.5 μg/（kg·min）。 • 升高华法林治疗患者的 INR；相应地解释 INR
比伐卢定（水蛭肽®）*	半合成水蛭素衍生物	治疗伴 / 不伴血栓形成的 HIT；经皮冠状动脉介入	获取 aPTT 基线值。从 0.15 mg/（kg·h）开始输注，逐渐调整滴速至 aPTT 为基线值的 1.5 ~ 2.5 倍（最初每 4 小时检测一次 aPTT）	N/A
达那肝素（Orgaran®）*	带负电荷糖胺聚糖混合物	N/A	N/A	• 需检测抗 - Ⅹa 水平和达那肝素校正曲线 • 10% 与 HIT 抗体存在交叉反应

* 美国无法使用

aPTT，部分凝血活酶时间；HIT，肝素介导的血小板减少

（MAHA）。获得性（或"自发性"或"经典性"）和先天性 TTP 是公认的血栓性微血管病，另外，也可能存在地方性（或"典型"）和非典型 HUS（表 19.5）。另外，某些类型的 TMA 已被证实与手术、妊娠、某些药物和骨髓移植相关。早期积极干预并进行血浆置换对治疗死亡率极高的经典性 TTP 至关重要。

- 流行病学：经典性 TTP 的发病率约为 3 ~ 4 例 /100 000 人；女性略高。地方性或"典型"HUS 多发于幼儿，且与肠道致病菌感染有关。妊娠期和围生期 TMA 发病率升高。

■ 病理生理学：TMAs 是由直接或间接引起血小板聚集和（或）内皮细胞损害的因素所引起，导致微血管血栓形成和相关器官缺血，这些因素包括毒素、细胞因子、药物、vW 因子裂解酶（VWFCP 或 ADAMTS-13）功能缺陷。红细胞在经过血栓阻塞和微血管内的纤维蛋白链时被剪切，导致溶血性贫血，血小板消耗引起血小板减少和出血。

  ■ 经典性 TTP，是由于抗 VWFCP [10] 自身抗体产生后引起超大 VWF（ULVWF）在血浆内聚集，从而导致获得性 VWFCP 缺陷。VWFCP 或 ADAMTS-13 是一种金属蛋白酶，其正常功能是将血浆中新合成释放的 ULVWF 多聚体切割成较小型的多聚体。ULVWF 多聚体比小型 VWF 分子更易与血小板结合，可刺激血小板聚集。

  ■ 先天性 TTP 患者由于遗传性缺陷造成 VWFCP 活性减低。

  ■ 许多地方性 HUS 病例中，大肠杆菌（尤其是 O157：H7 型）产生的志贺毒素可能通过损害血管内皮或其他机制而促进血小板聚集。

  ■ 非典型 HUS 患者调节补体活性的蛋白质（如分子 H）可能存在遗传缺陷 [11]。

  ■ 妊娠相关性 TTP-HUS 可能起源于妊娠中期或妊娠晚期出现的 VWFCP 水平生理性减低，部分患者出现 VWFCP 抗体 [12]。

  ■ 环孢素、奎宁、噻氯匹定、氯吡格雷、丝裂霉素、博来霉素等药物可通过损伤内皮细胞和（或）促血小板聚集作用而引发 TMA，使用此类药物的患者体内发现 VWFCP 抑制性抗体。伴随肿瘤、造血干细胞移植或 HIV 感染的 TMA 尚未证实与 VWFCP 异常有关，但可能与疾病对内皮细胞或血小板的影响有关。

■ 临床表现：所有 TMA 患者均患 MAHA，也可能出现不同程度的神经功能缺损（经典性 TTP 中较典型）或肾衰竭症状（HUS 中较突出）。25% 的 TTP 患者出现 MAHA、血小板减少、发热、肾功能不全和神经系统异常（TMA 经典五联症），大部分典型 HUS 患者近期或当下存在腹泻。

表 19.5　部分血栓性微血管病的特征

参数	经典性 TTP	典型 HUS	非典型 HUS	治疗相关的 TTP-HUS
患者特征	多发生于健康成人	多发生于健康儿童，90%在发病前2周内发生血便	见于儿童早期；也见于老年人	近期（＜200天）曾进行HSCT，或使用TMA相关性药物（尤其是环孢素）
诱发因素	VWFCP抗体	大肠杆菌O157：H7，志贺菌素	部分患者存在补体调节蛋白遗传缺陷	内皮细胞损伤
血小板减少	见于多数患者；通常为中至重度	见于多数患者，但30%患者轻度或无血小板减少	不一定	见于多数患者
发热	75%出现	通常无发热	不一定	不一定
肾功能不全	可为轻度	见于所有患者	见于所有患者	见于多数患者；可能难以与CSA ATN或肾移植患者的排异反应相鉴别
神经功能缺损	见于多数患者	＜50%的患者	见于少数患者	见于多数患者
特异性确诊实验室检查	VWFCP活性减低（胶原结合试验或其他方法）	大便培养大肠杆菌O157：H7阳性；志贺（样）毒素（抗体）阳性；VWFCP活性一般正常	补体调节蛋白缺陷（参照试验）	部分患者VWFCP活性减低
治疗	立即进行血浆置换；支持治疗。少数患者需透析。通常禁忌输注血小板	多数需（暂时）透析；支持治疗。成人进行血浆置换可能获益	多数需立即进行血浆置换；支持治疗。部分患者需暂时透析。Eculizumab对部分患者有效	停用刺激性药物。血浆置换对HSCT相关性TMA可能无效。支持治疗。通常禁忌输注血小板

ATN，急性肾小管坏死；CSA，环孢素；HELLP，HELLP综合征；HSCT，造血干细胞移植；HUS，溶血性尿毒症综合征；MAHA，微血管病性溶血性贫血；TMA，血栓性微血管病；TTP，血栓性血小板减少性紫癜；VWFCP，vW因子裂解酶

- 成人 TTP 和 HUS 有许多重叠的症状，常难以鉴别，但主要表现为肾功能不全者应归入 HUS。
- 肾功能不全的表现包括肌酐升高、氮质血症、蛋白尿、血尿和（或）少尿。
- 75% 的 TTP 患者和 30% 的 HUS 患者存在（由脑血管微血栓引起的）神经功能缺陷，包括头痛、嗜睡、神志不清、癫痫、（较少见的）轻度瘫痪和昏迷。
- 诊断：无其他原因可解释的新发 MAHA 和血小板减少 [和（或）肾衰竭] 提示诊断为本病。
  - MAHA 对 TTP-HUS 的诊断必不可少，其定义为血管内溶血标志物（LDH 升高、间接胆红素升高、珠蛋白减低、网状细胞增多）阳性伴 DAT（Coombs 试验）阴性的贫血。
  - 血小板减少随 TMA 的类型不同而变化。
  - 早期出现的腹泻和（或）肾功能不全（HUS 中更典型）、伴或不伴发热的神经功能缺陷（TTP 中更典型）、近期或当前妊娠、相关药物治疗、肿瘤、近期造血干细胞移植等临床特征可确定诊断。
  - 地方性 HUS 患者可存在大便培养大肠杆菌 O157：H7 型、志贺或志贺样毒素抗体试验或特异性细菌脂多糖抗体试验阳性。
  - 先天性或经典性 TTP 通常存在 VWFCP 活性异常，经典性 TTP 活性不足 5%。
  - TMA 的凝血酶原时间（PT）、活化部分凝血活酶时间（aPTT）和纤维蛋白原均正常。
- 治疗：如果不进行血浆置换，经典性 TTP 的死亡率超过 90%。因而必须尽快开始血浆置换；但儿童和地方性（大肠杆菌腹泻相关性）HUS 的成人患者例外，此类患者无需血浆置换，通常经支持治疗 3 周内即可恢复。
  - 建立血管通路后应立即开始血浆置换。每日进行一次血浆置换，直至 LDH 恢复正常或（原基线已知的情况下）血小板计数恢复至原基线至少 2 ~ 3 天。每日一次血浆置换无效的患者，应每日进行两次血浆置换；一旦 LDH 和血小板计数

出现反应，即可恢复每日一次，直到这两项参数恢复正常
2～3天为止。直接停止血浆置换治疗还是在数周内逐渐减
量仍存在争议，但许多临床医生倾向于逐渐增大两次治疗间
的时间间隔，而非突然停止治疗。

- 由于可能引起富含血小板的微血栓形成或增多，血小板输注通
常禁用于 TMA 的治疗。但是，如果 CT 或 MRI 证实存在颅内
出血或其他危及生命的出血，可给予血小板缓慢输注，且最好
在开始血浆置换以后进行。

- 可根据 MAHA 的进展和出血严重程度给予相应量的浓缩红细
胞输注。

- 如果不能及时给予血浆置换治疗，可临时给予新鲜冰冻血浆
输注（FFP）。由于①血浆置换可以清除具有攻击作用的药
物、细胞因子、细菌蛋白质、ULVWF 多聚体或 VWFCP 的抗
体；②输注大量 FFP 常引发血容量超负荷，因此单纯的血浆
输注不作为 TMA 的标准治疗。但家族复发性 TMA 是个例外，
因为输注较小体积的血浆即可纠正 VWFCP 先天性缺陷。

- 难治性和复发 TMA：若经过积极的血浆置换治疗仍未获得缓
解，则应考虑二线治疗方法，包括在血浆置换的基础上加用糖
皮质激素或 IVIg、长春新碱、环磷酰胺、环孢素（选择性的
用于散发 TTP）和脾切除。利妥昔单抗对部分难治性病例有
效 [13]。近 1/3 的经典性 TMA 在停止血浆置换后复发，在这种
情况下，应重新开始血浆置换；若不起效，可考虑免疫抑制治
疗。输注抗 -C5 抑制剂依库丽单抗可能对某些非典型 HUS 患
者有效 [14]。

- 血液透析：超过一半的 HUS 患者（以及少部分 TTP 患者）需要
进行血液透析。其中半数患者肾功能将永久性恢复，25% 发展
为慢性肾衰竭，其余患者将出现不同程度的永久性肾功能不全。

弥散性血管内凝血

DIC 血小板减少是由于凝血功能被不受控制地激活而引起，血小板
参与这些反应从而造成消耗。当存在出血时，应给予血小板输注，使

血小板计数达到 20 000 ～ 30 000/µl（大多数情况下）或 > 50 000/µl（存在颅内出血或危及生命的出血时）。当 DIC 的潜在原发性疾病得到有效治疗后，血小板减少和其他的临床及实验室表现将会缓解（DIC 的详细介绍见第 21 章）。

输血后紫癜

输血后紫癜（PTP）的特征性表现为 1 周内接受过输血（红细胞、血小板或血浆）治疗者出现无其他伴随症状的、无法解释的突发性血小板减少。诱发原因未知，但 90% 以上的 PTP 患者出现人血小板抗原 Pl^{A1} 的抗体。

- 大多数 PTP 患者为多次分娩或有输血史的绝经后女性，多表现为严重的血小板减少和出血。
- 如不进行治疗，血小板减少通常将持续 2 ～ 3 周，出血引起 10% 的死亡率；因此，在怀疑 PTP 后应尽快给予 IVIg 治疗 [1mg/（kg·d）×2 天]。多数患者将获得反应，在复发病例中，可再次给予 IVIg。难治性病例的替代疗法包括血浆置换、附加糖皮质激素，以及脾切除。由于输注的血小板易作为患者自身的血小板与抗原 - 抗体复合物结合，除非出现严重出血，通常情况下不予输注血小板；对于必须输血小板的患者，最好选择 HLA 抗原匹配的血小板。患者以后再次输血时应选择洗涤血液制品或 Pl^{A1} 阴性的血制品。

新生儿同种免疫性血小板减少症

新生儿同种免疫性血小板减少症（NAIT）是新生儿严重血小板减少的原因之一。胎儿血小板抗原穿过胎盘，引起母体同种抗体产生并进入胎儿血液循环与血小板结合，从而导致血小板减少。抗体通常为人血小板抗原（HPA）-1a，即 Pl^{A1} 特异性的。某些母系血小板表型（如纯合子 HPA-1b 型）可影响本病的发病风险，在胎儿具有另一种不同的父系血小板表型时尤为明显。

- 血小板减少通常较严重，分娩过程中或产后颅内出血（ICH）

发生率高，造成 5% 的 NAIT 新生儿病例死亡。血小板减少通常在婴儿 2 ~ 3 周龄时缓解。

- 血小板计数 < 20 000/μl 的新生儿推荐给予 IVIg 联合或不联合糖皮质激素治疗；随机捐献者或母系抗原匹配的（更理想）辐照血小板常用于发生 ICH 的病例。患儿母亲再次妊娠时发生 NAIT 的风险较高。

血管性血友病，ⅡB 型

与血小板糖蛋白受体Ⅰb 亲和力增大的异常 vW 因子（VWF）是此型血管性血友病的典型特征。通过 VWF 的桥梁作用，体内血小板聚集并被清除，通常引起轻度血小板减少。血管性血友病将在第 21 章中详细讨论。

体外循环相关性血小板减少症

长时间的体外血液循环（如心脏手术中所应用）常导致血小板激活和清除。血小板减少一般不严重。需同时考虑引起手术后患者血小板减少的其他常见原因（如 HIT、DIC、脓毒症相关性和药物诱导的血小板减少症）。

以血小板扣留增多为特征的疾病

- 脾功能亢进引起血细胞（包括血小板）被扣留在增大的异常脾中。通常表现为血小板轻到中度减少，但如果大部分血小板都被扣留在极度增大的脾中，则出现重度血小板减少。
- 伴脾功能亢进的脾大几乎均为继发性病变，由多种潜在疾病（表 19.6）引起。
- 伴有血小板减少的脾大，如果证实血小板产生量充足，部分病例可考虑脾切除。脾栓塞术和脾照射治疗可作为脾切除的替代疗法，但不能引起血小板的最大反应；可以考虑用于显著脾功能亢进和 CLL、淋巴瘤等不能耐受外科手术的患者。

表 19.6　脾大的部分原因

淋巴细胞增殖

淋巴瘤

慢性淋巴细胞白血病

结缔组织病（Felty 综合征，系统性红斑狼疮）

自身免疫性淋巴细胞增殖性疾病

骨髓增生

髓系白血病

真红细胞增多症

特发性血小板减少症

先天性代谢缺陷

戈谢病

尼曼 - 匹克病

充血性疾病

肝硬化

心力衰竭

溶血

遗传性球形红细胞增多症

阵发性睡眠性血红蛋白尿症

地中海贫血

感染

病毒（CMV，EBV，病毒性肝炎）

寄生虫（疟疾，巴贝斯虫病）

免疫缺陷

多种常见的免疫缺陷

其他可引起血小板减少的原因

假性血小板减少症

由抗凝剂乙二胺四乙酸（EDTA）（存在于采血管中）诱导产生

的螯合钙引起某些患者的血小板膜发生改变并暴露隐匿抗原（原因尚不明确），这些抗原可与凝集抗体结合，从而人为地引起血小板聚集。自动血细胞计数仪（如大多数医院实验室所使用者）通常会误报低血小板计数；血涂片检查显示血小板聚集。使用枸橼酸抗凝的血液标本来标准化自动计数仪的血小板计数，及（或）针刺手指做血涂片无血小板聚集，都可以测得正确的血小板计数，并证实此现象的存在。

药物性血小板减少症

- 药物性血小板减少症出现在开始应用某种药物后，在停止给药后缓解，但再次给药时可复发[15]。许多药物引起血小板计数降低的原因尚未阐明。
- 化疗药物与血小板产生减少明显相关。
- 奎宁紫癜是一种药物性免疫性血小板减少症（DITP），在使用某种药物后出现抗体介导的血小板破坏。通常认为奎宁可诱导血小板膜结构改变，并暴露隐匿抗原；在这种药物存在的情况下，血液循环中的抗体与这种抗原结合。DITP 患者表现为重度血小板减少（< 20 000/μl）和皮肤黏膜出血，包括紫癜和淤斑。停用这种药物后血小板减少在数日到数周内缓解。对于严重出血的病例，IVIg 和血小板输注比激素更有效。
- 与血小板减少相关的其他常见药物见表 19.7。

妊娠期血小板减少症

妊娠期血容量增加 40% ~ 45%，导致血液逐渐稀释；尽管血细胞的产生正常或增加，但仍造成血细胞减少。在妊娠晚期，大约 10% 的女性血小板计数 < 100 000/μl，不足 1% 的女性血小板计数 < 50 000/μl；ITP 的发生率更低。妊娠期重度血小板减少（< 50 000/μl）提示回顾孕前情况、子痫前期或妊娠相关性 TMA；如果这些情况均不存在，可推测病因为 ITP 并给予相应治疗（见本章"免疫性血小板减少症"）。

表 19.7　药物性血小板减少症

抗菌药物

两性霉素
氨苄西林
异烟肼
利福平
甲氧西林
哌拉西林
磺胺异恶唑
复方新诺明
利奈唑胺
万古霉素

抗血小板药

阿那格雷
阿昔单抗
埃替非巴肽
噻氯匹定
替罗非班

阵痛 / 抗炎药

对乙酰氨基酚
双氯芬酸
布洛芬
舒林酸

H$_2$ 阻断剂

西咪替丁
雷尼替丁

心血管类药物

胺碘酮
卡托普利
地高辛
氢氯噻嗪
普鲁卡因胺
奎尼丁

续表

神经精神类药物
卡马西平
氯丙嗪
地西泮
氟哌啶醇
锂剂
甲基多巴
苯妥英
其他
金剂
肝素
霉酚酸酯
干扰素 -α
奎宁
大多数化疗药物

Data from DeLoughery T.Hemorrhagic and thrombotic disorders in the intensive care setting. In：Kitchens C，Alving BM，Kessler C，eds.Consultative Hemostasis and Thrombosis. Philadelphia，PA：W.B.Saunders Company；2002；493-513；George，JN，raskob，GE，Shah，Sr，et al.Drug-induced thrombocytopenia：a systematic review of published case reports. Ann Intern Med.1998；129；886.

人类免疫缺陷病毒相关性血小板减少症

HIV 感染相关的血小板减少可能是由于 HIV 直接感染巨核细胞引发免疫反应，造成血小板清除增多及产生减少而造成的。新确诊患者开始抗反转录病毒治疗后，血小板减少通常能够改善。若血小板减少症复发，可用 ITP 常用的治疗方法（IVIg、抗 -D、激素、脾切除等）进行治疗，但应考虑某些治疗方法可能引起的免疫抑制效应。

感染和脓毒症相关性血小板减少症

- 血小板减少在感染或脓毒症中较常见。重症患者常并发 DIC，但也可见其他引起血小板减少的原因，如发热或脾大引起的巨核细胞特异性反应或血小板清除增加。

- 许多病毒感染时可出现一过性血小板减少；某些微生物感染，如埃里希体病、立克次体病和登革热，可引起特征性的血小板减少。确诊需要有明确的旅游史和微生物学检查。
- 如果经过有效的抗菌治疗，或感染得到控制后血小板计数仍未回到基线水平，则应考虑其他病因。

噬血现象

- 噬血现象是指骨髓巨噬细胞（组织细胞）吞噬骨髓中的细胞成分。仅在骨髓穿刺涂片中偶发者可视作非特异性；但如果胞浆内存在大量白细胞、红细胞或血小板，并存在外周血细胞减少，则提示为病理性过程。
- 成人脓毒症、EBV 相关性感染或肿瘤可促使 T 细胞产生介导噬血现象的细胞因子，进而引起血小板减少。这种情况下，治疗方法主要为免疫抑制治疗，但疾病多为侵袭性，治疗反应不佳。
- 家族性嗜血细胞综合征是一种罕见的常染色体隐性遗传病，特征性表现为噬血现象、发热、器官肿大、高甘油三酯血症或低纤维蛋白原血症；年轻时发病。唯一有效的治疗方法为异基因造血干细胞移植。

血小板质量异常

某些血小板结构或功能异常（包括 May-Hegglin 异常和 Bernard-Soulier 异常）常伴有轻度血小板减少，在第 21 章中详述。

参考文献

1. Abrahamson PE, Hall SA, Feudjo-Tepie M, Mitrani-Gold FS, Logie J. The incidence of idiopathic thrombocytopenic purpura among adults: a population-based study and literature review. *Eur J Haematol.* 2009;83(2):83-89.
2. Semple JW, Provan D, Garvey MB, Freedman J. Recent progress in understanding the pathogenesis of immune thrombocytopenia. *Curr Opin Hematol.* 2010;17(6):590-595.
3. Cines DB, Bussel JB, Liebman HA, Luning Prak ET. The ITP syndrome: pathogenic and clinical diversity. *Blood.* 2009;113(26):6511-6521.
4. Provan D, Stasi R, Newland AC, et al. International consensus report on the investigation and management of primary immune thrombocytopenia. *Blood.* 2010;115(2):168-186.
5. Cheng G, Saleh MN, Marcher C, et al. Eltrombopag for management of chronic immune thrombocytopenia (RAISE): a 6-month, randomised, phase 3 study. *Lancet.* 2011;377(9763):393-402.
6. Kuter DJ, Rummel M, Boccia R, et al. Romiplostim or standard of care in patients with immune thrombocytopenia. *N Engl J Med.* 2010;363(20):1889-1899.

 7. Godeau B, Porcher R, Fain O, et al. Rituximab efficacy and safety in adult splenectomy candidates with chronic immune thrombocytopenic purpura: results of a prospective multicenter phase 2 study. *Blood.* 2008;112(4):999-1004.
 8. Cuker A. Heparin-induced thrombocytopenia: present and future. *J Thromb Thrombolysis.* 2011;31(3):353-366.
 9. Crowther MA, Cook DJ, Albert M, et al. The 4Ts scoring system for heparin-induced thrombocytopenia in medical-surgical intensive care unit patients. *J Crit Care.* 2010;25(2):287-293.
10. Tsai HM, Lian EC. Antibodies to von Willebrand factor-cleaving protease in acute thrombotic thrombocytopenic purpura. *N Engl J Med.* 1998;339(22):1585-1594.
11. Dragon-Durey MA, Blanc C, Garnier A, Hofer J, Sethi SK, Zimmerhackl LB. Anti-factor H autoantibody-associated hemolytic uremic syndrome: review of literature of the autoimmune form of HUS. *Semin Thromb Hemost.* 2010;36(6):633-640.
12. Lattuada A, Rossi E, Calzarossa C, Candolfi R, Mannucci PM. Mild to moderate reduction of a von Willebrand factor cleaving protease (ADAMTS-13) in pregnant women with HELLP microangiopathic syndrome. *Haematologica.* 2003;88(9):1029-1034.
13. Caramazza D, Quintini G, Abbene I, et al. Relapsing or refractory idiopathic thrombotic thrombocytopenic purpura-hemolytic uremic syndrome: the role of rituximab. *Transfusion.* 2010;50(12):2753-2760.
14. Nurnberger J, Philipp T, Witzke O, et al. Eculizumab for atypical hemolytic-uremic syndrome. *N Engl J Med.* 2009;360(5):542-544.
15. Aster RH, Curtis BR, McFarland JG, Bougie DW. Drug-induced immune thrombocytopenia: pathogenesis, diagnosis and management. *J Thromb Haemost.* 2009;7(6):911-918.

20

止血性疾病Ⅰ：凝血

Patrick F. Fogarty

王学峰　译

对于出血性患者的检测方法

凝血蛋白及相关分子的活性异常、血小板功能降低或血管功能异常（如手术或创伤）会导致出血。详细了解临床病史及实验室检测指标对明确出血的原因非常必要。

- 对于新发患者或近期出血患者，实验室首要检测包括血小板计数、活化部分凝血活酶时间（aPTT），凝血酶原时间（PT）及纤维蛋白原含量测定。如果出血为中度至重度，血红蛋白含量及红细胞的交叉配血也需要检测。

- 出血的特性、时间及部位也应该考虑。另外，出血是否为自发性或者是仅仅伴有介入性操作或创伤？如果是围术期，出血为即刻还是延迟发生？皮肤黏膜性出血（鼻出血、牙龈出血、淤点/淤斑、胃肠道、泌尿道出血）可能是血小板活性异常的典型表现，而软组织出血或关节积血则提示凝血因子活性缺乏。

- 临床资料对于判断出血原因至关重要。出血患者如果是正输注肝素或华法林可能提示抗凝过度或原先未检测出的机体异常。而终身出血史可能是由于遗传性止血性疾病导致。而感染性休克患者的出血可能是由于弥散性血管内凝血（DIC）造成的。对于孕妇或者产后初发的弥漫性的出血可能是HELLP综合征或其他器质性疾病。术后出血可能有多种原因，但首要考虑创伤造成的血管出血及凝血因子缺陷或不足导致的止血功能异常。

- 具有出血性家族史则提示临床怀疑为遗传性疾病如血友病 A 或血友病 B（伴性隐性遗传）或血管性血友病（VWD）（极大部分为常染色体显性遗传）。
- 重要的是，出血未必提示止血系统本身的异常。凝血功能及血小板功能正常的个体在止血系统受应激时（创伤、手术、肿瘤侵入）也会出血。

凝血系统

凝血因子：背景

- 凝血因子在肝合成。
- 凝血因子 Ⅱ、Ⅶ、Ⅸ、Ⅹ、Ⅺ和Ⅻ为丝氨酸蛋白酶，它们合成时均无活性，而当其他蛋白对其进行剪切时则获得酶活性。凝血因子 Ⅱ、Ⅶ、Ⅸ、Ⅹ 和抗凝蛋白 C 及 S 的合成后均需要维生素 K 依赖的羧基化酶进行氨基酸末端修饰使其具有功能。
- 组织因子（TF）及凝血因子 Ⅴ 和Ⅷ作为凝血反应的辅因子。
- 所有的凝血因子发挥活性最终在血管损伤处形成凝血酶。凝血酶活化血小板（初期止血）并裂解纤维蛋白原使其在血管损伤处形成纤维蛋白（二期止血）。
- 凝血因子活性的实验室正常范围为 50% ～ 150%，从正常人混合血浆活性中得出。凝血因子止血所需的活性（因子活性的水平可以维持正常的止血）一般较低。例如，凝血因子Ⅷ的活性为 5% 时，虽然远远低于实验室的正常参考范围，但是通常已足够预防自发性出血了。

凝血级联反应

凝血的级联反应阐明了在形成纤维蛋白凝块过程中凝血因子的活化。凝血途径分为组织损伤途径（也称外源性途径）、接触途径（也称内源性途径）及共同途径（图 20.1）。

凝血途径很好地反映了体外凝血因子的活化作用，然而在体内，

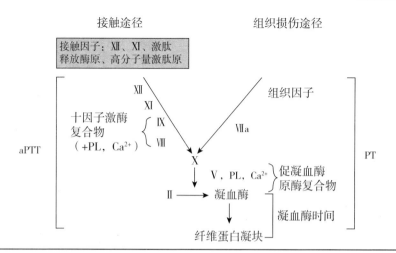

图 20.1　凝血级联反应

这些凝血途径不仅在多处相互作用，同时也参与血小板的活化及聚集，共同参与止血。

　　凝血的组织损伤途径首先为活化的凝血因子Ⅶ（Ⅶa）与组织因子（TF）相结合，细胞膜提供结合表面。Ⅶa 使凝血因子 X 活化成凝血因子 Xa。在 PL 及 Ca²⁺ 存在下，凝血酶原酶复合物由 Xa 与 Va 形成，使Ⅱ（凝血酶原）活化成Ⅱa（凝血酶）。而凝血的接触活化途径以激肽释放酶活化凝血因子Ⅻ形成Ⅻa 开始。Ⅻa 裂解Ⅺ形成Ⅺa，Ⅺa 裂解Ⅸ形成Ⅸa。Ⅸa 与Ⅷa 在 PL 及 Ca²⁺ 存在下形成复合物（活化 X 因子的酶复合物），使 X 形成 Xa。Xa 在 Va、PL 及 Ca²⁺ 存在下，裂解Ⅱ（凝血酶原）生成Ⅱa（凝血酶）。共同凝血途径包括凝血酶原酶裂解Ⅱ生成凝血酶，然后凝血酶裂解纤维蛋白原形成纤维蛋白，随后纤维蛋白通过ⅩⅢa 作用相互交联。凝血的活化通常由组织损伤途径起始，然后通过Ⅱa 介导的因子Ⅺ的活化与接触途径互相反馈。另外还有凝血途径间的其他相互作用（未列出）。

　　■ 凝血的组织损伤途径。组织损伤途径首先为活化的凝血因子Ⅶ（Ⅶa）与组织因子（TF）相结合。TF-Ⅶa 复合物使凝血因子 X 活化成凝血因子 Xa。在磷脂（PL）表面（通常为血小板膜）及 Ca^{2+} 的存在下，Xa 与 Va 形成凝血酶原酶复合物，使 Ⅱ（凝血酶原）活化成 Ⅱa（凝血酶）。

- 接触途径。在血管损伤处，接触因子的活化使凝血因子 Ⅻ 活化生成 Ⅻa，随后进一步活化 Ⅺ 形成 Ⅺa，Ⅸ 形成 Ⅸa。Ⅸa 与 Ⅷa，PL 及 Ca^{2+} 形成活化 X 因子的酶复合物，使 X 形成 Xa。Xa 与 Va、PL 及 Ca^{2+} 形成复合物，裂解 Ⅱ（凝血酶原）生成 Ⅱa（凝血酶）。TF-Ⅶa 复合物也能活化 Ⅺ 使其形成活化 X 因子的酶复合物。

- 共同凝血途径。组织损伤途径与接触凝血途径汇聚为共同途径，共同途径中 X 转变为 Xa，凝血酶原酶裂解 Ⅱ 生成凝血酶。然后凝血酶裂解纤维蛋白原形成纤维蛋白，随后纤维蛋白通过 Ⅻa 作用相互交联。

常用的凝血检测

理解凝血的基础实验室检测有助于评估出血性疾病。

- PT 检测时加入含天然或重组的组织因子及 Ca^{2+} 的组织凝血活酶（TP）至枸橼酸盐抗凝的血浆中，检测形成纤维蛋白凝块所需的时间。因为 PT 检测的反应包括组织损伤途径及共同凝血途径涉及的凝血过程，因此凝血因子 Ⅱ、Ⅴ、Ⅶ、X 或纤维蛋白原的缺陷可使 PT 延长。

  - 国际标准化比值（INR）作为对华法林抗凝患者的标准化的 PT 报告值。商业化的 TP 试剂具有不同的性能，可直接影响 PT 的检测值，因此对 PT 进行标准化是必要的。对于同一份样本，各种 TP 试剂也可能产生不同的 PT 检测结果。TP 试剂的活化能力以国际敏感度指数（ISI）表示。

  - 因为 INR 是用于报告由 PT 检测涉及的由华法林造成的维生素 K 依赖途径合成损伤的相关因子（INR 对于凝血因子 Ⅴ 及纤维蛋白原的异常不具有标准化），INR 应该仅用于服用华法林患者的抗凝效果检测。对于所有其他患者（如肝病患者），PT 值应该作为参考。

  - INR 公式：INR=（患者 PT/正常参比血浆 PT 平均值）^{ISI}

- aPTT 检测时加入接触活化试剂至枸橼酸盐抗凝的血浆。PL 及 Ca^{2+} 加入后检测形成纤维蛋白凝块所需要的时间。因为 aPTT 反映接触凝血及共同凝血途径涉及的凝血反应，因此凝血因子 II、V、VIII、IX、X、XI 或 XII 的活性缺陷可能导致 aPTT 延长。其他接触因子的缺陷，如激肽释放酶原或高分子量激肽原（HMWK），也可以导致 aPTT 延长。单独的纤维蛋白原异常很少影响 aPTT。

  - 长时间孵育的 aPTT 检测是通过先使样本与活化试剂反应 10 分钟，然后再加入 PL 及 Ca^{2+}。如果接触因子激肽释放酶原缺乏，额外的孵育时间可以通过活化凝血因子 XII 来纠正 aPTT。

  - 混合实验使用 50% 患者血浆及 50% 正常混合血浆进行，PT 或 aPTT 检测方法按常规检测。若混合血浆能纠正延长的 PT 或 aPTT 则提示患者的一个或多个凝血因子的质或量存在异常。反之，PT 或 aPTT 不能被混合血浆纠正则提示患者血浆中可能存在抑制物可以中和患者及正常血浆中的某个成分。狼疮抗凝物质（LAS）及特定凝血因子抑制物可导致 aPT 或 PT 延长，且不被混合血浆纠正。

  - 当评估延长的 aPTT 时，使用混合实验检测 aPTT，孵育 1 小时然后重复检测 aPTT，因子 VIII 抑制物最大的抑制率为混合后一小时或更长。例如，正常混浆与含 VIII 因子抑制物的患者血浆以 1：1 比例混合后检测 aPTT，其 aPTT 可能被即刻纠正但是在孵育了一小时后却仍为延长。

  - 偶尔，非常弱的 LA 可以导致 aPTT 或 PT 延长且混合实验可以纠正。

- 出血时间（BT）检测为在软组织（通常为前臂部位）上形成个固定大小的切口检测出血终止所需的时间。贫血及凝血因子，血小板或血管异常可导致 BT 延长。BT 检测不能反映多数患者的手术出血风险[1]，因此 BT 检测不再被广泛使用及推荐。

- 凝血酶时间（TT）检测为加入外源性的凝血酶至患者血浆，使纤维蛋白原裂解生成纤维蛋白并形成纤维蛋白凝块。

  - 最常见的引起 TT 延长的原因为样本中存在肝素，可以通过使用肝素结合试剂如鱼精蛋白或 Heparsorb® 后再检测 TT 来确定。

- 纤维蛋白原异常及循环系统中存在肝素样抗凝物质也可以导致 TT 延长。

- 蛇毒凝血酶时间也被用于评估纤维蛋白原的异常（蛇毒可裂解纤维蛋白原形成纤维蛋白）。然而与凝血酶不同的是，蛇毒不被肝素抑制。因此，TT 延长而蛇毒凝血酶时间正常提示样本含肝素，而 TT 及蛇毒凝血酶时间均延长则提示纤维蛋白原质的异常。

- 纤维蛋白原功能试验可通过加入额外的凝血酶至稀释血浆来评估纤维蛋白原的浓度。

特殊的凝血检测试验

- 抗 X a 试验可检测由肝素（普通肝素或低分子量肝素）对患者血浆的因子 X a 的抗凝效果。按照惯例，需在低分子量肝素用药后 4 ~ 6 小时采样检测抗凝效果。

- 狼疮抗凝物质的检测与特定凝血因子抗凝物的区分可根据 LA 引起的 aPTT 延长不被混合血浆所纠正。大多数检测狼疮抗凝物质的试验通过加入过量的磷脂至反应系统以中和狼疮抗凝物质，使延长的凝血时间得到纠正。此类试验之一是 Russell 蛇毒时间，其他诊断狼疮抗凝物的试验也是可行的 [2]。

- Bethesda 试验是混合试验的一个特殊类型，试验以正常对照血浆稀释患者血浆并孵育，检测患者血浆中抑制物（通常为Ⅷ因子抑制物）的抑制能力。通过 2 小时的孵育，对每个稀释度的样本进行因子Ⅷ活性检测（或其他相应的因子检测，需要做样本的标准曲线）；由于患者血浆在混合血浆中所占比例的减少，抑制物的作用也降低，因此因子活性检测的凝固时间缩短。对 Bethesda 方法进行 Nijmegen 改良包括使用稍有改变的缓冲液使蛋白在孵育过程中更加稳定 [3]。

  - 抑制物的抑制能力以 Bethesda 单位（BU）表示。当混合血浆达到正常对照血浆 50% 因子Ⅷ活性时，混合血浆中患者血浆的稀释倍数的倒数为抑制物的 BU 滴度。例如，如果 1 ∶ 40

的稀释度可使正常血浆因子Ⅷ活性抑制 50% 时，该抑制物的滴度为 40 BU。

- 凝血因子的特殊检测试验。因子活性检测可以通过凝块形成反应来进行，即在 aPTT 或 PT 检测法基础上稍作改进，一些因子还可以通过发色法底物法检测。
  - 因子活性通常以百分比（与正常的活性相比）或每毫升多少单位（U/ml）的形式报告。1 U/ml 相当于 1 ml 正常血浆中含 100% 因子。
  - 通常，因子水平为25% ~ 40% 时使 PT 或 aPTT 延长。某凝血因子轻度或中度缺失可能使 PT 或 aPTT 延长，但可能足够维持止血。
- 优球蛋白凝块溶解时间（ECLT）检测纤维蛋白凝块的溶解时间，ECLT 缩短提示纤溶系统的活化。最常见的引起 ECLT 缩短的原因为 DIC，DIC 时由于凝血系统的活化导致纤溶活化。纤溶酶原活化抑制物活性的缺失或者 α2 抗纤溶酶活性缺失也可导致 ECLT 时间缩短（见下文）。
- 血栓弹力图用于检测全血中各种参与凝块形成的因素，其可同时检测血小板及凝血因子活性功能的数据 [4]。虽然该检测有许多应用之处，但临床上主要应用于心血管手术参考 [5]。

异常凝血检测的诊断区别

易出血情况或异常凝血检测结果可分为 aPTT、PT 延长或两者均延长（表 20.1，图 20.2 至图 20.4）。

aPTT 延长的情况

- 狼疮抗凝物是常见的引起 aPTT 延长的原因，且混合实验不能完全纠正。
  - 狼疮抗凝物的命名是由于系统性红斑狼疮患者中常出现且狼疮抗凝物可与试验中的磷脂反应从而延长凝血时间。与其命名不同的是，狼疮抗凝物不是生理性的抗凝物质，另外，超过一半的狼疮抗凝物阳性的患者无结缔组织病（见第 22 章）。

- ■ 狼疮抗凝物的诊断参照前述方法。

- ■ 血友病 A 和 B。凝血因子Ⅷ是影响 APTT 反应最常见的凝血因子，Ⅷ因子缺乏导致 aPTT 延长且能被混合试验纠正。遗传性的因子Ⅷ缺乏为血友病 A（因子Ⅷ降低也见于中型至重型的 VWD 患者，见下文）。遗传性凝血因子Ⅸ缺乏为血友病 B。

- ■ 血友病 A 在男性的发病率为 1/5000 ~ 1/10 000；血友病 B 发病率通常是血友病 A 的 1/5。该病是 X 性联隐性遗传性疾病：男性为患者，而女性为携带者，通常不发病，除非携带致病

表 20.1　出现异常凝血结果的原因

单独的 aPTT 延长	单独的 PT 延长	aPTT 及 PT 均延长
狼疮抗凝物 [*]	使用华法林	DIC
样本中有肝素（临床治疗浓度）	维生素 K 缺乏	肝疾病 [**]
凝血因子Ⅷ、Ⅸ、Ⅺ、Ⅻ缺乏或存在相应抑制物 [†‡]	肝疾病	使用华法林 [§]
激肽释放酶原或 HMWK 缺乏或存在相应抑制物 [‡]	狼疮抗凝物 [*]	凝血因子Ⅱ、Ⅴ、Ⅹ缺乏或存在相应抑制物
静脉穿刺引起的创伤	凝血因子Ⅶ缺乏或存在抑制物	狼疮抗凝物 [*]
	低纤维蛋白原血症或异常纤维蛋白原血症	抗凝药 [¶]

[*] 狼疮抗凝物最常见的实验室检测表现为单独的 aPTT 延长。狼疮抗凝物与出血风险增加无相关性
[**] 疾病晚期
[†] F Ⅷ缺乏可能见于血友病 A（遗传性或获得性）或者血管性血友病
[‡] F Ⅻ，HMWK 及激肽释放酶原缺失与出血不相关
[§] 通常为超剂量使用
[¶] 包括直接的凝血酶抑制剂（尤其是阿加曲班）、高浓度的肝素、超级华法林
aPTT，活化部分凝血活酶时间；DIC，弥散性血管内凝血；HMWK，高分子量激肽原；PT，凝血酶原时间

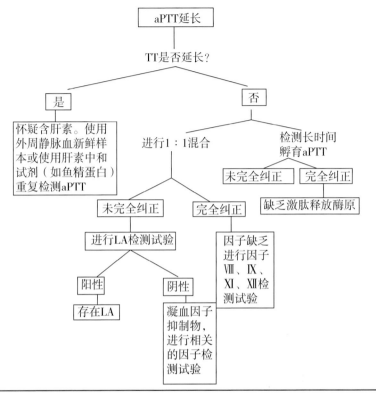

图 20.2 aPTT 延长、PT 正常的实验室诊断流程

aPTT，活化部分凝血活酶时间；LA，狼疮抗凝物

* 某些狼疮抗凝物在进行了两次检测后仍会漏检。如果所有的相关凝血因子都显示正常，aPTT 延长的原因可能是狼疮抗凝物造成的

† 有些弱的狼疮抗凝物可引起 aPTT 延长，但是可被混合实验纠正。这种情况下，除了狼疮抗凝物的检测，还需进行因子活性检测，尤其是当凝血因子水平的检测值需要知道时（如，术前患者）

F Ⅷ基因的 X 染色体占主导作用。血友病发病率无种族差异。

■ 血友病的表型与血浆中的剩余因子活性相关。重型血友病（因子活性＜ 1%）典型表现为在婴儿期进行包皮切割术时发生出血，或幼儿期有自发性的软组织（肌肉）或关节出血，颅内、胃肠道或泌尿道出血。中型血友病（因子活性 1% ~ 5%）通常比重型血友病患者的重度出血情况少，而轻型血友病（因子

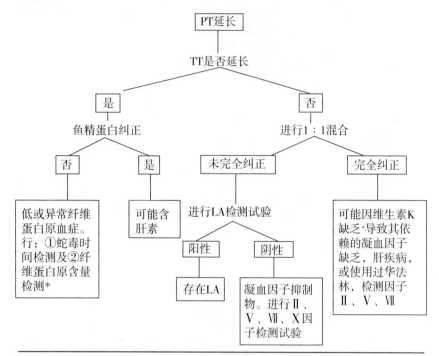

图 20.3 PT 延长、aPTT 正常的实验室诊断流程

LA，狼疮抗凝物；PT，凝血酶原时间；TT，凝血酶时间

* 纤维蛋白原功能下降而纤维蛋白原含量正常提示异常纤维蛋白有血症，而纤维蛋白原功能及含量均下降为典型的低纤维蛋白原血症

† 有些情况下，狼疮抗凝物可使 PT 延长并能被混合试验纠正

活性＞ 5%）通常无自发性出血，但是在遇到重大凝血挑战时如创伤或手术，可能会发生出血。

■ 凝血因子的浓度是治疗的依据（表 20.2）；血浆来源及重组的因子制品均有商品化产品供应。当发生急性的大出血时（如颅内出血）或者作为大型手术的预防输注，50 U/kg（因子Ⅷ）或100 ～ 120 U/kg（因子Ⅸ）的剂量需要每个 8 ～ 12 小时静脉输注，输注时间为 1 ～ 14 天，主要依据部位及出血的严重程度 [6]。长效的因子Ⅷ及因子Ⅸ制剂正在临床研发 [7]。严重程度较轻的出血（关节积血）或是适度侵入性检查的预防（如内

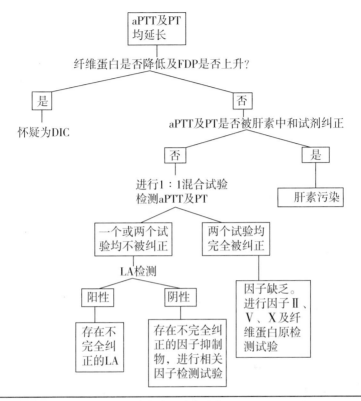

图 20.4 aPTT 及 PT 均延长时的实验室诊断流程

aPTT，活化部分凝血活酶时间；DIC，弥散性血管内凝血；FDP，纤维蛋白降解产物；LA，狼疮抗凝物；PT，凝血酶时间

* 共同存在的情况，如维生素 K 缺乏（导致 PT 延长）及伴随狼疮抗凝物（导致 aPTT 延长）是可能的

† 很少见的情况是，多种凝血因子（凝血因子 V 及 Ⅷ）共同遗传性缺乏也可发生

镜活检）可输注较低剂量的因子制剂。轻型的血友病 A 患者可能对 DDAVP（0.3 mcg/kg 剂量）有效[8]，但是仍然需要在非出血状态下进行试验，以记录因子Ⅷ活性上升水平与止血范围。

■ 口服抗纤溶药氨基己酸（Amicar），剂量为每 4 ~ 6 小时 1 ~ 2 g，可能对黏膜或口腔出血的患者，或者是牙科治疗相关的出血患者有效。

- 预防性的因子治疗（每周输注 2～3 次）是用于预防反复关节出血发生的常规治疗手段[9]。儿童进行预防治疗较成人多，通常，预防治疗从 4 岁开始。

- 抑制物。遗传性血友病患者（通常为重型患者），当出血后使用因子制剂治疗后会有抑制物产生的风险。超过 25% 的血友病 A 患者及低于 5% 的血友病 B 患者会产生抗因子Ⅷ或因子Ⅸ的抑制物。抑制物的效价以 BU 表示。低滴度的抑制物（< 5 BU）通常可通过增加因子使用的剂量或者增加使用因子的频率来治疗。而高滴度的抑制物（> 5 BU）则很难通过增加因子使用剂量或增加使用频率来抵制。必要时可使用活化凝血酶原复合物和（或）重组的因子Ⅶa（表 20.2）[10] 进行治疗。

- 获得性血友病的发生率为每年百万分之一，通常发生在年长个体或伴有淋巴组织增生、癌症、自身免疫性疾病或孕前的个体。抗因子Ⅷ的 IgG 抗体可以中和因子Ⅷ，使 aPTT 延长且不被混合试验纠正。临床表现通常为广泛的淤斑及软组织血肿。旁路治疗（表 20.2）可用于急性出血，而各种免疫抑制剂，尤其是初期合用激素类制剂，可导致反应。需要考虑此类情况的死亡率[11]。

- VWD，由于 VWF 可与循环中的因子Ⅷ结合并保护其被清除，因此缺乏足够的 VWF 可导致Ⅷ因子水平降低及 aPTT 延长（见第 21 章，止血性疾病Ⅱ）。延长的 aPTT 可被混合试验纠正。

- 因子Ⅺ缺乏（有时也称为血友病 C）通常可使 aPTT 延长并被混合试验纠正。因子Ⅺ缺乏是通过常染色体隐性遗传的方式遗传的，德系犹太人发病率最高。它主要引起轻度出血倾向，创伤或手术可使症状加重。因子Ⅺ的水平并不与出血症状明显相关[12]。新鲜冰冻血浆（FFP）可用于预防或治疗出血，附加的氨基己酸可降低纤溶，对于长期预防、口腔出血、牙科治疗或轻微手术治疗有效。在某些地区，有血浆来源的因子Ⅺ供应。

- 因子Ⅻ缺乏及激肽释放酶原和 HMWK 缺乏。虽然这些缺乏可导致 aPTT 延长，但是并不引起出血。

- 获得性的凝血因子抑制物[13]。偶然情况下，无血友病史的个体会产生高滴度的 FⅧ抑制物；在伴淋巴组织增生性疾病或免

表 20.2　血友病的出血及治疗

疾病	严重程度	严重出血[*]	轻微出血[**]
血友病 A	轻型	因子 Ⅷ 制剂，50U/kg，静注，起始[†]	DDAVP[‡]
	中型至重型	因子 Ⅷ 制剂，50U/kg，静注，起始[†]	因子 Ⅷ 制剂，25 ~ 40 U/kg，静注，起始[†]
血友病 B	N/A	因子 Ⅸ 制剂，100 ~ 120U/kg，静注，起始[§]	因子 Ⅸ 制剂，50 ~ 60 U/kg，静注，起始[§§]
血友病伴抑制物[¶]	N/A	aPCC 50 ~ 100 IU/kg 静注[¶¶]起始或 r Ⅶ a 90 ~ 270 mcg/kg，静注，起始[‖]	aPCC 50 ~ 100 IU/kg 静注[¶¶]起始或 r Ⅶ a 90 ~ 270 mcg/kg，静注，起始[‖]

[*] 出血程度严重到需要住院或威胁到生命 / 肢体，包括颅内、腹膜后、胃肠道出血或者腔室综合征

[**] 关节出血或肌肉 / 软组织出血

[†] 对于严重出血，从 25 U/kg 因子 Ⅷ 制剂开始输注，每 8 ~ 12 h 输注一次，维持 3 ~ 10 天使因子 Ⅷ 活性保持≥50% 或者一直输注直到出血停止（可能需要长期治疗，如颅内出血，治疗可达到 4 周）。轻微出血可能仅需要单次输注，黏膜出血可以考虑附加 Amicar®

[‡] DDAVP 剂量为 0.3 mcg/kg 溶于 50 ml NS 静注 20 分钟以上；可能需要 12 ~ 24 h 内重复输注，最多 2 ~ 3 次剂量；也有鼻腔内治疗（Stimate®）；对于体重大于 50 kg 的成人，剂量为 150 mcg 每个鼻腔（一次喷雾）；流速限制（≤750 cc 给予治疗后 24 小时内）并限制剂量以减少低钠血症的发生，在使用 2 ~ 3 个剂量后可发生快速耐受反应

[§] 先使用 100 U/kg 血浆来源的因子 Ⅸ，120 U/kg 重组因子 Ⅸ，然后每 12 h 使用 50 ~ 60 U/kg 因子 Ⅸ 制剂使因子 Ⅸ 活性 >50%，用药 3 ~ 10 天或直至出血情况终止（可能需要长期治疗，如颅内出血，治疗可达到 4 周）。轻微出血可能仅需要单次输注，黏膜出血可以考虑附加 Amicar®

[§§] 使用 50 U/kg 血浆来源因子 Ⅸ，60 U/kg 重组因子 Ⅸ。轻微出血可能仅需单次输注剂量，黏膜出血可以考虑附加 Amicar®

[¶] 如果存在高滴度抑制物（如 > 5 BU），低滴度抑制物可能对高剂量的因子制剂有反应

[¶¶] aPCC，活化凝血酶原复合物（血浆来源的，如 FEIBA®）；严重出血情况下，起始为每 8 ~ 12 小时静注；轻微出血可能仅需要单次剂量，黏膜出血可以考虑附加 Amicar®

[‖] r Ⅶ a，活化的因子 Ⅶ（重组来源，NovoSeven®）；起始治疗为每 2 h 静注 90 mcg/kg，270 mcg/kg 静注频率降低；轻微出血时可能仅需要单次剂量，黏膜出血可以考虑附加 Amicar®

疫性疾病的情况下，这种抑制物产生并不少见。类固醇激素治疗抑制免疫或化疗通常是有效的方法。

- 肝素污染。样本中存在肝素时用于检测 aPTT 可使用肝素结合试剂中和肝素后再进行 aPTT 检测，可使检测值正常。

- 华法林可能导致轻度的 aPTT 延长，主要是由于减少了因子 Ⅱ、X 或 XI。

- 偶尔，静脉穿刺引起的创伤可能导致 aPTT 延长，主要是由于静脉穿刺部位的凝血被直接活化，导致被采集样本中的凝血因子被损耗。静脉血样应该重新采集并再次检测 aPTT。（静脉穿刺引起的创伤也可能导致 aPTT 缩短，主要是由于少量凝血酶的产生。）

PT 延长的情况

- 维生素 K 缺乏可以导致 PT 延长且能被混合试验完全纠正。通过 PT 检测的维生素 K 依赖的凝血因子为 Ⅱ、Ⅶ 及 X。

  - 维生素 K 吸收障碍或摄入不足（从绿叶蔬菜中摄取，如卷心菜、花椰菜、菠菜、谷物、豆类及其他）或肠道菌群产出下降（抗生素可能杀灭肠道菌群）可能导致维生素 K 缺乏。

  - 维生素 K（植物甲萘醌）可通过肠外途径或口服进行治疗。静脉内给药（每天 1 mg）比皮下给药能更快速地纠正延长的 PT，但是有时可能会引起过敏反应。因此，静脉内给药应该缓慢进行（超过 30 分钟）且需要监测患者的情况。皮下给药由于吸收不稳定而一般不使用 [14]。

  - 如果维生素 K 缺乏是导致 PT 延长的唯一原因时，维生素 K 肠外给药后 24 小时内，PT 至少应被部分纠正。

- 肝疾病的凝血障碍。肝功能不全可导致凝血因子的合成下降，如维生素 K 依赖的因子。若病程严重，因子 V、Ⅷ、Ⅺ、Ⅻ 及纤维蛋白原均可下降，导致 PT 延长（严重的导致 aPTT 亦延长），可被混合试验纠正。

  - 与单独维生素 K 缺乏导致的凝血障碍不同的是，肝疾病可能以因子 V 降低为特征并伴随因子 Ⅱ、Ⅶ、Ⅸ 及 X 下降。

  - 由于肝疾病导致的患者凝血时间延长可能非常矛盾地是由血栓形成造成的 [15]。

- 华法林。华法林可抑制维生素 K 依赖的羧基酶，从而抑制因子 Ⅱ、Ⅶ、Ⅸ 及 X 的合成。因子 Ⅱ、Ⅶ 及 X 功能的下降可使 PT 延长并造成 INR 上升。

- 剂量过大造成的 INR 升高若不导致出血可通过控制华法林的用量使 INR 回到期望水平，并重新从低剂量华法林开始使用，以进行治疗。

- 急性的 INR 升高（＞9）可通过暂时停止华法林使用改善，如果考虑到患者可能有高出血风险时，可同时使用维生素 K[14] 或者 FFP。

- 对于华法林治疗导致的重度出血[16]，应停用华法林，FFP（4U），同时使用凝血酶原复合物（如 Bebulin®，每剂量 35 U/kg）或者 rhⅦa（NovoSeven®；每剂量 15 ~ 90 μg/kg）静脉滴注或口服维生素 K。

- 狼疮抗凝物可导致轻微的 PT 延长（见上文）。

- 低/异常纤维蛋白原血症。纤维蛋白原质或量的异常可使 TT 延长（见上文），但 PT 有时也可延长（图 20.3）。对于低/异常纤维蛋白原血症，PT 改变比 aPTT 更加敏感。

  - 纤维蛋白原的功能缺陷通常为获得性的（肝硬化或肝病活动期），而非遗传性。例如，DIC 典型表现为消耗性的低纤维蛋白原血症。

  - 对于低/异常纤维蛋白原血症导致的出血患者，可以进行纤维蛋白原的替代治疗、输注冷沉淀或血浆来源的纤维蛋白原制剂，对于大型手术或出血情况，应使纤维蛋白原水平达到 80 ~ 100 mg/dl。

- 个别凝血因子缺乏。遗传性的单个凝血因子缺乏（如凝血因子Ⅶ）导致 PT 延长的情况非常少，且通常为常染色体隐性遗传方式遗传。

- 输注部分牛凝血酶（用于整形外科、神经科及血管手术）可能会产生牛的因子Ⅴ及凝血酶抗体。这类抗体可与人的凝血因子Ⅴ和（或）凝血酶发生交叉反应，导致 PT 延长并可导致某些患者出血[17]。

活化部分凝血活酶时间及凝血酶原时间均延长的情况

- 肝疾病的凝血障碍。如果发生严重的肝功能不全，多种凝血因子缺陷可导致 PT 及 aPTT 延长。

- 个别凝血因子的缺陷。单独的凝血因子Ⅱ、Ⅴ或Ⅹ的缺陷很少见[18]，但是可能导致 PT 及 aPTT 均延长。
- DIC，通过凝血的弥漫性活化可使凝血因子被消耗，可导致 PT 及 aPTT 均延长（见第 21 章）。
- 狼疮抗凝物可使 PT 及 aPTT 均延长（前文已讨论）。

出血但是凝血试验检测正常的情况

- 凝血因子ⅩⅢ缺乏。活化的凝血因子ⅩⅢ可加强纤维蛋白的交联，稳定纤维蛋白凝块。凝血因子ⅩⅢ缺乏的患者可在手术或创伤后几小时至几天后发生延迟性出血。软组织外伤及关节出血，反复流产，自发性颅内出血也可发生[12]。
  - 凝块溶解试验或者酶学试验及两个相关基因测序可诊断。
  - 出血的治疗主要是输注冷沉淀或者 FFP。
- α2 抗纤溶酶原缺陷或纤溶酶原活化物Ⅰ（PAI-1）缺乏可导致纤维蛋白原及纤维蛋白凝块降解加速，（某些患者）出血增加[19]。临床上输注 FFP 有效。
- 脉管系统及皮肤的遗传性及获得性异常时，虽然凝血检测、纤维蛋白溶解及血小板功能检测结果均正常[20]，但是可导致血管脆性增加，导致瘀斑或出血。这些情况包括遗传性出血性毛细血管扩张症（Osler-Weber-Rendu 病），遗传性胶原蛋白异常（Ehlers-Danlos 综合征，成骨不全症），获得性胶原蛋白相关情况（坏血病、持续糖皮质激素治疗、正常的皮肤老化）、其他异常（马方综合征、淀粉样变性、血管炎）。遗传性疾病导致的瘀伤无有效治疗方法，应该注意预防并降低创伤发生的风险。补充维生素 C（坏血病），降低类固醇激素（糖皮质激素过量时）可改善因获得性疾病导致的瘀伤。

参考文献

1. Thomas S, Katbab H, abu Fanas SH. Do preoperative cutaneous bleeding time tests predict the outcome of intraoral surgical bleeding? *Int Dent J.* 2010;60(4):305-310.
2. Pengo V, Tripodi A, Reber G, et al., Update of the guidelines for lupus anticoagulant detection. Subcommittee on Lupus

Anticoagulant/Antiphspholipid Antibody of the Scientific and Standardisation Committee of the International Society on Thrombosis and Haemostasis. *J Thromb Haemost.* 2009;7(10):1737-1740.

3. Towfighi F, Gharagozlou S, Sharifian RA, et al. Comparative measurement of anti-factor VIII antibody by Bethesda assay and ELISA reveals restricted isotype profile and epitope specificity. *Acta Haematol.* 2005;114(2):84-90.

4. Chitlur M, Sorensen B, Rivard GE, et al. Standardization of thromboelastography: a report from the TEG-ROTEM working group. *Haemophilia.* 2011;17(3):532-537.

5. Young G, Zhang R, Miller R, Yassin D, Nugent DJ. Comparison of kaolin and tissue factor activated thromboelastography in haemophilia. *Haemophilia.* 2010;16(3):518-524.

6. Hermans C, De Moerloose P, Fischer K, et al. Management of acute haemarthrosis in haemophilia A without inhibitors: literature review, European survey and recommendations. *Haemophilia.* 2011;17(3):383-392.

7. Fogarty PF. Biological rationale for new drugs in the bleeding disorders pipeline. *Hematology Am Soc Hematol Educ Program.* 2011;2011:397-404.

8. Franchini M, Zaffanello M, Lippi G. The use of desmopressin in mild hemophilia A. *Blood Coagul Fibrinolysis.* 2010;21(7):615-619.

9. Manco-Johnson MJ, Abshire TC, Shapiro AD, et al. Prophylaxis versus episodic treatment to prevent joint disease in boys with severe hemophilia. *N Engl J Med.* 2007;357(6):535-544.

10. Berntorp E. Importance of rapid bleeding control in haemophilia complicated by inhibitors. *Haemophilia.* 2011;17(1):11-16.

11. Huth-Kuhne A, Baudo F, Collins P, et al. International recommendations on the diagnosis and treatment of patients with acquired hemophilia A. *Haematologica.* 2009;94(4):566-575.

12. Gueguen P, Galinat H, Blouch MT, et al. Biological determinants of bleeding in patients with heterozygous factor XI deficiency. *Br J Haematol.* 2012;156(2):245-251.

13. Shetty S, Bhave M, Ghosh K. Acquired hemophilia a: diagnosis, aetiology, clinical spectrum and treatment options. *Autoimmun Rev.* 2011;10(6):311-316.

14. Crowther MA, Douketis JD, Schnurr T, et al. Oral vitamin K lowers the international normalized ratio more rapidly than subcutaneous vitamin K in the treatment of warfarin-associated coagulopathy. A randomized, controlled trial. *Ann Intern Med.* 2002;137(4):251-254.

15. Lippi G, Targher G, Favaloro EJ, Franchini M. Venous thromboembolism in chronic liver disease. *Semin Thromb Hemost.* 2011;37(1):66-76.

16. Ansell J, Hirsh J, Hylek E, Jacobson A, Crowther M, Palareti G. Pharmacology and management of the vitamin K antagonists: American College of Chest Physicians Evidence-Based Clinical Practice Guidelines (8th Edition). *Chest.* 2008;133(6 suppl):160S-198S.

17. Ofosu FA, Crean S, Reynolds MW. A safety review of topical bovine thrombin-induced generation of antibodies to bovine proteins. *Clin Ther.* 2009;31(4):679-691.

18. Peyvandi F, Favaloro EJ. Rare bleeding disorders. *Semin Thromb Hemost.* 2009;35(4):345-347.

19. Iwaki T, Tanaka A, Miyawaki Y, et al. Life-threatening hemorrhage and prolonged wound healing are remarkable phenotypes manifested by complete plasminogen activator inhibitor-1 deficiency in humans. *J Thromb Haemost.* 2011;9(6):1200-1206.

20. De Paepe A, Malfait F. Bleeding and bruising in patients with Ehlers-Danlos syndrome and other collagen vascular disorders. *Br J Haematol.* 2004;127(5):491-500.

21

止血性疾病 Ⅱ

Patrick F. Fogarty

张 仪 译 金 洁 审校

简介

除了血小板减少（第 19 章）和原发性凝血蛋白活性缺陷（第 20 章），弥散性血管内凝血（disseminated intravascular coagulation，DIC）、血管性血友病和血小板质量异常亦可导致出血。

弥散性血管内凝血

虽然常常表现为出血，但 DIC 开始是由于基础疾病导致的不受控制的局部或全身性的凝血激活。DIC 可以是急性的或慢性的，局限性的或弥散性的，并可伴有出血或可表现为血栓形成（较不常见）。与 DIC 相关的疾病列于表 21.1。

病理生理学

DIC 诱发事件有多种，但主要包括细胞性、血管性或低氧损伤导致细胞释放大量组织因子（见第 20 章），或存在内源性或外源性促凝分子（如细菌脂多糖、肿瘤细胞产生的蛋白）[1]。由于凝血过程被不恰当的全身性的激活，凝血因子和血小板被消耗，导致机体出血。如果凝血过程激活较慢且程度低，凝血因子和血小板可以被补充，这时病人可能出现高凝状态，表现为血栓形成（如 Trousseau 综合征）。

表 21.1　弥散性血管内凝血相关疾病

分类	举例
组织损伤	创伤、烧伤
败血症	革兰氏阴性或阳性细菌感染、立克次体或病毒感染
休克	心源性、脓毒性
妊娠相关	毒血症、胎盘异常（早剥或前置）、羊水栓塞、子宫内胎盘或胎儿组织残留（HELLP 综合征）
血管异常血液瘀滞	海绵状血管瘤（Kasabach-Merritt 综合征）、腹主动脉血管瘤
脂肪栓塞	长骨骨折、镰状细胞危象
恶性肿瘤	急性早幼粒细胞白血病、腺癌（Trousseau 综合征）

临床表现

DIC 的出现总是意味着存在某种严重的基础疾病。典型的 DIC 患者常表现为由于其他原因（表 21.1）住院，直到出现不明原因出血和（或）凝血常规检查发现异常。

- DIC 的出血是弥漫性的，可能涉及手术切口、血管导管入口，以及泌尿系统、胃肠道、肺部、中枢神经系统或皮肤出血。也可表现为肢端青紫及瘀点和瘀斑性损伤。DIC 相关的躯干及四肢广泛瘀伤（爆发性紫癜）通常仅限于儿童或病毒感染后[2]。
- 严重的全身性 DIC 可导致广泛的组织缺氧和多器官功能障碍，可出现肝、神经系统、心、肾功能损害。多器官功能障碍的发生伴有高死亡率。

诊断

通常，当患者有诱发条件（表 21.1），同时出现出血或血栓形成和（或）实验室检查异常时，应怀疑急性 DIC。DIC 是一种动态的状态，尤其是在重症患者，随着时间点的推移，实验室指标有着相当大的差异，因此关键点在于分析变化趋势，而不是孤立看待。实验室参数可能出现如下变化：

- 活化部分凝血活酶时间（aPTT）、凝血酶原时间（PT）或凝血酶时间增加（延长）——是由于凝血因子和（或）纤维蛋白原被消耗所致（大多数患者）。
- 纤维蛋白原减少（相比于基线值）[*]——是由于纤维蛋白原被消耗。
- 纤维蛋白原及纤维蛋白的降解产物增多（FDPs；D- 二聚体检测）——系由于纤维蛋白溶酶介导的纤维蛋白原和纤维蛋白的裂解。D- 二聚体水平可衡量被激活的因子 XIII 交联的纤维蛋白产物。
- 血小板计数减少（相比于基线值）[†]——系由于局部血栓形成前的反应部位血小板的活化、聚集并被清除（大多数患者）。DIC 很少导致血小板计数小于 $20 \times 10^9/L$。血栓形成的患者和恶性肿瘤导致的慢性 DIC 患者血小板计数可能正常或升高。
- 外周血涂片见破碎红细胞（盔甲红细胞）——系由于微血管溶血所致（见于 25% ~ 50% 的 DIC 患者）。

[*]特别在早期 [Q21] DIC，血小板计数和纤维蛋白原可能较基线值减少，但仍保持在正常的实验室参考范围。
[†]假性或血小板型 VWD 是由于血小板 GPIb 分子缺陷，使得它与患者正常 VWF 结合的活性增加，从而表现为 2B 型的临床表型。混合研究利用改良的 RIPA（患者的血小板和对照组的血浆）来与 2B 型 VWD 鉴别。

治疗

DIC 的临床和实验室表现可能通过纠治诱发 DIC 的基础疾病来消除。比如败血症患者抗生素的有效使用，恶性肿瘤的治疗，动脉瘤样扩张的手术修复，去除孕体和胎盘的治疗，或由临床情况决定的其他干预措施。如果 DIC 严重到导致多器官功能衰竭，则需要在重症监护病房治疗。

- 急性 DIC 患者不应该给予血液制品输注，除非已有明显出血或者高出血风险（如持久严重创伤患者血小板减少），此时就不必因为害怕"火上浇油"而拒绝血液制品。
- 如出血，可输注血小板以阻止；血小板计数应控制在

$20 \sim 30 \times 10^9/L$（大多数病例）或 $> 50 \times 10^9/L$（颅内或威胁生命的出血）。需要接受大手术等侵入性操作的患者可能要求更高的目标范围，但是消耗性的过程使目标很难实现。

■ 纤维蛋白原持续低于 $80 \sim 100$ mg/dl 的情况下，出血者可给予冷沉淀。显著出血和 PT、APTT 延长的患者才可给予新鲜冰冻血浆（FFP）。

■ 肝素有可能加重出血，因此只有对于经恰当治疗（血液制品输注）仍无效的急性 DIC 的出血病例，才考虑使用肝素。除非血小板计数保持在 $50 \times 10^9/L$ 以上而且没有中枢神经系统或弥漫性消化道出血，否则不应使用肝素。如果使用肝素，建议低剂量注射 [$6 \sim 10$ U/（kg·h）]，不推注。血小板计数和纤维蛋白原浓度的升高提示治疗有效。胎盘早剥和其他需要手术处理的产科疾病禁用肝素，因为抗凝可能使根治治疗复杂化。

■ 纤溶抑制剂在其他治疗无效的大出血患者中可发挥作用，因为患者高 FDP 具有抑制血小板的作用。

■ 由于活性蛋白酶 C 浓缩物（APC，drotrecogin alfa）疗效仍有疑问，甚至在某些患者中会加重出血，因此不再推荐用于严重败血症和 DIC 的患者 [3]。抗凝血酶浓缩物的使用是有争议的 [4]。

■ 对重症 DIC 患者，应至少每 6 小时监测一次实验室指标（PT、PTT、纤维蛋白原和血小板计数），然后关注临床出血情况以评估治疗效果。

HELLP 综合征（溶血、肝酶升高和血小板降低）影响围产期妇女，临床上引起显著的溶血性贫血、肝细胞损伤和血小板降低。早期可能难与血栓性血小板减少性紫癜（TTP）鉴别。肝功能损伤（引起转氨酶升高）可帮助与 TTP 鉴别，TTP 可以合并妊娠（见第 19 章）。其病因被认为是胎盘蛋白进入母体循环，潜在的生物标志物已经被识别 [5]。肉眼血红蛋白尿伴肾功能不全和低血压很常见，死亡率高。治疗必须包括排空子宫，可通过足月儿和近足月儿的分娩，或采用刮宫术去除留存的胎盘或胎儿组织。

急性早幼粒细胞白血病（APL）常伴有 DIC，可能是循环中的早幼粒细胞所含的促凝血分子（组织因子等）所致。出血常发生在肺部和大脑，通常是致命性的。对于 APL 相关的 DIC，除了恰当使用血液制品（FFP、冷沉淀、血小板），建议立即开始全反式维 A 酸（ATRA）的治疗（见第 11 章）[6]。

Trousseau 综合征是一种慢性的 DIC，表现为继发于肿瘤的反复发作的静脉血栓栓塞（VTE），尤其是腺癌。处理此疾病的经验证明，抗凝药物华法林不能有效阻止进一步的 VTE，相反，皮下治疗剂量的低分子肝素能有效防止血栓复发（见第 23 章）[7]。

血管性血友病

流行病学

血管性血友病（VWD）是最常见的遗传性出血性疾病[8]。

病理生理学和分类

血管性血友病因子（VWF）是一种由内皮细胞和巨核细胞合

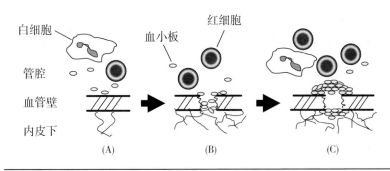

图 21.1　初期止血

A. 正常状态。在生理条件下，血小板不与血管内皮细胞发生相互作用。**B. 黏附**。在破裂的血管壁上，内皮下胶原蛋白和纤连蛋白暴露，导致血小板黏附。在动脉或小动脉循环中，内皮下血管性血友病因子（VWF）通过与血小板糖蛋白（GP）Ⅰb 受体结合协助血小板黏附到损伤部位。**C. 聚集**。在局部，组织因子与因子Ⅶa 相互作用，促进凝血酶的形成。凝血酶、胶原蛋白及其他分子结合至血小板膜受体上，导致血小板活化。纤维蛋白原通过 GP Ⅱb/ Ⅲa 受体与血小板交联，促进形成闭合血栓，以防止血液从血管壁破裂处继续流失。VWF 还通过 GPIb 和 GP Ⅱb/ Ⅲa 受体在血小板之间起桥梁作用成的异常巨大的多聚糖蛋白。VWF 结合至受体血小板糖蛋白 I b（GPIb），使血小板相互粘连并向内皮下胶原基质黏附，定位于损伤部位。在小动脉等存在"高切"状态的血管中，这种相互作用尤其重要，以保证初期止血功能（图 21.1）。在血液循环中，VWF 还与因子Ⅷ（因子Ⅷ）结合，保护其免受清除。

- 1 型 VWD（VWF 数量不足）占 VWD 的 75% ~ 80%，多数患者 12 号染色体上不存在 VEF 基因相关突变。患者可有轻中度出血。此类型为常染色体显性遗传。

- 2 型 VWD（VWF 质量缺陷）包括四个亚型，患者常在成年前出现中度出血症状。2A 型（占 VWD 的 10% ~ 15%）有 VWF 突变导致 VWF 的细胞内转运缺失（2A，1 型）或使 VWF 分子更易被水解（2A，2 型）。实验室检查（表 21.2）通常显示 VWF 活性降低比 VWF 抗原降低更明显（典型表现比率 ≤ 0.6）。2B 型（占 VWD 的 5%）突变导致血小板 GPIb（VWF-A1 区）结合位点的结构异常，导致"功能获得性"缺陷，使异常的 VWF 自发地结合到循环血小板上。由于 VWF 结合血小板聚集的去除作用，患者的血小板通常会减少。瑞斯托霉素诱导的血小板聚集（RIPA）（表 21.2）显示低浓度瑞斯托霉素即使血小板增加。2N 型（不常见）VWF 基因突变的特点是降低了结合和保护因子Ⅷ免受清除的能力，导致血浆中因子Ⅷ水平的降低和类似于血友病 A 的表型。常见软组织和关节出血。累及家族中女性成员是考虑本病的一条重要线索。实验室检查显示因子Ⅷ降低（2% ~ 10%），VWF 功能和抗原正常。2M 型（非常罕见）是与 2B 型中的突变区域不同的 A1 区突变所致，导致血小板与 VWF 的结合降低。

- 3 型 VWD（罕见）由多种 VWF 基因突变所致，包括大片段缺失。患者可能是某一特定突变的纯合子或双杂合子。在儿童期就表现出严重出血，因子Ⅷ通常约为 5%，VWF 通常低至检测不出。

临床表现

出血症状通常涉及黏膜。常见鼻出血、口腔出血、月经过多和消

表 21.2　血管性血友病的实验室评估

检验的阶段	实验室检查	方法或前提
初级（筛查）	VWF 抗原（ELISA）	结合至抗 VWF 抗体，定量测定血浆中 VWF
	VWF 活性（瑞斯托霉素辅因子法）	瑞斯托霉素促进患者血浆 VWF（通过 GPIb）结合至正常血小板；血小板聚集减少表明，患者血浆中 VWF 质的异常或量的缺乏
	因子Ⅷ活性水平	中度或重度 VWD 患者因子Ⅷ水平降低
次级（可疑亚型的确诊）	VWF 多聚体检测 *	用电泳法评估 VWF 多聚体的分布情况
	瑞斯托霉素诱导的血小板聚集（RIPA）†	2B 型突变导致患者富血小板血浆（PRP）在低浓度瑞斯托霉素中聚集增加
三级	血小板相关的 VWF 的活性或抗原 ‡	患者血小板被溶解以评估血小板内（即 α 颗粒）VWF 的活性

* 在 2A 型、2B 型和 2M 型 VWD 中大分子量的多聚体减少，在 3 型 VWD 中几乎不能见到多聚体
† 只有当检验显示为 2 型 VWD 并伴有血小板减少时才会执行
‡ 很少需要，但如果为出血性体质而其他检验为阴性时可能有用
GPIb，血小板膜受体糖蛋白 Ib；PRP，富血小板血浆；VWD，von Willebrand 病；VWF，von Willebrand 因子

化道出血。VWF 水平显著异常者，在生命早期，通常在黏膜相关操作（如拔牙、扁桃体切除术）或月经初潮时发生出血过多。

诊断

VWD 的诊断是基于典型的出血史（即黏膜相关的）和确诊性实验室检查[9]。除了大部分个体，（约人群的 1%）的 VWF 水平低于实验室参考范围并无异常出血，因此诊断可能是困难的。

- 应该仔细记录出血者的个人史和家族史。
- 应查全血细胞计数和常规凝血功能，以排除其他诊断并评估贫血。

- VWD 初步检验（表 21.2）。应做 VWF 抗原水平（ELISA 法）和 VWF 活性（瑞斯托霉素辅因子法）。后者需要将 1.2 mg/ml 瑞斯托霉素加入患者血浆（VWF 来源）和正常洗涤血小板的混合物中。瑞斯托霉素与 VWF 结合，使之能与血小板膜上的 GPIb 结合，引起血小板聚集。因子Ⅷ活性可能异常。

- 二级检验：一旦诊断为 VWD，应做 VWF 多聚体检查检测多聚体的分布，以评估 2 型 VWD。

- VWF 水平低于 30% 被多数临床医生认为是 VWD 的诊断标准。如果获得临界值结果，需最多重复 3 次检验以排除诊断。月经期女性一般来说 VWF 水平在经期第 4 天达到最低。外源性雌激素会增加 VWF 水平，需要在撤掉激素后重复检验。家族成员的检查，可能对临界值结果患者的诊断有帮助。

- "低 VWF"，这个分类用来包含 VWF 水平在 30%～50% 范围的筛查患者，他们的 VWF 水平对 VWD 的诊断标准来说太高但可能提示有出血倾向。如果存在出血（或高出血风险）止血药（见"治疗"）可能有效。

治疗

应考虑患者 VWD 的类型、过去的出血情况、目前用药和医疗条件（表 21.3）[9]。

- DDAVP（醋酸去氨加压素）间接引起 VWF 和因子Ⅷ从储存场所释放（主要是血管内皮细胞）。静脉注射 DDAVP 6～12 小时，这两个因子的水平可增加 2～7 倍。在临床明显出血之前或在创伤性操作之前预防性使用 DDAVP 时，应对病人进行试验治疗，以证明对药物的反应性（对 2B 型患者，评估 VWF 水平是否增加达到止血范围和有无进行性加重的血小板减少）。在 24～48 小时期间，一般应避免 2 次以上给药，应间隔 12～24 小时，因为多次使用后可发生快速抗药性和严重低钠血症（由于体液潴留）。非甾体类抗炎药（NSAIDs）可能加重后者的效应。

表 21.3 血管性血友病相关出血的治疗

类型	治疗*	备注
1 型	DDAVP；VWF 替代浓缩物	DDAVP 对多数患者有效
2A 型	DDAVP；VWF 替代浓缩物	对 DDAVP 的反应可能不如 1 型明显
2B 型	VWF 替代浓缩物	DDAVP 可加重血小板减少；进行治疗试验检测 DDAVP 后的血小板计数
2N 型	VWF 替代浓缩物	Ⅷ因子的基线水平很低†，要求使用含 VWF 的Ⅷ因子浓缩物
2M 型	DDAVP；VWF 替代浓缩物	对 DDAVP 的反应可能不如 1 型明显
3 型	VWF 替代浓缩物‡；如 VWF 替代治疗效果不佳需血小板输注	Ⅷ因子的基线水平很低†，要求使用含 VWF 的Ⅷ因子浓缩物

醋酸去氨加压素（DDAVP）剂量为 0.3 µg/kg，溶于 50 ml 盐水中，IV，20 分钟以上；或者体重 > 50 kg 者每个鼻孔鼻喷 150 µg（共 300 µg）；或体重 < 50 kg 者一个鼻孔 150 µg，每 12 ~ 24 小时 1 次，最大次数为 48 小时内 2 次，限制液体并监测低钠血症。在治疗出血或预防性使用前需要做治疗试验。**VWF 替代浓缩物**（即含 VWF 的因子Ⅷ浓缩物）包括 **Humate-P**®，Alphanate®，Wilate®，适用于外科术前预防，大出血或严重的 VWD；初始剂量 60 ~ 80 RCoF IU/kg，然后减至 40 ~ 60 RCoF U/kg，每 12 小时一次。大出血或术后给 3 ~ 10 天；若有颅内出血则疗程要延长（最多 4 周）

* **抗纤溶药**（如 6 - 氨基己酸，20 ~ 50 mg/kg，每 6 ~ 8 小时 1 次，一天 4 次，共 3 ~ 5 天；最大剂量为 20 ~ 25 g/d）在难治性出血或黏膜表面出血（如拔牙、牙科操作、鼻出血）中经常与其他治疗配合使用

† 由于缺乏正常 VWF 的结合，因子Ⅷ的半衰期缩短

‡ 如治疗反应不佳，需考虑除因子Ⅷ浓缩物外的血小板输注

- **VWF 浓缩物**适用于 DDAVP 不能控制的出血，或作为创伤性操作之前的预防，或临床上出血明显的患者（3 型和部分 1 型和 2 型）对 DDAVP 不敏感时。Humate-P®，Alphanate 和 Wilate 是一种抗血友病因子，包含 VWF。因为它未经病毒灭活处理，一般不建议冷沉淀。

- **抗纤溶药**如 6- 氨基己酸（Amicar®）和外用药物（包括外用凝血酶，吸收性明胶海绵和纤维蛋白黏合胶）用于辅助治疗，特别适用于黏膜出血（如牙科操作）。

妊娠和血管性血友病

所有患有 VWD 的孕妇都应该请血液科医生会诊，并且应该在出血性疾病专科中心分娩。在妊娠中晚期，VWF 水平增加 2～3 倍；1 型 VWD 患者在妊娠晚期 VWF 水平已经达到正常范围水平，在分娩过程中可能不需要治疗。较严重的患者可预防性地给予 DDAVP，一般在分娩开始后使用。围产期 DDAVP 要谨慎使用，因为考虑到低钠血症和癫痫的风险。产后出血的风险将一直持续到产后 1 个月[10]。

血小板质量异常

概述

大多数血小板功能障碍是获得性的。遗传性血小板质量异常罕有发生 [人群中发病率为 (0.01～1)/100 000]，但在家族聚集中可能并不罕见[11]。由于介导血小板功能的生化和受体通路众多，某些缺陷也许只能在实验室检查时被检测到，而其他质量缺陷却能导致临床上明显出血。

止血和血小板的生物化学作用概述

初期止血是指在血管损伤部位形成血小板栓子（图 21.1）。在许多特异反应中，个体的循环血小板必须黏附至暴露的内皮细胞表面，通过受体 - 配体相互作用进行活化，释放其颗粒内容物（即血小板分泌物），以及聚集形成物理屏障，以防止继续失血[12]。

黏附

在血管壁损伤部位，VWF、胶原蛋白和纤连蛋白等内皮下分子介导血小板黏附于暴露的内皮下基质。在小动脉等的"高切"状态下，因为 VWF 通过与其受体血小板糖蛋白 Ib（GPIb）相互作用将血小板栓至内皮细胞表面，其作用尤为重要。

活化

内皮下胶原蛋白能活化血小板；因子Ⅶa 和组织因子（细胞膜提

供）相互作用后，局部反应产生凝血酶，凝血酶也能通过与血小板表面受体结合，以及触发一系列信号转导事件来活化血小板。

分泌

胶原蛋白、凝血酶、二磷酸腺苷（ADP）和肾上腺素等致聚剂，结合至血小板膜上的各自受体上，并诱导一系列的生化反应促使血小板释放其颗粒内容物（表21.4），这将促进血小板的进一步活化和聚集。

聚集

致聚剂的结合还促使血小板 GPⅡb/Ⅲa 受体的构象改变，从而暴露纤维蛋白原和 VWF 结合位点；这些分子能够在血管损伤部位桥接血小板个体，促进血小板栓子的形成和稳定。

参与凝血反应

血小板膜富含磷脂，这是凝血因子复合物反应的必要组分。

血小板功能检测

血小板聚集试验（富血小板血浆体系）

根据经典方法，富血小板血浆（PRP）悬液中的血小板能阻碍光

表 21.4　血小板颗粒的特征		
	α 颗粒	δ（致密）颗粒
每个血小板中的数量	30 ~ 50	3 ~ 7
可视性	光学显微镜（Wright 染色）、电子显微镜	电子显微镜
内容物	VWF、PDGF、PF4、TSP、FⅤ、FⅪ、蛋白 S、纤连蛋白、纤维蛋白原、IgG、P 选择素	ADP、ATP、5-羟色胺、钙

FⅤ，因子 V；FⅪ，因子 XI；IgG，免疫球蛋白 G；PDGF，血小板源性生长因子；PF4，血小板因子 4；VWF，血管性血友病因子

的透射。当加入任何一种致聚剂（胶原蛋白、凝血酶、ADP、肾上腺素），血小板发生聚集，连成一体，允许光线透过血浆。随着聚集进行，透射的光随时间增多，可绘制成时间函数曲线（图 21.2）。

- 理想情况下，波形显示了两个生理过程：第一相聚集波代表血小板初始聚集，此时血小板受体活化，并能够与纤维蛋白原等前聚集分子结合。
- 第二相聚集波表示由血小板颗粒内容物释放所促进的血小板进

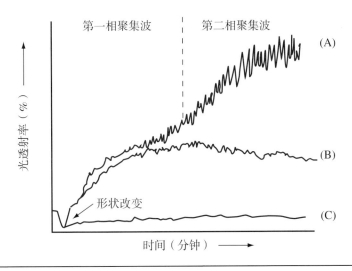

图 21.2　血小板聚集试验

血小板聚集试验包括向富血小板血浆（PRP）悬液中加入致聚剂（胶原蛋白、凝血酶、ADP、花生四烯酸或肾上腺素）；致聚剂诱导血小板聚集，并允许光透射 PRP 的血浆成分。

A. 正常情况下，致聚剂结合至其血小板受体上会引起形状改变，暂时性减少光的透射；随后，当纤维蛋白原与其受体 GP II b/III a 结合，并开始交联血小板时，可记录到血小板聚集的第一相聚集波（透射光增加）。与其他致聚剂不同，胶原蛋白不能诱导产生第一相聚集波。当信号转导事件（由血小板活化引起）最终使得纤维蛋白原与 GP II b/III a 结合增加，以及能够诱导进一步聚集的血小板颗粒释放时，出现第二相聚集波。**B. 有贮存池病（SPD）**时，由 ADP 和其他致聚剂引起的血小板聚集典型表现为初始的聚集波，但是由于血小板颗粒内容物的释放减少或缺失，随后聚集体发生分离。因为颗粒的释放主要依赖血栓素，当使用 ADP 或肾上腺素时，阿司匹林效应会产生与 SPD 相似的血小板聚集模式，但是凝血酶和胶原蛋白等更强的致聚剂，却能够绕开血栓素通路，产生正常的聚集曲线。**C.** 由于血小板表面缺乏 GP II b/III a 表达，除瑞斯托霉素以外的所有致聚剂均不能使血小板无力症患者的血小板发生聚集一步聚集。

- 通常情况下，血小板颗粒内容物（表21.4）的分泌与血小板聚集一同进行评估；每一种方法中，血小板被致聚剂刺激后释放至溶液的三磷酸腺苷都用化学发光法测定，绘制成时间函数曲线。

血小板功能分析仪

血小板功能分析仪（PFA-100™，Dade Behring 公司）可评估血小板栓子的形成，枸橼酸盐抗凝全血被吸时通过浸渍有胶原蛋白的膜孔，从而导致血小板发生活化和聚集，形成栓子；测定膜孔闭塞的时间，并与正常范围进行比较。尽管该方法可能有助于评估阿司匹林相关血小板抑制[13]，但是在检测遗传性血小板异常时却缺乏足够的敏感性和特异性[14]。

颗粒内容物测定（极少需要）

PRP 经离心后产生血小板球团；血小板膜破裂，释放细胞内/颗粒内的蛋白至裂解液中。随后评估目的分子（对于颗粒内 VWF，采用瑞斯托霉素辅因子检测）。

获得性异常

药物

最常见的获得性血小板质量异常是由使用直接或间接损害血小板功能的药物导致的；其中，阿司匹林和非甾体类抗炎药（NSAIDs）是最常见的原因（表21.5）。出现皮下出血或血小板型出血以及血小板功能检测显示异常聚集或分泌的患者，应当质疑其当前服用的药物，特别是最近开始使用非处方药、自然疗法和中草药制剂。治疗由药物诱导的血小板功能障碍导致的临床明显出血，首先包括停止使用这类不良药物，并可能需要采取额外的措施（表21.6）。

表 21.5   与血小板功能障碍有关的物质 *

针对血小板的药物

阿司匹林

NSAIDs（COX-2 抑制剂除外）

双嘧达莫（Aggrenox®）

氯吡格雷（Plavix®）

噻氯匹定（Ticlid®）

普拉格雷（Effent®）

阿昔单抗（ReoPro®）

依替巴肽（Integrilin®）

替罗非班（Aggrastat®）

麻醉剂

狄布卡因

普鲁卡因

氟烷

抗生素

青霉素（青霉素 G、替卡西林、萘夫西林、哌拉西林、甲氧西林、氨苄西林）

头孢菌素类（头孢唑林、头孢噻肟）

呋喃妥因

化疗药

卡莫司汀

柔红霉素

普卡霉素

精神科药物

选择性 5- 羟色胺再摄取抑制剂（如氟西汀、帕罗西汀、舍曲林）

三环类抗抑郁药（如丙咪唑、阿米替林、去甲替林）

其他药物

硝酸盐

抗组胺药（苯海拉明、氯苯那敏）

乙醇

续表

其他药物

ω-3 脂肪酸（二十碳五烯酸）

"木耳"蘑菇

X 线造影剂

* 这些药物中的大多数已经被报道可引起血小板聚集或出血时间异常，而不是出血

Adapted from George JN，Shattil SJ.Acquired disorders of platelet function.In：Hoffman R，Benz EJ，Shattil SJ，et al.，eds.Hematology：Basic Principles and Practice.3rd ed.New York，NY：Churchill Livingstone；2000；2174.）

表 21.6 血小板质量异常疾病的治疗

分类	侵入性操作前的预防 *,**	出血治疗 *,**
获得性缺陷		
药物性	操作前停用药物 ≥ 7 天（阿司匹林，氯吡格雷，普拉格雷）或 ≥ 6 ~ 12 小时（依替巴肽）或 ≥ 24 ~ 48 小时（阿昔单抗）	停用药物，输注血小板直到药物被清除和（或）达到止血
MDS/MPD	输注血小板（只有当血小板明显减少或之前有出血史时）	输注血小板
肾衰竭	在操作前输注血小板；DDAVP†；冷沉淀；ESA；血液透析	输注血小板，DDAVP†，冷沉淀，高剂量雌激素；血液透析需维持 Hct > 30%‡
体外循环相关	（不适用）	如果临床上明显出血则输注血小板
遗传缺陷		
Bernard-Soulier 综合征§	血小板；r Ⅶ a；DDAVP†	血小板；r Ⅶ a；DDAVP†
血小板无力症§	血小板；r Ⅶ a§§；DDAVP† 妊娠：分娩及产后 3 ~ 14 天输注血小板	血小板；r Ⅶ a§§；DDAVP†
贮存池病	血小板；DDAVP†,¶；r Ⅶ a	血小板；DDAVP†,¶；r Ⅶ a
信号转导异常	血小板；DDAVP†	血小板；DDAVP†

* 排序不分先后

** 在大多数病例中，抗纤溶剂可以作为主要措施的辅助；见表 21.3 中的剂量

† 见表 21.3 中 DDAVP 的剂量

（续标注）

‡ 可以通过典型的红细胞输注使用 ESA

§ 另外，妇女月经期用于控制月经过多不是常规需要

§§ 一些临床医生使用 r Ⅶ a 来节约血小板输注和减少同种抗体形成的可能性（见正文）

¶ DDAVP 在致密颗粒缺失比 α 颗粒缺失中更不可能有效

Amicar，氨基己酸；ASA，阿司匹林；cryo，冷沉淀；DDAVP，醋酸去氨加压素；ESA，促红细胞素；Hct，血细胞比容；MDS/MPD，骨髓增生异常综合征 / 骨髓增殖性疾病；rh Ⅶ a 重组人第Ⅶa 凝血因子

- 阿司匹林不可逆地抑制血小板的环加氧酶（COX-1），后者负责膜相关的花生四烯酸向血栓素 A2（TxA2）转化；这一抑制在整个血小板的生命周期中（7 ~ 10 天）都持续存在。血小板聚集试验（图 21.2）显示对大多数致聚剂的反应性下降，包括低浓度凝血酶和胶原蛋白，但对高浓度凝血酶和胶原蛋白的聚集正常。使用 PFA-100 系统，阿司匹林引起的血小板功能障碍在肾上腺素 - 胶原蛋白试剂孔径闭塞时间明显增加，而 ADP-胶原蛋白试剂不受影响 [13]。

- 非甾体类抗炎药可逆地抑制血小板 COX-1；只有在循环中存在药物时，抑制效果才能维持。COX-2 的选择性抑制剂并不结合或损伤 COX-1。

- 血小板糖蛋白Ⅱb - Ⅲa 抑制剂常与肝素联用，治疗急性冠脉综合征的患者或用于经皮冠状动脉介入治疗的前后。依替巴肽是一种与 GPⅡb - Ⅲa 受体结合的小分子，可抑制后者结合其配体、纤维蛋白原、VWF 等，妨碍血小板聚集。阿昔单抗是一种抗 GPⅡb - Ⅲa 的单克隆抗体，它也能抑制这些聚集前配体的结合。由于抗体的 Fc 部分与肝和脾中单核巨噬细胞的 Fc 受体相互作用，阿昔单抗结合的血小板能被加速清除，在部分病例中（< 1.0%）可导致严重的血小板减少。

- 噻氯匹定、氯吡格雷和普拉格雷不可逆地抑制 ADP 与血小板膜上相应的受体结合，损害了纤维蛋白原与 GPⅡb - Ⅲa 的 ADP 依赖性结合，减少了血小板聚集。已有报道服用噻氯匹定的患者中中性粒细胞减少和再生障碍性贫血的发生率增加；也有 TTP 患者使用噻氯匹定的报导，但使用氯吡格雷的人更少 [15]。

- 双嘧达莫常与阿司匹林联用，防止复发性卒中或短暂性脑缺血发作。它通过对细胞内环磷酸腺苷（AMP）的作用抑制 ADP 和胶原纤维诱发的血小板聚集。
- 其他物质。选择性 5- 羟色胺再摄取抑制剂可能通过减少血小板致密颗粒的 5- 羟色胺含量来影响血小板功能[16]。ω-3 脂肪酸可扰乱血小板磷脂膜，干扰通常在血小板表面进行的凝集反应[17]。

骨髓增生异常 / 骨髓增生性疾病

在骨髓增生异常和骨髓增生性疾病（慢性粒细胞白血病、原发性血小板增多症、真性红细胞增多症和原发性骨髓纤维化）中所产生的血小板可出现异常的受体 - 配体作用、无效的信号转导或血小板颗粒内容物分泌减少。少数患者这些异常可导致出血[18]。

肾衰竭 / 尿毒症

肾功能受损者的血小板聚集实验结果经常异常。虽然血浆尿素本身不引起这一情况，但 VWF 功能失调、一氧化氮或 cGMP 产物的增加等因素可导致临床上严重的出血，特别是胃肠道出血。DDAVP（标准剂量）、冷沉淀和大剂量雌激素（Premarin，单剂量 50mg）对尿毒症相关出血的治疗有效。由于血管内存在足够数量的红细胞可能利于血小板与血管壁的相互作用，对出血的肾衰竭相关贫血患者建议输注红细胞或促红细胞生成素，以使红细胞比容维持在 30% 以上[19]。如果其他措施无效且仍在出血，输注血小板可能暂时有益。如果尿毒症患者出现血浆中可透析物质所致的血小板功能缺陷，血液透析可能同样暂时有益[19]。

冠状动脉旁路移植

冠状动脉旁路移植可引起血小板数量和功能缺陷[20]。当血液通过体外氧合循环时，血小板接触到体外循环系统的人工物质表面并被激活；还会受到扭转损伤而破碎。这两种现象均导致血小板被加速清除。冠状动脉旁路移植之后，大多数患者可见血小板计数减少，血涂片中血小板形态异常和体外血小板聚集减弱，但外循环后这些影响通常持续 24 ~ 48 小时。严重出血者可给予血小板输注。

遗传性疾病

遗传性血小板功能疾病罕见，但可造成不同程度的血小板型的出血（通常在 10 岁前开始发病）[11]。临床上，遗传性血小板功能疾病也可能保持静止状态，直至因重大止血问题而发病（表 21.6）。创伤性操作之前的预防和显著出血的治疗可能需要输注正常血小板，而早期合用抗纤溶药可减少输注需求。对有正常致密颗粒的血小板疾病当单纯输注血小板无效时，DDAVP 与重组 VII a 因子合用可能有效（表 21.6）。

伯 - 苏综合征

伯 - 苏综合征（Bernard-Soulier sydrome，BSS）有特征性的三联症，包括大血小板、中度血小板减少和出血时间延长；该病患者血小板表面血小板糖蛋白 Ib-IX（VWF 的受体）减少或异常表达。BSS 呈常染色体隐性遗传，除瑞斯托霉素外，所有致聚剂的血小板聚集实验均正常。BSS 与 VWD 的区别在于，在 BSS 中瑞斯托霉素诱导的血小板聚集减少可以被加入的正常血小板纠正，而 VWD 能被加入的正常血浆纠正（其中含足够的 VWF）。诊断可由血小板流式细胞的分析来确认。

Glanzmann 血小板无力症

Glanzmann 血小板无力症（Glanzmann thrombasthenia）是一种表达于血小板表面的 GP II b - III a 质量或数量异常的常染色体隐性疾病[21]。由于没有足够有功能的 II b - III a 来结合纤维蛋白原和 VWF（两者均交联血小板），血小板的聚集明显受损（图 21.2）。患者在婴儿期就可出现皮肤黏膜出血。妊娠患者，可能伴有产妇和胎儿出血，1/3 女患者可发生原发性产后出血（至多到产后 20 天）[22]。在一些病例中，同种抗体会拮抗丢失或缺陷的血小板整合素，可能会降低血小板输注效果，这意味着重组 VIIa 因子可作为血小板输注的备选措施[23]。诊断可由血小板流式细胞的分析来确认。

贮存池病

贮存池病（SPD）特点是血小板颗粒数量或内含物异常[24]，可见 α 颗粒、致密颗粒或两种颗粒同时缺陷（表 21.4）。ADP 引起的血小板聚集通常显示第一相聚集波，但因为可加强凝集反应的颗粒内容物释放异常，随后的聚集波分离（图 21.2）。大多数患者的出血时间延长，导致不同的出血体质。比较常见的是，病人存在颗粒但有释放缺陷，释放颗粒内容物所必需的信号有缺陷。

- 白化病相关贮存池病发生在 Hermansky-Pudlak 综合征和 Chediak-Higashi 综合征等以眼皮肤白化病为特征的患者。这些患者中，致密颗粒、溶酶体和黑色素体生物合成受损，可引起致密颗粒的数量减少。
- 非白化病相关贮存池病发生在其他多种情况（血小板减少伴桡骨缺失综合征、Ehlers-Danlos 综合征、Wiskott-Aldrich 综合征、成骨不全症）。致密颗粒的缺陷可能更多的涉及内容物而不是颗粒数，也可合并 α 颗粒异常（α-δSPD）[25]。可在电子显微镜下观察减少或空缺的致密颗粒。
- 灰色血小板综合征是一种以血小板 α 颗粒异常、血小板减少和骨髓纤维化为特征的罕见遗传疾病，常有近亲关系。通常存在终身的轻至中度皮肤黏膜出血史。血涂片复查通常显示缺乏嗜苯胺蓝颗粒而导致瑞特染色后表现为"灰色"的无颗粒血小板。与致密颗粒缺乏不同的是，肾上腺素、ADP 和花生四烯酸的血小板聚集试验往往正常，而凝血酶和胶原蛋白的结果不一定。可用电子显微镜证实诊断。
- 魁北克血小板症[26] 是一种极为罕见的疾病，其特征是 α 颗粒内容物异常、轻度的血小板减少所致的中度出血体质。出血对血小板输注无反应。PLAU 基因的串联重复突变导致患者血小板内尿激酶型纤溶酶原激活物增加。

斯科特综合征

斯科特综合征（Scott syndrome）是一种极为罕见的疾病，其特征性表现血小板膜外表面磷脂酰丝氨酸表达不足及凝血因子结合缺陷，

导致自发性出血 [27]。患者 TMEM16F 蛋白可能存在功能缺失突变 [28]。

先天性信号转导异常

此类包括受体 - 配体（致聚剂）的相互作用、G 蛋白激活、血小板酶活性和信号蛋白磷酸化中的缺陷 [12]。

孤立性特定实验室缺陷

正常止血表型患者，偶尔表现出一个或多个致聚剂对血小板凝集试验的聚集减少或不聚集（少见）。异常者，可能是基因决定的，也许反映了血小板对某些配体反应的个体差异，并不一定表示自发性或外伤引起的出血风险增加，除非先前已证明有出血倾向。

其他情况

梅 - 海异常（May-Hegglin anomaly）[29] 表现为轻度至中度的血小板减少、大血小板和白细胞内含特征性嗜苯胺蓝物质（Dohle 小体）。大血小板意味着质的异常，但患者通常没有明显出血，且血小板聚集试验正常。作为一种常染色体显性遗传疾病，它是非肌肉肌球蛋白重链 Ⅱ A 突变的一种表现，涉及 Sebastian 综合征、Fechtner 综合征和 Fechtner 综合征等相关疾病。这些疾病的特征是有不同程度的感觉神经性失聪、肾炎、白内障和白细胞内含物异常。艾曲波帕已经被用于治疗某些血小板严重减少患者，患者的出血症状得到缓解 [30]。

参考文献

1. Levi M. Disseminated intravascular coagulation: a disease-specific approach. *Semin Thromb Hemost.* 2010;36(4):363-365.
2. Levi M, Schultz M, van der Poll T. Disseminated intravascular coagulation in infectious disease. *Semin Thromb Hemost.* 2010;36(4):367-377.
3. Thachil J, Toh CH, Levi M, Watson HG. The withdrawal of Activated Protein C from the use in patients with severe sepsis and DIC [Amendment to the BCSH guideline on disseminated intravascular coagulation]. *Br J Haematol.* 2012; 157(4):493-494.
4. Wiedermann CJ, Kaneider NC. A systematic review of antithrombin concentrate use in patients with disseminated intravascular coagulation of severe sepsis. *Blood Coagul Fibrinolysis.* 2006;17(7):521-526.
5. Stenczer B, Molvarec A, Szabo G, et al. Circulating levels of thrombospondin-1 are decreased in HELLP syndrome. *Thromb Res.* 2012;129(4):470-473.
6. Chang H, Kuo MC, Shih LY, et al. Clinical bleeding events and laboratory coagulation profiles in acute promyelocytic leukemia. *Eur J Haematol.* 2012;88(4):321-328.
7. Streiff MB. The National Comprehensive Cancer Center Network (NCCN) guidelines on the management of venous thromboembolism in cancer patients. *Thromb Res.* 2010;125(suppl 2):S128-133.

8. Favaloro EJ. Diagnosis and classification of von Willebrand disease: a review of the differential utility of various functional von Willebrand factor assays. *Blood Coagul Fibrinolysis.* 2011;22(7):553-564.

9. Nichols WL, Hultin MB, James AH, et al. von Willebrand disease (VWD): evidence-based diagnosis and management guidelines, the National Heart, Lung, and Blood Institute (NHLBI) Expert Panel report (USA). *Haemophilia.* 2008;14(2):171-232.

10. James AH, Kouides PA, Abdul-Kadir R, et al. Von Willebrand disease and other bleeding disorders in women: consensus on diagnosis and management from an international expert panel. *Am J Obstet Gynecol.* 2009;201(1):12 e11-18.

11. Lambert MP. What to do when you suspect an inherited platelet disorder. *Hematology Am Soc Hematol Educ Program.* 2011;2011:377-383.

12. Rao AK, Gabbeta J. Congenital disorders of platelet signal transduction. *Arterioscler Thromb Vasc Biol.* 2000;20(2):285-289.

13. Crescente M, Di Castelnuovo A, Iacoviello L, Vermylen J, Cerletti C, de Gaetano G. Response variability to aspirin as assessed by the platelet function analyzer (PFA)-100. A systematic review. *Thromb Haemost.* 2008;99(1):14-26.

14. Hayward CP, Harrison P, Cattaneo M, Ortel TL, Rao AK. Platelet function analyzer (PFA)-100 closure time in the evaluation of platelet disorders and platelet function. *J Thromb Haemost.* 2006;4(2):312-319.

15. Zakarija A, Kwaan HC, Moake JL, et al. Ticlopidine- and clopidogrel-associated thrombotic thrombocytopenic purpura (TTP): review of clinical, laboratory, epidemiological, and pharmacovigilance findings (1989–2008). *Kidney Int Suppl.* 2009(112):S20-24.

16. Meijer WE, Heerdink ER, Nolen WA, Herings RM, Leufkens HG, Egberts AC. Association of risk of abnormal bleeding with degree of serotonin reuptake inhibition by antidepressants. *Arch Intern Med.* 2004;164(21):2367-2370.

17. Cohen MG, Rossi JS, Garbarino J, et al. Insights into the inhibition of platelet activation by omega-3 polyunsaturated fatty acids: beyond aspirin and clopidogrel. *Thromb Res.* 2011;128(4):335-340.

18. Vladareanu AM, Vasilache V, Bumbea H, Onisai M. Platelet dysfunction in acute leukemias and myelodysplastic syndromes. *Rom J Intern Med.* 2011;49(1):93-96.

19. Hedges SJ, Dehoney SB, Hooper JS, Amanzadeh J, Busti AJ. Evidence-based treatment recommendations for uremic bleeding. *Nat Clin Pract Nephrol.* 2007;3(3):138-153.

20. Flaujac C, Pouard P, Boutouyrie P, Emmerich J, Bachelot-Loza C, Lasne D. Platelet dysfunction after normothermic cardiopulmonary bypass in children: effect of high-dose aprotinin. *Thromb Haemost.* 2007;98(2):385-391.

21. Nurden AT, Fiore M, Nurden P, Pillois X. Glanzmann thrombasthenia: a review of ITGA2B and ITGB3 defects with emphasis on variants, phenotypic variability, and mouse models. *Blood.* 2011;118(23):5996-6005.

22. Siddiq S, Clark A, Mumford A. A systematic review of the management and outcomes of pregnancy in Glanzmann thrombasthenia. *Haemophilia.* 2011;17(5):e858-869.

23. Fiore M, Firah N, Pillois X, Nurden P, Heilig R, Nurden AT. Natural history of platelet antibody formation against alphaI-Ibbeta3 in a French cohort of Glanzmann thrombasthenia patients. *Haemophilia.* 2012;18(3):201-209.

24. Sandrock K, Zieger B. Current strategies in diagnosis of inherited storage pool defects. *Transfus Med Hemother.* 2010;37(5):248-258.

25. White JG, Keel S, Reyes M, Burris SM. Alpha-delta platelet storage pool deficiency in three generations. *Platelets.* 2007;18(1):1-10.

26. Paterson AD, Rommens JM, Bharaj B, et al. Persons with Quebec platelet disorder have a tandem duplication of PLAU, the urokinase plasminogen activator gene. *Blood.* 2010;115(6):1264-1266.

27. Flores-Nascimento MC, Orsi FL, Yokoyama AP, et al. Diagnosis of Scott syndrome in patient with bleeding disorder of unknown cause. *Blood Coagul Fibrinolysis.* 2012;23(1):75-77.

28. Lhermusier T, Chap H, Payrastre B. Platelet membrane phospholipid asymmetry: from the characterization of a scramblase activity to the identification of an essential protein mutated in Scott syndrome. *J Thromb Haemost.* 2011;9(10):1883-1891.

29. Filanovsky K, Shvidel L, Vorst E, Berrebi A, Shtalrid M. The May-Hegglin anomaly. *Eur J Haematol.* 2009;83(4):390.

30. Pecci A, Gresele P, Klersy C, et al. Eltrombopag for the treatment of the inherited thrombocytopenia deriving from MYH9 mutations. *Blood.* 2010;116(26):5832-5837.

22

静脉血栓栓塞

Elisabet E. Manasanch 和 Jay N. Lozier

唐雅琼　译　吴德沛　审校

静脉血栓栓塞（venous thromboembolism，VTE）是美国人一个主要的健康问题，预计年发病超过 90 万例 [1]。10 万人年患病人数为 117 人，多见于育龄期妇女、45 岁以上男性及老年人（老年人发病率可高达 5 倍以上）。肺栓塞（pulmonary embolism，PE）约占 60%，常与深静脉血栓（deep venous thrombosis，DVT）伴随出现，死亡率高；住院患者常有漏诊，实际发病率可能更高 [2-3]。慢性 VTE 相关的肺动脉高压是 PE 的晚期并发症，随访 4 年的发病率在 1% ~ 4%，所有病例均在 2 年内发现 [4-5]。DVT 好发于下肢血管，所有静脉均可累及。上肢 DVT 占总数的 1% ~ 5%，常与长期中心静脉置管、易栓症和（或）肿瘤相关 [6]。临床试验显示上肢 DVT 发生后，随之肺栓塞的发病率高达 36% [7]，而上肢 DVT 伴随的致命性肺栓塞的发生率低于下肢 DVT。

深静脉血栓及肺栓塞

DVT 常作为 PE 的前驱症状，两者也可同时出现症状，或出现 PE 症状而无明显 DVT 表现，可能与肺血管中新生血栓形成完全栓塞而静脉血管尚未完全阻塞有关。尸检显示部分 PE 患者未发现 DVT 的病理学证据 [8]。DVT 及 PE 的症状及体征见表 22.1 [7,9]。

表 22.1　静脉血栓栓塞的症状及体征

症状 / 体征	发生率（%）
深静脉血栓	
下肢肿胀	88
疼痛	56
压痛	55
红疹	34
Homan 征	13
可触及的条索状物	6
肺栓塞	
呼吸困难	77
呼吸急促	70
心动过速	43
缺氧 / 发绀	18
咯血	13
晕厥	10
低血压	10

　　血栓后综合征（postthrombotic syndrome，PTS）是 DVT 的重要并发症，由于血流不畅及静脉瓣膜损伤引发的静脉高压引起，症状轻可表现为轻度水肿、不适，重可出现肢体肿胀、活动受限、疼痛及溃疡。按照 Villalta 评分 [10]，根据症状体征的累积评分对 PTS 进行严重度评估（表 22.2）。

　　DVT 急性发作后 PTS 的发生率为 23% ～ 60% [11]；合并皮肤破裂、溃疡的重度致残性 PTS 较为少见（低于 10%），大多 DVT 伴轻度 PTS。有趣的是，对侧肢体可出现 PTS 症状，而不伴有前期 DVT 表现 [11]；可能与下腔静脉（IVC）的隐匿性梗阻相关。DVT 诊断后可予合适的弹力袜（20 ～ 40 mmHg 的压力）预防血管急性扩张，避免瓣膜的不可逆性损伤。如果下肢血流淤滞，循环不畅，应慎用或不用弹力袜，避免增加的压力造成血流中断。经治疗（溶栓或取栓）血流部分恢复后，可再次考虑用弹力袜减轻急性期症状及 PTS 发生。合

表 22.2　Villalta 评分评估血栓后综合征（PTS）

症状
疼痛
痉挛
气闷
感觉异常
皮肤瘙痒
临床体征
水肿
静脉扩张
色素沉着
红疹
脂性硬皮病（皮肤硬化）
下肢压痛

PTS 的临床特征。总分按照症状及体征评分累积相加，分别为 0 分（无症状 / 体征），1 分（轻度），2 分（中度），3 分（重度）。总分在 0 ~ 4 分，无 PTS；5 ~ 14 分，轻中度 PTS；≥ 15 分或合并静脉性溃疡，重度 PTS

适的弹力袜可使 PTS 发生率下降 50%[12]。弹力袜可作为运动康复疗法的辅助治疗，但不能替代抗凝治疗。不能达到 20 ~ 40 mmHg 压力的弹力袜则达不到预期效果，甚至起反作用，如弹力袜的上端下滑形成一个松的压力带，影响下肢血液回流。然而，弹力袜对上肢 DVT 未显示获益，可能与上肢流体静压较小有关。

　　血栓发生在腘静脉分支以下称为末梢 DVT，多见于腓静脉（约占 71%）[13]。无论是否抗凝治疗，PE 的发生率极小；半数患者血栓可播撒至下肢末梢静脉，不超过 5% 的患者可播撒至邻近的深静脉[13-14]。孤立的下肢 DVT 可在 3 个月内溶解[13]。这种情况下抗凝治疗的风险（0 ~ 6% 的出血风险）与获益（较少播散）基本相当，因此抗凝治疗的必要性存在争议。近期一项系统性综述提出抗凝治疗与无创性的连续成像分析为同等有效的治疗选择[15]。长期随访发现约 5% 的患者合并 PTS，但无皮肤溃疡等重度表现[15]。

深静脉血栓成像

静脉造影是 DVT 诊断的金标准，需注射显影剂，是一种有创操作，并且需要有经验的医师完成；此外，静脉造影需患者至透视检查，对于合并其他并发症正在接受重症监护的患者则不适用。目前临床上超声检查应用更加广泛。相比较来看，超声检查无创、更方便，不需使用显影剂而无过敏风险。多普勒超声设备可便携至床边完成检查。但由于超声检查受肠腔气体的干扰，静脉造影对于末梢血管、盆腔内腔静脉或髂静脉 DVT 诊断更有优势，可用于超声检查不适用或 DVT 必须明确诊断的情况。超声检查对近端血管 DVT 较末梢血管更为敏感。

加压超声诊断将血栓的直接显像与血管的不可压缩性结合，诊断 DVT 的敏感性在 89% ~ 96%，特异性在 94% ~ 99%。然而，对于无症状的 DVT，加压超声诊断的敏感性显著降低（47% ~ 62%）[16]。当未能确诊的末梢 DVT 向近端转移，连续超声检测（较静脉造影风险小）可提高诊断敏感性。此外，超声可准确鉴别类似 DVT 表现的其他疾病如贝克氏囊肿。阻抗容积图有助于区分新发或复发 DVT，特别是在既往 DVT 未治愈的情况下。

磁共振静脉血管成像（MRV）及静脉造影（CTV）可无创性诊断 DVT。前瞻性研究比较 CTV 与静脉超声诊断 DVT，结果显示 CTV 诊断敏感性为 100%，特异性为 96% ~ 100%[17-18]。CTV 联合计算机断层扫描血管造影可用于疑诊 PE 的患者。然而，CTV 需静脉注射显影剂。一项前瞻性双盲研究报道非增强 MRV 直接成像诊断 DVT 敏感性 > 94%，特异性 > 90%[19]。CTV 及 MRV 主要优势在于深腹部、骨盆及下肢静脉可成像。此外，MRV 无需增强，可减少风险（如慢性肾病患者出现钆相关的系统性纤维化 [20-21]）。与超声检查相比，MRV 主要缺点包括费用问题、实用性、专家阅片及可能需注射造影剂。

肺栓塞诊断：超声心动图、心电图及 X 线

目前认为 PE 是由下肢 DVT 血栓脱落引起。上肢血管 DVT 引发

的栓塞较为少见，但由于肿瘤化疗或长期胃肠外治疗采用的中心静脉置管增多，上肢 DVT 相关的 PE 较前增多。IVC（特别是肾癌相关的）或右心室壁血栓引发的 PE 较为少见。有趣的是，研究发现急性创伤患者 [8] 肺栓塞可不伴 DVT，推测可能为原位肺血栓引发的栓塞。肺栓塞诊断的显像技术包括肺动脉造影（金标准）、CT 血管造影、肺通气血流灌注显像及 MRI。超声心动图确诊的右心室高压支持右心衰患者进行溶栓治疗。心电图及螺旋 CT 对于周围肺血管的 PE 敏感性较低。重症病例胸部 X 线可见 Hampton hump 症（楔形阴影，尖端指向肺门）或局灶性血流灌注缺失。PE 的胸片、心电图及超声心动图等辅助检查特征见表 22.3。

静脉血栓栓塞的实验室诊断

D- 二聚体测定是一种重复性好、可自动化的定量检测，可辅助

表 22.3　肺栓塞诊断的辅助检查

胸片
Hampton Hump 症
局灶性血流灌注缺失（Westermark 症）
血栓临近的肺动脉扩张
肺不张
胸腔积液
横膈上移
心电图
新发的右束支传导阻滞
SIQ3T3 改变（急性肺心病特征）
室上性心律失常
超声心动图
右室扩张，常合并心肌运动功能减退
肺动脉扩张
右心室壁血栓
三尖瓣反流
下腔静脉的吸气性塌陷缺失

影像学检查排除诊断 PE 或 DVT [22-24]。纤溶酶降解血栓后，纤维蛋白凝块通过交联形成 D- 二聚体及其他纤维蛋白降解产物，是纤溶过程的标记物。乳胶凝集试验通过稀释患者血浆检测 D- 二聚体，能半定量反映纤维蛋白降解产物。如果预测患者发生 VTE 可能性较低，D- 二聚体 ELISA 检测为阴性，VTE 诊断可基本排除。VTE 确诊的特异性较低，需更进一步的诊断性试验，如增高的 D- 二聚体可提示病因。多种情况可引起 D- 二聚体增高，包括恶性肿瘤、妊娠、败血症、镰状细胞危象、急性心肌梗死、心肺复苏、重度出血、创伤及近期手术。由于 VTE 治疗尚无指南推荐的疗程，监测 D- 二聚体有助于指导抗凝治疗 [25]。

PROLONG 研究关于特发性 VTE 患者予 3 个月维生素 K 拮抗剂（VKAs）抗凝，治疗后 1 个月检测 D- 二聚体阳性，VTE 复发风险高，延长抗凝时间可减轻复发风险。随访 18 个月，D- 二聚体阳性患者继续抗凝治疗血栓复发风险为 2.9%，未能继续抗凝的患者复发率为 15% [26]。复发的校正风险为 4.26（95% CI 1.23 ~ 14.6，P = 0.02）。一项随访研究 PROLONG Ⅱ 分析无明显诱因且 D- 二聚体正常的 VTE 患者，在停用 VKAs 一个月后重复监测 D- 二聚体。该研究在起始阶段、研究中每两个月分别行 D- 二聚体检测，直至随访 13 个月；初始 D- 二聚体阴性的患者中，14% 在 3 个月后转为阳性。此外，10% ~ 15% 的患者在随后的监测中出现 D- 二聚体异常，随访 9 个月时异常患者降至 8% ~ 10%。大多患者初诊时或 30 天时出现 D- 二聚体异常，在随访期将持续异常，且复发风险高。随访 3 个月时 D- 二聚体异常的患者复发率为 22.6%（95% CI 10% ~ 41%），D- 二聚体正常的患者为 4.6%（95% CI 2% ~ 9%）（P = 0.003）[27]。D- 二聚体的持续监测有助于区分出低复发风险患者，低风险患者抗凝治疗可暂停。一项多中心前瞻性临床试验（DULCIS，http：//clinicaltrials.gov：NCT00954395）正在进一步研究中。

深静脉血栓在下肢末梢血管以外的区域

DVT 除了累及下肢血管，还可出现在其他部位如上肢静脉（特

别是肿瘤患者化疗行中心静脉置管），或胸腹腔静脉。双侧上肢血管
DVT 较为少见，如果发生应注意排除肿瘤。上述部位的 DVT 即使
不伴 PE，同样较为凶险。围术期内脏静脉合并 DVT 较为常见，相
比开腹手术，腹腔镜手术更易出现 DVT。无明显诱因的内脏血管
DVT 应注意排查凝血系统异常，如抗凝蛋白的缺失、肿瘤或血液系
统疾病，后者如骨髓增殖性疾病（MPD）或阵发性睡眠性血红蛋白
尿（PNH）。

　　门静脉血栓是常见的手术并发症，特别是发生在脾切除手术、
妊娠或腹膜炎中。对于无明显诱因的血栓，应注意排查抗磷脂抗
体、蛋白 C、蛋白 S 或抗凝血酶 Ⅲ（较少见）缺失；因子 V Leiden
及促凝血酶 20210 基因多态性的患者较正常人群发生血栓概率增
高。大多数 MPD 患者合并 Janus 2 酪氨酸激酶 V617F 克隆性突变
（JAK2V617F），在 45% 的 BCS 及 34% 的门静脉血栓患者中也发现
该突变。门静脉及肝静脉血栓的易栓因素见表 22.4 [28-30]。

　　内脏静脉血栓的治疗包括抗凝、溶栓，极少数肝衰竭患者可考虑
行原位肝移植。此外，真性红细胞增多症或原发性血小板增多症引发
的内脏静脉血栓予清除红细胞或血小板可能有效。

表 22.4　门静脉或肝静脉栓塞的易栓因素发生率

	门静脉栓塞（%）	肝静脉栓塞 **Budd-Chiari** 综合征（BCS） （%）
抗磷脂抗体或狼疮抗凝物	11	5 ~ 19
蛋白 C 缺失	0 ~ 7	9 ~ 20
蛋白 S 缺失	2 ~ 30	0
抗凝血酶	1 ~ 5	0
FV Leiden	3 ~ 13	22 ~ 26
凝血酶原 20210	3 ~ 35	5 ~ 6
骨髓增殖性疾病（PV，ET）	17 ~ 22	28 ~ 31
MTHFR C677T 突变	4 ~ 45	0

ET，原发性血小板增多症；PV，真性红细胞增多症

获得性易栓状态

肝素诱导的血小板减少及肝素诱导的血小板减少合并血栓

肝素诱导的血小板减少（HIT）是一种由普通肝素（UFH）引起的易栓状态，在低分子肝素（LMWH）中较为少见，但 LMWH 可与 UFH 交叉反应加重 HIT。在抗体阳性的患者中，即使小剂量 UFH 暴露，包括静脉导管的冲管，也可能诱导 HIT 甚至血栓形成。IgG 抗体可识别血小板因子 4- 肝素（PF4/H）大分子复合物，通过与血小板 Fcγ II a 受体结合活化血小板，然而仅约 10% 的抗 PF4/H 抗体有血小板活化功能 [31]。这种活化作用在体内动静脉中均有促血栓形成作用。HIT 是一个"临床病理综合征"，诊断依赖临床表现及实验室检查支持。一般来说，肝素使用后 5 ～ 9 天血小板计数开始下降。肝素应用后 100 天可出现血小板减少和血栓。可采用以下临床评分系统对 HIT 发病风险进行评估：4Ts [32] 及最新提出的 HIT 专家组概率（HEP）评分 [33]（表 22.5 和表 22.6）。

低分值提示血小板活化检测阳性率＜ 2%。目前有两种检测方法：酶联免疫试验，如 ELISA 测定 PF4/H 抗体；血小板活化 / 聚集试验：向患者富血小板血浆加入肝素，检测血小板的自发聚集。体外肝素诱导血小板释放 5- 羟色胺，可作为血小板活化的标志物；当血小板富含放射性 5- 羟色胺时，血小板聚集试验敏感性增高，是目前敏感性最高的检测方法。ELISA 检测假阳性率较高，检测的特异性受临床发生率影响，阴性结果通常可以排除 HIT 的诊断。

HIT（伴或不伴血栓）的抗凝治疗药物主要包括两种：直接凝血酶抑制剂，如重组水蛭素、比伐卢定及阿加曲班，阿加曲班在被美国批准用于治疗 HIT；Xa 因子抑制剂磺达肝癸，被批准用于 DVT 预防及治疗，越来越多文献报道磺达肝癸能有效治疗 HIT [34]。不同于传统的 LMWH 如依诺肝素、达肝素、亭扎肝素，与抗 PF4/H 抗体产生交联反应并活化血小板，磺达肝癸结合抗 PF4 抗体，对血小板无活化作用。磺达肝癸与 Xa 因子不可逆性结合，半衰期长（17 小时），可预防高凝状态的反复，但发生出血时不能逆转。肾功能不全的患者需

表 22.5　肝素相关性血小板减少发生的预测评估

4Ts 分类	2 分	1 分	0 分
血小板减少	血小板计数较基线下降 > 50% 且血小板最低值 ≥ 20×10⁹/L	血小板计数较基线下降 30% 至 50% 或血小板最低值在（10 ~ 19）×10⁹/L	血小板计数较基线下降 < 30% 或血小板最低值 < 10×10⁹/L
血小板计数下降时间	明确 5 ~ 10 天内血小板下降，或肝素应用后 30 天内，血小板在 1 天内下降	5 ~ 10 天内血小板下降，但具体时间不明；或肝素应用 10 天后血小板下降；或既往肝素应用 30 及 100 天，血小板在 1 天内下降	4 天内血小板下降且无近期肝素应用史
血栓栓塞	新发血栓、皮肤坏死或普通肝素应用后急性全身反应	血栓或临床疑诊的血栓栓塞	无血栓或肝素应用前的血栓产生
其他原因相关的血小板减少	无明显其他原因	可能的其他原因	很可能的其他原因

轻度 ≤ 3 分；中度 ≤ 5 分；高度 ≤ 8 分

调整剂量。重组水蛭素和阿加曲班半衰期较短（< 2 小时），需持续静脉输注，且需监测 PTT。狼疮抗凝剂（LAC）和（或）高滴度的Ⅷ因子水平可分别引起凝血时间延长或缩短，进而干扰检测结果。当存在 LAC 干扰监测时，可采用公式计算所需阿加曲班剂量而不需监测指标 [35]。Ecarin 是一种促进纤维蛋白原转化为纤维蛋白的蛇毒，不受 LAC 或Ⅷ因子水平的影响，通过分析 Ecarin 凝血时间可直接监测阿加曲班或其他直接凝血酶抑制剂水平 [36]。重组水蛭素具有抗原性，抗体形成过程可引起过度抗凝。肾功能不全的患者禁用重组水蛭素。比伐卢定（批准用于 HIT 特别是接受经皮冠状动脉介入治疗患者）及阿加曲班均通过肝排泄，不具有抗原性，作用时间短，肝疾病患者应慎用。急性 HIT 应用华法林发生静脉性坏疽风险高，可能与快速清除

表 22.6　肝素相关性血栓的专家组概率评分

临床特征	分值
血小板下降程度	
＜ 30%	−1
30 ~ 50%	1
＞ 50%	3
肝素暴露后血小板下降时间	
＜ 4 天	−2
4 天	2
5 ~ 10 天	3
11 ~ 14 天	2
＞ 14 天	−1
血小板计数最低值	
≤ 20 000/μl	−2
＞ 20 000/μl	2
血栓	
肝素暴露后新发的静脉血栓栓塞（VTE）/ 动脉血栓栓塞（ATE）＞ 4 天	3
肝素治疗中 VTE/ATE 进展	2
皮肤坏死	3
急性全身性反应	2
出血	−1
其他原因	
慢性血小板减少	−1
药物	−2
重度感染	−2
重度弥散性血管内凝血（DIC）	−2
动脉内留置装置	−2
96 小时内的心肺分流	−1
无其他明显病因	3

评分为 2 分，评估 HIT 敏感性 100%，特异性 60%。5 分评估 HIT 敏感性 86%，特异性 88%

半衰期短（6 ~ 7 小时）、维生素依赖的蛋白 C 有关，华法林的使用应延迟至血小板计数大于 150 000/μl。

肾病综合征

肾病综合征患者比一般人群更易发生 VTE、动脉血栓栓塞（ATE）及肾静脉血栓 [年发病率,9.85%（VTE）和 5.52%（ATE）] [37]。其中膜性肾小球肾炎发生静脉血栓栓塞的风险最高。高凝状态与血浆中参与凝血和纤溶的相关蛋白水平改变有关。凝血因子 V、VIII，血管性血友病因子（vWF）和纤维蛋白原不被肾清除，而抗凝血酶 III 及蛋白 S 因分子量较小，可在尿中丢失 [38]。此外，纤维蛋白原、VIII 因子和血管性血友病因子是急性期反应物，炎症可使其水平升高 [39]。肾病综合征患者抗凝治疗尚未进行随机对照试验，有专家主张在出现危险因素，如膜性肾小球肾炎或抗磷脂综合征时应加用抗凝药物。除肾病综合征外，肾功能不全患者应慎用 LMWH。

抗磷脂抗体综合征

抗磷脂抗体（APA）可通过多种机制影响血栓形成 [40]，见表 22.7。抗心磷脂抗体与感染有关（如梅毒），但这些抗体多为一过性出现，通常不参与血栓形成。

APA 的检测包括 ELISA 直接定量及间接法检测抗 β_2-GPI 抗体。磷脂依赖性凝血试验延长（主要是 aPTT）的 APA 称为 LAC。其他不常用的受 LAC 影响的检测包括稀释蝰蛇毒液时间（DRVVT），稀释凝血酶原或组织促凝血酶原激酶抑制（TTI）试验以及 Kaolin 凝血时间（KCT）。狼疮抗凝物可使凝血试验结果延长，LAC 确诊试验通过

表 22.7　抗磷脂抗体（APA）相关血栓栓塞发生机制

APA 与受损或活化内皮细胞及单核细胞表面 β_2- 糖蛋白 1（β2-GP1）磷脂复合物结合

单核细胞及内皮细胞过度合成组织因子

血小板活化，糖蛋白 II b ~ III a 表达及血栓素 A2 合成增加

与调节性蛋白如膜联蛋白 V、凝血酶原、凝血因子 X、蛋白 C 及纤溶酶相互作用

向受影响的凝血试验中加入磷脂来源物，观察异常的凝血时间能否被纠正。磷脂来源物包括血小板（血小板中和过程中或 PNP），或近期以物理学特性命名的磷脂，如某些商业检测中的六角脂质。血液学专家在诊断 APA 综合征或 LAC 时应了解本地实验室具体的筛选和确诊实验。还应了解 LAC 试验可能在急性血栓发生时为阳性，仅数周后转阴。一项 DVT 的研究中，30 例下肢 DVT 患者接受 tPA 治疗，19 例在发病时 LAC 阳性，其中 11 例在 6 个月后转阴，3 例患者 LAC 持续阳性，6 例患者失访，1 例随访中情况不明（未发表的患者资料见参考文献 41 及 42）。

APA 诊断的实验室检测应间隔 12 周，包括两项指标阳性（LAC 抗心磷脂抗体 IgG 或 IgM，抗 β_2-GPI IgG 或 IgM）。APA 综合征诊断的临床标准包括动静脉血栓、自身免疫性血小板减少性紫癜、Marantic 心内膜炎、孕 10 周前多次自发性流产或孕 10 周后正常胎儿不明原因死亡。血栓可见于全身各个血管中，多处血栓形成后，患者出现脑血管事件、DVT 等致命性事件，死亡率超过 50%。

治疗上应重在纠正或消除危险因素，如吸烟和口服雌激素避孕药。合并血栓并发症时，应开始系统性抗凝治疗。一项随机、双盲、前瞻性研究表明，华法林治疗后达国际标准化比率（INR）2.0 ～ 3.0 与较高剂量华法林达 INR 2.5 ～ 3.5，在预防 VTE 复发上，效果相当 [40]。而 VTE 复发或动脉血栓患者抗凝治疗需达 INR 3.0 ～ 4.0，或联合抗栓治疗（华法林联合低剂量阿司匹林）。以上结论基于观察发现 INR ＞ 3.0 时血栓复发率低，然而并未得到公认 [43]。

恶性肿瘤高凝状态

VTE 常使恶性肿瘤病情复杂，发病率和死亡率增高。恶性肿瘤患者 VTE 发病率为 10% ～ 15%，胰腺癌或恶性神经胶质瘤患者中发病率可高达 28% ～ 30% [44]。恶性肿瘤相关的 VTE 可发生于特定部位：腹腔内和双下肢 DVT（$P < 0.05$），提示应完善肿瘤方面筛查 [45]。恶性肿瘤通过多种机制促进血栓形成：组织因子释放、肿瘤促凝物活化因子 X、内皮 - 肿瘤细胞相互作用及血小板活化。恶性肿瘤相关高凝状态称为 Trousseau 综合征，表现为弥散性血管内凝血、非细菌性血

栓性心内膜炎、PE、DVT 以及动脉血栓形成。化疗药物可通过直接损伤血管内皮细胞，促进血栓形成。此外，辅助治疗包括雌激素受体调节剂（SERMS），如他莫昔芬；抗血管生成药物，如治疗多发性骨髓瘤的沙利度胺及雷利度胺；治疗乳腺癌、结肠癌、脑或肺恶性肿瘤的贝伐单抗，可增加肿瘤的凝血活性。中心静脉导管的置入可促进导管内及血管血栓形成，常使得肿瘤治疗复杂化[46]。

恶性肿瘤相关血栓的治疗面临重大挑战。华法林是目前主要的抗凝剂，但常伴随药物及放化疗相关性血小板减少，华法林治疗常遇到困难；此外，正规华法林治疗下血栓复发仍较为常见。恶性肿瘤抗凝治疗可选 LMWH。一项大规模临床试验 CLOT 6 个月的研究结果显示：与口服抗凝剂相比，达肝素可减少症状性 DVT 和（或）PE（15.7% vs. 8%）[47]。基于以上研究结果，达肝素被批准用于治疗恶性肿瘤患者伴症状性 VTE。与华法林相比，达肝素可明显降低未转移恶性肿瘤患者血栓复发风险，特别是治疗第一个月，总生存率（研究次要终点）显著提高（$P = 0.03$）。一项类似的随机试验中，138 名患者初始接受依诺肝素 1.5 mg/（kg·d），后分别华法林治疗或依诺肝素 1.5 mg/（kg·d）治疗 3 个月。结果显示，与华法林相比，依诺肝素可降低 VTE 复发或重度出血发生率（21.1% vs.10.5%，$P = 0.09$）[48]。LMWH 可通过干扰肿瘤细胞黏附、侵袭、转移、血管生成等肿瘤进展必需的活动，产生抗肿瘤效应。然而，上述是否适用于所有肿瘤尚不清楚，需更进一步研究[49]。

阵发性睡眠型血红蛋白尿

PNH 可引起血管内溶血、骨髓衰竭及血栓形成。流式细胞术检测红细胞及中性粒细胞是否存在 CD55、CD59 表达缺失，可快速诊断 PNH。PNH 克隆大于 50% 的患者血栓发生率高（10 年发生率为 44%），罕见部位如肝静脉血栓（Budd-Chiari 综合征）较为常见[50]。血栓栓塞是 PNH 患者最常见的死亡原因。

PNH 的发生机制可能涉及游离血红蛋白的释放（激活内皮细胞）、补体介导的 GPI 缺失红细胞的受损和（或）GPI 锚连的纤溶因子缺乏，如尿激酶/纤溶酶原激活受体[51]。抗人单克隆抗体

eculizumab 以补体 C5 为作用靶点，经 FDA 批准用于治疗 PNH。在非随机试验中，与对照组相比，eculizumab 能明显减少 VTE 发生率 [（每年 1.07/100 例患者，对照组每年 7.37/100 例患者（$P < 0.001$）][52]。

外科手术是获得性血栓的危险因素

外科手术是血栓形成的主要危险因素。组织创伤引起内皮细胞损害，组织因子释放激活凝血系统，血小板活化。血栓发生风险受麻醉时间、患者年龄、潜在的遗传或获得性高凝状态以及手术特性的影响。VTE 常见于髋关节或膝关节置换术、髋部骨折手术、脊髓损伤、重大创伤及恶性肿瘤手术。患者接受以上手术应进行预防血栓治疗。治疗目标维持 INR 在 2 ~ 3，具体措施包括弹力袜联合 LMWH、调整剂量的肝素、璜达肝癸及华法林口服抗凝。DVT 指南提出预防治疗应个体化，具体方案取决于出血风险、血栓史、HIT 病史、肾功能不全以及手术类型[53]。40 岁以下的患者门诊手术无需预防性抗凝。需要预防性抗凝时间达 30 天的手术包括全髋关节置换术（抗凝直至患者恢复活动）及恶性肿瘤持续状态。

腹腔镜手术代替传统的开放手术，应用越来越广泛。尽管组织损伤少、手术时间短及更快恢复，但腹腔镜患者易发生气腹，长时间采用头高脚低位进行手术，可引起部分患者出现静脉淤血，增加血栓风险[54]。美国胸内科医师学会（ACCP）临床实践指南（第 8 版）提出，当不存在易栓因素时，腹腔镜手术无需常规抗凝，存在易栓风险时则应进行物理或药物预防[53]。美国胃肠道和内镜手术指南（SAGES）按照腹腔镜手术类型及患者自身危险因素，在血栓风险评分的基础上将患者血栓发生分为低危、中危和高危组[55-56]。手术相关危险因素包括手术时间大于 1 小时及骨盆手术。患者相关危险因素包括年龄 > 40 岁、制动、恶性肿瘤、易栓状态（蛋白质 C、蛋白 S 或者 AT Ⅲ 缺乏）、肥胖、围生期（或使用雌激素）、心力衰竭、肾衰竭、静脉曲张、炎症或感染。低危组（无血栓危险因素且手术时间小于 60 分钟），可采用弹力袜、尽早活动及 UFH 或 LMWH 预防血栓。中危组（手术时间小于 60 分钟伴一个患者自身危险因素，或手术时间超过 60 分钟而无患者自身危险因素），推荐充气加压装置或预防性

肝素 /LMWH 抗凝。高危组（至少两个危险因素，手术时间超过 60
分钟）推荐连续性加压装置联合 UFH/LMWH 抗凝治疗[55-56]。

骨髓增殖性疾病

较为矛盾的是，骨髓增殖性疾病（MPD）同时合并出血和血栓风
险，血栓栓塞是最主要的死亡原因。急剧增加的红细胞容量引起血液
高黏度并最终加重 PV 的血栓风险。PV 的治疗包括放血疗法减少红
细胞容积和血液黏度，以及细胞毒性药物如羟基脲，减少红细胞、白
细胞和血小板生成，最终目标是减少血栓风险。除了高龄患者不考虑
远期白血病风险外，其他患者极少采用 ^{32}P 或者烷化剂如苯丁酸氮芥
或白消安治疗。PV 放血治疗的目的是维持红细胞压积低于 45%（男
性）和 42%（女性），预防卒中、心脏病或 DVT，包括 Budd-Chiari 综
合征[57]。PV 相关性红斑性肢痛症可予低剂量的阿司匹林治疗，每日
81 mg。高剂量阿司匹林可能诱发血栓形成。

年龄大于 60 岁或者有既往血栓史的 ET 患者，需要预防血栓治
疗。一项随机试验评估低剂量阿司匹林联合阿那格雷对照羟基脲治疗
效果。阿那格雷是一种特异性降血小板非细胞毒性、非化疗性药物。
与阿那格雷相比，羟基脲联合阿司匹林治疗发生动脉血栓、重度出血
和骨髓纤维化的风险较低。羟基脲组更易发生 VTE，但最终数据分析
显示羟基脲治疗总体疗效更佳[58]。治疗过程中应该密切监测血细胞
计数。妊娠和有妊娠计划的女性禁用羟基脲。

遗传性高凝状态

大多数遗传性高凝状态表现为缺乏一种或多种抗凝蛋白，或凝血
因子表达增加或功能不受抗凝蛋白抑制或调控，引起 VTE 风险增高。
代谢异常如高同型半胱氨酸血症中大量同型半胱氨酸损伤内皮细胞并
引起血栓形成。遗传性高凝状态见表 22.8。

凝血因子Ⅷ、Ⅸ或Ⅺ水平持续增高同样为遗传性高凝状态[59-63]。
极罕见的遗传性高凝状态包括异常纤维蛋白血症或其他纤溶系统成分
缺陷（如纤溶酶原缺失）。高凝状态筛查包括有阳性家族血栓史的青
年男性、无明显诱因的血栓栓塞或反复血栓栓塞。检测的时机至关重

表 22.8 遗传性高凝状态

活化蛋白 C 抵抗（因子 V Leiden 基因多态性，506R → Q）

凝血酶原基因 20210A → T 多态性

蛋白 C 缺失

蛋白 S 缺失

抗凝血酶缺失

高同型半胱氨酸血症

要。急性血栓发生（可能由于炎症）时凝血因子Ⅷ或纤维蛋白原水平可增高，只有持续性增高可能引起血栓形成。抗凝药物可干扰蛋白 C 及蛋白 S（华法林）或抗凝血酶（肝素），指标检测应在抗凝治疗前留取标本。妊娠时因子Ⅷ水平增高，游离蛋白 S 下降，因此应在未妊娠时完成高凝指标的检测。

活化蛋白 C 抵抗（Ⅴ因子 Leiden）

凝血因子 V 的基因多态性（Arg506Gln；factor V Leiden）导致其不被蛋白 C 灭活。V 因子基因多态性在白人中占 5%，是最常见的 DVT 或 PV 遗传性危险因素[64]。其他罕见的 V 因子基因多态性可见于白人（factor V Cambridge，Arg306Th；参考文献 65）和中国人（factor V Hong Kong，Arg306Gly，参考文献 66），产生活化蛋白 C 抵抗，并不被 V 因子 DNA 检测出。携带突变基因的大多数患者不会形成血栓，但是其他危险因素包括应用雌激素患者同时存在凝血酶原突变，可极大增加 VTE 风险。实验室检测包括通过聚合酶链反应（PCR）测定外周血白细胞 DNA，直接检测 V 因子基因突变。间接法检测活化蛋白 C 能否延长 PTT（活化蛋白 C 抵抗），目前已不常使用，除非怀疑存在 V 因子 Leiden 以外的多态性。

凝血酶原突变（G20210A）

白人中第二常见的引起遗传性高凝的基因突变为凝血酶原 G20210A 多态性。同 V 因子 Leiden 相似，VTE 较动脉血栓常见。该突变几乎仅见于白人，可引起凝血酶原较正常增加 20%，血栓栓塞风险比值比约 2.8 [67]。该基因多态性可使 II 因子 mRNA 更稳定表达，进而增加凝血酶原表达。目前可直接通过 PCR 分析 II 因子基因的目标靶点 G20210A；然而 II 因子的检测并非多态性特异性，因而不能就此做出诊断。

蛋白质 S、蛋白 C 和抗凝血酶缺乏（抗凝血酶 III）

蛋白 C、蛋白 S 和抗凝血酶（既往称为抗凝血酶 III）在肝合成，参与调节凝血反应。蛋白 C 是一种丝氨酸蛋白酶，被凝血酶剪切激活后，能剪切并灭活 V 因子和 VIII 因子，从而阻断凝血酶合成。蛋白 C 为维生素 K 依赖性，患者接受华法林后其活性下降。蛋白 S 是活化蛋白 C 的辅因子，同样为维生素 K 依赖性，遇到华法林可失活。蛋白 S 与 C4b 结合蛋白结合 [68]，可使急性炎症中蛋白 S 活性下降。抗凝血酶（既往称为抗凝血酶 III）是一种丝氨酸蛋白酶抑制剂，可中和凝血酶及因子 Xa、XIa、IXa 及 XIIa 等其他丝氨酸蛋白酶的活化型 [69]。抗凝血酶可通过与肝素结合增加活性。肝素是一个存在于多个组织（肺、肝、肠）的硫酸多糖，纯化后作为抗凝剂。抗凝血酶的缺乏可能是血栓发生最严重的危险因素，尤其是手术或侵入性操作相关的 VTE。

高同型半胱氨酸血症

同型半胱氨酸是一种不存在于蛋白质中的含硫必需氨基酸，是蛋氨酸的中间代谢产物。同型半胱氨酸需要叶酸、氰钴胺素（维生素 B_{12}）或吡哆醇（维生素 B_6）作为辅因子，参与代谢反应。上述维生素的缺乏可导致同型半胱氨酸在血液中积聚。同型半胱氨酸水平过高可见于高胱氨酸尿和亚甲基四氢叶酸还原酶基因缺陷。同型半胱氨酸对内皮细胞有毒性 [70]，高胱氨酸尿可加速动脉粥样硬化 [70-71]。为此，研究者们探索无显著高胱氨酸尿的患者血液中同型半胱氨酸水平与血栓发生的关系。一项研究比较初诊 DVT 患者与对照人群，结果显示同型半胱氨酸水平增高（> 95%）与 VTE 相关，增高的同型半胱氨酸比值比为 2.5 [72]。目前还不清楚维生素治疗后同型半胱氨酸水平降低，是否可以改善 VTE 风险。然而，一项纳入 5222 名患者的试验显示，同型半胱氨酸水平降低对 VTE 发生率无明显影响 [73]。一项 Meta 分析（纳入 31 篇文献）显示，MTHFR 基因位于氨基酸第 677 位，对血栓形成影响轻微[74]。因此，筛查 VTE 的危险因素，我们的做法是检测血清同型半胱氨酸的水平，而不是常规进行昂贵的 MTHFR 基因多态性的分子学检测。

治疗

预防

美国内科医师学会（ACP）近日发表关于内科患者及急性卒中患者 VTE 预防的指南[75]。肝素预防治疗前应充分评估出血及血栓风险。ACP 指南推荐内科患者（包括卒中患者）肝素（LMWH 或 UFH）应在抗凝获益大于出血风险时使用。来自 18 个临床试验的数据显示肝素预防抗凝相比无肝素可减少死亡风险（RR 0.93, CI 0.86 ~ 1.00），明显降低 PE 发生率（RR 0.70，CI 0.56 ~ 0.87），但出血风险同样显著增高（RR 1.28，CI 1.05 ~ 1.56）。有趣的是，3 项研究未发现物理性预防可使卒中患者获益，且下肢皮肤损伤发生风险增高，1 000 例患者中增加 39 例（RR 4.02，CI 2.34 ~ 6.91）。因此，ACP 不推荐采用逐级加压弹力袜物理性预防 VTE[75]。

美国胸内科医师学会第 9 版指南提出对非骨科及骨科患者进行 VTE 预防[76]。手术患者是否进行抗凝治疗或物理性预防应根据手术类型及个体血栓出血风险评估。大型骨科手术后未接受预防的患者在 35 天内发生有症状 VTE 的概率为 4.3%[76]。因此，接受全髋关节置换术、全膝关节置换术、髋部骨折手术且无出血风险的患者应进行 LMWH（或其他抗凝药物）预防性抗凝或物理性预防。包含 7 项对照试验的 3 篇综述发现出院患者继续 LMWH 治疗可减少 0.9% 的症状性 VTE 的发生且不增加重度出血发生率，推荐出院患者（手术 35 天后）应继续 LMWH 治疗[76]。

急性静脉血栓栓塞的初始治疗

抗凝是 VTE 基本的初始治疗及预防措施。在特定条件下，物理屏障设备（IVC 滤器）可代替，或协助抗凝治疗。溶栓作为抗凝的辅助治疗，可使部分患者受益。

第 9 版 ACCP 指南推荐 [77] DVT 或 PE 应首先开始 LMWH、磺达肝癸或利伐沙班抗凝，LMWH 及磺达肝癸更适用于 UFH，出现血流动力学改变后应开始溶栓治疗。对于有诱因的 DVT 或 PE，抗凝应维持至少 3 个月，对于无诱因出现的血栓，治疗时间应更长。抗凝治疗的目的是为了预防新发血凝块形成，阻断既有血凝块向远处播散，并允许生理条件下内源性纤溶发挥作用。华法林使用应在肝素、LMWH或磺达肝癸后，通常成人剂量为 5 mg/d。一项双盲随机试验研究华法林起始剂量 10 mg 应用 2 天后，按照列线图调整剂量给药，该方法同样安全有效 [78]。胃肠外的抗凝治疗应延续到华法林剂量调整并持续监测 INR 在 2～3 之间。对于不合并 PE、PE 不伴有心血管事件或伴随其他疾病的住院患者，这种抗凝治疗可延续至出院后。FIDO 研究，一项关于 708 例患者的随机试验显示急性 VTE 患者予调整剂量皮下注射 UFH，其有效性及安全性与 LMWH 相当，对出院患者同样适用 [79]。相比 UFH、LMWH 及磺达肝癸较少引起 HIT。然而，在体重过高或过低、肾衰竭、妊娠患者中，LMWH 给药需监测抗 Xa 水平。LMWH 通过肾排泄，对于肾衰患者，LMWH 及磺达肝素为相对禁忌，应谨慎使用（需减低剂量并监测指标）。UFH 可被鱼精蛋白中和，且半衰期较短，对于有出血风险的患者较为适用。见第 23 章 "新型抗凝剂" 部分。

静脉血栓栓塞预防的长期治疗

一直以来，长期抗凝治疗中，华法林是唯一的口服抗凝剂。新型口服抗凝剂如利伐沙班、达比加群及阿哌沙班，可预防房颤继发的 DVT 或卒中。华法林由于价格低廉、风险 - 获益评估体系完善，仍是一个重要的抗凝药物。达肝素由 FDA 批准用于肿瘤合并症状性 VTE 的长期治疗及预防复发。长期应用 LMWH 的治疗风险包括骨质减少及 HIT（后者较为少见）。

关于华法林用于 VTE 长期预防的理想强度，两项设计良好的研究结果相互冲突。PREVENT 研究显示低强度的华法林治疗，维持 INR 在 1.5～2.0 能成功减少 VTE 复发风险 [80]。加拿大一项双臂、随机试验比较标准剂量华法林组维持 INR 2 ~ 3 与低剂量华法林组维持 INR 1.5 ~ 2.0，结果显示标准剂量相比低剂量方案在降低血栓复发风险方面，提高 60% 的有效性（$P = 0.03$）[81]。两种剂量方案的出血并发症无明显差异。两项研究的差异可能在于试验设计不同。例如，加拿大试验相比 PREVENT 试验，纳入肿瘤患者，更易发生华法林耐受。

特发性（无明显诱因）DVT 至少应抗凝治疗 3 个月，对于无抗凝禁忌证的患者，应坚持长期抗凝[77]。同样，致命性 PE 应坚持长期抗凝，除了发生致命性出血时抗凝风险高于 PE 风险；在这种极少数情况下，应采用 IVC 滤器。PREVENT 试验证实特发性 VTE 复发风险高，长期抗凝治疗可使患者获益[80]。按前文所述，APA 综合征应延长抗凝时间。肿瘤患者长期合并高凝状态。患者出现一过性血栓风险（如创伤）需抗凝 3 ~ 6 个月。停止抗凝 1 个月后出现 D- 二聚体及Ⅷ因子活性增高、DVT 残留表现时，血栓复发风险高，应再次开始长期抗凝治疗。患者停止抗凝后应间断监测 D- 二聚体来评估复发风险[27]。

下腔静脉滤器治疗深静脉血栓或肺栓塞

IVC 滤器可用于预防下肢大血栓进入肺循环。放置 IVC 滤器的主要适应证包括抗凝剂使用禁忌、不耐受或患者拒绝抗凝治疗，以及全身抗凝治疗过程中 PE 复发。以上均为 IVC 滤器的相对适应证，放置 IVC 滤器应谨慎进行。一项随机研究显示短期内 IVC 滤器可使肺栓塞风险从 4.8% 降至 1.1%，而 DVT 的 2 年复发率为 20.8%，高于非滤器组的 11.6%，两组总死亡率无明显差异[82]。可取回式滤器可在 PE 风险消除后取出，但相比于永久性滤器更易发生转移。

溶栓治疗

溶栓治疗通常用于大面积 PE 合并血流动力学改变的患者[77]。患者收缩压 < 90 mmHg，或血压下降 > 40 mmHg 超过 15 分钟，且血压变化与心律失常、败血症或低容量血症无关，溶栓治疗可提高生存[83]。临床研究显示 PE 患者并不能从溶栓治疗中获益。近年来，tPA 是唯一广泛使用的纤溶药物，与尿激酶及链激酶相比，tPA 半衰期短，对纤维蛋白凝块（与纤维蛋白原相比）相对特异。正在进行的 ATTRACT 试验 [84] 及近期报道的 CAVENT 试验 [85] 研究大面积髂股部 DVT 的溶栓治疗。CAVENT 试验随机纳入 209 例髂股部 DVT 接受 tPA 治疗，包括 101 例经导管溶栓（CDT）及 108 例未接受 CDT 患者。CDT 组 PTS 的 2 年发病率为 41%，对照组为 56%（$P = 0.047$）。CDT 组患者髂股部血流通畅率为 66%，对照组为 47%（$P = 0.012$）。CDT 组出现 3 例重度出血及 5 例临床上显著出血，与溶栓治疗约 8% 的出血风险一致 [86]。

　　目前，经导管溶栓联合低剂量 tPA 可用于治疗标准抗凝无效的 DVT，对于狭窄的静脉段可予支架或球囊扩张，然而这还不是目前的标准治疗措施 [41-42,77]。

参考文献

1. The Surgeon General's Call to Action to Prevent Deep Venous Thrombosis and Pulmonary Embolism. 2008. http://www.surgeongeneral.gov/topics/deepvein/index.html
2. Silverstein M, Heit J, Mohr D, et al. Trends in the incidence of deep vein thrombosis and pulmonary embolism: a 25-year population-based study. *Arch Int Med.* 1998;158:585-593.
3. Heit J. The epidemiology of venous thromboembolism in the community. *Arterioscler Thromb Vasc Biol.* 2008;28:370-372.
4. Pengo V, Lensing AW, Prins MH, et al. Incidence of chronic thromboembolic pulmonary hypertension after pulmonary embolism. *N Engl J Med.* 2004;350:2257-2226.
5. Becattini C, Agnelli G, Pesavento R, et al. Incidence of chronic thromboembolic pulmonary hypertension after a first episode of pulmonary embolism. *Chest.* 2006;130:172-175.
6. Isma N, Svensson PJ, Gottsäter A, et al. Upper extremity deep venous thrombosis in the population-based Malmö thrombophilia study (MATS). Epidemiology, risk factors, recurrence risk, and mortality. *Thromb Res.* 2010;125(6):e335-338.
7. Prandoni P, Polistena P, Bernardi E, et al. Upper extremity deep vein thrombosis: risk factors, diagnosis, and complications. *Arch Intern Med.* 1997;157:57-62.
8. Velmahos GC, Spaniolas K, Tabbara M, et al. Pulmonary embolism and deep venous thrombosis in trauma. Are they related? *Arch Surg.* 2009;144:928-932.
9. Anderson FA, Wheeler HB, Goldberg RJ, et al. A population-based perspective of the hospital incidence and case-fatality rates of deep vein thrombosis and pulmonary embolism. The Worchester DVT Study. *Arch Intern Med.* 1991;151:933-938.
10. Kahn SR. Measurement properties of the Villalta scale to define and classify the severity of the post-thrombotic syndrome. *J Thromb Haemost.* 2009;7:884-888.
11. Ashrani A, Heit J. Incidence and cost burden of post-thrombotic syndrome. *J Thromb Thrombolysis.* November 2009;28(4):465-476.
12. Brandjes DP, Büller HR, Heijboer H, et al. Randomised trial of effect of compression stockings in patients with symptomatic proximal-vein thrombosis. *Lancet.* 1997;349(9054):759-762.
13. Masuda EM, Kessler DM, Kistner RL, et al. The natural history of calf vein thrombosis: lysis of thrombi and development of reflux. *J Vasc Surg.* 1998;28:67-74.
14. Lohr JM, James KV, Deshmukh RM, Hasselfeld KA. Calf vein thrombi are not a benign finding. *Am J Surg.* 1995;170:86-90.
15. Masuds EM, Kistner RL, Musikasinthorn C, et al. The controversy of managing calf vein thrombosis. *J Vasc Surg.* 2012;55:550-561.
16. Segal J, Eng J, Tamariz L, et al. Review of the evidence on diagnosis of deep venous thrombosis and pulmonary embolism. Clinical practice guideline. American College of Physicians. *Ann Fam Med.* 2007;5:63-73.
17. Loud PA, Katz DS, Klipoenstein DL, et al. Combined CT venography and pulmonary angiography in suspected thromboembolic disease: diagnostic accuracy for deep venous evaluation. *Am J Roentgenol.* 2001;174:61-65.
18. Cham MD, Yankelvitz DF, Shaham D, et al. Deep venous thrombosis: detection by using indirect CT venography. The pulmonary angiography-indirect CT venography cooperative group. *Radiology.* 2000;216:744-751.
19. Fraser DGW, Moody AR, Morgan PS, et al. Diagnosis of lower-limb deep venous thrombosis: a prospective blinded study

of magnetic resonance direct thrombus imaging. *Ann Intern Med.* 2002;136:89-98.

20. Ono A, Murase K, Taniguchi T, et al. Deep venous thrombosis: diagnostic value of non-contrast-enhanced MR venography using electrocardiography-triggered three-dimensional half-Fourier FSE. *Magen Reson Med.* 2010;64(1):88-97.

21. Kay J, Czijak L. Gadolinium and systemic fibrosis: guilt by association. *Ann Rheum Dis.* 2010;69:1895-1897.

22. Aguilar C, Martinez A, Martinez A, et al. Diagnostic value of d-dimer in patients with a moderate pretest probability of deep venous thrombosis. *Br J Haematol.* 2002;118:275-277.

23. Kulstad EB, Kulstad CD, Lovel EO. A rapid quantitative turbimetric D-dimer assay has high sensitivity for detection of pulmonary embolism in the ED. *Am J Emerg Med.* 2004;22:111-114.

24. Rathbun SW, Whitsett TL, Raskob GE. Negative D-dimer result to exclude recurrent deep venous thrombosis: a management trial. *Ann Int Med.* 2004;141:839-846.

25. Verhovsek M, Douketis JD, Yi Q, et al. Systematic review: D-dimer to predict recurrent disease after stopping anticoagulant therapy for unprovoked venous thromboembolism. *Ann Int Med.* 2008;149(7):481-490.

26. Palareti G, Cosmi B, Legnani C, et al. D-dimer testing to determine the duration of anticoagulation therapy. *N Engl J Med.* 2006;355:2797.

27. Cosmi B, Legnani C, Tosetto A, et al. Usefulness of repeated D-dimer testing after stopping anticoagulation for a first episode of unprovoked venous thromboembolism: the PROLONG II prospective study. *Blood.* January 2010;115(3):481-488.

28. Amitrano L, Brancaccio V, Guardascione MA, et al. Inherited coagulation disorders in cirrhotic patients with portal vein thrombosis. *Hepatology.* 2000;31:345-348.

29. Denninger M-H, Chait Y, Casadevall N, et al. Cause of portal or hepatic venous thrombosis in adults: the role of multiple concurrent factors. *Hepatology.* 2000;31:587-591.

30. Jansen HLA, Meinardi JR, Vleggar FP, et al. Factor V Leiden mutation, prothrombin gene mutation, and deficiencies in coagulation inhibitors associated with Budd-Chiari syndrome and portal vein thrombosis: results of a case-control study. *Blood.* 2000;96:2364-2368.

31. Warkentin T. How I diagnose and manage HIT. ASH Education Book. *Hematology Am Soc Hematol Educ Program.* 2011;143-149.

32. Warkentin TE. Heparin-induced thrombocytopenia: pathogenesis and management. *Br J Haematol.* 2003;121:535-555.

33. Cuker A, Arepally G, Crowther MA, et al. The HIT Expert Probability (HEP) Score: a novel pre-test probability model for heparin-induced thrombocytopenia based on broad expert opinion. *J Thromb Haemost.* 2010;8:2642-2650.

34. Papadopoulos S, Flynn JD, Lewis DA. Fondaparinux as a treatment option for heparin-induced thrombocytopenia. *Pharmacotherapy.* 2007;27:921-926.

35. Pendleton R, Wheeler MM, Rodgers GM. Argatroban dosing of patients with heparin-induced thrombocytopenia and an elevated aPTT due to antiphospholipid antibody syndrome. *Ann Pharmacother.* 2006;40:972-976.

36. Gosselin RC, King JH, Janatpour KA, et al. Comparing direct thrombin inhibitor using aPTT, ecarin clotting times, and thrombin inhibitor management testing. *Ann Pharmacother.* 2004;38:1383-1388.

37. Singhal R, Brimble KS. Thromboembolic complications in the nephrotic syndrome: pathophysiology and clinical management. *Thromb Res.* 2006;118:397-407.

38. Mahmoodi BK, ten Kate MK, Waanders F, et al. High absolute risks and predictors of venous and arterial thromboembolic events in patients with nephrotic syndrome: results from a large retrospective cohort study. *Circulation.* 2008;117:224-230.

39. Gabay C, Kushner I. Acute-phase proteins and other systemic responses to inflammation. *N Engl J Med.* 1999;340:448-454.

40. Ruiz-Irastorza G, Crowther M, Branch W, Khamashta MA. Antiphospholipid syndrome. *Lancet.* October 2010;376(9751): 1498-1509.

41. Chang R, Horne MK, Shawker TH, et al. Low-dose, once-daily, intraclot injections of alteplase for treatment of acute deep venous thrombosis. *J Vasc Interv Radiol.* 2011;22:1107-1116.

42. Lozier JN, Cullinane A, Nhgiem K, et al. Biochemical dynamics relevant to the safety of low-dose, intraclot alteplase for deep vein thrombosis. *Trans Res.* January 2012;160:217-222. In press

43. Ruiz-Irastorza G, Cuadrado MJ, Ruiz-Arruza I, et al. Evidence-based recommendations for the prevention and long-term management of thrombosis in antiphospholipid antibody-positive patients: Report of a Task Force at the 13th International Congress on Antiphospholipid Antibodies. *Lupus.* 2011;20:206-218.

44. Saltzman HA, Alavi A, Greenspan RH, et al. Value of the ventilation/perfusion in acute pulmonary embolism: results of the Prospective Investigation of Pulmonary Embolism Diagnosis (PIOPED). *JAMA.* 1990;263:2753-2759.

45. Tafur AJ, Kalsi H, Wysokinski WE, et al. The association of active cancer with venous thromboembolism location: a population-based study. *Mayo Clin Proc.* 2011;86:25-30.

46. Heit JA. The epidemiology of venous thromboembolism in the community: implications for prevention and management. *J Thromb Thrombolysis.* 2006;21:23-29.

47. Lee AYY, Levine MH, Baker RI, et al. Low-molecular-weight heparin versus a coumarin for the prevention of recurrent venous thromboembolism in patients with cancer. *N Engl J Med.* 2003;349:146-153.

48. Meyer G, Marjanovic Z, Valcke J, et al. Comparison of low molecular weight heparin and warfarin for the secondary prevention of venous thromboembolism in patients with cancer: a randomized controlled study. *Arch Intern Med.* 2002;162(15):1729-1735.

49. Kuderer NM, Ortel TL, Francis CW. Impact of venous thromboembolism and anticoagulation on cancer and cancer survival. *J Clin Oncol.* 2009;27:4902-4911.

50. Hall C, Richards S, Hillmen P. Primary prophylaxis with warfarin prevents thrombosis in paroxysmal nocturnal hemoglobinuria (PNH). *Blood.* 2003;102:3587-3591.
51. van Bijnen ST, van Heerde WL, Muus P. Mechanisms and clinical implications of thrombosis in paroxysmal nocturnal hemoglobinuria. *J Thromb Haemost.* November 2011. doi: 10.1111/j.1538-7836.2011.04562.x. [Epub ahead of print]
52. Hillmen P, Muus P, Duhrsen U, et al. Effect of the complement inhibitor eculizumab on thromboembolism in patients with paroxysmal nocturnal hemoglobinuria. *Blood.* 2007;110:4123-4128.
53. Geerts WH, Bergquvist D Pineo GF, et al. Prevention of venous thromboembolism. American College of Chest Physicians Evidence-Based Clinical Practice Guidelines (8th Edition). *Chest.* 2008;133:381S-453S.
54. Ageno W, Squizzato A, Garcia D, et al. Epidemiology and risk factors of venous thromboembolism. *Semin Thromb Hemost.* 2006;32:651-658.
55. SAGES Guidelines for deep venous thrombosis prophylaxis during laparoscopic surgery. October 2006. http://www.sages.org/publication/id/C/
56. SAGES Guidelines Committee. *Surg Endosc.* 2007;21:1007-1009.
57. Spivak JL. Polycythemia vera: myths, mechanisms, and management. *Blood.* 2002;117:47.
58. Harrison CN, Campbell PJ, Buck G, et al. Hydroxyurea compared with anagrelide in high-risk essential thrombocythemia. *NEJM.* 2005;353:33-45.
59. Kamphuisen PW, Eikenboom JCJ, Bertina RM. Elevated factor VIII levels and the risk of thrombosis. *Arterioscler Thromb Vasc Biol.* 2001;21:731-738.
60. Rosendaal FR. High levels of factor VIII and venous thrombosis. *Thromb Haemost.* 2000;83:1-2.
61. Lowe GDO, Woodward M, Vessey MP, et al. Thrombotic variables and risk of idiopathic venous thromboembolism in women aged 45–64 years: relationships to hormone replacement therapy. *Thromb Haemost.* 2000;83:530-535.
62. Daly E, Vessey MP, Hawkins MM, et al. Risk of venous thromboembolism in users of hormone replacement therapy. *Lancet.* 1996;348:977-980.
63. Meijers JCM, Tekelenburg WLH, Bouma BN, et al. High levels of coagulation factor XI as a risk factor for venous thrombosis. *N Engl J Med.* 2000;342:696-701.
64. Ridker PM, Miletich JP, Hennekens CH, Bring JE. Ethnic distribution of factor V Leiden in 4047 men and women. Implications for venous thromboembolism screening. *JAMA.* 1997;277:1305-1307.
65. Williamson D, Brown K, Luddington R, et al. Factor V Cambridge: a new mutation (Arg306→Thr) associated with resistance to activated protein C. *Blood.* 1998;91:1140-1144.
66. Chan WP, Lee CK, Kwong YL, Lam CK, Liang R. A novel mutation of Arg 306 of factor V gene in Hong Kong Chinese. *Blood.* 1998;91:1135-1139.
67. Poort SR, Rosendaal FR, Reitsma PH, et al. A common genetic variation in the 3N-untranslated region of the prothrombin gene is associated with elevated plasma prothrombin levels and an increase in venous thrombosis. *Blood.* 1996;88:3698-3703.
68. Dahlback B, Stenflo J. High molecular weight complex in human plasma between vitamin K-dependent protein S and complement component C4b-binding protein. *Proc Natl Acad Sci U S A.* 1981;78:2512-2516.
69. Zwicker J, Bauer KA. Thrombophilia. In: Kitchens CS, Alving BM, Kessler CM, eds. *Consultative Thrombosis and Hemostasis.* Philadelphia, PA: W.B. Saunders Company; 2002:181-196.
70. Rees MM, Rodgers GM. Homocysteinemia: association of metabolic disorder with vascular disease and thrombosis. *Thromb Res.* 1993;71:337-359.
71. Mudd SH, Skovby F, Levy HL. The natural history of homocystinuria due to cystathionine β-synthase deficiency. *Am J Hum Genet.* 1985;37:1-35.
72. Den Heijer M, Koster T, Blom HK, et al. Hyperhomocysteinemia as a risk factor for deep-vein thrombosis. *N Engl J Med.* 1996;334:759-762.
73. Ray JG, Kearon C, Yi Qilong, et al. Homocysteine-lowering therapy and risk for venous thromboembolism: a randomized trial. *Ann Intern Med.* 2007;146:761-767.
74. Ray JG, Shmorgun D, Chan WS. Common C677T polymorphism of the methylenetetrahydrofolate reductase gene and the risk of venous thromboembolism: meta-analysis of 31 studies. *Pathophysiol Haemost Thromb.* 2002;32:51-58.
75. Qaseem A, Chou R, Humphrey LL, et al. Venous thromboembolism prophylaxis in hospitalized patients: a clinical practice guideline from the American College of Physicians. *Ann Intern Med.* 2011;155:625-632.
76. Guyatt GH, Akl EA, Crowther M, et al. Antithrombotic therapy and prevention of thrombosis, 9th ed: American college of chest physicians evidence-based clinical practice guidelines. *Chest.* 2012;141:7S-47S.
77. Kearon C, Akl EA, Comerata AJ, et al. Antithrombotic therapy for VTE disease antithrombotic therapy and prevention of thrombosis, 9th ed: American College of Chest Physicians Evidence-Based Clinical Practice Guidelines. *Chest.* 2012; 141(2)(suppl):e419S-e494S.
78. Kovacs MJ, Roger M, Anderson DR, et al. Comparison of 10-mg and 5-mg warfarin initiation nomograms together with low-molecular-weight-heparin for outpatient treatment of acute venous thromboembolism. A randomized, double-blind, controlled trial. *Ann Intern Med.* 2003;138:714-719.
79. Kearon C, Ginsberg JS, Julian JA. Comparison of fixed-dose weight-adjusted unfractionated heparin and low-molecular-weight heparin for acute treatment of venous thromboembolism. *JAMA.* 2006;296:935-942.

80. Ridker PM, Goldhaber SZ, Danielson E, et al. Long-term, low intensity warfarin for the prevention of recurrent venous thromboembolism. *N Engl J Med.* 2003;348:1425-1434.
81. Kearon C, Ginsberg JS, Kovacs MJ, et al. Comparison of low-intensity warfarin therapy with conventional-intensity warfarin therapy for long-term prevention of recurrent venous thromboembolism. *N Engl J Med.* 2003;349:631-639.
82. Decousus H, Leizorovicz A, Parent F, et al. A clinical trial of vena caval filters in the prevention of pulmonary embolism in patients with proximal deep-vein thrombosis. *N Engl J Med.* 1998;338:409-415.
83. European Society of Cardiology: Guidelines on the diagnosis and management of acute pulmonary embolism. *Eur Heart J.* 2000;21:1301-1336.
84. Comerota AJ. The ATTRACT Trial: Rationale for early intervention for iliofemoral DVT. *Perspect Vasc Surg Endovasc Ther.* 2009;21:221-225.
85. Enden T, Haig Y, Klow N-E, et al. Long-term outcome after additional catheter-directed thrombolysis versus standard treatment for acute iliofemoral deep vein thrombosis (the CaVenT study): a randomised controlled trial. *Lancet.* 2012;379:31-38.
86. Vedantham S, Millward SF, Cardella JF, et al. Society of Interventional Radiology position statement: treatment of acute iliofemoral deep vein thrombosis with use of adjunctive catheter-directed intrathrombus thrombolysis. *J Vasc Interv Radiol.* 2006;17:613-616.

23

抗凝会诊

Fang Yin 和 Jay N. Lozier
尹 玥 译 任汉云 审校

本章给出了需要特殊关注人群静脉血栓栓塞（VTE）的治疗指南，如癌症、恶性肿瘤患者或者孕妇。另外讨论了下腔静脉（IVC）滤器的应用，血栓后综合征的预防、诊断和治疗，以及抗凝药物及其作用机制的新进展。

特殊临床背景下，癌症患者静脉血栓栓塞的预防与治疗

多种因素导致恶性肿瘤患者的 VTE 风险增加：含有组织因子等促凝物质的微粒生成和释放增加导致了高凝状态；血管壁损伤和受到外压导致了血流淤滞；长期制动；应用细胞毒药物、某些抗血管生成剂或激素抗肿瘤治疗；越来越多地使用中心静脉导管等长期留置装置。肿瘤的血管生成，肿瘤的进展，生长和转移过程均依赖凝血的活化，并随凝血活化而强化。作为一种细胞黏附分子的 P- 选择素也被确认为复发性 VTE 的危险因子，并可用作肿瘤患者发生 VTE 的预测参数[1]。只要癌症进展，VTE 的风险就存在。最易发生 VTE 的癌症是胰腺癌、胃癌、肾癌、肺癌、卵巢癌、膀胱癌、睾丸癌，某些恶性血液病和脑胶质瘤。与鳞状细胞癌相比，腺癌患者发生 VTE 的风险更高。

最近十年的研究表明，对癌症和急性 VTE 患者来说，低分子量肝素（LMWH）比口服抗凝剂更有效地降低了 VTE 复发的风险，而

且不增加出血的风险。LMWH 制剂：达肝素、依诺肝素、那屈肝素、亭扎肝素以及人工合成的 Xa 因子抑制剂——磺达肝癸都已获得了美国食品和药品管理局（FDA）的批准用于 VTE 的预防和治疗。总的来说，普通肝素（UFH）、LMWH、磺达肝癸和口服抗凝剂都是重要的治疗药物。由于低分子肝素经肾排泄，肾损伤患者接受 LMWH 治疗时应监测抗 Xa 因子活性。老年患者可能存在潜在的肾功能不全但血肌酐正常，因此在接受 LMWH 治疗前应评估（或计算）肌酐清除率。依诺肝素在严重肾功能不全和（或）低体重患者的特殊推荐剂量见表 23.1。接受治疗剂量 LMWH 的严重肥胖患者（BMI ≥ 40）必须监测抗 Xa 因子活性，肥胖患者（BMI ≥ 30）也应考虑接受监测，特别是如果这些患者合并中到重度肾功能不全时（肌酐清除率小于 60 mL/min）[2]。

接受 LMWH 治疗患者抗 Xa 因子水平的目标峰值（注射后 4 h）根据药物不同而不同。依诺肝素每日两次给药时目标峰值为 0.6 ~ 1.2 U/ml，每日一次给药时为 1 ~ 2 U/ml。达肝素的目标范围为 0.5 ~ 1.5 U/ml（表 23.2）。因磺达肝癸完全是由人工化学合成的，结构明确，不用根据抗是 Xa 因子活性而可以直接调整剂量，磺达肝癸相关的分析报道经常用质量 / 体积（例如 mg/L）为单位。

表 23.1　肾功能不全患者依诺肝素和磺达肝癸的用药剂量*

药物	肌酐清除率	剂量
依诺肝素	≥ 30 ml/min	预防：40 mg ih qd 治疗：1 mg/kg ih bid 或 1.5 mg/kg ih qd
	< 30 ml/min	预防：30 mg ih qd 治疗：1 mg/kg ih 每 24 小时
磺达肝癸	≥ 30 ml/min	预防：2.5 mg ih qd 治疗：7.5 mg ih qd
	< 30 ml/min	禁忌

* 患者体重 < 50 kg，使用 LMWH 应慎重，也不推荐使用磺达肝癸，因为相关数据几乎没有或非常有限

表 23.2　治疗性抗凝药物的常用剂量和监测

药物	剂量	监测
LMWH		
依诺肝素	1 mg/kg ih q12 h 或 1.5 mg/kg ih qd	抗 X a 因子活性 *0.6 ~ 1.2 U/ml（q12 h） 抗 X a 因子活性 1 ~ 2 U/ml（qd）
达肝素	200 U/kg ih qd	抗 X a 因子活性 0.5 ~ 1.5 U/ml
亭扎肝素	175 U/kg ih qd	†
那屈肝素	171 U/kg ih qd	抗 X a 因子活性 1.2 ~ 1.8 U/ml
磺达肝癸	5 mg（< 50 kg） 7.5 mg（50 ~ 100 kg） 10 mg（> 100 mg）	‡
UFH	负荷量 80 U/kg，18 U/（kg·h）持续输注	APTT 延长 2 ~ 2.5 倍或抗 X a 因子活性 0.3 ~ 0.7 U/ml
华法林	肝素化后，起始剂量 5 mg/d，调整剂量至 INR 达标	无以下情况 INR 2.0 ~ 3.0，机械瓣患者 INR 2.5 ~ 3.5，合并动脉病变或反复发作血栓事件的抗磷脂综合征患者 INR 3.0 ~ 4.0 [61]

*LMWH 和磺达肝癸的抗 X a 因子活性是皮下注射后 4 h 的达峰水平
† 尚未确立，但是可能和依诺肝素每日一次类似，抗 X a 因子活性 1 ~ 2 U/ml
‡ 磺达肝癸的抗 X a 因子活性必须与用于校准的磺达肝癸比较，活性用 mg 数表示，不能与 UFH 和 LMWH 比较

INR，国际标准化比值；LMWH，低分子量肝素；UFH，普通肝素

癌症手术患者静脉血栓栓塞的一级预防

在针对癌症手术患者的前瞻性 @RISTOS 观察研究中发现，VTE 是癌症术后的常见并发症，也是术后 30 天内最主要的死亡原因 [3]。目前主张外科手术患者术后应常规预防性抗凝，特别是癌症患者。两个随机对照研究表明，深静脉血栓（DVT）的预防从 1 周延长到 4 周减少了 VTE 的发生 [4-5]。对曾有 VTE 病史、麻醉超过 2 小时、疾病晚期、围术期卧床 ≥ 4 天和年龄 ≥ 60 岁的高危癌症手术患者，推荐 VTE 的预防延长至 4 周 [3]。

腹腔镜手术正迅速成为肿瘤切除的常用方法，目前尚不清楚针

对经典的开放性手术提出的抗凝建议是否适用于腹腔镜手术患者。腹腔镜手术具有组织损伤小，恢复快和术后卧床时间短等优点。组织损伤小和术后可以早期活动表面上降低了血栓栓塞并发症的风险，但是为了增加内部脏器的可视性和可操作性，人工气腹和长时间使用反向Trendelenburg体位增加腹腔镜手术患者静脉淤滞的风险[6]。美国胸科医师学会（ACCP）临床实践指南（第8版）建议，对没有血栓栓塞危险因素的腹腔镜手术患者，除了早期鼓励下床活动外，不推荐常规预防性抗凝，对合并任何血栓栓塞风险的患者，推荐器械或药物预防[7]。美国胃肠和内镜外科协会（SAGES）关于腹腔镜手术期间VTE预防的指南把住院患者的血栓风险分为低、中、高三组，危险评分的估算以手术类型和患者危险因素为基础[8-9]。手术相关的危险因素包括手术超过1小时和盆腔手术。患者危险因素包括年龄＞40岁、制动、恶性肿瘤、易栓状态（蛋白C、蛋白S或ATⅢ缺乏）、肥胖、围生期（或使用雌激素）、心力衰竭、肾衰竭、静脉曲张、炎症或感染。低危组（手术＜60分钟，无患者危险因素），建议弹力袜和早期活动，必要时可选UFH或LMWH；中危组（手术＜60分钟，一个患者危险因素或手术＞60分钟，无患者危险因素），建议充气加压装置，或预防性UFH/LMWH；高危组（手术＞60分钟，两个或更多患者危险因素），建议充气加压装置和预防性UFH/LMWH联合应用[8-9]。

　　每天一次LMWH和多次注射UFH一样安全有效，而且方便易行，有利于提高患者的生活质量[3-4]。在国家卫生研究院的临床中心，依诺肝素是最常用的LMWH，然而磺达肝癸或其他LMWH，如那屈肝素、达肝素、阿地肝素、亭扎肝素、瑞维肝素也可以同等考虑。固定低剂量华法林（例如1 mg/d）未被证实有预防VTE的作用，因此不推荐。

接受化疗、激素和（或）抗血管生成药物治疗的癌症患者静脉血栓栓塞的一级预防

　　正在接受治疗的癌症患者如有一个及以上下列情况应考虑给予VTE预防：VTE病史；大包块压迫重要血管；他莫昔芬/雷洛昔芬或己烯雌酚治疗；化疗，特别是以贝伐单抗、沙利度胺或来那度胺为

基础的联合化疗，尤其联合了大剂量地塞米松的方案[10]。最近一项对肺癌、胃肠道肿瘤、胰腺癌、乳腺癌、卵巢癌及头颈部肿瘤等晚期癌症化疗患者的临床试验（PROTECHT 试验）表明，相比安慰剂组，预防性 LMWH（如那屈肝素）使血栓栓塞事件从 3.9% 降到 2.0%，统计学差异具有显著性（$P = 0.02$）[11]。治疗中的癌症患者预防 VTE 应该个体化。如果选择预防用药，应考虑 LMWH（依诺肝素 40 mg/d）或 UFH（低剂量）（表 23.3），接受沙利度胺或来那度胺治疗的多发性骨髓瘤患者可选择阿司匹林（81 ~ 325 mg/d）预防[10]。在接受来那度胺治疗的慢性淋巴细胞白血病（CLL）患者，治疗开始后 TNFα、C- 反应蛋白、Ⅷ因子、血栓调节蛋白和 sVCAM1 均较基线水平显著升高（$P < 0.001$），而 TNFα 和 sVCAM 在发生 DVTs 后进一步升高，提示炎症和内皮细胞功能障碍在 VTE 发生中发挥重要作用[12]。因此，阿司匹林除了抗血小板效应外，其抗炎作用可能也对预防 VTE 发挥了作用，否则，阿司匹林不会被认为在预防 VTE 中具有相当重要的作用。

制动或住院癌症患者静脉血栓栓塞的一级预防

VTE 是癌症住院患者一个相当普遍的事件。一项针对超过 66 000 例中性粒细胞减少成年癌症住院患者的回顾性研究表明，

表 23.3　预防性抗凝药物的常用剂量

药物	剂量
依诺肝素	40 mg ih qd
达肝素	5000 U ih qd
亭扎肝素	4500 U ih qd 或 75 U/kg ih qd
那屈肝素	2850 U ih qd
磺达肝癸	2.5 mg ih qd
普通肝素	5000 U ih tid
华法林	肝素化后，起始剂量 5 mg qd，调整剂量至 INR 为 2.0 ~ 3.0

INR，国际标准化比值

根据癌症类型的不同，3% ～ 12% 的患者在第一次住院期间发生过 VTE [13]。VTE 一级预防对内科住院患者是有效的，相比没有接受预防的患者，每日 40 mg 依诺肝素可 3 倍降低 VTE 的发生。这一结论来自 MEDENOX 试验的结果 [14]，1102 例急性内科疾病患者（其中 14.9% 有癌症或癌症病史）接受预防 VTE 的双盲随机对照研究，患者被随机分为 3 组，分别接受 6 ～ 14 天每天一次皮下注射依诺肝素 40 mg、依诺肝素 20 mg 或安慰剂，观察随后 3 个月的 VTE 情况。结果支持每日一次皮下注射依诺肝素 40 mg 预防性治疗，而不良事件，包括出血、局部反应、血小板减少和任何原因引起的死亡在依诺肝素组和安慰剂组无显著性差异。这项研究的缺点是缺乏一个 UFH 的对照组。据此研究结果，所有癌症住院患者如无禁忌均应接受抗凝治疗。然而，随后的随机 LIFENOX 试验结果表明，LMWH 预防 VTE 并未降低患者的全因死亡 [15]。对肌酐清除率＜ 30 ml/min 的住院患者，UFH 可以选择性用于血栓的预防，也可以应用减量至 30mg/d 的依诺肝素，尤其对需要长期抗凝的患者。偶尔监测抗 Xa 因子活性的对肾衰竭患者避免药物过量和出血是有益的。

脑转移瘤和原发脑肿瘤患者静脉血栓栓塞的一级预防

多种因素使原发性和转移性脑肿瘤患者 VTE 风险增加，包括：组织因子 [16] 和 PAI-1 [17] 在神经胶质瘤表达增加；脑肿瘤或转移瘤可致肢体瘫痪制动等。应用抗血管生成药物，如阿瓦斯汀™（贝伐单抗），还可进一步增加动脉血栓形成的风险，并同时增加出血的风险 [18-19]。脑肿瘤预防性抗凝面临的挑战是如何平衡血栓形成与颅内出血的风险。对非手术患者进行的研究结果不一，有的显示预防性应用 LMWH 导致出血风险增加，有的显示患者可以从 LMWH 预防中获益 [20]。对接受神经外科手术的患者，建议术后 24 小时开始 LMWH 或低剂量 UFH 作为预防治疗，联合预防血栓的器械，如梯度压力弹力袜和（或）间歇充气加压装置，出血风险会降低 [21]。在脑肿瘤术前启动预防措施与颅内出血风险增加相关，一项研究因此提前终止了试验 [22]。

脑转移瘤和原发脑肿瘤患者 VTE 的治疗

原发脑肿瘤和脑转移瘤患者发生 VTE 时应接受足量 UFH 或 LMWH 治疗[23]。相比 LMWH，半衰期短、过量和出血时可用鱼精蛋白中和是 UFH 的潜在优势，但不建议开始治疗时大剂量给药，应小剂量开始注射，反复调节逐渐增加输注速度以防止过量。我们更喜欢监测抗 Xa 因子活性（而不是监测 APTT），因为 APTT 预测肝素抗凝活性的准确性较差。狼疮抗凝物或Ⅷ因子水平增加会导致 APTT 假性延长或缩短。抗凝治疗开始前可考虑头部 CT 平扫排除近期的颅内出血[23]，尤其在某些自发出血率较高的脑转移瘤，如甲状腺癌、黑色素瘤、肾细胞癌和绒癌。通常认为颅内近期的自发性出血是抗凝的禁忌，在这种情况下可以应用 IVC 滤器，但因为经常错误判断一些患者不能抗凝而过度使用了 IVC。

Trousseau 综合征患者的治疗

Trousseau 综合征是早于肿瘤发生或与肿瘤伴发的一系列静脉和动脉血栓栓塞性疾病[24-25]。该综合征患者即使予以华法林抗凝，且达到治疗性国际标准化比值（INR）目标，仍可能出现反复血栓。Trousseau 综合征其他临床表现还包括微血管病，轻度慢性弥散性血管内凝血（DIC）和无菌性血栓性心内膜炎。UFH、LMWH 和磺达肝癸比华法林治疗 Trousseau 综合征更有效，但抗凝剂量根据临床情况不同而异。例如，对于急性 DVT 患者需要治疗剂量的依诺肝素，而 DIC 患者可以采用较低剂量控制，治疗期限不确定（或者只要肿瘤存在就不能终止）。

癌症患者静脉血栓栓塞的常规治疗措施

总的来说，癌症患者 VTE 的治疗包括首先给予至少 5 ~ 7 天的 LMWH 或 UFH 治疗，如果患者无抗凝禁忌，后续 LMWH 或华法林维持至少 3 个月。CLOT 研究[26]显示 LMWH 治疗癌症相关 VTE，例如达肝素治疗 6 个月与华法林相比，绝对风险降低了 8% 而未增加大出血的风险，伴有 VTE 的癌症患者长期应用 LMWH 与较好的预后相关。

癌症患者 VTE 的治疗应维持至少 3 个月，而 PE 的治疗则至少 6 个月，理想情况是应用 LMWH。如果是进展期肿瘤或卧床不起，病情危重和（或）营养不良等危险因素持续存在，则抗凝治疗持续的时间不能确定。在初始治疗阶段后，继续应用 LMWH 抗凝可能需要减低剂量，如在 CLOT 研究中，达肝素的剂量在 1 个月后从每天 200 U/kg 降至 150 U/kg。

如果应用华法林作为抗凝的维持治疗（出于治疗成本或患者的偏好），至少应该有 5 天的过渡阶段，在此期间肠胃外抗凝（如 UFH、LMWH 或磺达肝癸）应与华法林重叠，直到 INR 达 2.0 或以上。临床医生应该知道，华法林对抗凝的调节经常受药物相互作用的影响，包括常用的化疗药物，抗微生物制剂，甚至正在接受 I 期临床试验的新药。

大多数机构根据监测结果调整 UFH 的用量，因为抗 Xa 因子活性测定可观察到 APTT 和肝素水平的分离，提示肝素抵抗的存在，因此抗 Xa 因子活性已取代 APTT 更常用做 UFH 的监测。肝素抵抗通常发生在Ⅷ因子或血管性血友病因子增多、抗凝血酶Ⅲ（AT）缺乏、肝素清除率增加、肝素结合蛋白升高和应用纤维蛋白原的患者。Ⅷ因子，血管性血友病因子和纤维蛋白原是急性时相蛋白，Ⅷ因子水平增高导致 APTT 缩短[27-29]。当应用 UFH 时，抗 Xa 因子活性的治疗目标应该在 0.3 ~ 0.7 U/ml。

癌症患者的抗凝选择

充分的华法林抗凝（INR 2.0 ~ 3.0）治疗中仍然反复发作 VTE 的患者，其原因可能是癌症相关的高凝状态（如 Trousseau 综合征），血管外压迫性解剖学异常，获得性或家族性易栓倾向。治疗可改为肝素（优选 LMWH）或磺达肝癸。对于癌症患者，肝素优于维生素 K 拮抗剂[30]。转换为肝素治疗是磺达肝癸预防 VTE 复发失败后的一个选择，反之亦然。依诺肝素每日两次给药是每日一次 LMWH 治疗仍复发 VTE 患者的一个选择[31]，对按体重标准给药发生耐药的病例，梯度式增加 LMWH 剂量可能有效[32]。如果抗凝期间发生血小板减少，应鉴别化疗介导的血小板减少、DIC、肝素诱导的血小板减少（HIT）、抗磷脂抗体综合征（APS）、血栓性血小板减少性紫癜、免疫性血小板减少性紫癜、骨髓衰竭、叶酸或维生素 B_{12} 缺乏等可能的原因。血小板减少不能防止血栓形成，抗凝治疗也不能仅因为血小板减少而终止。血小板减少患者抗血栓治疗需要个体化评估出血和血栓的风险[33]，体重＞ 55 kg 的造血干细胞移植患者，低剂量依诺肝素 [＜ 1 mg/（kg·d）] 在血小板计数（20 ～ 55）× 10^9/L 范围内认为是安全的[34]。另外，APS 和 HIT 患者出现血小板减少可能提示疾病活动，血栓潜在风险增加，积极抗血栓治疗可能是必需的[35]。癌症患者正接受或近期曾接受肝素为基础的治疗而 VTE 复发，临床上应高度怀疑 HIT，典型表现是肝素暴露 5 ～ 8 天后血小板水平较基线降低超过 50%。如果患者此次暴露之前曾接受过肝素治疗，血小板计数的下降可能发生的更早。HIT 诊断的主要困难是癌症患者出现血小板减少的原因很多，包括骨髓抑制药物、放疗和感染。HIT 的诊断评分主要根据以下临床要素：血小板减少的程度、血小板减少的时间特点、有无导致血小板减少的其他原因、是否有血栓形成[36]。为了提高判断的准确性，诊断方法已改良为应用更敏感的 ELISA 法检测血小板因子 4 抗体[37]，阴性可以排除 HIT。在阳性病例中，分别在患者血清和肝素存在的情况下测定标记的血小板 ^{14}C-5- 羟色胺的释放，这一更特异的试验可除外假阳性。HIT 的诊断一旦确立，必须停用所有肝素（即使看上去上微不足道的冲洗导管用肝素），同时必须启动另一种抗凝剂治疗，有效的替代药物包括凝血酶的直接抑制剂如阿加曲班，比伐卢定或来匹卢定。血小板计数恢复后可以开始长期华法林抗凝，但与替代药物必须重叠至少 5 天。如果开始华法林治疗时患者仍处于 HIT 的急性期，华法林初始治疗所致的蛋白 C 减少可能会导致急性血栓形成。HIT 发生最大的危险因素是肝素的应用，LMWH 可以降低 HIT 风险，与 LMWH（如依诺肝素）具有较短的葡糖胺聚糖链有关。磺达肝癸是完全人工化学合成的药物，具有戊糖核心，是抗 Xa 因子发挥抗凝活性所需的最小基本基团，并且具有微弱的刺激血小板 4 因子抗体生成的趋势，也可以替代肝素用于 HIT 患者的治疗[38]。

血栓和静脉导管

大多数癌症患者需长时间接受化疗药物、抗生素、其他药物或血液制品的输注，因此会一次或多次留置静脉导管。血栓形成是留置中心静脉导管常见的并发症，血栓可能发生在导管尖端，导管内全长或所置入导管的静脉内[39]。这类血栓应该预防，不仅为了保持中心静脉导管通畅，也为了避免手臂或胸部大静脉梗阻的发生，以免血栓进展发生栓塞。已有许多策略预防导管相关的血栓，但最近 Cochrane 数据库的系统性回顾表明，肝素或低剂量的华法林用于预防癌症患者导管相关 DVT，统计学未见显著性结果[40]，因此对于体内留置了中心静脉导管的癌症患者，既不推荐预防剂量的 LMWH 也不推荐"小剂量"华法林预防导管相关性血栓的形成。

对已经存在导管相关 DVT 的患者，建议先给予 5 ~ 7 天 LMWH 后续华法林（INR 2 ~ 3），或给予依诺肝素［1.5 mg/(kg·d)］治疗，疗程应覆盖整个导管留置的时间或至少 3 个月（以较长者为准）。导管相关 DVT 发生后如果暂时保留了导管，但在抗凝的同时 DVT 症状持续存在或血栓继续进展，那么必须拔除导管。小剂量的 tPA 溶栓治疗（1 ~ 2 次，每次少于 10 mg）已成功用于清除静脉闭塞和维持血管通畅而没有观察到出血[41]，tPA 溶栓后如无禁忌应后续上述两种抗凝治疗以预防血栓复发。有些患者，当拔除已置入的多个导管后可能出现静脉狭窄需要进行扩张。低剂量 tPA（2 mg）可用于开通被血凝块阻塞的导管内腔。

癌症患者置入下腔静脉滤器的适应证

下腔静脉（IVC）滤器不应作为预防 DVT 患者肺栓塞（PE）的常规方法，IVC 滤器置入应根据是否存在抗凝的绝对禁忌征和（或）充分抗凝失败的明确病史来决定。基础心肺功能障碍严重到任何新发或复发 PE 都可能危及生命，或曾有多发 PE 和慢性血栓栓塞性肺动脉高压的病史都是 IVC 滤器置入的可能适应证。DVT 患者置入 IVC 滤器本意是为了预防 PE，然而 IVC 滤器不仅增加了 DVT 复发的风险，也增加了下腔静脉血栓或血栓后肢体末端病变发生的风险，推测是因肢体末端静脉流出阻力增加所致。一项随机临床试验结果显示：DVT 患者应用 IVC 滤器，在最初的 12 天 PE（有或无症状）的绝对风险从 4.8% 降至 1.1%，但 DVT 2 年复发率 IVC 滤器组 20.8%，无 IVC 滤器组为 11.6%，两组死亡率无差异[42]。目前除了永久性滤器之外还有可回收滤器，可回收滤器较永久性滤器在植入后更易发生移位，很少的情况下也可以导致栓塞。如果可回收滤器在放置期限内没有移位，因取出来的技术难度较大，血管外科或介入放射科医生可能会建议它永远保留在原位。

最近一项系统回顾性结果显示可回收 IVC 滤器的平均回收率为 34%。大多数滤器实际上成为了永久性装置[43]。IVC 滤器的严重并发症包括支撑结构断裂、滤器移位伴或不伴有血栓形成、腔静脉穿孔及腔静脉阻塞、发生率随置入时间的延长（> 30 天）而增加。一项系列回顾性研究显示：2004 年至 2009 年间，80 例可评价的可回收滤器置入患者，支撑结构断裂的发生率为 16%，甚至在一些病例中，血栓混合部分滤器结构回流至心脏[44]。目前对不同设计类型滤器的客观比较数据不支持任何特别的设计具有优越性。

妊娠静脉血栓栓塞的预防、诊断和治疗

虽然在发达国家孕妇死亡是罕见的，但妊娠相关 PE 确是偶尔发生的孕妇死亡的最常见原因之一。妊娠期间和产褥期（产后 6 周）血栓的形成主要归因于下肢静脉淤滞，这是由妊娠子宫增大及循环纤维蛋白逐渐增多、凝血因子水平升高、纤溶活性降低、游离蛋白 S 水平降低引起的凝血变化所致。另外遗传性易栓症和 APS，以及既往的血栓病史均可能加重 / 增加孕期和产后 DVT 的风险[45]。虽然 DVT 的发生率似乎在孕早、中、晚 3 个时期均匀分布，但 PE 却在产褥期不成比例增加。某些病理产科（包括先兆子痫、胎盘早剥、胎儿宫内发育迟缓和流产）均可能与易栓症相关[46]。

妊娠期静脉血栓栓塞的诊断

孕妇的下肢低位水肿、腰痛和（或）胸痛等症状体征可能是妊娠

而未必是 VTE 所致。妊娠期间 D- 二聚体水平升高，尤其在最后 3 个月，因此 D- 二聚体的检测对孕妇 VTE 的诊断无意义。放射学检查要谨慎，因为对胎儿和母亲可能存在潜在的风险，通常是禁忌的。对整个下肢进行加压超声是对有症状疑似 DVT 或 PE 患者的首选筛查方法，而且对胎儿没有明显的风险。如果超声检查明确 DVT 的患者同时伴有症状提示 PE，就可以开始抗凝治疗。PE 的诊断是推断性的，治疗前不需要进一步影像学检查[45]。如果考虑可能存在骨盆 DVT，多普勒超声比加压超声更敏感，结果不明确或可能存在髂静脉血栓时可以考虑磁共振血管成像检查，结果可靠而且没有放射性。但磁共振检查也有其缺点，如需要用到元素钆，且磁共振检查设备不是随处都有。如果进行肺通气 / 灌注（V/Q）扫描，应先完成灌注扫描，正常可以排除 PE，没有必要再接受额外的放射性元素进行通气扫描，如果异常，可再进行通气扫描明确是否存在不匹配。那些 V/Q 扫描仍不能明确的患者应进行 CT 肺动脉造影（CTPA），在血流动力学不稳定时，也要优先选择 CTPA。即使是目前的多排螺旋 CT 扫描设备，胎儿的放射线暴露程度也仅与妊娠阶段有关，因为如果扫描设备能够程序性增加扫描流量和辐射量对较大体积的组织进行补偿的话，那么孕晚期可能会使胎儿的放射线暴露增加[47]。有必要和放射科医生讨论 CT 扫描诊断的必要性以尽可能减少胎儿的放射线暴露，包括：物理措施（屏蔽），根据妊娠阶段选择适合的影像学检查方法以及程序性评估（只要诊断明确就停止进一步检查）。胎儿接受 CT 扫描后晚期恶性肿瘤的发生风险已经明确，每 1000 例腹部 / 骨盆的 CT 扫描会导致 1 例癌症发生，这是发生率很低但不可忽视的风险[48]。另一致命性的危险在于，女性乳腺对放射线敏感，一般来说乳腺癌发生率为 1/200，CTPA 导致女性终生乳腺癌发生风险提高了 13.6%[48-49]，为了减少放射线暴露，更倾向于选择灌注扫描[50]，尽可能避免通气扫描。

静脉血栓栓塞高危孕妇的处理

血栓的危险因素包括：VTE 既往史、已知的遗传性或获得性易栓症基因突变 / 多态性、肥胖、高龄产妇、多次经产、长期卧床。因为 UFH 和 LMWH 不能通过胎盘，基于胎儿的安全性考虑，孕妇 VTE

的预防与治疗，肝素化合物优于华法林。相比 UFH，优先选择低分子肝素，它具有更好的生物利用度，较长的血浆半衰期，更易预测的量效反应和更好的安全性。HIT 和骨质疏松的风险似乎在 LMWH 比 UFH 更低 [28,51]。在妊娠 6 ~ 12 周应用华法林会增加畸胎的风险，通常在孕妇中禁用。分娩后，无论是华法林或肝素都可安全用于抗凝治疗，它们不经乳汁分泌，可以用于哺乳的母亲。预防性抗凝至少应持续到产后 6 周，治疗性抗凝的总时间至少应超过 6 个月。

　　表 23.4 和 23.5 提供了不同临床情况下的处理指南，包括血栓栓塞的详细分类，产前和产后的治疗建议。

　　随着分娩的临近，正接受 LMWH 的孕妇应在产前 24 小时有计划停药，这对准备接受硬膜外麻醉或腰椎麻醉的孕妇特别重要，因为 LMWH 可额外增加脊髓出血的风险。LMWH 可在产后 24 小时恢复使用，UFH 半衰期 90 分钟，可能更适用于那些需要抗凝但分娩时间又无法确定的产妇。

表 23.4　产前治疗建议

临床情况	处理
有 VTE，接受长期抗凝治疗	全量或 75% 剂量 LMWH*
有 VTE，未接受长期抗凝治疗 • 无诱因 VTE • 雌性激素相关 VTE（如 OCP，妊娠）	预防性或中剂量 LMWH†
有 VTE，未接受长期抗凝治疗 • VTE 与一个可逆性高危因素相关	临床密切观察
无 VTE，纯合子 V 因子 Leiden 突变或凝血酶原基因突变（不考虑有无家族史）	预防性或中剂量 LMWH†
无 VTE，合并其他易栓症（不考虑有无家族史）	临床密切观察

* 对有出血或骨质疏松风险的患者，治疗至少一个月后应考虑减低剂量至总量的 75%
† 对于可接受症状复发以及预防性 LMWH 的负担超过获益的患者也可产前密切临床观察。
中剂量 LMWH 指达肝素 5000U bid，或依诺肝素 40 mg bid
LMWH，低分子肝素；OCP，口服避孕药；VTE，静脉血栓栓塞
Adapted from Bates SM.Pregnancy-associated venous thromboembolism：prevention and treatment.SeminHematol.2011；48：271-284.

表 23.5　产后治疗建议

临床情况	处理
有 VTE，接受长期抗凝治疗	重新开始长期抗凝
有 VTE，未接受长期抗凝治疗 ● 无诱因 VTE ● 雌激素相关（例，OCP，妊娠） ● VTE 与一个可逆性高危因素相关	预防性或中剂量 LMWH*×6 周，或华法林（INR 2.0 ～ 3.0）×6 周
无 VTE，纯合子 V 因子 Leiden 突变或凝血酶原基因突变（不考虑有无家族史）	预防性或中剂量 LMWH*×6 周，或华法林（INR 2.0 ～ 3.0）×6 周
无 VTE，合并其他易栓症，有家族史	预防性或中剂量 LMWH*×6 周，或华法林（INR 2.0 ～ 3.0）×6 周
无 VTE，合并其他易栓症，无家族史	临床密切观察

*中剂量 LMWH 指达肝素 5000 U bid 或依诺肝素 40 mg bid
INR，国际标准化比值；LMWH，低分子肝素；OCP，口服避孕药；VTE，静脉血栓栓塞
Adapted from Bates SM.Pregnancy-associated venous thromboembolism：prevention and treatment.SeminHematol.2011；48：271-284.

识别血栓后（"静脉炎后"）综合征

DVT 发生后 1 ～ 2 年内血栓后综合征发生率高达 20% ～ 50% [52]，一些患者在急性 DVT 数月后才出现与血栓溶解相关的疼痛和肿胀，因此血栓后综合征的诊断应该推迟至急性期过后。血栓后综合征由 DVT 导致静脉瓣损伤和阻塞造成的静脉压升高所致，表现为慢性疼痛、受累下肢水肿、皮肤色素沉着，最严重的病例还可出现内踝表面无痛性溃疡。诊断主要依赖临床症状，如果症状加重或预期需要手术治疗可进行多普勒扫描。

已证明在症状性近端 DVT 后长期使用梯度加压弹力袜（GCS）可以减少血栓后综合征的风险 [53]。推荐 DVT 发生后 2 ～ 3 周内开始应用 GCS 并至少维持 2 年。然而，最近的一项试验报道，最初 6 个月的使用后再延长 18 个月的加压治疗并不能额外获益 [54]。虽然 GCS 似乎无害，但它们穿脱不便，穿着不舒适，价格昂贵，每隔数月需要

更换。根据目前关于使用 GCS 预防血栓后综合征的证据，GCS 适用于近端或远端 DVT 后腿部遗留疼痛或水肿的患者，应用 GCS 直到患者症状改善或能够耐受。

血栓后综合征治疗

对于症状轻微的血栓后综合征，适度压力（15～20 mmHg）的梯度加压弹力袜或晚上休息时抬高腿可能有助于减轻症状，逆转或缓解静脉高压相关症状更有效的方法是日间抬高双腿超过心脏水平，每天 3～4 次，每次 30 分钟，夜间用抬高床尾（必要时可在床下放置砖块）的方法来实现。对症状轻度到中度（水肿、疼痛、双腿发沉）的患者，可应用张力更大的梯度加压弹力袜（20～30 mmHg），还可用张力更高的弹力袜（30～40 mmHg）伴或不伴夜间充气装置。曾有溃疡形成的患者应每天日间全程穿着弹力袜，也可使用由尼龙搭扣（Veclo，CircAidTM）黏合的多层尼龙袜，更方便穿着。已证明持续梯度加压弹力袜联合间歇充气加压可以改善腿部静脉性溃疡患者的预后[55]。

血栓后综合征药物治疗进展

有发现认为，七叶树种子提取物如七叶皂苷，短期治疗下肢疼痛和水肿等慢性静脉功能不全的症状比安慰剂有效。一个短期临床试验（3 周）推荐 GSC 不能充分控制症状的血栓后综合征患者每日 2 次服用七叶树种子提取物（可以在全天然产品商店买到），但还需要更大、更严格的试验来评估其长期有效性和安全性[56]。ACCP 指南建议下肢静脉溃疡患者在加压治疗和（或）间歇充气加压治疗基础上，局部应用己酮可可碱和芦丁治疗[57]。

没有证据表明利尿剂可以有效治疗血栓后综合征相关的水肿，非类固醇抗炎药除了镇痛以外也没有改善血栓后综合征症状的作用。

血栓后综合征的手术治疗

随机试验显示，相比单纯加压包扎，联合外科浅静脉反流矫正术并未显示出加速溃疡愈合的优势，但确实减少了复发性溃疡的发生[58]。表 23.6 总结了可用于预防和治疗血栓后综合征的策略[59]。

表 23.6　预防和治疗血栓后综合征的方案

预防

- 依据以循证为基础的共识性指南所推荐，对高危患者和临床情况进行 DVT 的预防。
- 首次 DVT 发生后，应给予适当强度和疗程的抗凝治疗预防 DVT 复发，对高危的患者和临床情况，长期抗凝治疗终止后，应预防血栓形成。
- DVT 后使用 30 ~ 40 mmHg 及膝弹力袜，2 年或以上，最佳持续时间不确定。
- 急性 DVT 进行溶栓治疗对预防 PTS 的作用还不确定。直接导管溶栓技术是否可以安全有效的降低 PTS 风险还需要完善的临床试验进一步评估。

治疗

- 使用弹力袜减轻水肿，改善下肢沉重感等 PTS 症状。
- 可考虑使用间歇充气加压装置和（或）VenoWave™设备治疗严重的症状性 PTS。
- 短期使用的静脉血管活性药物，如七叶皂甙钠（七叶树提取物）或芦丁，似乎可以改善某些 PTS 症状，但长期的有效性和安全性还需要大规模对照试验来明确。
- 应用加压治疗，皮肤护理和外用敷料治疗静脉性溃疡。
- 提供帮助和支持，进行随访是 PTS 患者管理的重要组成部分。

DVT，深静脉血栓；PTS，血栓后综合征

Adapted from Kahn SR.The post-thrombotic syndrome.Hematology Am SocHematolEduc Program.2010：216-220.

抗磷脂综合征

　　抗磷脂综合征（APS）是获得性易栓状态，以动静脉血栓形成或怀孕流产为临床特点，且患者狼疮抗凝物（LAs），抗心磷脂抗体或抗 β-2 糖蛋白 I 抗体持续阳性至少 12 周。抗磷脂抗体（APA）促进内皮细胞、单核细胞和血小板的活化，产生过多的组织因子和血栓素 A2。补体活化可能是发病机制的中心环节。在不同的 APA 中，LA 是 APS 相关血栓形成最强的预测因子[60]。

　　预防血栓形成是 APA 阳性患者的主要目标，第 13 届国际 APA 大会建议所有 APA 阳性患者在高危情况下接受常规剂量 LMWH 的

血栓一级预防，如手术、长期制动、产褥期，在 APS 患者第一次静脉事件发生后无限期抗凝，INR 控制在 2.0 ～ 3.0（血栓二级预防）。APS 患者伴有动脉病变和（或）血栓复发事件的患者可能需要更积极的治疗，如华法林，目标 INR 3.0 以上或联合阿司匹林及其他抗血小板药物共同抗血栓治疗。第一次发生静脉事件的患者，如果 APA 检测单阳性（抗心磷脂或抗 β2 糖蛋白 I 抗体），有一个明确的突发性可逆因素，抗凝可限于 3 ～ 6 个月。因血栓复发、INR 水平波动、大出血或高危出血风险难以处理的患者，替代治疗可能包括长期 LMWH、羟氯喹或他汀类药物[60-61]。

新型抗凝剂

华法林治疗受饮食变化和药物相互作用影响，需要持续实验室监测、另外，华法林起效迟缓，需要数日才能达到充分抗凝效果，因此在调整剂量阶段需要同时联用快速起效的注射用抗凝剂（如 LMWH），这些限制促进了新型口服抗凝剂的开发。新型口服凝血酶的直接抑制剂（达比加群）和 Xa 因子抑制剂（阿哌沙班和利伐沙班），都具有良好的生物利用度和可靠的抗凝活性，是很有前景的抗凝新药。2010 年，FDA 批准了达比加群（Pradaxa™）150 mg bid 用于降低非瓣膜性房颤患者卒中和全身性栓塞的风险。这是基于一项长期抗凝治疗多中心主动对照随机评估研究（RE-LY）的结果。在这项研究中，18 113 例患者随机分配接受达比加群 150 mg，达比加群 110 mg 和华法林[62]，达比加群每日给药 2 次，华法林 INR 目标值 2.0 ～ 3.0。达比加群两种方案均不劣于华法林，且 150 mg 方案显著优于华法林和达比加群 110 mg 方案。如果分别和华法林单独比较，两种方案都是安全和有效的，尽管 110 mg 的方案只是不劣于华法林。FDA 只批准了达比加群 150 mg qd 的方案[63]。尽管达比加群在美国尚未被批准用于 DVT 的治疗，但一项Ⅲ期临床试验（RE-COVER）比较了达比加群 150 mg bid 与标准华法林治疗，结果显示达比加群不劣于华法林[64]。相类似的结果还有，在全髋关节[65] 或全膝关节[66-67] 置换手术的患者，达比加群预防 VTE 不劣于华法林。

2011 年，FDA 批准了利伐沙班（拜瑞妥™）10 mg qd 用于关节置换术患者预防 DVT，具体疗程为全髋关节置换术后 35 天，或膝关节置换术后 12 天。这是基于四个利伐沙班规律抗凝预防骨科手术相关 DVT 和 PE 安全性和有效性研究（RECORD）的结果 [68-71]。RECORD 数据显示：利伐沙班无论在与依诺肝素比较中还是长疗程（5 周）利伐沙班与短疗程（2 周）依诺肝素随后安慰剂的对比中，均显著有效。在这些试验中，利伐沙班和依诺肝素表现出类似的安全性，包括低比例严重出血的风险。同样在 2011 年，FDA 批准了利伐沙班 20 mg qd 用于降低非瓣膜性房颤患者卒中风险，支持性证据主要来自临床试验：比较 Xa 因子抑制剂利伐沙班每日一次口服和维生素 K 拮抗剂预防房颤患者卒中和栓塞的临床试验（ROCKET，AF）。在该试验中，14 264 例患者随机双盲分配到利伐沙班 20 mg qd 治疗组或华法林治疗组（INR 目标值 2.0 ~ 3.0），结果显示利伐沙班对卒中和栓塞的预防作用不劣于华法林，严重出血的风险在两组间无显著性差异，但颅内出血和致死性出血的概率在利伐沙班组更低 [72]。2012 年 FDA 在 EINSTEIN [73] 和 EINSTEIN-PE [74] 试验结果的基础上批准了利伐沙班用于 DVT 或 PE 的治疗，这两个临床试验分别显示利伐沙班相比标准依诺肝素 / 华法林治疗无劣势。

FDA 也在考虑其他口服 Xa 因子抑制剂如阿哌沙班用于预防房颤患者卒中，在关于房颤患者卒中和其他血栓栓塞事件的研究（ARISTOTLE）中，18 201 例房颤患者，至少合并一个其他卒中危险因素，阿哌沙班 5 mg bid 与华法林（INR 目标值 2.0 ~ 3.0）进行比较，阿哌沙班预防卒中和全身性栓塞的作用优于华法林，且较少引起出血，并降低了房颤患者的死亡率 [75]。

参考文献 66 和 77 展开论述了优于目前的常用抗凝剂、具有新机制或新特点、应用前景广阔的抗凝新药。

所有处于进一步临床试验阶段的新型口服抗凝药物均存在一个不足，即目前没有可靠的方法扭转或抵消这些药物过量事件或相关性出血，而相比之下，华法林过量可以很容易地用维生素 K 或新鲜血浆逆转。新型抗凝剂起效迅速，停药后作用迅速消失是一个很大的优势，与之相反，华法林起效慢，停药后抗凝作用消失慢。但药效迅速也可能带来问题，如果患者依从性很差，经常漏服快速代谢性药物，这对一些患者，尤其血栓高危患者是很危险的。尽管在应用直接抗凝血酶药物的患者可以通过蝰蛇毒凝血时间来检测抗凝效果，但与 PT 和 INR 相比，这些实验室检查并不常用。这些药物比华法林昂贵很多，也都没有被 FDA 批准用于 VTE 的治疗（二级预防），而且即使获得了批准，华法林也仍将会用于剂量稳定易于调整或不能负担昂贵新药的患者。

　　无论如何，使用简单的口服抗凝剂用于预防治疗 VTE 的新时代已经开始，这是一个可喜的发展。

参考文献

1. Ay C, Simanek R, Vormittag R, et al. High plasma levels of soluble P-selectin are predictive of venous thromboembolism in cancer patients: results from the Vienna Cancer and Thrombosis Study (CATS). *Blood*. 2008;112:2703-2708.
2. O'Shea SI, Ortel TL. Issues in the utilization of low molecular weight heparins. *Semin Hematol*. 2002;39:172-178.
3. Agnelli G, Bolis G, Capussotti L, et al. A clinical outcome-based prospective study on venous thromboembolism after cancer surgery. The @RISTOS project. *Ann Surg*. 2006;243:89-95.
4. Bergqvist D, Agnelli G, Cohen AT, et al. Duration of prophylaxis against venous thromboembolism with enoxaparin after surgery for cancer. *N Engl J Med*. 2002;346:975-980.
5. Rasmussen MS, Jorgensen LN, Wille-Jorgensen P, et al. Prolonged prophylaxis with dalteparin to prevent late thromboembolic complications in patients undergoing major abdominal surgery: a multicenter randomized open-label study. *J Thromb Haemost*. 2006;11:2384-2390.
6. Ageno W, Squizzato A, Garcia D, et al. Epidemiology and risk factors of venous thromboembolism. *Semin Thromb Hemost*. 2006;32:651-658.
7. Geerts WH, Bergquist D, Pineo GF, et al. Prevention of venous thromboembolism. American College of Chest Physicians Evidence-Based Clinical Practice Guidelines (8th Edition). *Chest*. 2008;133:381S-453S.
8. SAGES Guidelines for deep venous thrombosis prophylaxis during laparoscopic surgery. October 2006. http://www.sages.org/publication/id/C/
9. SAGES Guidelines Committee. *Surg Endosc*. 2007;21:1007-1009.
10. Palumbo A, Rajkumar SV, Dimopoulos MA, et al. on behalf of the International Myeloma Working Group. Prevention of thalidomide- and lenalidomide-associated thrombosis in myeloma. *Leukemia*. 2008;22:414-423.
11. Agnelli G, Gussoni G, Bianchini C, et al.; on behalf of the PROTECHT Investigators. Nadroparin for the prevention of thromboembolic events in ambulatory patients with metastatic or locally advanced solid cancer receiving chemotherapy: a randomised, placebo-controlled, double-blind study. *Lancet Oncol*. 2009;10:943-949.
12. Aue G, Lozier JN, Tian X, et al. Inflammation, TNFα and endothelial dysfunction link lenalidomide to venous thrombosis in chronic lymphocytic leukemia. *Am J Hematol*. 2011;86:835-840.
13. Khorana AA, Francis CF, Culakova E, et al. Thromboembolism in hospitalized neutropenic cancer patients. *J Clin Oncol*. 2006;24:484-490.
14. Samama MM, Cohen AT, Darmon JY, et al. A comparison of enoxaparin with placebo for the prevention of venous thromboembolism in acutely ill medical patients. Prophylaxis in medical patients with enoxaparin study group. *N Engl J Med*. 1999;341:793-800.
15. Kakkar AK, Cimminiello C, Goldhaber SZ, et al. for the LIFENOX investigators. Low molecular weight heparin and mortality in acutely ill medical patients. *N Engl J Med*. 2011;365:2463-2472.
16. Hamada K, Kuratsu J, Saitoh Y, Takeshimo H, Nishi T, Ushio Y. Expression of tissue factor correlates with grade of malignancy in human glioma. *Cancer*. 1996;77:1877-1883.
17. Sawaya R, Ligon L. Thromboembolic complications associated with brain tumors. *J Neurooncol*. 1994;22:173-181.
18. Bevacizumab package insert. December 2011. http://www.gene.com/gene/products/information/pdf/avastin-prescribing.pdf
19. Norden AD, Young GS, Setayash K, et al. Bevacizumab for recurring malignant gliomas: Efficacy, toxicity, and patterns of recurrence. *Neurology*. 2008;70:779-787.

20. Agnelli G, Piovella F, Buoncristiani P, et al. Enoxaparin plus compression stockings compared with compression stockings alone in the prevention of venous thromboembolism after elective neurosurgery. *N Engl J Med.* 1998;339:80-85.
21. Goldhaber SZ, Dunn K, Gerhard-Herman M, et al. Low rate of venous thromboembolism after craniotomy for brain tumor using multimodality prophylaxis. *Chest.* 2002;122:1933-1937.
22. Dickinson LD, Miller LD, Patel CP, et al. Enoxaparin increases the incidence of postoperative intracranial hemorrhage when initiated preoperatively for deep venous thrombosis prophylaxis in patients with brain tumors. *Neurosurgery.* 1998;43:1074-1081.
23. Gerber DE, Grossman SA, Streiff MB. Management of venous thromboembolism in patients with primary and metastatic brain tumors. *J Clin Oncol.* 2006;24(8):1310-1318. Review.
24. Levine MN, Lee AYY, Kakkar AK. From Trousseau to targeted therapy: new insights and innovations in thrombosis and cancer. *J Thromb Haemost.* 2003;1:1456-1463.
25. Walsh-McMonagle D, Green D. Low-molecular-weight heparin in the management of Trousseau's syndrome. *Cancer.* 1997;80:649-655.
26. Lee AYY, Levine MH, Baker RI, et al. Low-molecular-weight heparin versus a coumarin for the prevention of recurrent venous thromboembolism in patients with cancer. *N Engl J Med.* 2003;349:146-153.
27. Gabay C, Kushner I. Acute-phase proteins and other systemic responses to inflammation. *N Engl J Med.* 1999;340:448-454.
28. Hirsh J, Rascke R. Heparin and low-molecular weight heparin. The seventh ACCP conference on antithrombotic and thrombolytic therapy. *Chest.* 2004;126:188S-203S.
29. Levine MN, Hirsh J, Gent M, et al. A randomized trial comparing activated thromboplastin time with heparin assay in patients with acute venous thromboembolism requiring large daily doses of heparin. *Arch Intern Med.* 1994;154:49-56.
30. Akl EA, Barba M, Rohilla S, et al. Low-molecular-weight heparins are superior to vitamin K antagonists for the long term treatment of venous thromboembolism in patients with cancer: a Cochrane Systemic Review. *J Exp Clin Cancer Res.* 2008;27:21-31.
31. Merli G, Spiro TE, Olsson C-G, et al. Subcutaneous enoxaparin once or twice daily compared with intravenous unfractionated heparin for treatment of venous thromboembolic disease. *Ann Int Med.* 2001;134:191-202.
32. Carrier M, Le Gal G, Cho R, et al. Dose escalation of low molecular weight heparin to manage recurrent venous thromboembolic events despite systemic anticoagulation in cancer patients. *J Thromb Haemost.* 2009;7:760-765.
33. Arnold D, Lim W. A rational approach to the diagnosis and management of thrombocytopenia in the hospitalized patient. *Semin Hematol.* 2011;48:251-258.
34. Ibrahim RB, Peres E, Dansey R, et al. Safety of low-dose low-molecular-weight-heparins in thrombocytopenic stem cell transplantation patients: a case series and review of the literature. *Bone Marrow Transplant.* 2005;35:1071-1077.
35. Lim W. Antiphospholipid antibody syndrome. *Hematology Am Soc Hematol Educ Program.* 2009:233-239. Review
36. Warkentin TE. Heparin-induced thrombocytopenia: pathogenesis and management. *Br J Haematol.* 2003;121:535-555.
37. Cuker A, Arepally G, Crowther MA, et al. The HIT Expert Probability (HEP) Score: a novel pre-test probability model for heparin-induced thrombocytopenia based on broad expert opinion. *J Thromb Haemost.* 2010;8:2642-2650.
38. Papadopoulos S, Flynn JD, Lewis DA. Fondaparinux as a treatment option for heparin-induced thrombocytopenia. *Pharmacotherapy.* 2007;27:921-926.
39. Horne MK III, Chang R. Thrombosis related to venous access devices. In: Kitchens C, Alving B, Kessler C, eds. *Consultative Hemostasis and Thrombosis.* 2nd ed. Philadelphia, PA: W.B. Saunders; 2007:553-559.
40. Akl EA, Kamath G, Yosuico V, et al. Thromboprophylaxis for patients with cancer and central venous catheters (Cochrane Database Systematic Review). *Cancer.* 2011;112:2483-2492.
41. Chang R, Horne MK, Shawker TH, Kam et al. Low-Dose, once-daily, intraclot injections of alteplase for treatment of acute deep venous thrombosis. *J Vasc Interv Radiol.* 2011;22:1107-1116.
42. Decousus H, Leizorovicz A, Parent F, et al. A clinical trial of vena caval filters in the prevention of pulmonary embolism in patients with proximal deep-vein thrombosis. *N Engl J Med.* 1998;338:409-415.
43. Angel LF, Tapson V, Galgon R, et al. Systematic review of the use of retrievable inferior vena cava filters. *J Vasc Interv Radiol.* 2011;22:1522-1530.
44. Nicholson W, Nicholson WJ, Tolerico P, et al. Prevalence of fracture and fragment embolization of bard retrievable vena cava filters and clinical implications including cardiac perforation and tamponade. *Arch Int Med.* 2010;170:1827-1831.
45. Marik PE, Plante LA. Venous thromboembolic disease and pregnancy. *N Engl J Med.* 2008;359:2025-2033.
46. Battinelli EM, Bauer KA. Hematologic disorders in pregnancy. *Hematol Oncol Clin North Am.* 2011;25:323-333.
47. Gilet AG, Dunkin JM, Fernandez TJ, et al. Fetal radiation dose during gestation estimated on an anthropomorphic phantom for three generations of CT scanners. *Am J Radiol.* 2011;196:1133-1137.
48. Kalra MK, Maher MM, Toth TL, et al. Strategies for CT radiation dose optimization. *Radiology.* 2004;230:619-628.
49. Remy-Jardin M, Remy J. Spiral CT angiography of the pulmonary circulation. *Radiology.* 1999;212:615-636.
50. Shahir K, Goodman LR, Tali A, et al. Pulmonary embolism in pregnancy: CT pulmonary angiography versus perfusion scanning. *Am J Roentgenol.* 2010;195:W213-W220.
51. Bates SM. Pregnancy-associated venous thromboembolism: prevention and treatment. *Semin Hematol.* 2011;48:271-284.
52. Kahn SR, Ginsberg J. Relationship between deep venous thrombosis and the postthrombotic syndrome. *Arch Intern Med.*

2004;164:17-26.

53. Kolbach D, Sandbrink M, Hamulyak K, et al. Non-pharmaceutical measures for prevention of post-thrombotic syndrome. *Cochrane Database of Syst Rev.* 2003, Issue 3. Art. No: CD004174.

54. Aschwanden M, Jeanneret C, Koller MT, et al. Effect of prolonged treatment with compression stockings to prevent post-thrombotic sequelae: a randomized controlled trial. *J Vasc Surg.* 2008;47:1015-1021.

55. Comerota AJ. Intermittent pneumatic compression: Physiologic and clinical basis to improve management of venous leg ulcers. *J Vasc Surg.* 2011;53:1121-1129.

56. Pittler MH, Ernst E. Horse chestnut seed extract for chronic venous insufficiency. *Cochrane Database Syst Rev.* 2012, Issue 11. Art. No: CD003230.

57. Kearon C, Kahn SR, Agnelli G, et al. Antithrombotic therapy for venous thromboembolic disease. American College of Chest Physicians Evidence-Based Clinical Practice Guidelines (8th Edition). *Chest.* 2008;133:454S-545S.

58. Gohel MS, Barwell JR, Taylor M, et al. Long term results of compression therapy alone versus compression plus surgery in chronic venous ulceration (ESCHAR): randomised controlled trial. *Br Med J.* 2007;335:83-88.

59. Kahn SR. The post-thrombotic syndrome. *Hematology Am Soc Hematol Educ Program.* 2010:216-220.

60. Ruiz-Irastorza G, Crowther M, Branch W, et al. Antiphospholipid syndrome. *Lancet.* 2010; 376:1498-1509.

61. Ruiz-Irastorza G, Cuadrado MJ, Ruiz-Arruza I, et al. Evidence-based recommendations for the prevention and long-term management of thrombosis in antiphospholipid antibody-positive patients: report of a Task Force at the 13th International Congress on Antiphospholipid Antibodies. *Lupus.* 2011;20:206-218.

62. Connolly SJ, Ezekowitz MD, Yusuf S, et al. Dabigatran versus warfarin in patients with atrial fibrillation. *N Engl J Med.* 2009;361:1139-1151.

63. Beasley BN, Unger EF, Temple R. Anticoagulant options—why the FDA approved a higher but not a lower dose of Dabigatran. *N Engl J Med.* 2011;364:1788-1790.

64. Schulman S, Kearon C, Kakkar KC, et al. RE-COVER Study Group. Dabigatran versus warfarin in the treatment of acute venous thromboembolism. *N Engl J Med.* 2009;361:2342-2352.

65. Eriksson BI, Dahl OE, Rosencher N, et al. Dabigatran etexilate versus enoxaparin for prevention of venous thromboembolism after total hip replacement: a randomized, double-blind, non-inferiority trial. *Lancet.* 2007;370:949-956.

66. Eriksson BI, Dahl OE, Rosencher N, et al. Oral dabigatran etexilate vs. subcutaneous enoxaparin for the prevention of venous thromboembolism after total knee replacement: the RE-MODEL randomized trial. *J Thromb Haemost.* 2007;5:2178-2185.

67. Ginsberg JS, Davidson BL, Comp PC, et al. Oral thrombin inhibitor dabigatran etexilate vs. North American enoxaparin regimen for prevention of venous thromboembolism after knee arthroplasty surgery. *J Arthoplasty.* 2009;24:1-9.

68. Eriksson BI, Borris LC, Friedman RJ, et al. Rivaroxaban versus enoxaparin for thromboprophylaxis after hip arthroplasty. *N Engl J Med.* 2008;358:2765-2775.

69. Lassen MR, Ageno W, Borris LC, et al. Rivaroxaban versus enoxaparin for thromboprophylaxis after hip arthroplasty. *N Engl J Med.* 2008;358(26):2776-2786.

70. Kakkar AK, Brenner B, Dahl OE, et al. Extended duration rivaroxaban versus short-term enoxaparin for the prevention of venous thromboembolism after total hip arthroplasty: a double-blind, randomized controlled trial. *Lancet.* 2008;372:31-39.

71. Turpie AG, Lassen MR, Davidson BL, et al. Rivaroxaban versus Enoxaparin for thromboprophylaxis after total knee arthroplasty (RECORD4): a randomised trial. *Lancet.* 2009;373:1673-1680.

72. Patel MR, Mahaffey KW, Garg J, et al. Rivaroxaban versus warfarin in nonvalvular atrial fibrillation. *N Engl J Med.* 2011;365:883-891.

73. The EINSTEIN Investigators. Oral rivaroxaban for symptomatic venous thromboembolism. *N Engl J Med.* 2010;363: 2499-2510.

74. The EINSTEIN-PE Investigators. Oral rivaroxaban for symptomatic pulmonary embolism. *N Engl J Med.* 2012;366: 1287-1297.

75. Granger CB, Alexander JH, McMurray JJV, et al. Apixaban versus warfarin in patients with atrial fibrillation. *N Engl J Med.* 2011;365:981-992.

76. Eikelboom JW, Weitz JI. New anticoagulants. *Circulation.* 2010;121:1523-1532.

77. Liesenfeld K-H, Schafer HG, Troconiz IF, et al. Effects of the direct thrombin inhibitor dabigatran on ex vivo coagulation time in orthopaedic surgery patients: a population model analysis. *Br J Clin Pharmacol.* 2006;62:527-537.

24

输 血

Ronan Desmond 和 Harvey G. Klein

朱秋娟　崔江霞　译　马梁明　审校

血细胞抗原

　　红细胞抗原的分类取决于它们的生化、表型和免疫学特征。基于这些特点,它们被分为不同的血型系统。目前公认的血型系统有30个,与临床最为相关的有 ABO、Rh、Kell、Kidd 和 Duffy 血型。临床上还有重要的同种抗体的存在(在个体红细胞上不存在特定抗原)会导致输注红细胞后发生溶血或涉及新生儿溶血性疾病的发生(HDN)。

　　直接抗人球蛋白试验或直接 Coombs 试验(见下文)用于检测输血过程中针对红细胞抗原的抗体及在交叉配血中的相容性。临床上当受者血清中存在重要的同种抗体时,输血必须选择抗原阴性成分血输注。如果个体中存在高频抗原相关的同种抗体(90% 以上的个体会存在高频抗原)或多种同种抗体共存时,获得相容的血液成分可能很困难或几乎不可能。在受者体内存在红细胞同种抗体时,偶尔会使所有成分血输注出现不相容性,在这种情况下,有必要进一步检测以排除潜在的同种抗体。

　　"天然"抗体例如抗 A 和(或)抗 B 抗体是不需要相关抗原致敏就存在于个体中的,其他同种抗体的出现则需要在先前的输血或怀孕时暴露于相应的红细胞抗原而致敏。

- 血型 A 的个体天生拥有抗体 B
- 血型 B 的个体天生拥有抗体 A
- 血型 O 的个体天生拥有抗体 A 和抗体 B
- 血型 AB 的个体没有抗体 A 和抗体 B

实验室确定的主要血型

一个人的血型确定依赖正反定型测定（ABO 血型）

- 在正定型时，已知抗体特异性的试剂（抗 A 或者抗 B 抗体）被添加到患者不明血型的红细胞中（A、B、AB 或 O），检测混合物产生可见的凝聚物。患者的细胞与抗 A 或抗 B 抗体未产生凝集物，表明患者的细胞没有相应的抗原。例如，O 型红细胞不会与抗 A 和（或）抗 B 抗体产生凝集现象。
- 在反定型时，患者的血清被加入到已知血型（A、B、O）的细胞试剂中，检测混合物产生可见的凝聚物；患者血清与 A 或 B 血型细胞出现凝集物表明患者的血清包含相应的抗体。例如，包含抗 A 和抗 B 抗体（O 型血）的血清将与 A 型和 B 型红细胞发生凝集。

正反定型结果必须是一致的。一个血型的确定必须是在所有的 ABO 血型不一致全部被解决后才能确定。

ABO 血型差异的一些常见原因包括 A[1] 或 B[2] 亚型的存在，抗体缺失 / 弱表达（多见于新生儿、老年人或者血丙种球蛋白表达降低）或抗原弱表达 / 缺失（多见于淋巴增生性疾病和造血干细胞移植术后）[3]，出现意想不到的或非特异性抗体（如冷凝集反应产生同种抗体或自身抗体[4]），干扰物的存在（如新生儿脐带胶样组织）[5]，高脂状态导致的细胞发生缗钱状改变。

抗人球蛋白试验

抗人球蛋白试验采用抗体、特异性免疫球蛋白或补体检测红细胞表面或患者血清中抗体（或补体）的存在。

直接抗人球蛋白试验（DAT）或直接 Coombs 试验，检测红细胞表面不完全抗体或补体的存在。这在多种情况下是有意义的，比如：

- 溶血性输血反应
- 新生儿溶血性疾病（通常是强阳性）
- 自身免疫性溶血性贫血（AIHA）
- 使用某些药物（青霉素类、头孢菌素类）
- 静脉注射免疫球蛋白（IVIG）后或输注血浆后（被动获取）
- 骨髓或器官移植中（过路淋巴细胞综合征）
- 自身免疫性疾病
- 一些正常个体

DAT 阳性并不一定表明体内发生溶血或红细胞寿命缩短。当红细胞发生缗钱状改变导致血细胞凝集时会出现假阳性结果。

间接抗球蛋白试验（IAT）或间接 Coombs 试验被用于筛选抗体时，寻找相容的血液（"分型和筛查"）以及用于血清学的交叉配血（患者血清和正常人红细胞）。IAT 检测血清中存在，但未结合于红细胞上的抗体。当 IAT 是阳性时，必须确定抗体的类型，并在输血时避免相应的抗原。IAT 阴性并不一定表明没有自身抗体，也可能是抗体滴度低于检测水平或该抗体针对低频率的抗原（存在于不到 1% 的人中），目前的试剂可能检测不到。IAT 阴性并不代表血液是相容的，同样，IAT 弱阳性也不代表溶血可能是轻微的。IAT 阳性通常需要进一步查找相关抗体。

自身免疫性溶血性贫血患者，患者红细胞及血清中均存在抗体，所以其 DAT 及 IAT 均阳性。

血液相容性

在一般情况下，输血过程中含有超过 2ml 红细胞的血液制品必须与患者的血浆相容。需特别注意 Rh 血型，大多数浓缩血板中含有的不到 1ml 红细胞就足以致敏一个 Rh 阴性患者[1]。血浆中包含部分血小板，输注血浆过程中血小板应与患者的红细胞 ABO 血型相容，尽可能防止血浆抗体的被动免疫性溶血（表 24.1）。

表 24.1 供者与受者血液成分的相容性

患者ABO血型	全血	红细胞	血小板	血浆	冷沉淀
O	O	O	任选（首选O）	O，A，B，AB	N/A
A	A	A 或 O	任选（首选A）	A 或 AB	N/A
B	B	B 或 O	任选（首选B）	B 或 AB	N/A
AB	AB	AB，A，B，或 O	任选（首选AB）	AB	N/A

血型血清学最基本的实际应用在于选择相容的血液成分。血细胞抗原的存在与否具有重要的生物学及临床意义。相容的血液成分需要时间来准备。

■ 在紧急情况以及征得医生同意的前提下，O 型 Rh 阴性红细胞可以在没有交叉配血的情况下发放，但在血液制品发放后相关检测应尽快完成。一般情况下，血型特异性红细胞和简单的交叉配血应该在 15 min 之内准备好。

■ 完整的红细胞配血一般需要 45 ~ 60 min，冷冻保存的红细胞和新鲜冰冻血浆（FFP）需要更长一点的时间。

在过去 3 个月有过输血或存在妊娠的情况下，输血前的样品不能超过 3 天 [6]。

移植中的 ABO 血型不合

造血干细胞移植的相容性依赖于人类白细胞抗原（HLA）的相容性，供受者的选择取决于 HLA 的相容性而不是 ABO 血型的完全相合。因为 HLA 基因和 ABO 基因存在于不同的染色体，所以部分（20% ~ 40%）移植是 ABO 血型不合的 [1]。

然而 ABO 血型不合将影响移植结果，ABO 血型不合引起的并发症包括急性或迟发性溶血和红细胞植入延迟 [2-5]。

次要不相容性

- 供者的血清中含有受者红细胞抗原的抗体（如受者血型为 A、B 或 AB 型，供者血型为 O 型）。
- 干细胞准备输注之前，去除含有抗 A、抗 B 的血浆可以防止对于受者红细胞输注后的速发型溶血（血浆去除）。
- 少数 ABO 血型不合的移植者，当移植物中的活化 B 淋巴细胞对受体红细胞抗原起反应时，10% ~ 15% 患者可能经历一过性（移植后 5 ~ 15 天）的溶血（过路淋巴细胞综合征）。
- 如果发现不及时，溶血可能是严重的，甚至是致命的。

主要不相容性

- 受者血清中含有对供者红细胞抗原的抗体（例如受者为 O 型，供者为 A、B，或 AB 型；受者为 A 型或 B 型，供者为 AB 型）。
- 如果移植物在输注之前未去除红细胞（红细胞去除）可能导致输注干细胞过程中发生溶血。
- 移植后几个月内受者可能产生抗供者红细胞抗原的抗体，特别是非清髓性移植患者。
- 红细胞植入和红细胞生成均可能延迟导致红细胞再生障碍[5-6]。

当供受者之间相互存在对抗对方的 ABO 血型抗原的抗体时常导致血型正反定型不符（A 型血供者和 B 型血受者，反之亦然）。

表 24.2 描述了移植过程中适当的输血方案，输注的成分血必须经过照射。

Rh 血型不合

干细胞移植中 Rh 不合发生率为 10% ~ 15%。Rh 血型不合的输血方案类似于 ABO 血型正反定型均不合的情况，但其不合输血不良反应相对轻一些。

对于 Rh 阴性受者而供者为 Rh 阳性的造血干细胞移植前准备包括：

- 移植物应该去除红细胞尽量减轻同种异体免疫反应，类似于 ABO 血型主要不合。

表 24.2　次要和主要 ABO 血型不合移植的输血方案

受者	供者	第一阶段 所有组分	红细胞	第二阶段 血小板	血浆	第三阶段 所有组分
血型次要不合						
A	O	受者组分血	O	A；*AB*；B；O	A；*AB*	供者组分血
B	O	受者组分血	O	B；*AB*；A；O	B；*AB*	供者组分血
AB	O	受者组分血	O	AB；A；B；O	AB	供者组分血
AB	A	受者组分血	A	AB；A；B；O	AB	供者组分血
AB	B	受者组分血	B	AB；*B*；A；O	AB	供者组分血
血型主要不合						
O	A	受者组分血	O	A；*AB*；B；O	A；*AB*	供者组分血
O	B	受者组分血	O	B；*AB*；A；O	B；*AB*	供者组分血
O	AB	受者组分血	O	AB；A；B；O	AB	供者组分血
A	AB	受者组分血	A	AB；A；B；O	AB	供者组分血
B	AB	受者组分血	B	AB；*B*；A；O	AB	供者组分血
次要和主要均不合						
A	B	受者组分血	O	AB；A；B；O	AB	供者组分血
B	A	受者组分血	O	AB；*B*；A；O	AB	供者组分血

第一阶段，从患者准备造血干细胞移植开始到第二阶段之前

第二阶段，从清髓性治疗开始后通过直接抗球蛋白实验和血细胞凝集实验均不能检测到供者红细胞抗原或者检测不到受者红细胞抗原

第三阶段，患者正反定型测定均与供者 ABO 血型相同之后

斜体字标注的血型为最优血型不能选择后的最好选择

所有细胞组分均应该接受照射后输注

Modified from Brecher ME，ed.Technical Manual，15th ed.Bethesda，MD：AABB Press；2005：600，with permission；and from Friedberg RC，Andrzejewski C.Transfusion therapy in hematopoietic stem cell transplantation.In：Mintz PD，ed.Transfusion Therapy：Clinical Principles and Practice，2nd ed.Bethesda，MD：AABB Press；2005.

　　对于 Rh 阳性受者接受 Rh 阴性供者的血液成分时，其存在 Rh 抗原天然免疫。

　　■ 监测患者可能发生的迟发溶血反应征象（同次要血型不合）。

成分血和血液制品

成分血和输血治疗

成分血可以通过离心分离法或机采法从全血中分离获得,在美国,每年大约 2900 万份成分血(红细胞、血小板、血浆、冷沉淀)被输注。

血液制品的存储和输注:

- 血液组分必须经过 170 ~ 260 μm 滤器过滤存贮过程中形成的凝血块[6]。
- 可以用经过审批的输液泵严格控制输液速度。没有经过审批的泵可能损坏或溶解细胞。
- 白细胞过滤器适用于储存全血、浓缩红细胞、血小板之前去除白细胞。
- 低血压反应与床旁滤除去白细胞相关,尤其在接受血管紧张素转换酶(ACE)抑制剂治疗的高血压患者。
- 通过重力让血液进入过滤器。
- 浓缩的中性粒细胞绝对不能进入白细胞过滤器。
- 全血及其他成分血可以掺入等渗溶液中:美国药典(USP)中包括 0.9% 氯化钠(生理盐水)以及某些美国食品和药物管理局(FDA)批准的电解质溶液。
- 成分血绝不能注入高渗或低渗溶液,例如包含葡萄糖或钙的溶液,如 D5W(5% 葡萄糖水)或乳酸林格溶液可能会引起红细胞溶血、凝血、凝集。
- 药物不应添加到成分血中。
- 绝不能将成分血储存到护理站或手术室中无监督的冰箱;这些管理方式会增加成分血错误地输注到其他患者的风险。
- 如果在 30 分钟内不输血,血液需返回存贮(或血库)。
- 加热装置及内部监控设备可用于成分血输注过程,避免大量冷藏液体输注到患者体内。
- 成分血不应该在未经许可的保温设备里保温(如微波炉或水浴

锅），因为这会引起溶血，也是致命的。

- 大多数输血不良反应发生在输血后 15 分钟内。
- 血液制品输注应该慢慢开始，并进行密切观察。
- 输血的时间不应超过 4 小时，因为在室温下，细菌生长的风险会随时间而增加。
- 如果预计输血时间比较长，可将血液分为较少的量多次输注。

见表 24.3：成分血管理。

见表 24.4：成分血经过另外修饰后的适应证。

血液成分不同，存储条件会发生变化，旨在最大限度地保护和保持有效性：

- 红细胞最多冷藏（1 ~ 6℃）42 天。
- 血小板在室温下可存储 5 天。
- 成分血可冷冻存储 1 年（-18℃）或更长时间（-65℃），但在使用前必须解冻，因此不能立即使用。
- 与其治疗一样，输血需要患者知情同意。

表 24.3　成分血管理（美国国立卫生研究院实践指南）[*]

	全血	浓缩红细胞	白细胞	血小板	血浆
成人					
前 15 分钟 之后	2 ml/min 100 ~ 230 ml/h	2 ml/ min 200 ~ 230 ml/h	2 ml/ min 75 ~ 100 ml/h	2 ~ 5 ml/ min 200 ~ 300ml/h	2 ~ 5 ml/ min 200 ~ 300 ml/h
儿童					
前 5 分钟	无	无	无	预定输血总量的 5%	预定输血总量的 5%
前 15 分钟 之后	预定输血总量的 5% 变化（可承受范围内）	预定输血总量的 5% 2 ~ 5 ml/（kg·h）	预定输血总量的 5% 2 ~ 3 小时以上（200 ml 产品）	无 可承受范围内	无 1 ~ 2 ml/min

[*] 输注速度可根据患者的耐受性进行调整
[†] 儿童输血量应该根据体重（10 ~ 15 ml 血液产品 / 千克体重）计算；白细胞输注除外

表 24.4　成分血经过另外修饰后的适应证

	白细胞去除	照射（红细胞、血小板、粒细胞）	洗涤（去除血浆）	减低容量	去甘油冷冻红细胞
描述	成分血经过过滤，另外经过自动化去除收集 3 个 log（99.9%）的白细胞，最终白细胞的含量 $<5 \times 10^6$	γ 射线（铯或钴）2500cGy 照射细胞成分内灭活活化的淋巴细胞	用无菌生理盐水洗净去除 >98% 的血浆蛋白，电解质和抗体后白细胞含量 $<5 \times 10^5$	从细胞成分中去除大部分血浆，主要是血小板，浓缩红细胞，很少的血浆）	收集的成分血在 6 天内添加甘油和冷冻保存液处理（取决于保存时的溶剂及甘油冷冻保存法的应用）
目的	减少输血过程中非溶血性发热反应，减少（巨细胞病毒传播-安全），减少 HLA 不相合同种异体免疫	预防与输血相关的移植物抗宿主病	预防过敏反应，降低高钾血症风险	减少循环容量，清除抗体，避免血浆容量超负荷，如血容量正常的患者，慢性贫血、重型地中海贫血，镰状细胞死亡心，儿童及老年死血性心力衰竭患者，其他容易容量超负荷的患者	自体或同种异体罕见血液的长期储存

续表

白细胞去除	照射（红细胞、血小板、粒细胞）	洗涤（去除血浆）	减低容量	去甘油冷冻红细胞
适应证	适应证	适应证	适应证	适应证
患者曾经发生非溶血性发热反应，对于新生儿和移植患者选择巨细胞病毒血清反应阴性的血液成分（献血者巨细胞病毒检测呈阴性）	接受骨髓/造血干细胞移植的患者；接受血缘关系亲人输血的患者；不能食用嘌呤类似物的免疫抑制患者；先天性免疫缺陷和某些恶性肿瘤患者；B细胞淋巴性肿瘤患者；霍奇金恶性淋巴瘤患者，宫内输血所致早产儿，尤其是接受体外膜肺氧合粒细胞输注的患者	经历多次严重的过敏反应的患者（输血前抗组胺药物抗过敏无效）；IgA免疫缺陷患者，当IgA缺陷的成分血难以获得。受者有血钾过高风险者，如接受宫内输血的新生儿和胎儿；对于PNH患者，ABO血型相同的成分血难以获得时，洗涤红细胞可能有效		罕见血型的患者或体内存在多种同种抗体者

续表

白细胞去除	照射（红细胞、血小板、粒细胞）	洗涤（去除血浆）	减低容量	去甘油冷冻红细胞
注意事项	注意事项	注意事项	注意事项	注意事项
巨细胞病毒血清反应阴性的成分血相对于预防与输血相关的移植物抗宿主病无效	照射后红细胞寿命下降到28天（如果超过原来的过期日期），但血小板或粒细胞储存期不受影响。照射并不能预防输血相关非溶血性发热性反应。再生障碍性贫血患者（尽管 ATG 治疗）不需要照射，HIV 感染者亦不需要照射（如上）	洗涤会导致15%～20%的红细胞或血小板的损失，红细胞或血小板必须在24小时内使用，血小板在4小时内使用，因为开放一个封闭的系统会增加污染的风险。洗涤细胞不等同于白细胞去除	容量减少后血小板在4小时之内使用，由于血浆容量的减少导致剩余的血小板代谢最佳，容量减少不能预防过敏反应	对于红细胞存在异常，如 HbS、遗传性球形红细胞症、阵发性夜间血红蛋白尿（PNH）。甘油冷冻保存红细胞不等同于"白细胞过滤"（可能去除＞95%的白细胞）

ATG，抗胸腺细胞球蛋白；CMV，巨细胞病毒；FNHTR，非溶血性发热性反应；HIV，人类免疫缺陷病毒；HLA，人类白细胞抗原；RBC，红细胞；WBC，白细胞

■ 患者应该被告知适应证和常见的不良反应以及任何异体输血的替代治疗。

全血

一般一个全血单位的容量是 450 ～ 500 ml，红细胞比容 0.35 ～ 0.45，全血很少使用。

适应证：红细胞损失导致急性血容量减少，需大量输血的患者，需交换输血的患者。

非适应证：慢性贫血患者（血容量通常代偿性增加）。

功能性血小板或粒细胞输注时，全血并不是好的来源，在冷藏状态下，不到 24 小时全血就会变质。

红细胞

浓缩红细胞（RBC）是用离心法从全血中分离而得到的，1 个单位红细胞大约为 200 ml，红细胞比容为 60% ～ 80%。通常情况下，1 个单位的浓缩红细胞会使一个中等体型的成人增加 1 g/dl 血红蛋白（Hb）。

对于儿童患者，输注 8 ～ 10 ml/kg 的浓缩红细胞会增加血红蛋白 3 g/dl。对于输注红细胞的决定不只是基于血红蛋白水平而是基于对症状的评估、现在或潜在的病情进展以及贫血是否会加重。前瞻性强有力的专项研究（ICU 患者）以及大量观测研究表明，有心血管疾病的患者对贫血更加敏感而在需要维持在更高的血红蛋白水平 [7-8]。

适应证：治疗有症状的继发性贫血

通常认为，当患者的血红蛋白小于 6 g/dl 时应给患者输血，而血红蛋白超过 10 g/dl 时不需要输血，在 6 ～ 10 g/dl 之间是否输血是存在争议的。实践指南证实，通常如果血红蛋白低于 7 g/dl 可以对无症状贫血患者输注红细胞 [8-9]。对于存在特殊风险的患者如血小板减少症、新近出血的患者，血红蛋白应维持在更高的水平。

非适应证：红细胞输注的目的不应该是扩充血容量或加强营养。输血也不适用于可以治疗的贫血，包括缺乏维生素 B_{12}、缺铁或缺少叶酸的营养不良性相关贫血。如果患者贫血症状严重，可以为改善症状而输注 1 个单位红细胞。

血小板

血小板可通过随机供血者或全血中通过血小板浓缩液收集得到，也可通过机采收集单份血小板。血小板治疗剂量为成人每 10 千克体重 1 个单位的血小板（5.5×10^{10} 血小板），中等体型的成年人可增加血小板计数大约 5000/μl。每个机采血小板（单个供血者）大概预计包含 3×10^{11} 血小板，大约相当于随机供者血小板的 4 ~ 6 个单位。人工采集的血小板及机采血小板的适应证均是相同的，对于异基因免疫的难治性患者可能需要单个供者 HLA 相匹配的血小板。单个供血者采集到的血小板还有其他优势：减少供血者传染性疾病的暴露，降低细菌脓毒症的风险。

适应证： 预防和治疗患者因血小板减少或功能缺损导致的出血症状。

非适应证： 与出血无关的血小板减少症（无临床意义的血小板功能缺损），止血过程中的其他缺陷（例如凝血因子缺乏）。

通常血小板在治疗血栓性血小板减少性紫癜（TTP）是禁忌的[10]，因为输注血小板后可能导致血栓形成，但是这种说法最近遭到了质疑[11]。然而，TTP 的患者发展到可能危及生命的出血时，可通过谨慎地输注血小板来挽救生命。

预防性血小板输注的阈值因患者基本疾病状况和出血可能性的不同而异：

- 进行有效化疗、病情稳定的肿瘤患者，血小板达 10 000/μl 即可减少出血相关死亡率。
- 血小板计数大于 50 000/μl 是侵袭性操作及术后的理想值。
- 对于白细胞淤滞的高风险颅内出血患者，或进行神经外科手术或眼部手术的患者，血小板应维持在 100 000/μl。
- 稳定的慢性血小板减少的患者，如再生障碍性贫血和骨髓增生异常，如果无发热、感染及止血中的其他缺陷时，可承受血小板计数低至 5000/μl [1]。

对于病情不稳定的患者，如伴有发热、感染，接受多种药物治疗，特别是血小板进行性减少的患者，应更积极地支持治疗[1,12]。

血小板输血效果应监测输注血小板后 1 ~ 24 小时血小板计数或

全血细胞（CBC）来评估结果及指导接下来的输血治疗。

血小板校正增加值（CCI）可用于评价单采血小板输注后血小板计数的增加值：

$$CCI = \frac{（输血后血小板计数^* - 输血前血小板计数）\times 体表面积^{**}}{输注血小板的数量^{***}}$$

* 输血后血小板计数，以微升为单位，在输血后 15 分钟到 1 小时最容易得到。
** 体表面积 $= \sqrt{[身高（cm）\times 体重（kg）/3\,600]}$，以 m^2 为单位
*** 用 1×10^{11} 的倍数表示

对中等体型成人，绝对输血后的增量为 10 000/μl 或更高（大约 2000/μl 每单位随机供者血小板），相当于 5000 的血小板校正增加值（CCI）。

血小板输注无效

对反复输注血小板效果差的患者称为"难治性的"。输注血小板后 1 小时和 24 小时血小板计数是判断输注是否有效的有用测试。也应计算 CCI，若 CCI 未达到 5000 或更高时应怀疑血小板输注无效，血小板输注无效可能是免疫介导亦可能不是。免疫介导的输注无效是指对人类白细胞抗原（HLA）或人类血小板抗原（HPA）的同种异体免疫。

- 非免疫介导血小板输注无效的原因：发热、感染、脾大、弥散性血管内凝血（DIC）、大出血和使用破坏血小板的药物，**更易影响输血后 24 h 的血小板计数**。
- 针对 HLA 和 HPA 的同种异体免疫而引起的免疫介导血小板输注无效通常与多次妊娠史或接触白细胞有关，因此应减少血小板输注，免疫介导血小板**更有可能影响输血后 1 小时血小板计数**。

在实践中，同种异体免疫患者通常存在诱发非免疫输注无效的多种医学问题，使得免疫和非免疫介导血小板输注无效的**鉴别异常困难**。在两次输注血小板后，若怀疑为免疫介导的血小板输注无效并且

CCI 小于 5000，应采取以下步骤：

- ABO 血型相合的新鲜血小板（存储少于 72 小时）应该用于后续两次输血。
- 如果 CCI 仍不超过 5000，筛查 HLA 抗体检测同种抗体或进行血小板兼容性检测。
- 免疫相关的广泛同种抗体被发现，如 HLA -A 和 B 位点，血小板输注前应选择 HLA 匹配的供血者。
- 受体是否存在 HLA 抗体的状态无法确定，无法获取 HLA 相合的血小板，或者患者既往对 HLA 相合的血小板输注无效（病例多达的 40% ~ 50%），交叉配型相合血小板可能是最有益的。
- 糖皮质激素，洗涤血小板或静脉注射免疫球蛋白（IVIG）对输注血小板无效已被证实无效。

粒细胞

粒细胞是通过血浆置换过程中机采得到的，对特定的供者，在采集前使用糖皮质激素和（或）粒细胞集落刺激因子（G-CSF）动员粒细胞入血后采集得到粒细胞。

- 粒细胞在收集之后最多在室温下保存 24 小时，但是最好在收集 6 小时内进行处理。
- 收集 250 ml 粒细胞，包含血浆，大约 30 ml 红细胞和数量不定的单核白细胞和血小板。
- 粒细胞收集时应该 RBC 交叉配血相容，ABO 血型相合，Rh 血型相合。
- 收集过程中存在活化的淋巴细胞所以采集物应该被照射。
- 每个单位粒细胞的最小治疗剂量是 1×10^{10} 粒细胞 / 单位，但输注后粒细胞增加可能不明显，除非能采集到 $(3 \sim 4) \times 10^{10}$ 粒细胞 / 单位可以输注 [1]。

适应证： 中性粒细胞计数小于 0.5×10^9 / L 的患者和对抗生素耐药细菌或难治性真菌感染患者可接受粒细胞输注。受血者必须有一个自身干细胞恢复或移植物植入的预期（内源性粒细胞产生）。对于菌血症新生儿，若其有丝分裂后的中性粒细胞少于 10% 的有核髓细胞，

粒细胞计数小于 $3 \times 10^9/L$，可能在粒细胞输注后获益 [1]。

输注 ANC 后可行全血细胞计数评价疗效，但在输注后 1～6 小时的全血细胞计数结果是不同的。输血后 6 个小时的细胞计数可能高于输血后 1 小时的测定，因为粒细胞在外周血平衡之前游离到肺部。如果患者的中性粒细胞计数未能达到预期的水平或者发生不良反应，HLA 抗体的筛选和人类中性粒细胞抗原的抗体测定可寻找其免疫学原因。

非适应证者：骨髓功能不可能恢复的患者。禁忌包括因 HLA 或 HNA 抗体而导致严重肺反应的患者或 HLA、HNA 同种异体免疫的患者。

■ 同种异体免疫患者可能出现发冷、发热、寒战、气短、气喘、肺部浸润、发绀、低血压 [6,13]，静脉注射哌替啶可能对寒战和发热有效。

■ 当粒细胞输注和两性霉素 B 输注时间相近时可能加重肺毒性 [14]，在美国国立卫生研究院，两性霉素 B 和粒细胞输注时间至少相距 4 小时。

■ 粒细胞输注治疗效果应该在最初输注 4 次后评估，然后再评估输注周期。

■ 粒细胞采集物可能包含白细胞相关的病原体如巨细胞病毒（CMV），对免疫抑制后干细胞移植受者，实体器官移植受者，接受体外膜氧合的新生儿，低体重儿和早产儿需特别注意。

■ 虽然粒细胞输注可缩短细菌感染的时间，但粒细胞输注是否降低死亡率目前尚无定论 [15-16]。

新鲜冰冻血浆

新鲜冷冻血浆是全血中通过分离或机采并在 8 小时内冷冻的血浆。FFP 包含的血浆蛋白的浓度在解冻和收集时是大致相同的，1 个单位的血浆大约接近 200 ml。

■ 按照惯例，1 ml 的 FFP 预计将提供 1 个单位活性细胞因子（除外不稳定的 V 和Ⅷ）。事实上，在含量上每个单位可能细胞因子含量各不相同。

- 成人输注剂量大概是 10 ～ 20 ml/kg（相当于 4 ～ 6 单位的 FFP），其凝血因子水平可提高 20%。

适应证：对于大量出血或侵入性操作之后的患者多种凝血因子缺乏，消耗性凝血病中凝血因子替代治疗，肝疾病引起的凝血因子缺乏，大量输血后的凝血因子稀释性缺乏，TTP 患者血浆置换治疗的血浆替代，迅速纠正华法林（香豆素类）的副作用，单个凝血因子缺乏而无病毒感染风险的单因子产物无法获得时的替代治疗（主要是适用于 V 因子缺乏）。

- PT 高于 1.5 倍正常值或 APTT 比值高于 2.0 的微血管出血时输注血浆是一种可考虑的治疗方法[9]。
- 注意：在香豆素类引起的危及生命的出血情况或容量负荷超载的过度抗凝患者，快速逆转病情是必需的，一个更合适的治疗方法是输注凝血酶原复合物（PCC）。参见下文"血液制品"部分。

非适应证：扩容、营养不足的蛋白质补充。

冷沉淀

冷沉淀（cryo）是血浆的冷凝部分包含Ⅷ因子、纤维蛋白原、血管性血友病因子、ⅩⅢ 因子、纤维蛋白等，通常冷冻贮藏，可以在室温下保存长达 6 小时，保险起见，一般必须在 4 小时内进行输血。

- 无必要行相容性测试。
- 冷沉淀 1 单位通常包含不到 15 ml 的血浆，超过 80 国际单位（IU）的凝血因子Ⅷ和超过 150 ml 的纤维蛋白原。
- 1 个单位的冷沉淀可以使一个成人增加纤维蛋白原 5 ～ 10 mg/dl。
- 成人 1 个治疗剂量为 80 ～ 150 ml 的冷沉淀物（8 ～ 10 单位合用）。
- **适应证：**治疗先天性纤维蛋白原缺乏症、异常纤维蛋白原血症、ⅩⅢ 因子缺乏症、弥散性血管内凝血（如纤维蛋白原 < 1.0 g/L）。
- 注意：病原灭活的纤维蛋白原最近在美国可用于治疗先天性纤维蛋白原缺乏症。

尽管效果不尽相同，冷沉淀也被用于纠正尿毒症相关血小板功能异常而引起的出血。

冷沉淀的用量取决于凝血因子的缺乏量和患者的血浆容量，确定冷沉淀物取代纤维蛋白原的数量，如下公式：

$$\frac{(\text{所需纤维蛋白原水平 mg/dl} - \text{初始纤维蛋白原水平 mg/dl}) \times \text{患者血浆容量（dl）}^{*}}{250\ \text{mg（每个冷冻袋纤维蛋白原）}}$$

* 成人平均血浆容量 = (1 − 红细胞压积 / 100) × 患者体重（kg）× 70 mL/kg。40 kg 以下的婴幼儿和儿童，血浆量 = (1 − 成红细胞压积 / 100) × 患者体重（kg）×（80 ~ 85）ml/kg。

非适应证： 对于因子Ⅷ缺乏症和血管性血友病患者现在有更安全的血液替代产品。

造血干细胞和祖细胞

造血干细胞移植的成功依赖于成功采集到患者的干细胞（自体移植）或供者的干细胞（异体移植）。最近这一领域的研究表明其可明显改善临床结局，这使得这种方法成为治疗各种恶性肿瘤和非恶性免疫紊乱性疾病的安全而有效的方法。

干细胞的来源包括相关供者及无关供者的骨髓、外周血和脐血。虽然再生障碍性贫血指南推荐尽可能地使用骨髓来源，但现在绝大多数造血干细胞移植使用动员的外周血干细胞[17]。

以往，自体移植患者动员干细胞进入外周血使用免疫抑制药物，如环磷酰胺，在骨髓恢复期使细胞进入外周血循环。在 1980 年代末，G-CSF 和 GM-CSF 开始上市，单独使用 G-CSF 或与化疗相结合作为动员剂，目前 G-CSF 是造血干细胞动员的标准药剂。

G-CSF 联合或不联合化疗药物动员造血干细胞在相当一部分患者中不起作用，动员失败已被证实的原因包括增加前期化疗周期，前期的照射治疗，骨髓转移的存在[18-20]。氟达拉滨对于干细胞有毒性作用，循环中 CD34^{+} 细胞的数量与移植采集过程中获得足够细胞的可能性是直接相关的[21]。

在以往，动员失败的患者没有替代方案。然而，最初开发治疗艾滋病的药剂——plerixafor，被证明在这类患者中有重大作用。G-CSF需要几天内多次注射，而 plerixafor 动员干细胞至外周只需要 1 小时，10 小时可以采集[22]。此外，plerixafor 动员干细胞的质量可能更好。与 G-CSF 动员的干细胞相比，plerixafor 动员的干细胞更加原始，更多静止的干细胞在 NOD/SCID 小鼠和人类受者中表现更优越的植入[23]。G-CSF 和 plerixafor 的联合应用一直在研究中，联合应用产生的 CD34+ 细胞的增加比单药的数量更多[24]。

标准收集同种异体外周血干细胞（PBSC）每个采集过程用时 3 ～ 4 个小时，期间大约 10 L 血液会被循环，通常至少需要两个循环，25 ～ 30 L 的循环更有效，通常可以使得每个收集程序都更加完整[25]。捐献者和实验室相关数据表示可以根据血小板计数和 CD34+ 单核细胞计数来制订采集时间[26]。

G-CSF 目前仍是干细胞采集的标准药剂，干细胞动员的并发症与 G-CSF 相关，骨痛、头痛、疲劳、失眠、胃肠功能紊乱通常较轻，应用对乙酰氨基酚或非甾体类抗炎药可以减轻症状，几乎所有应用 G-CSF 的人脾都会增大，最严重为脾破裂，应建议捐献者动员后几周内避免体育运动[27]。血管并发症和枸橼酸盐毒性与反复成分血输注患者干细胞采集程序并不一样（见下文）。

新鲜采集的外周血干细胞移植物中加入冷冻保护剂二甲亚砜（DMSO）后在液态氮中保存。解冻细胞时因加入了 DMSO，可能引起恶心、呕吐、发热、呼吸困难、低血压和过敏反应。副作用的发生取决于 DMSO 的剂量，预防性应用抗组胺药物反应可减轻。外周造血干细胞与其他成分血输注一样存在传播病原菌的风险，然而，鉴于目前其高度专业化的技术流程，与其拯救生命的潜力，经过主治医生和接受者的同意，经过供者的选择标准可用于异基因的干细胞收集。

干细胞移植物是否足量取决于细胞移植物是自体移植物、亲缘供者或无关供者的移植物。细胞量、细胞来源和患者疾病特点都是重要的因素，无关供者的干细胞剂量（国家骨髓捐赠计划）是（2 ～ 4）× 10^8/kg 受体体重的有核细胞，与（2 ～ 4）× 10^6/kg 受体体重的 CD34+ 细胞，这被视为是适当的剂量，大于 $5×10^6$/kg 受体体重的 CD34+ 细胞会导致更快速的植入[28]。低细胞剂量对于亲缘供者可能足够，但移植物中的白细胞和血小板与 CD34⁺ 细胞含量有关。

脐带血干细胞正越来越多地被使用，与外周血干细胞或骨髓移植移相比，脐带血干细胞移植过程中移植物抗宿主病（GVHD）的减少被视为减少异源性反应的选择。即使 HLA 不匹配，仍然具有较好的可耐受性，使患者有一个更好的机会找到一个合适的捐赠者。然而，由于祖细胞较少，造血重建被延迟，导致脐带移植接受者具有致命感染的风险更高。细胞经过母体免疫，在第三产程结束后获得并存储于液氮中。体积通常是 50 ~ 100 ml，通过去除红细胞和血浆，体积会进一步减小。相对较小的体积和 CD34⁺ 祖细胞的数量使脐带血最适合儿童和体积较小的成年人，同时注入 2 个甚至 3 个脐带血单位对于较大的成年人也会成功移植[29]。储存在液氮中的外周血干细胞可稳定保存多年，但最高安全存储时间尚未确定。相对于不匹配的骨髓或外周血干细胞来说，受者接受轻微不匹配的脐带血，红细胞产生同种抗体的可能性更小。

血液制品

血液制品在商业上是通过分离血浆制成的，包括如白蛋白和血浆蛋白组分、免疫球蛋白、凝血因子等胶体成分，以及多种单一蛋白，如 α-1- 抗胰蛋白酶和凝血酶等。

凝血酶原复合物

凝血酶原复合物（PPCs）从正常人血浆中收集而来。它们最初被开发用于治疗与预防IX因子缺乏症的患者。有两种产品已在美国投入使用（Profilnine SD 和 Bebulin VH），被称为 3 因子凝血酶原复合物（3 factor-PCCs），因为它们含有低水平的VII因子。

- 所有 PCCs 都包含维生素 K 依赖因子 II、IX 和 X，而在欧洲使用的 4 因子 PCCs 则包含更高水平的VII因子。
- 血栓栓塞是潜在的不良反应，在 3 因子产品中比在 4 因子产品中可能出现的更少[30]。

适应证：紧急治疗由于用华法林抗凝过度而引起的出血。在大量输注 FFP 且容量负荷过重时可能有用。PCCS 应始终与维生素 K 治疗相结合[31]。

请参阅表 24.5 了解更多的血液制品，参阅表 24.6 了解多种凝血因子制剂。

表 24.5　部分血液制品

血液制品	适应证	注意事项	采集方法	内容物
白蛋白 5% 溶液	**血容量减少** 目的扩充血容量 **急性肝衰竭** 渗透压 结合胆红素过量 **体外循环心脏手术** 血液稀释	患者存在血容量过多的风险	正常人混合血浆经分离浓缩几乎可以消除病毒传播的风险，渗透压等同于血浆	至少 95% 的白蛋白、少量球蛋白及其他蛋白质和 145 mEq/L 钠
白蛋白 25% 溶液	**血浆胶体渗透压的维持** 可在大面积烧伤 24 小时后进行输注，最初经过晶体复苏 **结合多余游离胆红素** 在为患有溶血病的新生儿换血时用以降低核黄疸的风险	患者存在血容量过多的风险；高血容量患者	正常人血浆经分离浓缩得到，几乎可以消除病毒传播的风险，渗透压高于血浆	至少 95% 的白蛋白、少量球蛋白及其他蛋白质和 145 mEq/L 钠
PPF* （只有 5% 溶液可用）	**类似于 5% 白蛋白**	低血压：给药超过 10 ml/min 尤其是服用血管紧张素转换酶（ACE）抑制剂的患者 **禁忌证** 心肺动脉血流灌注异常	类似于 5% 白蛋白	至少 83% 的白蛋白、剩余球蛋白及其他蛋白质和 145 mEq/L 钠

续表

衍生物	适应证	注意事项	采集方法	内容物
IVIg[†]	**预防** 被动免疫以及被动抗体 **置换** 原发性免疫缺陷 **免疫调节作用** 某些自身免疫性疾病（例如难治性 ITp） **某些感染性疾病的治疗** 儿童 HIV 感染，造血干细胞移植后相关 CMV 间质性性肺炎， **与 HIV、神经功能障碍相关的血小板减少症** 吉兰 - 巴雷综合征与慢性炎性脱髓鞘性多发性神经病 **相关适应证** 输血后紫癜 新生儿同种免疫性血小板减少症 难治性自身免疫性溶血性贫血	与注射减毒疫苗间隔时间不应太近（3 个月） IgA 缺乏症 IgA 缺乏症患者只能接受从 IgA 缺乏症供体中的免疫球蛋白 **给药途径** 肌内注射用免疫球蛋白绝不可静脉注射 静脉用免疫球蛋白决不可肌内注射	正常人血浆经分离浓缩得到，几乎可以消除病毒传播的风险	90% IgG、微量 IgM，微量 IgA 半衰期为 18 ～ 32 d

其他血液制品包括凝血酶复合物，蛋白 C 浓缩物，C1- 脂酶抑制剂，α-1- 蛋白酶抑制剂、XIII 因子（目前在美国没有获得许可），这些特殊血液制品适用于相应血液成分缺失患者

[*] 血浆蛋白组分

[†] 静脉用免疫球蛋白

CMV，巨细胞病毒；HIV，人类免疫缺陷病毒；ITP，免疫性血小板减少性紫癜

Adapted from Klein HG，Anstee DJ.Mollison's Blood Transfusion in Clinical Medicine.11th ed.Oxford：Blackwell；2005.

Rh 免疫球蛋白

Rh 免疫球蛋白（RhIg）可肌内注射或静脉注射。

适应证：预防 Rh 阴性的人受 Rh 阳性红细胞刺激后产生的同种免疫，免疫性血小板减少性紫癜（ITP）。

- 预防 Rh 阴性妇女妊娠 Rh 阳性胎儿及之后的新生儿溶血病（HDN）或输注 Rh 阳性血液之后的免疫反应。
- 超过 99% 妊娠期对于 Rh 同种异体免疫的预防是成功的[32]；而免疫预防失败通常是由于注射遗漏或注射不足导致的。
- 只能治疗 Rh 阳性的 ITP 患者（静脉注射 RhIg）。

Rh 阴性的育龄期女性在输入少量 Rh 阳性红细胞后（输注血小板或意外输注 Rh 阳性红细胞），有必要注射 RhIg。RhIg IV 用于大量抗原暴露情况下。

对于 Rh 阴性的男性或无生育能力的女性使用 RhIg 是有争议的，但 RhIg 的使用可能会防止未来输血引起的并发症。

在妊娠期，如果母亲是 Rh 阴性，父亲是 Rh 阳性，胎儿可能是 Rh 阳性，存在对母亲同种异体免疫的风险。在这种病例中，妊娠期第 28 周预防性注射抗 D 抗体 300 μg。

1 个治疗剂量抗 D 抗体 300 μg 可以对抗 15 ml Rh 阳性红细胞的输注所引起的反应，适用于如下情况：

- Rh 阴性女性分娩 72 小时内存在 Rh 同种异体免疫的风险。
- 羊膜腔穿刺术和绒毛组织取样后或妊娠 20 周之后进行了体外推拿致胎位倒转、异位妊娠、流产和腹部外伤等操作。

如果发生在妊娠 12 周之前，50 μg 小剂量抗 D 抗体可以对抗 2.5 ml Rh 阳性红细胞输注后所引起的免疫反应，但是条件允许时应该输注 300 μg 抗 D 抗体。

错误输注情况：

- RhIg 剂量应通过输注的红细胞体积来计算。

RhIg 的半衰期是 21 天。增加剂量的 RhIg 应在以下情况时用药：

- 预期持续存在的胎儿向母体输血风险。
- 在输注 RhIg 后 21 天或更久发生非产科需要的额外 Rh 阳性红细胞输注时。

RhIg 应在 72 小时内输注，否则应在发现有需要至 14 天内输注均有效，一些权威人士建议 28 天内输注亦可能有效[33]。

非适应证： Rh 阳性个体，以前被 Rh 阴性细胞免疫的个体，妊娠已知 Rh 阴性胎儿或新生儿的 Rh 阴性妇女，或 Rh 阴性的 ITP 患者。

重组凝血因子

重组和血源凝血因子可预防和治疗患者由于凝血因子缺乏而导致的出血。重组因子不包含其他人源性血液制品，无病毒性疾病传播的风险（表 24.6）。

表 24.6 多种凝血因子制剂

凝血因子	内容物	适应证	风险及注意事项
重组Ⅶa 因子* （rⅦa）	活化凝血因子Ⅶ	**授权使用** 难治性血友病 A 或 B A 或 B 型血友病患者中存在大量因子Ⅷ或因子Ⅸ抑制剂 因子Ⅶ缺乏患者出血时 **既往成功应用** 严重出血 其他治疗存在困难 血小板无力症	增加了血栓形成的风险，特别是患有 DIC 及动脉粥样硬化性心血管疾病的患者 过敏反应 高血压
Ⅷ因子浓缩物	精制Ⅷ因子 灭菌冻干人抗血友病因子（Humate P）（CSL Behring, King of Prussia, PA）含有血管性血友病因子（vWF）	A 型血友病 Ⅷ 因子缺乏（并非 A 型血友病） 血管性血友病	Ⅷ因子抑制物的出现（10% 的严重血友病患者） 病毒传播的可能（少） 溶血作用（出现抗 AB 抗体）
重组Ⅷ因子	重组Ⅷ因子（Wyeth, Madison, NJ）（制备过程中去除 b Domain），不含人血白蛋白	A 型血友病	像白蛋白制剂一样存在较小的病毒传播风险 过敏反应

续表

凝血因子	内容物	适应证	风险及注意事项
IX因子复合物（凝血酶原复合物）	含有一定量IX因子浓缩物、含量不等的活化因子II、VII、X及C蛋白	B型血友病 因子X缺乏症（罕见） 因子VII缺乏症（罕见）	肝病中血栓形成的风险增加 病毒传播（少） 溶血作用（出现抗AB抗体）
IX因子浓缩物	纯化IX因子及大量非治疗性因子II、VII、X	B型血友病	相比IX因子复合物，血栓形成的风险较低 病毒传播的风险（小） 溶血作用出现抗AB抗体）
重组IX因子	因子IX	B型血友病	相比IX因子浓缩物，血栓形成风险较低 过敏反应

* 止血剂

DIC，弥散性血管内凝血；vWF，血管性血友病因子

输血反应及后遗症

成分血输血的任何不良反应都被认为是输血反应。大多数反应发生在输血开始或输血期间，被称为急性反应。在输血数周、数月或数年所发生的输血副作用，如产生同种抗体作用、铁负荷过载及一些寄生虫和病毒感染等均称为迟发性反应。

- 因为大多数输血反应发生在输注后15分钟内，在输血开始时密切监测生命体征及状态，可以防止更严重的输血反应。
- 如果怀疑有输血反应，应停止输注，通知医务人员，收集适当的样品，并对患者进行监测。

输血反应可分为溶血性输血反应和非溶血性输血反应，急性和迟发性输血反应。溶血反应可以是免疫或非免疫介导的（表24.7）。

表 24.7 输血反应

	急性 / 重症	迟发性 / 潜在重症	其他
免疫性	急性溶血性输血反应	迟发溶血性输血反应（红细胞抗原的同种免疫）	轻度过敏 / 荨麻疹
	镰状细胞溶血输血综合征	人类白细胞抗原的同种免疫	输血后紫癜
	过敏反应	输血相关的移植物抗宿主病	非溶血性发热反应
	输血相关急性肺损伤	输血后紫癜	
非免疫性	细菌脓毒症	病毒传播	血管紧张素转换酶抑制剂相关的低血压
	循环负荷过量空气栓塞	寄生虫感染朊病毒传播含铁血黄素沉着症	

急性溶血性输血反应

10 ml 血型不合成分血就可能会出现急性溶血性输血反应，这可能是致命的。多数 ABO 血型不合输血是患者血浆与供者红细胞反应所致，通常是误输本来给其他患者的 1 个单元（或多个单元）的血所引起的。

临床表现：发热、发冷、肋 / 背痛、呼吸困难、胸痛、焦虑，如果严重可发展为低血压、肾衰竭、休克、死亡。

机制：ABO 血型不合输血是由于输注的红细胞被破坏所致，在受者血浆中存在抗 A 和（或）抗 B IgM 抗体导致血细胞凝集。

- 血管内溶血是由抗体或补体结合引起的。
- 血红蛋白血症发生后伴随血红蛋白尿。
- 补体激活后促进组胺和 5 - 羟色胺的释放，引起喘息、胸痛或胸闷和胃肠道症状。
- 急性溶血导致贫血。
- 细胞因子的释放会导致肾衰竭、低血压、休克以及 DIC。

评估

- 输血申请单的文书检查及与患者的核对比较后提交至血库。
- 输血涉及的输液器，其余输血步骤，在输血反应发生 4 小时内提供。
- 当溶血发生后，采集患者血液样本进行交叉配血鉴定 ABO 血型及 Rh 血型，查 DAT（通常是阳性的），并评估其余参数，如红细胞压积（减少）、乳酸脱氢酶（增加）、结合珠蛋白（减少）和胆红素水平（通常 6 小时后增加）[1]。
- 输血后第一次排尿后检查尿液是否存在血红蛋白尿。
- 输血反应报告应详细记录此事件及患者症状，并记录患者的输血前和输血后生命体征。

处置方法：主要是支持治疗，输血必须停止，注射器必须断开，静脉内注射生理盐水。

- 可通过液体复苏保证血压及肾血流量，并通过利尿保证尿量大于 1 ml/（kg·h）[6,34]。
- 直到确定输血反应的原因后再考虑输血。
- 监控凝血功能，如果出现弥散性血管内凝血（DIC）则进行相应的治疗。

预防：对血液制品和患者鉴定必须进行精确的文书检查。为了防止患者输注错误，当血制品输注错误后必须立即采取措施以确保第二个患者没有接受错误的血制品（成对犯错）。

被动抗体输注相关的溶血作用

- 如果输注大量 ABO 血型不合的血液，可能引起严重的急性溶血（通常是 O 型 FFP 或单采血小板输注给 A 型血患者）。
- 识别及处理急性溶血性贫血通常就可以了。

镰状细胞溶血贫血输注综合征

镰状细胞性贫血患者输血时溶血性输血反应的风险增加。红细胞输注后血红蛋白下降表明了溶血综合征高风险。当患者的红细胞及输注的红细胞均被破坏时，结局可能更糟糕[1,35]。输血后相关溶血反应与严重输血后疼痛危象相似，这种危象是由血红蛋白下降，补体激活，随着体温升高而耗氧量增加等因素介导的。**此时输血必须停止，额外输血可能会导致严重的输注综合征。**在美国，镰状细胞贫血患者（几乎完全是美国非洲血统）和大部分供血者（主要是除外非洲人的美国人）红细胞抗原表型之间的内在差异增加了镰状细胞贫血患者形成同种抗体和免疫溶血的风险。此外，镰状细胞性贫血患者往往需要长期和大量的输血。在输注治疗早期阶段扩展镰状细胞性贫血患者红细胞表型检测可降低同种免疫的风险[36-37]。

迟发性溶血性输血反应

此前有过输血免疫或妊娠免疫（初次免疫）的患者在输血之后的数日、数周，甚至数月内，迟发性溶血性输血反应（DHTR）可能会出现。在初次免疫中这些反应很少出现，如果有的话，通常是第二次输血引起的。因为表现可能是轻微的，症状是迟发的，因此可能不会立即识别这些输血反应，而且可能会漏报这种并发症[34]。严重的后遗症是很少出现的。认识这些反应的重点是记录可能形成的抗体以及在之后的输血中防止溶血反应。

表现：发热伴畏寒或不伴畏寒，贫血症状，可能出现黄疸。

- 血红蛋白轻微减少可能是唯一的临床表现。
- DAT 通常是阳性的。
- 血红蛋白尿是罕见的，因为通常是血管外溶血。

机制：对同种免疫过的患者，再次接触变应原，通过反复刺激和加快（记忆性的）抗体的出现。

处置方法：密切监测病患者的血红蛋白值，以作为持续性溶血及支持治疗的指标。

预防：即使抗体已不再能检测出来，在后续输血中相应抗体的抗原也必须是阴性的。

- 告知患者以防止以后的输血反应（用抗体卡或抗体手环）。

引起溶血的其他原因

引起溶血反应（通常是反应轻微的溶血性输血反应）的原因包

括药源性溶血、机械性溶血、热溶血、与输注红细胞细菌感染相关的溶血。

- 药物诱发的溶血可能是血管内或血管外溶血，可能会出现贫血、阳性 DAT，LDH 升高和胆红素升高。
- 溶血可能会因输血管理错误由输注低渗溶液（D5W、低渗盐水、蒸馏水）或药物引起的。
- 机械性溶血可能因人工心脏瓣膜、其他血管内装置以及用小口径导管或滚筒泵输血造成。
- 热溶血由于红细胞暴露于寒冷（冰、温度低于 1 ~ 6℃、使用无监控冰箱）或温度 42℃以上（血液加温器出现故障或用无监控、非常规血液加温方法）的环境中造成的，在这些情况下，DAT 应该是阴性的，其中的一些溶血反应是致命的。

过敏性输血反应

过敏性输血反应通常发生在输血开始时输注含有少量血浆的血液之后。虽然罕见，但过敏性输血反应可以是快速致命的。

临床表现：突然出现荨麻疹、面色潮红、寒战、呕吐、腹泻、高血压的症状，随后伴有低血压、血管性水肿、咳嗽、喘鸣、喉水肿，进而呼吸窘迫以及休克。发热不是过敏性反应的表现。

机制：输注蛋白质引起的反应是 IgE 介导的。

缺乏 IgA 抗原的患者缺乏 IgA 抗体，特别容易对含有 IgA 的血浆过敏。

处置方法：停止输血和对过敏反应采取规范措施：肾上腺素、糖皮质激素、循环支持。

患者是否存在 IgA 缺乏，必须验证 IgA 抗体及 IgA 抗体亚种。

预防：通常不可预测。对 IgA 缺乏患者进行后续输血应采用 IgA 缺乏的供者血制品。

如果 IgA 缺乏的血液成分不易获得，患者可以接受清除血浆之后的血制品，比如洗涤红细胞和血小板或解冻去甘油红细胞。

输血相关急性肺损伤

输血相关急性肺损伤（TRALI）的特点是非心源性肺水肿，且与输注含有血浆成分的血制品相关。预计其发生频率应该在大约在1：1300和1：5000之间，并且这是引起与输血相关死亡的首要原因，PDA接报死亡率为6%～10%[1,6]，被认为存在漏报[34]。

临床表现：急性呼吸功能不全，心动过速，呼吸困难，低血压，低氧血症（室内空气氧饱和度＜90%），畏寒，寒战，发热导致温度升高1～2℃，在没有心力衰竭的情况下，胸部X线或中心静脉压升高显示双侧肺水肿，无其他明显急性肺损伤等原因[34,38]。

- 发生在输血6小时内（通常在2小时后）。
- 低氧血症可能需要气管插管（70%～75%的患者）[34]。
- 症状迅速消退；正常在96小时内进行胸部X线检查；80%患者在48～96小时内临床痊愈[6]。

机制：通常来自供血者的中性粒细胞抗体和（或）抗HLA Ⅰ类和Ⅱ类抗体对相应的受者抗原发生反应；破坏发生在肺血管内，是内皮细胞损伤的结果。

- 经产女性输血更可能受到HLA/HNA同种免疫作用，其是自身输血的供者。
- 大约5%的病例发生来自于受者的抗体对抗供血者血浆中的细胞。
- 10%的病例可能检测不到受者或供者的抗体。

TRALI的第2个可能的病理生理机制是"二次打击"理论，表明有潜在性疾病（处在炎症状态）患者的肺中性粒细胞和输血引入的生物活性反应调节剂（脂质、细胞因子）之间有着相互作用[39]。

处理方法：停止输注，并提供呼吸和循环支持治疗；类固醇类激素和利尿剂是无效的。

预防：经历过TRALI的患者除非输注来自同一供血者的血液，否则在后续输血中不见得会增加TRALI恶化的风险。涉及的供血者通常被永久排除。如今许多血液中心选择性地从男性供血者中获取血浆，从而减少从经产女性供血者获取血浆的风险[40]。

输血相关的循环超负荷

输血相关的循环超负荷（TACO）与 TRALI 类似，但比 TRALI 更常见。与 TRALI 不同的是，循环超负荷与中心静脉压升高及心力衰竭有关。TACO 引起的肺水肿最初是心源性的，可能导致充血性心力衰竭的发展或加重。在存在其他复杂因素的情况下，循环超负荷是致命的。儿童，老年人，那些心脏、肾、肺功能受损的患者和血浆容量扩充的患者（血容量正常的慢性贫血、地中海贫血、镰状细胞疾病）尤其危险 [6,34]。

临床表现： 咳嗽、呼吸困难、发绀、端坐呼吸、胸闷、可闻及啰音、头痛、颈静脉扩张、心动过速。

处置方法： 如果有必要的话，停止输血和采取支持疗法（吸氧、利尿、放血）。

预防： 存在风险的患者应以较慢的速度 [1 ~ 4 ml/（kg·h）] 尽可能输注部分浓缩的血液。

输血相关移植物抗宿主病

输血相关 GVHD（TA-GVHD）很少见，却是输血的严重不良后果。存在风险的病症包括免疫功能低下，某些恶性肿瘤如淋巴瘤、神经母细胞瘤和肉瘤的患者，接受定向捐赠（从家人或亲戚）的患者、早产儿。HIV 和再生障碍性贫血的患者不需要受照射的血液制剂 [1,6,34]（表 24.4）。

临床表现： 皮疹、腹泻、肝炎、黏膜炎、全血细胞减少；普遍是致命的，很少有幸存病例 [1,34]。

机制： 供者移植物中的免疫活性淋巴细胞将识别患者体内作为外源或原始免疫反应的抗原。

处理方法： 支持疗法，没有具体有效的措施。

预防： 照射成分血。

- 照射剂量为 2500 cGy。
- 白细胞单采不能预防 TA-GVHD。

细菌感染和败血症

细菌感染的初始症状发生在输血开始不久后，通常在 2 小时内。症状包括寒战和发热。值得注意的是，服用退热药或皮质类固醇的患者体温升高不明显。此外，轻度脓毒性反应可能被诱发患者发热或表现相似体征和症状的隐藏状况所掩盖[6,34]。

临床表现：寒战、发热、恶心、呕吐、腹痛、腹泻、严重低血压，以及快速发展为循环衰竭、肾衰竭、休克、DIC。

- 并不是所有被感染的血液制品都会导致临床上可检测的败血症，并且很少是致命的。

机制：细菌感染的常见来源是供者血制品中含有的仅引起亚临床症状的细菌感染或采血过程中的皮肤感染。

- 红细胞感染中常见致病菌的是在冷藏条件下生存的细菌，比如耶尔森菌和假单胞菌。
- 存储在室温下的血小板是最易受到细菌生长影响的成分。
- 采集过程感染的发生率为 1 : 5 000，输血导致败血症的发生率为 1 : 50 000，输血导致死亡的发生率为 1 : 500 000[41]。
- 超过一半的血小板细菌感染是由表皮菌、葡萄球菌、链球菌、短棒菌株引起的；许多菌种不涉及严重的输血反应中[6,34,41]。
- 目前，对于全血中采集的感染血小板（不能用培养方法进行测试）输注的残余风险估计比培养阴性的单采血小板高出两倍（1 : 33 000 vs. 1 : 75 000）[42]。
- 高死亡率通常与血液制品被产生内毒素的革兰氏阴性细菌感染有关。

评估和处置：必须停止输血，开始使用广谱抗生素。

- 4 小时内输注的所有血液制品和血液分装袋应放回到血库进行培养。
- 血液制品的血液样本和患者的血液样本都应送去培养。

预防：从成分血的采集到成分血的处理、储存、管理以及在指定 4 小时内成分血的输注都要进行严格的卫生操作。

轻度变应性/荨麻疹性输血反应

变应性输血反应是比较常见的，一般不会发展为过敏性休克，很少是致命的，而且不一定在后续输血中会复发。

临床表现：局部红斑、瘙痒、红斑、荨麻疹，通常在静脉附近。

- 严重的荨麻疹和瘙痒可能是过敏反应的初步迹象。

机制：释放组胺和其他过敏毒素。

评估和处置方法：在输注暂时停止时，轻度过敏反应通常会消失，口服或注射抗组胺药可以改善症状。

- 轻度过敏反应（仅荨麻疹）：同一份血液可以继续输注，但必须减慢输注速度，密切监测患者生命体征，一般可以恢复。
- 一般不需要输血反应测评。

预防：轻度变应性反应被认为是特应性反应，一般是不可预测的。

- 没有方法可以筛选所有可能的过敏原。
- 抗组胺药对治疗过敏反应是有效的，但不能预防过敏反应。

输血后紫癜

输血后紫癜（PTP）是一种严重的血小板减少症，任何血液成分输血后都可能发生，但常见于输注红细胞或全血时。

表现：输血后 2 ～ 3 周（平均 9 天）血小板计数突然下降[6]。

- 通常不治疗的情况下在 2 ～ 3 周可自行回升。

机制：目前尚不清楚；因妊娠或前期输血及自体血小板输注破坏会引起患者血小板特异性抗原抗体反应敏感性增加（无辜旁观者效应）。

- 最常见是抗胰岛素血小板抗原 1A（HPA-1a）。

处理方法：免疫球蛋白是目前的治疗选择。

虽然 PTP 几乎不会复发，曾发生 PTP 的患者应输入抗原阴性成分 PTP。

- 如果抗原阴性的血液不易得到，家庭成员是一个很好的来源。
- 严重的 PTP 不会自发消退，即使用大剂量 IVIg 也很难治愈，血浆去除术也许有效[1,34]。

输血低血压

机制：短暂性低血压，会在停止输血后消退，这有可能由激活缓激肽引起的，与使用临床白细胞过滤器和血浆置换（尤其是白蛋白置换）相关[34]。

- 接受 ACE 抑制剂治疗的患者由于 ACE 抑制剂阻断正常缓激肽的新陈代谢，风险很大。

评估和处置方法：严重的输液反应如过敏性休克、急性溶血性输血反应、TRALI、细菌污染（败血症）必须被除外。

预防：避免临床应用去除白细胞的血液制品（尤其是服用 ACE 抑制剂的患者）。

发热性非溶血性输血反应

发热性非溶血性输血反应（FNHTR）是指患者在输血中或输血后体温升高 ≥ 1℃，无其他的原因引起的发热。发热性非溶血性输血反应是一个排除性诊断，确定患者并非急性溶血性输血反应、TRALI 或脓毒症，并确定患者的症状不是因为其自身情况或药物引起。对不同的患者，发热性非溶血性输血反应也会不同，这取决于年龄和血液成分的类型不同，以及供血者和接受者因素，输注血小板通常比红细胞或新鲜冷冻血浆更易发病，输注非新鲜血液成分比新鲜、白细胞去除后的血液成分更容易发病（因为在贮藏过程中细胞因子成分积累）。接受多次输血的患者发病率较高[34]。

临床表现：畏寒，发热，寒战，伴发头痛、恶心；患者也可能会经历心动过速、呼吸急促、全身不适。

- 输血后持续发热的患者可能存在持续的反应。

机制：受血者体内抗体对供者白细胞或血小板及细胞因子的释放反应，在储存过程中，血液成分中积累的细胞因子，被动地从供血者转移到受血者。

评估与处置方法：与溶血反应相同。

- 解热镇痛药可以起效。

预防：提前储存去白细胞的成分血，在极端情况下可去除血浆成分，输注前给予解热镇痛药。

含铁血黄素沉着症

含铁血黄素沉着症或铁过载发生在长期输血的患者中（通常是50～100 IU 红细胞的累积输注量）。

临床表现：典型症状少见，包括皮肤色素沉着、肝大、肝纤维化和肝功能障碍、糖尿病和其他内分泌腺功能障碍、心力衰竭。

机制：铁在皮肤、肝、心脏和内分泌器官中的积累。

评估和处置方法：在适当的时候进行铁螯合去铁治疗或放血。

预防：考虑到超过 50 个单位的红细胞输注会增加铁螯合；采用单采的红细胞有助于延缓镰状细胞病患者铁累积[6]。

输血传播感染

供血者献血前对于血液成分的检测包括以下内容：

- 人类免疫缺陷病毒（HIV）抗体的类型 1 和 2（抗 HIV-1/2），丙型肝炎病毒（HCV）（抗 -HCV），乙肝核心抗体（抗 -HBc），人类白血病病毒 I 型和 II 型 [抗人 T 淋巴细胞白血病病毒（HTLV）I / II]，梅毒螺旋体。
- 表面抗原：乙肝表面抗原（HBsAg）。
- HIV、HCV、西尼罗河病毒（WNV）的核酸检测（NAT）。

输血传播病毒感染的估计风险报告见表 24.8[42-43]。通过酶联免疫检测血液寄生虫克氏锥虫、南美锥虫病的病原体。

其他传染性病原体和疾病也可通过输血传播[44-45]，但血液供应目前没有常规检测，如：

- 肝炎病毒、细小病毒 B_{19} 和登革热病毒。
- 寄生虫病，在美国并不常见，包括疟疾、巴贝虫病、利什曼病。
- 弓形虫病的原虫病，主要影响免疫功能低下的患者。
- 朊病毒（蛋白质颗粒）引起的变异型克雅病（vCJD）传输[46]。

异体输血的替代品

成分血替代品是必需的，对于拒绝同种异体输血（通常因为宗教信仰）或对输液治疗反应差的出血患者是有用的。

表 **24.8** 美国在目前的检测手段下输血传播病毒性疾病的风险

病毒	传播风险
HIV1 和 HIV2	1 ：1 467 000
丙型肝炎	1 ：1 149 000
乙型肝炎	1 ：280 000
西尼罗河病毒	随季节及地域而不同

Adapted from Stramer SL.Current risks of transfusion-transmitted agents：a review.Arch Pathol Lab Med.2007；131：702-707；and Dodd rY，Notari Ep IV，Stramer SL.Current prevalence and incidence of infectious disease markers and estimated window-period risk in the American red Cross blood donor population.Transfusion.2002；42：975-979.

对于担忧输血的宗教信仰患者，必须告知他们所输血液的人种来源，允许他们做出决定。

可供异体输血的选择[6,47]列于表 24.9 中。

可用的止血药物说明[1,48]列于表 24.10 中。

大量输血

大量输血是指成人在 24 小时内输注等于或超过患者总血容量的成分血（10 个及以上单位全血或 20 单位浓缩红细胞）。在输注 1 体积或更多血液后，应进行简单的红细胞交叉配血试验以便于快速提供红细胞。最初 O 型 Rh 阴性，或 Rh 阳性血液（在男性患者及绝经后的女性患者是可以接受的）是可以发放的，一旦输血实验室接到血液标本，就可提供 ABO 血型相合的血液。

- 最初使用胶体（白蛋白及血浆蛋白成分）及晶体液（乳酸林格液）维持充足的血容量及血压。
- 血液丢失超过 25% ～ 30% 血容量，必须输注浓缩红细胞，输注剂量依赖于失血的速度、组织灌注及患者的氧合状态。
- 应该避免按固定的比例或方案输注血液成分。

大量输血的不良反应及副作用

- 稀释或（和）消耗血液中的止血成分，须频繁监测血小板数、凝血酶原时间、部分凝血酶原时间、纤维蛋白原水平。

表 24.9　异基因输血选择举例

术前	术中	术后
自体血采集	**无菌手术野血液回收**	**引流血液的回收**
供体血红蛋白必须超过 11 g/dl	使用肿瘤手术野的回收血液目前有争议	主要用于心脏及整形手术 [6]
供体必须没有增加细菌感染的风险	肉眼可看见的肿瘤细胞污染的外科手术野血液回收属于相对的禁忌	回收的血液一般是稀释的（红细胞比容约为 20%），且有部分溶血，输注应该在收集开始 6 小时内进行 [6,47]
每 5 天采集一次，最后一次采集不超过手术前 72 小时	如果制冷能在加工处理结束后 4 小时开始，通过设备收集、分离、洗涤和浓缩血液中的红细胞，从采集结束开始可以在室温下保存 4 小时，在 1～6℃下保存至 24 小时 [47]	
自体血液与冻存的异体血液适用相同的贮藏期限	**急性正常血容量的生理血液稀释**	
预防	对患者采集全血，用晶体液及胶体液代替，在主要失血停止后回输或者失血停止不久后回输。	
病毒感染的传播；异体免疫的红细胞抗原；一些输血反应	采集的全血可以室温保存 8 小时，或 1～6℃冷藏至采集后 24 小时 [47]	
细菌污染的风险及书写错误导致的 ABO 血型不合输血的发生率没有大幅度下降 [6]	**其他成分血**	
	包括富含血小板血浆、乏血小板血浆、冷沉淀用于输注或局部使用	
	必须保存在室温下且在患者离开手术室前输注	

- 如果血小板低于 $50 \times 10^9/L$，PT/PTT 比值大于 1.5，纤维蛋白原低于 100 mg/dl 时需要替代治疗。
- 会发生低钾、酸中毒、低钙以及其他生化异常，需要监测电解质，尤其是钙、磷 [1,49]。
- 当快速输注大量血液时（超过 100 ml/min）会发生枸橼酸堆积，继发低钙血症，尤其是在肝肾功能不全的患者中容易出现。

弥散性血管内凝血

DIC 可能和大量输血有关，但常较预计的发生少。DIC 与休克相

表 24.10　可选的止血药物

药物	适应证	禁忌证和不良反应	用法和剂型
重组人活化Ⅶ因子	**允许的用法** 难治性血友病A和B 在血友病A及B中高水平Ⅷ、Ⅸ抗体 **超说明书的用法** 对其他治疗无效的严重出血 Glanzmann血小板无力症 需要快速逆转华法林抗凝剂的出血	有血栓倾向的患者可能发生血栓事件 没有合适的检查监测药物效果，实验室检测值和止血效果无关 [47]	**常用剂量** 90 μg/kg，每2小时重复 （剂量范围30～120 μg/kg） 半衰期2～3小时
维生素K	维生素K缺乏所致的凝血异常（Ⅱ，Ⅶ，Ⅸ，Ⅹ因子） 当需要抗凝但华法林又不能停用的情况下使用	对于紧急逆转华法林或纠正静脉使用维生素K依赖凝血因子引起的过敏反应（致命的）是无效的	静脉使用比皮下及口服起效快 溶液剂及片剂：0.5～20 mg
鱼精蛋白	中和不能分离的肝素抗凝作用（替代抗凝血酶Ⅲ及肝素复合物） 心脏分流术后患者使用了不能分离的肝素	可能的肝素作用反弹，因为鱼精蛋白的半衰期较肝素短 需要严密监测凝血指标 低血压 过敏反应 肺动脉压增高 剂量不超过100 mg/2 h	**即刻起效** 1 mg 鱼精蛋白可中和80～100 USP肝素 半衰期：2小时 使用激活的凝血时间来监测疗效及决定用量
结合雌激素	尿毒症相关的凝血异常，血管发育不良相关的胃肠道出血，终末期肾病及血管性血友病	当需要即刻止血时无效 也许和男性乳房发育、体重增加和消化不良有关	6小时内起效，持续至2周，最大疗效在5～7天间。常用剂量：静脉：0.6 mg/kg 贴剂：50～100μg/24 h 口服：50 mg

续表

药物	适应证	禁忌证和不良反应	用法和剂型
血管加压素	与血友病 A 有关的出血；VWD；阿司匹林的摄入；血小板止血；其他治疗选择疗效不佳的	由于血小板减少及 VWF 与血小板的亲和力增加，故在 2B 型 VWD 中无效 当在低血压时使用可能引起低钠血症 应严密监测电解质及容量 低血压、面部潮红、恶心、可增加心脏手术患者心肌梗死风险，重复给药可引起快速药物反应	最大效应在 1 小时至 12 小时之间 **常用剂量** 静脉：0.3 μg/kg，溶于 50 ml 生理盐水中（体重小于 10 kg 儿童溶于 10 ml 生理盐水中使用）大于 30 分钟 皮下：0.3 μg/kg
氨甲环酸 / 氨基己酸	纤溶亢进：先天性 α2-抗纤溶酶缺乏；需要抗纤溶活性的胃肠道和泌尿道出血；一些获得性纤维溶解（如心脏旁路手术） 灌注及冲洗治疗难治性膀胱出血可能有效 非巨核细胞性及外周免疫介导的血小板减少症 **氨甲环酸**：用于血友病 A、B 患者在口腔操作时，与纤维蛋白封闭剂及血管加压素一起使用	禁用于有纤溶的血栓性疾病或者活动性血管内凝血 肾功能不全减量 **氨基己酸**：长时间使用可能与横纹肌溶解（肌肉坏死）有关 氨甲环酸比氨基己酸胃肠道不适反应轻	氨甲环酸作用是氨基己酸的 10 倍以上 **常用剂量** 氨基己酸：2～4 g/3～4 h，总量 10～24 g /24 h 氨甲环酸：1 g/6～8 h，总量 3～4 g/24 h 两者半衰期：2～10 小时

续表

药物	适应证	禁忌证和不良反应	用法和剂型
抑肽酶	**抗纤溶及抗凝特性** 静脉制剂被批准用于心脏旁路手术的止血治疗 **超说明书用法** 肝移植或其他可能导致大量失血的操作	在手术前使用 10 000 KIU 的静脉测试剂量，进行过敏试验，以免发生过敏反应 肾功能不全、心肌梗死、卒中的可能性增加，也可能传播新型克雅病（vCJD，因为其来源于牛肺）	**常用剂量** 最初负荷量 200 万 KIU，接着 25 万～50 万 KIU/h 持续输注 心脏旁路手术需要额外的 200 万 KIU 加入泵的初级管中 半衰期：7 小时

Adapted from Klein HG，Anstee DJ.Mollison's Blood Transfusion in Clinical Medicine.11th ed.Oxford：Blackwell；2005；and Bolan CD，Klein HG.Blood component and pharmacologic therapy of hemostatic disorders.In：Kitchens C，Kessler C，Alving BM，eds.Consulta-tive Hemostasis and Thrombosis.22nd ed.philadelphia，pA：Elsevier；2007：461-490.

关，不依赖于输血及失血。

- 实验室凝血检查结果与消耗性凝血病一致。
- 治疗以纠正原发潜在疾病为主，同时输注成分血支持治疗。
- 当纤维蛋白原低于 80 ～ 100 mg/dl，给予输注冷沉淀。
- 尤其在严重出血时，有必要输注其他成分血，如血小板。
- 如果多种凝血因子均消耗，使用新鲜冰冻血浆 10 ～ 20 ml/kg 可使血浆因子水平达到 30% 以上 [1,49]。

免疫性血液疾病

新生儿溶血性疾病

新生儿溶血性疾病是胎儿红细胞被母源 IgG 抗体所破坏所致，此抗体可通过胎盘并可以和胎儿红细胞表面来源于父母的抗原反应。尽管传统上与 Rh 抗体有关（抗 RhD），但与其他抗体如抗 A、抗 B、抗 K1 也有关，也可以引起严重新生儿溶血病。

- 轻型病例：新生儿无症状，仅实验室检查发现直接抗人球蛋白试验阳性、轻微胆红素升高。
- 严重病例：可能导致胎儿宫内死亡（胎儿水肿、新生儿溶血症）。高胆红素所致的核黄疸发生风险率高。

治疗：严重病例宫内输注抗原匹配的（与母亲的抗体）、照射过的、CMV 阴性、镰刀状红细胞阴性的红细胞，并用 5% 白蛋白或新鲜冰冻血浆悬浮红细胞。

- 通常 2 个血容量的红细胞置换可去除，大约 25% 的多余胆红素，输注白蛋白，可结合胆红素，并可去除抗体及 70% 表面覆被抗体的红细胞。
- 如果胆红素水平持续升高，额外的置换性输注也是必要的。

婴儿异体免疫性血小板减少和母源免疫血小板减少性紫癜

婴儿异体免疫性血小板减少

婴儿异体免疫性血小板减少是携带来源于父亲抗原的血小板遭受通过胎盘的母源抗体的破坏。如同新生儿溶血性疾病一样，婴儿异体免疫性血小板减少严重程度不一，有非常轻的无症状的血小板减少，也有威胁生命的出血。可发生于宫内及婴儿时期。绝大部分婴儿异体免疫性血小板减少与针对普通血小板抗原 HPA-1a 的 IgG 有关，尤其见于 HLADRw52a 表型存在的情况下[1]。

婴儿异体免疫性血小板减少常常是自限性的，在 2 ~ 3 周内痊愈。如果怀疑婴儿异体免疫性血小板减少，通常和既往的妊娠有关，应进行脐带穿刺血小板数目测定，联合相合的血小板输注（使用母亲血小板或者复杂抗原阴性的血小板）。

- 宫内婴儿异体免疫性血小板减少：给予母亲静脉用丙种球蛋白输注，联合或不联合每周 1 次的糖皮质激素，直到分娩，静脉用丙种球蛋白用量为 1 g/kg。
- 如果颅内出血风险很大，分娩之前即刻输注血小板。
- 如果得不到匹配的血小板，给予新生儿大剂量静脉用丙种球蛋白，疗效不一。

- 对静脉用丙种球蛋白有效的患者，24 ～ 48 小时内血小板数可上升[6]。

母源免疫性血小板减少性紫癜

母亲患免疫性血小板减少，抗母亲血小板抗体可通过胎盘引起胎儿血小板减少。

- 与相关的婴儿异体免疫性血小板减少相比，此种血小板减少较轻，胎儿或新生儿颅内出血的风险较小。
- 一般不需要母亲或其他供体血小板，但有大约44%的新生儿需要输注血小板[50]。
- 静脉用丙种球蛋白也是有效的。
- 数天至数周后母源免疫性血小板减少可缓解（母亲抗体从新生儿血循环中清除）。

自身免疫溶血性贫血

自身免疫溶血性贫血以体内存在针对自身红细胞抗原的抗体为特征，导致红细胞破坏加速。自身免疫溶血性贫血与自身免疫性疾病、感染、药物及恶性肿瘤有关，也可以是原发的。临床检测标志是直接抗人球蛋白试验阳性，表明体内存在有抗体或补体包被的红细胞。直接抗人球蛋白试验及间接抗人球蛋白试验共同阳性使得认定潜在异体抗体及配血试验困难。

温抗体型自身免疫溶血性贫血

绝大多数自身免疫溶血性贫血是由温抗体引起的。牵涉的抗体常是与各种细胞反应的 IgG，这种温抗体偶尔对 Rh 抗原及其他一些抗原有特异性。有温抗体型自身免疫溶血性贫血患者不需要特异性治疗，但应该查明是否合并系统性红斑狼疮或淋巴系统增殖性疾病等潜在情况。儿童病毒性疾病可以伴随短暂的自身免疫溶血性贫血。药物尤其是嘌呤核苷类似物常常和温抗体型自身免疫溶血性贫血有关。温反应自身抗体可以仅仅是实验室检查阳性或引起严重的甚至危及生命的溶血，这些抗体体外在 37℃ 时反应最佳。患者通常完全无症状，也可以表现为乏力、黄疸或轻度贫血。1/3 ~ 1/2 的患者可有中度脾大，1/3 患者有肝大。溶血通常不严重，主要是血管外溶血[51]。

实验室检查发现包括直接抗人球蛋白实验阳性、外周血片可见球形红细胞、非结合胆红素及乳酸脱氢酶升高、网织红细胞升高，以上均为红细胞更新指标，网织红细胞减少很少见，多因为骨髓反应差或抗体作用于红系前体细胞及成熟细胞。

由以前妊娠或输血产生的红细胞抗体，可引起严重的溶血性输血反应，见于约 1/3 的自身免疫溶血性贫血，广泛反应的自身抗体会掩盖潜在的异体抗体，使获得相容性的血液困难。

溶血偶尔会引起严重的有症状的贫血。即使无法获得相合的血液，输血也不应该被推迟。"最小的不匹配"这个术语不能被适当地定义，与临床事件没有联系，最好废除[51]。

口服糖皮质激素 [泼尼松 1 mg/（kg·d）] 是目前的标准治疗，有 50% 的患者反应良好。脾切除对约 50% 的对激素无效的患者有效。免疫抑制剂及静注丙球使一些患者受益。难治性自身免疫溶血性贫血，尤其是与淋巴系统增殖性疾病有关的，对单克隆抗体美罗华有效（见下）。

冷凝集综合征

冷反应抗体常常没有意义，但一些冷抗体尤其是在 4℃ 有高滴度，热调幅度大的（反应活力到 30℃）会引起冷凝集综合征（冷凝集素病）。IgM 是引起冷凝集综合征的免疫球蛋白，直接抗凝试验常常是 C3d 单一阳性。冷凝集素综合征可以是原发的，也可以是继发的，往往和病毒感染或淋巴系统增殖性疾病有关。急性冷凝集素综合征可以和支原体肺炎及 EB 病毒感染有关，常见于儿童及年轻人，一般倾向于短暂性及自限性。慢性冷凝集素综合征最常见于老年人，可能与淋巴瘤、慢性淋巴细胞白血病、巨球蛋白血症有关，受冷会出现手足发绀、突然发作的血尿和（或）暴露于冷空气中的鼻子、耳朵、指端的严重疼痛。慢性状态下严重贫血很少。

本病很少需要输血，但是如果需要，血标本从抽血开始到检测的整个过程都必须保持人体温度。即使使用血液加温设备，高达 50%

的输注红细胞也会被自身抗体破坏。

糖皮质激素及脾切除是无效的。大多数患者保温就可起到很好的效果。一小部分患者经每周 1 次、共 4 周的美罗华（CD20 单克隆抗体）治疗有效[52]。

阵发性冷性血红蛋白尿

阵发性冷性血红蛋白尿（PCH）是一种少见的自身免疫溶血性贫血，是由双相 IgG 抗体引起的，最初与未治疗的梅毒有关，目前发现最常与儿童病毒感染有关。在低温时双相 IgG 抗体与红细胞结合，引起血管内溶血，在较温暖的温度下补体是稳定的。这就解释了为什么冷性血红蛋白尿是阵发性发作。PCH 有关的贫血常是短暂的、自限性的，在 2 ～ 3 周恢复。如果输血支持非常必要，抗体在 4℃ 以上无活性时，可以找到交叉配血成功的血液。找不到匹配红细胞并不妨碍与溶血有关的危及生命的贫血患者的输血，尽管输注的红细胞寿命缩短[1,6,51]。

免疫性血液疾病的治疗性去除处理

治疗性的采集过程是将血液中某一成分或物质从血循环中去除，血液中的其余成分再回输到患者体内。分离应用于从供者体内采集常规血液成分，如用于输注的血小板、血浆、干细胞。在许多疾病的血液里有病理性物质存在时，可用采集处理治疗。它也被用于去除血液中过多的正常或异常细胞，也称作细胞单采。表 24.11 显示常用的由美国采集协会（ASFA）认可的血液疾病细胞单采的适应证[53]。

- 大多数血管内物质的动力学表明，1 ～ 1.5 倍的血浆容量置换可达到最大的去除效果，如果继续额外置换会减弱去除效果，并且增加毒性。
- 为了达到期望的分离效果，处理的血容量依赖于特殊物质的性质，包括它的血管内分布，尤其是患者体内的浓度。
- 患者的血容量决定安全的体外血量（不超过 15% 的总血量）
- 体积小的患者需要用生理盐水或血液预冲采集仪器。

分离采集一般是安全的，尤其在分离供者正常成分时。并发症往

表 24.11　血液病推荐的治疗性祛除

种类 1：作为标准的一线治疗或初始治疗

巴贝虫病（红细胞置换）

冷球蛋白血症（血浆置换）

皮肤 T 细胞淋巴瘤（体外光化学疗法）

单克隆 γ 球蛋白病的高黏血症（血浆置换）

有急性卒中的镰刀细胞疾病（红细胞置换）

白细胞过多症（细胞祛除）

具有 IgM 的多神经病，有或没有巨球蛋白血症（血浆置换）

溶血尿毒综合征——不典型的（血浆置换）

种类 2：一般接受的作为附加的或支持治疗

ABO 血型不合的造血前体细胞 / 骨髓移植（血浆置换受者）

移植物抗宿主病——皮肤型（体外光化学疗法）

疟疾——严重（红细胞置换）

急性肾衰竭的多发性骨髓瘤患者（血浆置换）

妊娠中红细胞异体免疫[*]（血浆置换）

镰刀细胞疾病——主要 / 次要预防 / 铁过载的预防（红细胞置换）

血小板增多症——有症状（细胞去除）

纯红细胞再障（血浆置换）

种类 3：未被肯定的最佳去除治疗

再生障碍性贫血（血浆置换）

红细胞增多症或真性红细胞增多症（放血 / 细胞去除）

温抗体型自身免疫溶血性贫血（血浆置换）

移植物抗宿主病——非皮肤型（光化学疗法）

有多神经病的多发性骨髓瘤（血浆置换）

血小板增多症——预防性（细胞去除）

输血后紫癜（血浆置换）

[*]If fetus < 20 wk gestation and previous severely affected pregnancy.
Adapted from Szczepiorkowski ZM，Winters JL，Bandarenko N，et al.Guidelines on the use of therapeutic apheresis in clinical practice-Evidence-based approach from the Apheresis Applications Committee of the American Society for Apheresis.J Clin Apher.2010；25（3）：83-177.

往与血管通路、血流动力学改变（尤其是心血管疾病患者）、可变的血液成分丢失有关。分离采集的风险常与患者的基础疾病有关。

- 血浆置换会导致血小板减少30%或更多[54]。
- 有止血问题以及血小板低的患者需要输注血小板。
- 血细胞计数在数天后可恢复正常，蛋白及电解质在数小时后恢复平衡，纤维蛋白原在分离72小时后可能仍低于基线水平[55]。
- 由于容量变化及血液接触塑料管道引起缓激肽激活，可发生低血压。在采集分离前24～48小时[6,56]，患者禁用ACEI药物，因此药可强化缓激肽效应。
- 血浆置换可引起血液中某些药物水平的下降，尤其是那些与血浆蛋白结合或血浆半衰期长的药物[56]。
- 用于预防管路中血液凝固的枸橼酸盐会引起枸橼酸毒性，结合钙离子，降低离子钙水平，导致有症状的低钙血症。
- 低钙血症可表现为轻度的咽部麻刺感和不适、胸闷，严重病例可有手足抽搐。通过调节枸橼酸用量及全血流速，症状不缓解的，可口服钙剂或静脉使用葡萄糖酸钙代替结合钙，预防伴随症状发生[57]。

血小板去除

血小板增加，尤其见于骨髓增殖性疾病，与出血和血栓有关。

出血的患者（例如慢性粒细胞白血病）可迅速从细胞分离采集中获益。有症状的血小板增多患者，血小板分离采集是一线治疗。

- 分离一次可使血小板下降30%～50%。
- 必须同时开始减低细胞的化疗，因为血小板采集不是长期有效的[53,56]。

白细胞去除

与一些白血病有关的恶性白细胞增多或白细胞增多症（不成熟的白细胞数超过100 000/μl）会导致中枢神经系统、肺、肾的白细胞淤滞。尤其是在急性髓系白血病和慢性粒细胞白血病时，原始幼稚细胞快速升高，白细胞低于100 000/μl也会发生淤滞症状。

- 神态变化、眩晕、视物模糊、低氧状态或呼吸困难是需要紧急处理的临床急症，须快速降细胞治疗。

- 治疗性的白细胞去除在数小时内可减低 30% ～ 50% 的白细胞数。
- 症状会快速减轻。
- 白细胞减少允许进行降细胞化疗而且减低了肿瘤溶解综合征的发生或进展。
- 由于反复白细胞祛除不能控制白细胞过多症，羟基脲化疗（如果是髓系恶性肿瘤）或相似的药物治疗需要同时开始。

体外光化学疗法

体外光化学疗法通过单采分离患者白细胞，使用化学治疗药物 8-MOP 和紫外线的光催化作用进行体外处理，随后回输入患者体内。

- 在难治性皮肤 T 细胞淋巴瘤、异体移植物排斥、难治性急性及慢性移植物抗宿主病、硬皮病和其他自身免疫性疾病治疗中，体外光化学疗法有效。
- 治疗机制并不完全清楚，可能与病理性 T 淋巴细胞、抗原呈递细胞的凋亡有关，或与抗个体型细胞毒 T 细胞的反应相关 [1,56]。
- 有光敏性疾病如着色性干皮病、白化病以及一些卟啉病的患者不能用 8-MOP 化疗 [56]。

红细胞祛除 / 红细胞置换

红细胞置换包括去除异常红细胞。
- 镰刀细胞性贫血患者的红细胞被正常供体的红细胞代替。
- 红细胞去除用于有症状的红细胞增多症的患者，如视力障碍、意识模糊、昏睡、出血、有卒中先兆以及有腹部血管血栓的，需要快速减少红细胞数 [53,56]。
- 真性红细胞增多症患者，在分离采集时，给予生理盐水或胶体液替代治疗，保持总血容量 [56]。

红细胞置换和镰刀细胞性贫血

红细胞置换可用于紧急治疗镰刀细胞性贫血的一些并发症 [53]，包括急性胸部症状、卒中、视网膜梗死、阴茎持续勃起、肝危象，也可以作为长期慢性治疗，预防卒中和复发性严重疼痛危象，同时可以作为减少因输血所致的铁过载治疗[56]。

- 在围术期，单一输注或单一红细胞置换可防止与镰刀细胞性贫血相关并发症的发生。
- 目的是使血红蛋白 S 低于 30%。
- 输注和置换用于治疗妊娠期间镰刀细胞病并发症，但不确定是否可作为常规治疗方案。置换输注可提升单一输注红细胞很难达到的血红蛋白 A 水平，并可使患者在子痫前期 3 个月、脓毒血症和手术前管理处置受益[56]。

红细胞置换和寄生虫血症

红细胞置换常被用于疟疾的抗寄生虫治疗，当置换超过 5% 时可减低血循环中的寄生虫负荷[58]。

血浆去除术

血浆去除术可用于收集血浆或生产血浆来源制品，或者去除血循环中的不需要的物质。去除时应给予胶体液和生理盐水（在 TTP 时使用血浆）保持等容状态。表 24.11 和表 24.12 显示常用的治疗性血浆去除适应证[53]。

血栓性微血管病

TTP 和 HUS 属于血栓性微血管病的范畴。TTP 与突出的神经系统症状有关；而 HUS 有更为突出的肾受累表现。TTP 的特征性临床表现有发热、肾损害、神经系统症状（如意识状态改变、抽搐或昏迷）、血小板减少（常低于 30 000/μl）、具有破碎红细胞的微血管病性溶血性贫血。

TTP 起因于先天的 VWF 裂解金属蛋白酶 ADAMTS13 缺乏或抗 VWF 裂解金属蛋白酶 ADAMTS13 抑制性抗体存在[1,56]，其导致非常大的 VWF 多聚体聚集。在骨髓移植后或癌症患者，怀疑 TTP 和 HUS 样综合征与免疫抑制剂（典型的有长春花碱、丝裂霉素、博莱霉素、BL22、顺铂、他克莫司、环孢素 A）有关时，往往对治疗性血

表 24.12 类目 1 和 2 治疗性血浆置换推荐

类目 1	类目 2
	ABO 血型不合的异体肾移植（血浆置换）
	ABO 血型不合的造血前体细胞或骨髓移植（血浆置换受者）[*]
急性炎症性脱髓鞘多神经根病（吉兰 - 巴雷综合征）	脱髓鞘疾病
抗肾小球基底膜抗体肾炎	凝固因子抑制剂
慢性炎症性脱髓鞘多神经根损害	有多神经病的冷球蛋白血症
冷球蛋白血症	
有 IgG 和 IgA 的脱髓鞘多神经病	家族性高胆固醇血症
纯合子的家族性高胆固醇血症（选择性吸收）	Lambert-Eaton 肌无力综合征
单克隆 γ 球蛋白病所致的高黏血症	
重症肌无力	
风湿性舞蹈病	急性肾衰竭的多发性骨髓瘤
伴 IgM 的多神经病，有或没有巨球蛋白血症	
肾移植——抗体介导的排斥	儿童自身免疫性神经精神病（PANDAS）
血栓性血小板减少性紫癜	植烷酸贮积病
	类风湿关节炎——难治性（免疫吸附）

[*]Removal of rBC from the hematopoietic progenitor cell/marrow.Adapted from Szczepiorkowski ZM，Winters JL，Bandarenko N，et al.Guidelines on the use of therapeutic apheresis in clinical practice-Evidence-based approach from the Apheresis Applications Committee of the American Society for Apheresis.J Clin Apher.2010；25（3）：83-177.

浆置换反应不佳。

- 治疗性血浆置换是 TTP 的一线治疗，一般对典型的 HUS 无效。
- 一旦怀疑 TTP，即可进行血浆置换。
- 治疗性血浆置换对 TTP 的疗效取决于超大 vWF 多聚体的去除

以及抗 vWF 裂解蛋白酶 IgG 抗体的减少。

- TTP 在进行治疗性血浆置换时，使用新鲜冰冻血浆作为液体替换的选择，同时也替代 vWF 裂解蛋白酶。
- 血浆置换常需每日进行，直到血小板数目稳定，连续两天大于 100 000/μl，可以减少置换次数。
- 通过临床评估和实验室指标监测（血小板数、乳酸脱氢酶、碎裂红细胞程度）判断疗效。

一般不推荐血小板输注，因为血小板输注有可能加速血栓形成。但目前这种观点受到挑战[11]。无论如何，在存在危及生命的出血时，血小板输注是必要的[6]。

异常蛋白血症

多发性骨髓瘤的副蛋白血症并发症、巨球蛋白血症、冷球蛋白血症对血浆置换有效。

- 具有意识状态改变、黏膜及胃肠道出血、视网膜病变、高血容量的高黏综合征，是内科急症。
- 小剂量血浆置换甚至对高黏血症也有效，但须重复置换到通过化疗使副蛋白得到控制。

参考文献

1. Klein HG, Antsee DJ. *Mollison's Blood Transfusion in Clinical Medicine*. 11th ed. Oxford: Blackwell; 2005.
2. Mielcarek M, Leisenring W, Torok-Storb B, Storb R. Graft-versus-host disease and donor-directed hemagglutinin titers after ABO-mismatched related and unrelated marrow allografts: evidence for graft-versus-plasma cell effect. *Blood*. 2000;96:1150-1156.
3. Worel N, Greinix HT, Keil F, et al. Severe immune hemolysis after minor ABO-mismatched allogeneic peripheral blood progenitor cell transplantation occurs more frequently after nonmyeloablative than myeloablative conditioning. *Transfusion*. 2002;42:1293-1301.
4. Griffith LM, McCoy JP, Bolan CD, et al. Persistence of recipient plasma cells and anti-donor isohaemagglutinins in patients with delayed donor erythropoiesis after major ABO incompatible non-myeloablative haematopoietic cell transplantation. *Br J Haematol*. 2005;128:668-675.
5. Bolan CD, Leitman SF, Griffith LM, et al. Delayed donor red cell chimerism and pure red cell aplasia following major ABO-incompatible nonmyeloablative hematopoietic stem cell transplantation. *Blood*. 2001;98:1687-1694.
6. Roback JD, ed. *Technical Manual*. 17th ed. Bethesda, MD: AABB Press; 2011.
7. Hébert PC, Wells G, Blajchman MA, et al. A multicenter randomized, controlled clinical trial of transfusion requirements in critical care. *N Engl J Med*. 1999;340:409-417.
8. Majdpour C, Spahn DR, Weiskopf RB. Anemia and perioperative red blood cell transfusion: a matter of tolerance. *Crit Care Med*. 2006;34:S102-S108.
9. Practice Guidelines for perioperative blood transfusion and adjuvant therapies: An updated report by the American Society of Anesthesiologists task Force on Perioperative Blood Transfusion and Adjuvant Therapies. *Anesthesiology*. 2006;105:198-208.

10. Fontana S, Kremer Hovinga JA, Lämmle B. Treatment of TTP. *Vox Sang.* 2006;90:245-254.
11. Swisher KK, Terrell DR, Vesely SK. Clinical outcomes after platelet transfusions with TTP. *Transfusion.* 2009;49:873-887.
12. Schiffer CA, Anderson KC, Bennett CL, et al. Platelet transfusion for patients with cancer: clinical practice guidelines of the American Society of Oncology. *J Clin Oncol.* 2001;19:1519-1538.
13. Stroncek DF, Leonard K, Eiber G, Malech HL, Gallin JI, Leitman SF. Alloimmunization after granulocyte transfusions. *Transfusion.* 1996;36:1009-1015.
14. Wright DG, Robichaud KJ, Pizzo PA, Deisseroth AB. Lethal pulmonary reactions associated with the combined use of amphotericin B and leukocyte transfusions. *N Engl J Med.* 1981;304:1185-1189.
15. Safdar A, Hanna HA, Boktour M, et al. Impact of high-dose granulocyte transfusions in patients with cancer with candidemia. *Cancer.* 2004;101:2859-2865.
16. Price TH. Granulocyte transfusion: current status. *Semin Hematol.* 2007;44:15-23.
17. Marsh JC, Ball SE, Cavenagh J. Guidelines for the diagnosis and management of aplastic anaemia. *Br J Haematol.* 2009;147(1):43-70.
18. Carral A, de la Rubia J, Martin G, et al. Factors influencing the collection of peripheral blood stem cell in patients with acute myeloblastic leukemia and non-myeloid malignancies. *Leuk Res.* 2003;27:5-12.
19. Koumakis G, Vassiolmanolakis M, Hatzichristou H, et al. Predictive factors affecting mobilization and peripheral blood stem cell collection using single apheresis for rescuing patients after high-dose chemotherapy in various malignancies. *Bone Marrow Transplant.* 1996;18:1065-1072.
20. Noach EJK, Ausema A, van Os R, Akkerman I, Koopal S, Weesing E. Chemotherapy prior to autologous bone marrow transplantation impairs long-term engraftment. *Exp Hematol.* 2003;31(6):528-534.
21. Fruehauf S, Schmitt K, Veldwijk MR, et al. Peripheral blood progenitor cell (PBPC) counts during steady-state haemopoiesis enable the estimation of the yield of mobilized PBPC after granulocyte colony-stimulating factor supported cytotoxic chemotherapy: an update on 100 patients. *Br J Haematol.* 1999;105:786-794.
22. Devine SM, Flomenberg N, Vesole DH, et al. Rapid mobilization of CD34+ cells following administration of the CXCR4 antagonist AMD3100 to patients with multiple myeloma and non-Hodgkin's lymphoma. *J Clin Oncol.* 2004;22:1095-1102.
23. Hess D, Wirthlin L, Craft T, et al. Human CD34+ cells mobilized by AMD3100 demonstrate enhanced NOD/SCID repopulating function compared to CD34+ cells mobilized by granulocyte colony stimulating factor. *Blood.* 2005;106:1962.
24. Liles WC, Rodger E, Broxmeyer HE, et al. Augmented mobilization and collection of CD34+ hematopoietic cells from normal human volunteers stimulated with granulocyte-colony-stimulating factor by single-dose administration of AMD3100, a CXCR4 antagonist. *Transfusion.* 2005;45: 295-300.
25. Bolan CD, Carter CS, Wesley RA, et al. Prospective evaluation of cell kinetics, yields and donor experiences during a single large-volume apheresis versus two smaller volume consecutive day collections of allogeneic peripheral blood stem cells. *Br J Haematol.* 2003;120:801-807.
26. Vasu S, Leitman SF, Tisdale JF. Donor demographic and laboratory predictors of allogeneic peripheral blood stem cell mobilization in an ethnically diverse population. *Blood.* 2008;112(5):2092-2100.
27. Stroncek D, Shawker T, Follmann D, Leitman SF. G-CSF-induced spleen size changes in peripheral blood progenitor cell donors. *Transfusion.* 2003;43:609-613.
28. Snyder EL, Haley NR, eds. *Cellular Therapy: A Physician's Handbook.* 1st ed. Bethesda, MD: AABB Press; 2004:11-23.
29. Brunstein CG, Wagner JE. Cord blood transplantation for adults. *Vox Sang.* 2006;91:195-205.
30. Dentali F, Marchesi C, Giorgi Pierfranceschi M, et al. Safety of prothrombin complex concentrates in patients requiring rapid reversal of anticoagulant treatment with the vitamin K antagonists: a systematic review and a meta-analysis of the literature. 52nd ASH Annual Meeting; December 4–7, 2010; Orlando, FL. Poster #1113.
31. Ansell J, Hirsch J, Hylek E, et al. Pharmacology and management of the vitamin K antagonists. American College of Chest Physicians evidence-based clinical practice guidelines (8th edition). *Chest.* 2008;133(suppl):160s-198.
32. Bowman JM. The prevention of Rh immunization. *Transfus Med Rev.* 1988;2(3):129.
33. ACOG Practice Bulletin. Prevention of RhD alloimmunization. Number 4, May 1999 (replaces educational bulletin Number 147, October 1990). Clinical management guidelines for obstetrician-gynecologists. American College of Obstetrics and Gynecology. *Int J Gynecol Obstet.* 1999;66:63-70.
34. Popovsky MA, ed. *Transfusion Reactions.* 3rd ed. Bethesda, MD: AABB Press; 2007.
35. Petz LD, Calhoun L, Shulman IA, Johnson C, Herron RM. The sickle cell hemolytic transfusion reaction syndrome. *Transfusion.* 1997;37:382-392.
36. Cohen AR. Transfusion therapy for sickle cell disease. In: Capon SM, Chambers LA, eds. *New Directions in Pediatric Hematology.* Bethesda, MD: AABB Press; 1996:39-88.
37. Smith-Whitley K. Alloimmunization in patients with sickle cell disease. In: Hermann JN, Manno CS, eds. *Pediatric Transfusion Therapy.* Bethesda, MD: AABB Press; 2002:240-282.
38. Toy P, Popovsky MA, Abraham E, et al. Transfusion-related acute lung injury: definition and review. *Crit Care Med.* 2005;33:721-726.
39. Silliman CC, Boshkov LK, Mehdizadehkashi Z, et al. Transfusion-related acute lung injury: epidemiology and a prospective analysis of etiologic factors. *Blood.* 2003;101:454-462.

40. Eder AF, Herron R, Strupp A, et al. Transfusion-related acute lung injury surveillance (2003-2005) and the potential impact of the selective use of plasma from male donors in the American Red Cross. *Transfusion.* 2007;47:599-607.

41. Eder AF, Kennedy JM, Dy BA, et al. Bacterial screening of apheresis platelets and the residual risk of septic transfusion reactions: the American Red Cross experience (2004-2006). *Transfusion.* 2007;47:1134-1142.

42. Zou S, Dorsay KA, Notari EP, et al. Prevalence, incidence, and residual risk of human immunodeficiency virus and hepatitis C virus infections among United States blood donors since the introduction of nucleic acid testing. *Transfusion.* 2010;50;1495-1504.

43. Zou S, Stramer SL, Notari EP, et al. Current incidence and residual risk of Hepatitis B infection among blood donors in the United States. *Transfusion.* 2009;49(suppl 2):1S-235S.

44. Dodd RY. Transmission of parasites by blood transfusion. *Vox Sang.* 1998;74(suppl 2):161-163.

45. Alter HJ, Stramer SL, Dodd RY. Emerging infectious diseases that threaten the blood supply. *Semin Hematol.* 2007;44:32-41.

46. Health Protection Agency Press Statement: fourth case of transfusion-associated vCJD infection in the United Kingdom. *Euro Surveill.* January 18, 2007.

47. Santrach P, ed. *Standards for Perioperative Autologous Blood Collection and Administration.* 4thed. Bethesda, MD: AABB Press; 2009.

48. Bolan CD, Klein HG. Transfusion medicine and pharmacologic aspects of hemostasis. In: Kitchens C, Kessler C, Alving BM, eds. *Consultative Hemostasis and Thrombosis.* 2nd ed. New York, NY: Harcourt Health Sciences; 2007.

49. Spence RK. Transfusion in surgery. In: Mintz PD, ed. *Transfusion Therapy Clinical Principles and Practice.* Bethesda, MD: AABB Press; 2011:265-292.

50. Webert KE, Mittal R, Sigouin C. A retrospective 11-year analysis of obstetric patients with idiopathic thrombocytopenic purpura. *Blood.* 2003;102:4306-4311.

51. Petz LD, Garratty G, eds. *Immune Hemolytic Anemias.* 2nd ed. Philadelphia, PA: Churchill Livingstone; 2004.

52. Schöllkopf C, Kjeldsen L, Bjerrum OW. Rituximab in chronic cold agglutinin disease: a prospective study of 20 patients. *Leuk Lymphoma.* 2006;47(2):253.

53. Szczepiorkowski ZM, Winters JL, Bandarenko N, et al. Guidelines on the use of therapeutic apheresis in clinical practice-Evidence-based approach from the apheresis applications committee of the American Society for Apheresis. *J Clin Apher.* 2010;25(3):83-177.

54. Rogers RL, Johnson H, Ludwig R, et al. Efficacy and safety of plateletpheresis by donors with low-normal platelet counts. *J Clin Apher.* 1995;10:194-197.

55. Flaum MA, Cuneo RA, Appelbaum FR, et al. The hemostatic imbalance of plasma-exchange transfusion. *Blood.* 1979;54:694-702.

56. McLeod BC, ed. *Apheresis: Principles and Practice.* 3rd ed. Bethesda, MD: AABB Press; 2010.

57. Bolan CD, Cecco SA, Wesley RA, et al. Controlled study of citrate effects and response to i.v. calcium administration during Allogeneic peripheral blood progenitor cell donation. *Transfusion.* 2002;42:935-946.

58. Griffith KS, Lewis LS, Mali S, Parise ME. Treatment of malaria in the United States: a systematic review. *JAMA.* 2007;297(20):2264-2277.

推荐阅读

Gottschall J. *Blood Transfusion Therapy: A Physician's Handbook.* 10th ed. Bethesda, MD: AABB Press; 2011.

McLeod BC. *Therapeutic Apheresis: A Physician's Handbook.* 3rd ed. Bethesda, MD: AABB Press; 2010.

Osby MA, Saxena S, Nelson J, et al. Safe handling and administration of blood components: review of practical concepts. *Arch Pathol Lab Med.* 2007;131:690-694.

Roseff SD. *Pediatric Transfusion: A Physician's Handbook.* 3rd ed. Bethesda, MD: AABB Press; 2009.

Snyder EL, Haley NR, eds. *Cellular Therapy: A Physician's Handbook.* Bethesda, MD: AABB Press; 2004.

Szczepiorkowski ZM, Winters JL, Bandarenko N, et al. Guidelines on the use of therapeutic apheresis in clinical practice-Evidence-based approach from the apheresis applications committee of the American Society for Apheresis. *J Clin Apher.* 2010;25(3):83-177.

Zou S, Dorsay KA, Notari EP, et al. Prevalence, incidence, and residual risk of human immunodeficiency virus and hepatitis C virus infections among United States blooddonors since the introduction of nucleic acid testing. *Transfusion.* 2010;50:1495-1504.

Zou S, Stramer SL, Notari EP, et al. Current incidence and residual risk of Hepatitis B infection among blood donors in the United States. *Transfusion.* 2009;49(suppl 2):1S-235S.

25

血色病

Susan F. Leitman 和 Charles D. Bolan

史仲珣 译 肖志坚 审校

流行病学

经典型遗传性血色病，即 HFE 血色病，是一种由于饮食中铁的不适当吸收及铁循环异常所致的常染色体隐性遗传性疾病。其特征为铁在组织中的进行性贮积，尤其是在肝、胰腺、心脏、内分泌器官及皮肤组织中，常在中年或中年后可因此导致终末期器官损害[1-3]。它是具有北欧血统的白种人中最常见的单基因疾病之一，发病率为1/200，携带率为 1/10。然而该病的临床外显率高度多变，仅有少数受累者发展为严重或威胁生命的器官功能障碍[4-5]。

经典血色病的遗传基础：HFE 突变

- HFE 是位于 6 号染色体上的一种 MHC Ⅰ 类样基因，近 90% 具有临床表型的人群有 HFE 突变，100% 的受累人群有明确的本病家族史[6-7]。
- HFE 基因产物的 282 位酪氨酸代替半胱氨酸（C282Y）是其基础突变；根据连锁不平衡分析，这种基因突变最早出现于过去2000 年内。C282Y 在欧洲西北部人群中发生频率最高，在大不列颠地区达到 14%（表 25.1）。在整个欧洲，等位基因频率分布自北向南、自西向东下降，其祖先单倍体型可能起源于维京人或凯尔特人；该单倍体型在非洲及亚洲人群中极为罕见。

64% ～ 96% 临床血色病患者为 C282Y 纯合子。

- 排在第二位的 HFE 突变是 HFE 蛋白的 63 位组氨酸被天冬氨酸所取代（H63D），这种突变常常发生于 C282Y 杂合子的临床血色病患者另一条不含 C282Y 的染色体上[6]。H63D 是一种更为古老的突变，在人群中分布更广，它在非洲与亚洲的等位基因频率为 5% ～ 14%。在没有其他遗传或环境因素时，它似乎是一种基因多态性的表现而并没有太大的临床意义。C282Y/H63D 复合杂合子在具有血色病表型的患者中占 4% ～ 7%。

- 已报道的 HFE 的基因多态性还有 17 种，其中仅有 S65C 可能具有临床意义，在具有 C282Y/S65C 或 H63D/S65C 复合杂合子的个体中引起轻度的铁过载。

病理生理学

铁经肠道的排泄量固定在 1 mg/d，正常铁平衡的维持必须依赖于肠道铁吸收及巨噬细胞铁释放的精细调控。它们根据体内铁贮存情况及红细胞生成对铁的需要量进行调节。

铁调素：铁稳态的关键调节因子

铁调素是一种肝源性的肽类激素，它是铁从肠上皮细胞、巨噬细胞、肝细胞及胎盘细胞释放入血浆的过程中的一种重要负性调节因子[8]。它可结合细胞表面铁的输出蛋白即膜铁转运蛋白并引起其

表 25.1　美国白种人中 HFE 基因型频率

基因型	频率（%）
C282Y/C282Y	1/ 200（0.5）
C282Y/wt	1/ 7 ～ 12（8 ～ 14）
H63D/H63D	1/ 40（2.5）
H63D/wt	1 / 4（25）
S65C/wt	1/ 25（4）

*wt：野生型

内化和降解。铁调素过多会减少肠道铁吸收及巨噬细胞铁释放并导致贫血。铁调素缺乏会促进肠道铁吸收并导致组织铁过载。铁调素基因表达在铁过载及炎症时会增强，在贫血及缺氧时则被抑制。虽然铁调素的产生通常通过饮食中的铁负荷诱导产生，但其表达在所有形式的遗传性血色病中均出现不同程度的降低[10-11]。

铁过载病及铁调素缺乏

铁调素缺乏在 *HFE* 基因、血幼素基因（*HJV*）、转铁蛋白受体-2基因（*TfR2*）及铁调素自身（*HAMP*）基因突变所致的遗传性血色病的发病机制中发挥着关键作用（表 25.2）。血幼素在骨形成蛋白（BMP）通路中起辅助受体的作用，它与 BMP 配体及 BMP Ⅰ型和Ⅱ型受体相互作用形成一种活化信号复合物[10]。这种复合物可激活 Smad 受体信号级联反应，使 Smad 复合物转位至细胞核中致使 HFE 转录增加。*HJV* 及 *HAMP* 突变是同一共同通路中的关键成分，它们对铁调素表达的负性作用与儿童期严重铁过载或青少年血色病相关。

HFE 定位及功能

HFE 在肝 Kupffer 细胞及组织巨噬细胞中高度表达，它与 β2 微球蛋白（β2m）结合形成 HFE/β2m 在细胞表面表达[12]，并与转铁蛋

表 25.2　铁过载病的分类

原发性（遗传性）血色病	继发性血色病
1 型　经典或遗传性血色病（*HFE* 基因）	1. 输血引起的铁沉着
2 型　青少年血色病（严重表型）	
2a.　血幼素基因突变（*HJV* 基因，1q 相关）	2. 先天性红细胞生成无效性贫血（地中海贫血，红细胞酶缺乏）
2b.　铁调素突变（*HAMP* 基因）	
3 型　转铁蛋白受体-2 缺乏（*TfR2* 基因）	
	3. 获得性铁粒幼细胞贫血及幼红细胞不良性贫血
4 型　膜铁转运蛋白缺乏（*IREG-1* 基因）	
5 型　非洲性铁过载	

白受体 -1（TfR1）形成一个稳定的复合物。*C282Y* 突变阻止了 HFE 中一个二硫键的形成导致其无法与 β2m 结合，阻止了 HFE/β2m 在细胞表面的表达。HFE/β2m/TfR1 复合物的破坏及 *TfR2* 突变与成年发病的铁过载相关。通过上游调控铁调素或作为一种弱的 BMP-SMAD 信号的辅助受体，HFE 和 TfR2 可以通过增加铁向细胞内的转运（转铁蛋白胞饮）调节铁调素的表达，根据这个模型，铁调素替代可用于治疗血色病。

最常见的继发性血色病是输血引起的铁过载：1 ml 红细胞含有大约 1 mg 铁。铁在肠道中的不适当吸收也可能与红细胞无效造血有关。红细胞无效造血时，红细胞生成引起的铁调素表达下调超过了铁过载对铁调素表达增加的影响。

铁平衡

表 25.3 显示了铁在体内的分布并比较了正常状态下及血色病时的铁贮存情况。

- 铁过量及组织损伤。当铁超出了人体的贮存能力，过量的组织铁通过催化氧自由基的生成导致细胞损害[13]。脂肪、蛋白质、碳水化合物及 DNA 的氧化性损伤可能引起细胞功能及完整性的广泛损害，特别是脂质过氧化作用可能会导致膜依赖的线粒体及溶酶体功能的损害。DNA 的氧化损伤，尤其是在肝细胞，可能会诱导突变与癌症的发生。
- 非转铁蛋白结合铁（NTBI）：即"血清中的游离铁"。NTBI 可不依赖受体介导自由地进入细胞内，在转铁蛋白饱和度（TS）

表 25.3　体内铁分布（g）

	男性	女性
血红蛋白（红细胞）	3.0	2.4
贮存铁（肝）	1.0	0.4
肌红蛋白和呼吸酶（肌肉）	0.3	0.2
无血色病成人铁总量	4.4	3.1
成年血色病患者铁总量	5～20	4～10

低于 40% 时，NTBI 水平非常低或者检测不到，而当 TS 水平大于 40% ～ 50% 时它又会呈线性增加。NTBI 及其相对应的细胞内游离铁可能是氧化应激的直接介质[13]。

HFE 血色病的临床特征及诊断

在生化检查及基因筛检应用之前，由肝、胰腺、心脏及关节的损害定义 HFE 血色病并通过肝活检提示铁贮存增多确诊。在很多出版物和教科书上都会提到其"典型三联症"，即肝硬化、糖尿病及皮肤色素沉着[1]。患者会出现以下典型症状：

- 由于肝纤维化及肝硬化导致的严重肝病
- 心力衰竭及难治性心律失常
- 多个内分泌腺体功能衰竭：胰岛素依赖型糖尿病及性腺功能减退
- 令人衰弱疲惫性对称性多关节炎
- 皮肤灰色色素沉着

目前这种严重的临床表型相对比较少见，未治疗的 C282Y 纯合子患者的一生中发生率仅 1% ～ 4%[4]。40% ～ 60% C282Y 男性纯合子患者及 60% ～ 80% 女性纯合子患者终生没有症状或仅有轻微的临床表现；40% ～ 50% 会产生影响生活质量的症状，最常见的主诉是关节炎、疲劳及性功能障碍（表 25.4）[14-15]。

新诊断定义

在当前分子检测的时代并意识到血色病临床外显率高度多变，血色病诊断的确立依赖于两种 *HFE* 等位基因突变的检测。这个定义并

表 25.4　血色病的临床特征：过去与现在的比较

过去的描述	现在常见的表现
肝病变	乏力
皮肤"古铜色样改变"	关节病变
糖尿病	阳痿（男性）

未对疾病的活动症状及体征或铁过载的存在作出要求。本病有四个
阶段[16]：

1．有遗传易感性而无其他异常（年龄 0 ~ 20 岁，组织铁贮存
0 ~ 5 g）

2．无症状的铁过载（年龄 > 20 岁，铁贮存 > 5 g）

3．铁过载合并早期症状（年龄 > 30 岁，铁贮存 > 8 g）

4．铁过载合并器官损害（年龄 > 40 岁，铁贮存 10 ~ 20 g）

常见的临床表现

遗传性血色病最常见的临床表现是一系列非特异症状，因此医生
在处理不明原因的慢性疲劳、关节痛或关节炎、性功能障碍、肝大或
肝功指标升高 [丙氨酸转氨酶（ALT）] 的患者时，对其血清铁饱和
度及铁蛋白应格外注意。由于血色病的症状易被忽视，其诊断多是由
于意外地发现实验室检查结果的异常（TS、血清铁蛋白或 ALT 任意
一项的升高）而做出的。对于以疲劳为表现的血色病患者，应行实验
室筛检以评价是否伴有甲状腺疾病。

表 25.5 显示了与血色病最常见症状与体征相关的典型发现。随
着年龄的增长，这些症状的发生率也会持续增加，且在男性中的发生
率较女性高，因此很难分配这些症状的出现频率[16]。关节炎是对生
活质量影响最大的临床特征[17]。在出现更精确的筛查以及基因检测
之前，铁含量非常高的血色病患者可出现显著的心功能异常；与之相
比，目前新诊断的、无症状的患者通常没有心脏疾病或者其心脏病变
并不具有临床意义[18]。C282Y 纯合子患者在铁蓄积的比率及器官功
能障碍方面高度多变的临床外显率可能是由环境因素、生活习惯及遗
传因素所致（表 25.6）。

实验室检查

一旦临床怀疑血色病需行实验室检查以明确诊断，应包括以下列
出的检查：

表 25.5 血色病临床及实验室特征（C282Y 纯合子）

症状 / 体征	频率（%）	特征
疲劳	30 ~ 50	可能与肝病及内分泌功能失调有关；生活质量的主要
关节炎	30 ~ 60	主观感受；在铁负荷更高的患者中更可能出现。对称性退行性非炎症性骨关节炎；X 线特征包括硬化、关节间隙变窄、软骨下囊肿、骨赘形成及骨质减少。软骨钙质沉着病（假性痛风）及痛风较非血色患者群更为常见。手和足的累及不成比例，MCP 及 MTP 关节常常受累。髋关节置换与经年龄标化的非血色患者群相比更为常见
性功能障碍	30 ~ 50	过量的铁沉积在垂体前叶及睾丸。胡须减少，性欲减退，勃起功能障碍及男性乳房发育症。游离睾酮水平低下，LH 和 FSH 不适当的降低。睾酮替代治疗可恢复性欲及功能
皮肤改变	10 ~ 20	浅灰或棕灰色，古铜色少见
肝大	10 ~ 20	门脉循环使血液从胃肠道直接到达肝；肝是铁贮存的最初部位；肝的铁负荷较其他器官高；70% 血色病相关死亡是由于肝疾病导致的
甲状腺功能减退	10 ~ 15	原发性甲减；甲状腺纤维化；与抗甲状腺抗体相关的 TSH 升高
TS 升高	> 80	40 岁以上的患者中有 94% 的男性患者及 82% 女性患者 TS > 50%
铁蛋白升高	> 60	40 岁以上的患者中有 90% 的男性患者及 82% 女性患者铁蛋白高于正常水平
丙氨酸转氨酶升高	10 ~ 25	受其他因素影响：酒精，药物，肥胖

TS，转铁蛋白饱和度；MCP，掌指关节；TSH，促甲状腺激素；MTP，跖趾关节；LH，黄体生成素；FSH，卵泡刺激素

确诊实验室检查

- *血清铁、转铁蛋白及 TS*：转铁蛋白是血浆中主要的铁转运蛋白。TS 的测定方法有数种；最准确的是血清铁直接比色分析联合转铁蛋白浊度检测，其中 TS= 铁的摩尔浓度 / (2× 转铁

表 25.6   影响临床外显率的因素

加重铁过载及器官损伤的因素	减轻铁过载的因素
环境及生活方式	
• 饮酒	• 献血
• 口服补铁	• 多产／月经过多（女性）
• 饮食习惯（多肉饮食）	• 饮食习惯（素食、茶类）
外源性雌激素、维生素 C	• 药物（质子泵抑制剂）
遗传／获得性疾病	
• 乙型及丙型肝炎病毒（HBV，HCV）感染	
• 非酒精性脂肪性肝炎（NASH）	
• 迟发性皮肤卟啉病（PCT）	
• α-1 抗胰蛋白酶缺乏（AAT）	
• 肝调素、膜铁转运蛋白、转铁蛋白受体及其他 基因突变	

蛋白摩尔浓度）。更廉价但稳定性也较差的方法为化学分析总铁结合力（TIBC）及未饱和铁结合力（UIBC）。通过计算血清铁除以 TIBC（SI/TIBC）或血清铁及 UIBC 的和 [（SI）/（SI+UIBC）] 来得出血清铁结合力饱和度。TS 正常范围是 15% ～ 45%。

- *血清铁蛋白*：血清铁蛋白是主要的细胞内铁贮存蛋白并需通过免疫学的方法测量。它可估计铁过载的程度及可动员的铁贮存的量（1 μg/L 铁蛋白 =7 ～ 8 mg 储存铁；例如 1000 μg/L 铁蛋白 =7000 ～ 8000 mg 储存铁），可用于决定初始静脉放血治疗的速度。正常水平为男性＜ 350 μg/L，女性＜ 120 μg/L。

- *HFE 基因型*：确诊试验，评估重型血色病的患病倾向，可用于家庭咨询。

辅助实验室检查

- *ALT*：评价肝损害的程度。
- *全血细胞计数*：获取血红蛋白的基线水平及平均红细胞容积

（MCV），可在治疗过程中进行监测（MCV 下降是铁限制性红细胞生成的一项指标）。

- *血糖及电解质*
- *总睾酮及游离睾酮：有症状提示时进行。*
- *甲状腺功能检测：有症状提示时进行。*
- *甲胎蛋白：作为以后监测肝癌的基线。*
- *乙肝病毒及丙肝病毒的血清学检查（HBsAg 及抗 HCV）：活动性病毒性肝炎会加重肝损害；可用于指导疫苗免疫。*

肝活检的作用

肝活检通常不是诊断所必需的。虽然它曾是血色病诊断及预后的"金标准"，但目前运用 *HFE* 基因型检测使血色病的诊断更加安全可靠[16]。

肝活检适应证

1. 出于预后的目的来证实临床高度怀疑肝硬化的患者：
   a. 铁蛋白 > 3000 μg/L
   b. 存在肝大和（或）门脉高压的体征（脾大，血小板低下）
   c. 静脉放血术后 ALT 水平未恢复正常
2. 若同时存在 HBV 或 HCV 感染；
3. 铁蛋白及 ALT 升高而 HFE 基因型正常并缺少前文列出的其他致病遗传因素的患者的诊断方法。

组织学发现

1. 肝细胞内铁含量显著升高，枯否细胞内铁含量相对较低。铁分布自汇管区至小叶中央呈梯形下降。
2. 随着肝的进行性损害，可发现门脉纤维化扩大、桥接纤维化合并碎屑样坏死及大结节或小结节型肝硬化。
3. 肝铁指数（肝铁浓度 /56× 年龄）> 1.9（除外输血性铁沉着症）强烈提示铁过载是由于血色病引起而非其他原因。

X 线及其他检查

- *骨骼 X 线片*：用于评价有症状的关节情况。
- *肝超声*：有助于诊断可导致铁蛋白升高的非血色病原因；可提示脂肪肝。检测肝癌的重要手段。
- *肝 CT 和（或）MRI*：非诊断要求的；怀疑肝癌时适用。
- *超导量子干涉设备（SQUID）评估*：铁贮存定量评估最敏感的非侵入性方法；利用度有限。

人群筛查

血色病的临床过程符合需进行临床筛查的疾病的定义[2-3]：

1. 在选择人群中患病率高；
2. 疾病负担（临床外显率）很高值得医疗及社会关注；
3. 前驱期较长，且在前驱期发现并治疗会降低其发病率与死亡率（早期发现可防止并发症的发生并改善预后）；
4. 存在可靠、准确、易行且廉价的筛查试验；
5. 治疗有效、安全、廉价并易于获得。

因此，相对于拖延至出现晚期症状，广泛检测及预防性治疗的费用更为有利（更有效且廉价）——特别是由于血色病的早期的主要症状是非特异性的，常常忽略其是由血色病所引起，从而导致诊断延误 5 ~ 10 年。

实验室筛查

- *转铁蛋白饱和度*：最佳的单一筛查试验是血清 TS 的检测：廉价、使用广泛并且对于存在 *C282Y HFE* 等位基因的患者敏感性及特异性均高[19]。TS 值在确诊试验中起始的判定阈值应在 45% 至 62% 之间，它取决于检查者对该检测的灵敏度或特异度的偏性（表 25.7）。由于 TS 受饮食及昼夜节律的影响，对于 TS 水平偏高的患者，需在禁食一夜排除口服铁供给的影响后再次测得 TS 水平以确认[16]。20 ~ 30 岁以下人群不建议进行表型筛查及 TS 检测，因为在这个年龄段以下铁负荷往往较低。通过筛查试验发现的可疑人群的检查程序见图 25.1。

表 25.7 转铁蛋白饱和度（TS）筛查的诊断结果

性别	TS 判定阈值（%）	敏感性（检出率）（%）	特异性（假阳性）（%）
男性	≥ 50	94	7
	≥ 60	86	1.5
女性	≥ 50	82	5
	≥ 60	67	0.6

若 TS 在男性 > 55% ~ 62%，在女性 > 45% ~ 50% 推荐行进一步评估

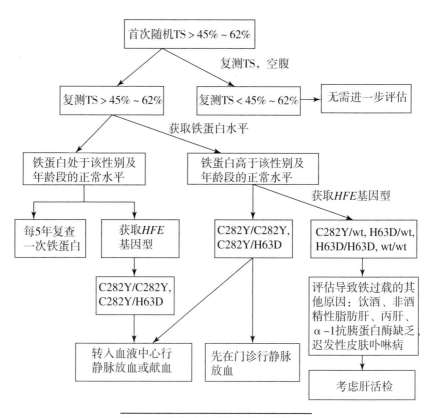

图 25.1 血色患者群筛查的决策树

- *铁蛋白筛查*：铁蛋白是一种急性期反应物。在炎症、感染及非血色病肝疾病时其水平会升高。由于其缺乏敏感性及特异性，作为筛查试验的可靠性相对较低。
- *基因型筛查*：1998 年的一个共识会议决定不把基因检测用于广泛人口筛查。基因检测的高费用及血色病临床外显率的高度多变，外加对于谴责、歧视及保险的担忧使得在当时放弃了这种检测方法[20]。

C282Y 纯合子家庭成员的筛查

- *子女筛查*：成本效益最好的检测方法是 HFE 基因型检测；生化筛查同样可用；筛查试验应在 20 ～ 30 岁后进行。如果有超过两个子女，最好的办法就是检测其配偶的基因型。
- *同胞筛查*：应建议所有的同胞行基因或基因型筛查。成本效益最好的检测方法是 HFE 基因型检测，也可行基因型筛查联合 TS 及铁蛋白检测[21]。

治疗

静脉放血术

- 静脉放血术：定期移除 1 单位（500 ml）全血。这种疗法安全、廉价，在过去的 50 年是血色病的标准疗法[22]。1 单位的全血可移除 200 ～ 250 mg 铁。通过单采红细胞可移除 360 ml 浓集红细胞（400 ～ 420 mg 铁），在血液中心尤为适用。
- 关于铁负荷水平适度的血色病患者的治疗适应证有争议。
  - 患者通常希望得到治疗并且渴望并愿意成为献血者。
  - 这种疗法安全、易行并且可以避免晚期的器官损害。
  - 转诊至血液中心更有利于治疗（对患者及社会双方均有利；治疗更有效；治疗免费）。

静脉放血术指南

Ⅰ阶段：铁缺乏

- 步骤：初始放血治疗间隔 1 ~ 4 周，取决于铁蛋白、血红蛋白、ALT、性别及体重。接近铁缺乏状态时将频率降为每个月 1 次。

- *去铁治疗的目标*：需使用以下几种指标：
  - 铁蛋白＜ 30 μg/L
  - TS ＜ 30%
  - 红细胞 MCV 较静脉放血之前的水平降低 3% ~ 5% [23]。

- *监测指标*
  - 每次就诊在放血前测指血血红蛋白或红细胞压积（+/- 静脉全血细胞计数）以避免贫血。
  - 初始时每 4 ~ 8 周测一次铁蛋白，一旦铁蛋白＜ 100 μg/L 每 1 ~ 2 次治疗测一次铁蛋白 +/- TS。

- *安全指南*：治疗性放血的血红蛋白阈值为 ≥ 12.5 g/dl（红细胞压积 ≥ 38%）。总的来说，低于此水平时不应行放血治疗，可推迟 1 ~ 4 周至血红蛋白恢复后再治疗。治疗期间，铁缺乏状态不是必需的，应避免贫血发生。

- *一般指导*：对于初始铁蛋白在 500 ~ 1500 μg/dl 的患者，一般需要 15 ~ 30 次放血治疗以达到铁缺乏状态。如果初始铁蛋白＞ 2000 μg/dl，可能需要超过 40 ~ 50 次放血治疗。

Ⅱ阶段：防止铁再积累（维持期）

- *速度*：根据性别、体重、年龄及饮食习惯每 8 ~ 26 周（平均 10 ~ 12 周）移除 500 ml 血液。虽然一些患者铁再积累的速度很慢，但仍需终生放血治疗。

- *维持治疗的目标*
  - 铁蛋白 30 ~ 50 μg/L
  - TS ＜ 50%
  - 血红蛋白＞ 12.5 g/dl

- *监测指标*
  - 每次就诊在放血前测指血血红蛋白及红细胞压积（+/– 静脉全血细胞计数），每 1 ~ 2 次治疗测一次铁蛋白和（或）TS。

静脉放血治疗期间贫血的评估

铁蛋白水平升高而血红蛋白＜ 12.5 g/dl 可能是由于隐性失血、药物如质子泵抑制剂 [24] 或内分泌原因如甲状腺功能减退（男性及女性）所致。若伴发红系造血疾病（地中海贫血、肾功能不全）同时急需放血治疗，每周予以红细胞生成素可能会有所帮助。贫血也有可能是由肝癌引起。

关节炎、内分泌替代治疗、疫苗接种及癌症检测

- *关节炎*：对非甾体类抗炎药反应较好。

对炎症较重的关节行关节吸引术以排除痛风及假性痛风。

对于严重的慢性髋、膝及踝关节疼痛由骨科评估是否行关节置换术。

对于 C282Y+/+ 血色病患者截止 70 岁行主要关节置换的累计发生率为 30%。

  - *睾酮替代治疗*：对于有症状的性功能不全及睾酮水平低下的男性患者可考虑使用。
  - *HAV 及 HBV 疫苗*：未感染 HAV 及 HBV 的患者应接种疫苗以预防未来肝损伤。
  - *甲胎蛋白及肝超声*：监测肝细胞癌；若活检证实存在肝硬化应每 6 个月复查一次。

饮食及生活方式建议

- 避免口服补铁。
- 限制酒精的摄入以保护肝。
- 有节制地摄入红肉，但饮食习惯无需较大改变。控制铁贮存最为有效的方法是调整放血的频率而非减少摄入含铁丰富的食物。
- 在达到铁缺乏状态前避免食用生贝类（避免创伤弧菌感染）。

- 如果 ALT 升高，停止酒精的摄入直至达到铁缺乏状态并且 ALT 正常。
- 考虑停用有潜在肝毒性的药物。

预后及治疗反应

如果不存在肝硬化，血色病患者长期存活与一般人群无差异[25]。如果存在肝硬化，则患肝癌的风险会增加，并将终生存在。18.5% 的肝硬化患者会发展为肝癌，并可能在达到铁缺乏状态后 5 ~ 10 年才被发现。总的来说，血色病患者肝癌发生率是非血色患者群的 100 倍并且占血色病相关死亡人数的 10% ~ 30%。血色病所致肝硬化的发展速度较其他类型肝硬化（酒精、病毒）的发展速度慢，然而因晚期肝病或肝癌行肝移植术的血色病患者肝移植围术期死亡率高于平均水平。

对静脉放血术的反应因组织而异（表 25.8）。

血色病患者作为献血者

- *监管问题*：FDA 允许血液中心从联邦法规处获得"特批"，可

表 25.8 血色病患者对静脉放血治疗的反应

并发症	是否可预防	是否可逆转或改善
关节病变	未知	治疗若在病程早期开始可部分逆转或改善
疲劳	是	是，对不同程度均可
皮肤灰色改变	是	是
肝纤维化	是	治疗若在病程早期开始可部分逆转或改善
肝硬化	是	否，但可改善门脉高压
心肌病	是	治疗若在病程早期开始可部分逆转或改善
糖尿病	是	否
性腺功能减退	是	否
甲状腺功能低下	是	否

将血色病患者的血液输给他人，即使采集周期比 56 天的间隔更为频繁。

- *FDA 要求*。进行静脉放血术必须：
  - 在内科医师指导下
  - 无论患者是否适合作为献血者治疗均免费
  - 定期实验室指标检测
- *物流与安全* [23]
  - 75% 的血色病患者满足异体供血者的合格标准
  - 55% 的血色病患者在知晓其诊断之前已经是献血者
  - 美国血色病献血者可能的献血量估计在 100 万 ~ 200 万单位红细胞 / 年
  - 近期 FDA 批准的美国可接受血色病患者作为献血者的血液中心数量增加迅速（81 家，2007 年 5 月）
  - 血色病患者证实为安全可靠的献血者
- *在血液中心行静脉放血治疗的好处*
  - 治疗免费、持续、易得且方便
  - 患者满意度提高：避免其得知血液被废弃后产生挫败感
  - 缓解国家供血的短缺

非 HFE 铁过载

膜铁转运蛋白疾病是最常见的导致铁过载的非 HFE 原因 [26]，它是由于编码膜转铁蛋白的基因发生常染色体显性突变所致。膜转铁蛋白是哺乳动物最主要的铁输出蛋白 [27]。这种疾病不仅限于白种人，其主要特征为铁蛋白水平升高而 TS 低于正常水平、铁聚集于器官及网状内皮组织的巨噬细胞内以及临界性贫血且对静脉放血治疗耐受性差。

非酒精性脂肪肝是铁过载常见的获得性因素，常与代谢综合征的特征如肥胖、高血压、高胆固醇血症及空腹血糖升高或 2 型糖尿病相关。患者表现为肝转氨酶及铁蛋白水平升高，而缺少经典 HFE 血色病常伴随的 TS 水平升高。肝超声常显示出与脂肪浸润相关的征象，肝活检可见确诊该病的组织病理学特征。合理的静脉放血治疗可降低铁蛋白及转氨酶水平，但治疗重点应该着重于患者的基础疾病。

未来的挑战

分子学发现使我们对于 HFE 蛋白在铁平衡中的地位有了更加全面的了解。同时，基因检测的应用也让医学界及公众更加关注血色病。为了更准确地确定其早期及晚期并发症的临床外显率，更广泛的人群筛查的研究目前也正在进行中。加强对初级保健提供者的教育活动以培养其快速识别血色病早期症状的能力，可作为针对性筛查程序的补充措施甚至可以减低对其需求。更好的认识转入血液中心治疗的优势不仅可以提高治疗的质量并易接受护理，而且有利于公众健康。

参考文献

1. Bothwell TH, MacPhail AP. Hereditary hemochromatosis: etiologic, pathologic, and clinical aspects. *Semin Hematol.* 1998;35:55-71.
2. Bomford A. Genetics of hemochromatosis. *Lancet.* 2002;360:1673-1681.
3. Tavill AS. Diagnosis and management of hemochromatosis: AASLD practice guidelines. *Hepatology.* 2001;33:1321-1328.
4. Beutler E. Penetrance in hereditary hemochromatosis. The HFE Cys282Tyr mutation as a necessary but not sufficient cause of clinical hereditary hemochromatosis. *Blood.* 2003;101:3347-3350.
5. Ajioka R, Kushner JP. Clinical consequences of iron overload in hemochromatosis patients. *Blood.* 2003;101:3351-3354.
6. Feder JN, Gnirke A, Thomas W, et al. A novel MHC class I-like gene is mutated in patients with hereditary haemochromatosis. *Nat Genet.* 1996;13:399-408.
7. Jazwinska EC, Cullen LM, Busfiled F, et al. Haemochromatosis and HLA-H. *Nat Genet.* 1996;14:249-251.
8. Ganz T. Hepcidin, a key regulator of iron metabolism and mediator of anemia of inflammation. *Blood.* 2003;102:783-788.
9. Nemeth E, Tuttle M, Powelson J, et al. Hepcidin regulates cellular iron efflux by binding to ferroportin and inducing its internalization. *Science.* 2004;306:2090-2093.
10. Babitt JL, Huang FW, Wrighting DM, et al. Bone morphogenic signaling by hemojuvelin regulates hepcidin expression. *Nat Genet.* 2006;38:531-539.
11. Bridle KR, Frazer DM, Wilkins SJ, et al. Disrupted hepcidin regulation in HFE-associated haemochromatosis and the liver as a regulator of body iron homeostasis. *Lancet.* 2003;361:669-673.
12. Feder JN, Penny DM, Irrinki A, et al. The hemochromatosis gene product complexes with the transferrin receptor and lowers its affinity for ligand binding. *Proc Natl Acad Sci U S A.* 1998;95:1472-1477.
13. Brissot P, Loreal O. Role of non-transferrin bound iron in the pathogenesis of iron overload and toxicity. In: Hershko C, ed. *Iron Chelation Therapy.* New York, NY: Kluwer Academic/Plenum Publishers; 2002:45-53.
14. Olynyk JK, Cullen DJ, Aquilia S, et al. A population-based study of the clinical expression of the hemochromatosis gene. *N Engl J Med.* 1999;341:718-724.
15. Bulaj ZJ, Ajioka RS, Phillips JD, et al. Disease-related conditions in relatives of patients with hemochromatosis. *N Engl J Med.* 2000;343:1529-1535.
16. Adams P, Brissot P, Powell LW. EASL International Consensus Conference on Haemochromatosis—part II. Expert document. *J Hepatol.* 2000;33:487-496.
17. Adams P, Speechley M. The effect of arthritis on the quality of life in hereditary hemochromatosis. *J Rheumatol.* 1996;23:707-710.
18. Shizukuda Y, Bolan C, Tripodi D, et al. Left ventricular systolic function during stress echocardiography in subjects with asymptomatic hereditary hemochromatosis. *Am J Cardiol.* 2006;98:694-698.

19. Bradley LA, Haddow JE, Palomaki GE. Population screening for hemochromatosis: expectations based on a study of relatives of symptomatic probands. *J Med Screen*. 1996;3:171-177.

20. Burke W, Thomson E, Khoury MJ, et al. Hereditary hemochromatosis. Gene discovery and its implications for population-based screening. *J Am Med Assoc*. 1998;280:172-178.

21. El-Serag HB, Inadomi JM, Kowdley KV. Screening for hereditary hemochromatosis in siblings and children of affected patients. *Ann Int Med*. 2000;132:261-269.

22. Barton JC, McDonnell SM, Adams PC, et al. Management of hemochromatosis. *Ann Intern Med*. 1998;129:932-939.

23. Leitman SF, Browning JN, Yau YY, et al. Hemochromatosis subjects as allogeneic blood donors: a prospective study. *Transfusion*. 2003;43:1538-1544.

24. Adams PC, Barton JC. How I treat hemochromatosis. *Blood*. 2010;116:317-325.

25. Niederau C, Fischer R, Purschel A, et al. Long-term survival in patients with hereditary hemochromatosis. *Gastroenterology*. 1996;110:1107-1119.

26. Pietrangelo A, Caleffi, Corradini E. Non-HFE hepatic iron overload. *Semin Liver Dis*. 2011;31:302-318.

27. Pietrangelo A. The ferroportin disease. *Blood Cells Mol Dis*. 2004;32:131-138.

26

血液科会诊

Pierre Noel 和 Elizabeth A. Jaben

邝丽芬　袁诗雯　潘倩影　谷景立　译　李　娟　审校

妊娠相关血液系统并发症

妊娠期贫血

正常妊娠时血浆容量增加 40% ~ 60%，红细胞总量增加 20% ~ 40%。红细胞压积一般下降 30% ~ 32%，血红蛋白正常下限在孕早期下降至 11 g/dl，在孕中期、孕晚期下降至 10 g/dl。北美地区妊娠期贫血最常见的病因是铁元素和叶酸缺乏。

妊娠期需额外补充 1000 mg 的铁，一般人 500 mg 的储存铁量并不能满足需求，因此在妊娠期若补铁不足则会导致缺铁性贫血。妊娠期推荐每日补铁量为 27 mg 元素铁。美国疾病控制中心推荐所有孕妇在第一次产检后即开始每日常规补充低剂量铁剂（元素铁 30 mg）。铁剂的剂量应以每种制剂的元素铁含量为准，硫酸亚铁、葡萄糖酸亚铁、富马酸亚铁的元素铁含量分别为 20%、12% 和 33%。血清铁以及血清铁蛋白降低是提示妊娠期缺铁的可靠指标。母体缺铁对新生儿的影响目前存在争议。轻到中度的母体缺铁与胎儿显著贫血并没有相关性。

妊娠期对叶酸的需求增加。叶酸缺乏与贫血、神经管缺陷以及腭裂相关。早在孕第 4 周神经管闭合，因此非常必要在怀孕前即开始补充叶酸以预防神经管缺陷。大多数的孕妇专用维生素制剂都同时含叶酸和铁。

妊娠期镰状细胞病

患有镰状细胞性贫血的女性属于妊娠高危人群。随着现代产科及围生期医学的进步，孕产妇死亡率现低于 1%，围生期死亡率低于 15%。

预防性的红细胞输注可减少孕妇疼痛发作，但并不能改善孕产妇死亡率、婴儿出生体重、胎儿窘迫以及围生期死亡率。

有血管阻塞、贫血的相关症状或者胎儿窘迫征象的孕妇应接受维持性红细胞输注。

妊娠期血小板减少

正常妊娠时血小板计数会下降约 10%，多于孕晚期发生。

引起血小板减少的最常见病因是妊娠期特发性血小板减少（75%），其次是妊娠高血压疾病并发血小板减少（20%），再次为妊娠免疫性疾病（5%）。

孕早期发生血小板减少至 100 000/μl 以下是免疫性血小板减少性紫癜的典型表现。发生在孕中期和晚期、血小板低于正常但高于 70 000/μl、不伴有高血压或蛋白尿这些特征提示妊娠特发性血小板减少的可能性大。血小板相关 IgG 在妊娠特发性血小板减少以及免疫性血小板减少性紫癜中均升高。

对任何血小板减少的患者进行鉴别诊断时均需注意排除 HIV 感染、系统性红斑狼疮以及抗磷脂综合征。

妊娠期特发性血小板减少

妊娠期特发性血小板减少的血小板一般不少于 100 000/μl，往往发生于孕晚期，与新生儿血小板减少不相关。如果血小板低于 70 000/μl，需考虑别的更严重原因引起的血小板减少。妊娠期特发性血小板减少的发病机制尚未明确，但可能与血液稀释以及血小板半衰期缩短有关。

目前妊娠期特发性血小板减少的诊断仍为排除性诊断，患者不应伴有其他临床表现或实验室检查异常，并且不应有免疫性血小板紫癜的病史。妊娠期特发性血小板减少的孕妇接受常规的产科处理即可。血小板大于 80 000/μl 的患者可以耐受硬膜外麻醉。

免疫性血小板减少性紫癜

免疫性血小板减少性紫癜（ITP）是引起孕早期重度血小板减少最常见的原因。孕前有 ITP 或者自身免疫性疾病的病史支持该病的诊断。血小板计数往往在孕晚期降至最低。

如果血小板计数在 20 000μl 至 30 000/μl 之间且不伴有皮肤黏膜出血表现，这些孕妇在孕早期和中期不需要治疗。血小板大于 50 000/μl 的孕妇可耐受正常的阴道生产以及剖宫产。虽然目前尚无共识，但普遍认为血小板大于 80 000/μl 的患者可耐受硬膜外麻醉。出血时间并不能准确预测这些患者发生出血的风险。

关于妊娠期 ITP 最佳的一线治疗目前存在争议。糖皮质激素最便宜，但与妊娠相关高血压、妊娠糖尿病、骨质疏松、体重过度增加、胎膜早破等并发症相关。因 90% 的泼尼松能被胎盘代谢，因此导致严重胎儿并发症的可能性较小。强的松的起始用量为每天 1 mg/kg（按孕前体重计算），之后逐步减量至最低的稳定有效剂量。若强的松的维持剂量超过 10 mg/d，应考虑静脉输注丙种球蛋白。1 g/kg 体重（按孕前体重计算）的丙种球蛋白对 60% 患者有效，平均有效持续时间为 1 个月。

如果患者对糖皮质激素以及静脉丙种球蛋白输注治疗均无效，应当考虑行脾切除术。脾切除术的最佳手术时机为孕中期。孕早期行脾切除术有流产风险，孕晚期手术难度大，目前可成功在妊娠期实施腹腔镜下脾切除术。大剂量甲泼尼龙以及静脉抗 D 免疫球蛋白在少数难治患者中有所应用。

目前关于促血小板生成素受体激动剂（romiplostim，艾曲波帕）在孕妇中使用的安全性及有效性的数据极少。免疫抑制剂以及细胞毒药物在孕妇中的应用经验亦有限，最好避免使用达那唑和长春碱类。提升母体血小板计数的治疗并不能有效提升胎儿的血小板计数。

血小板小于 100 000/μl 的患者产后应避免使用非甾体类抗炎药。对于接受手术分娩、制动时间延长以及患有获得性或先天性易栓症的孕妇，只要血小板大于 50 000/μl，均应予以预防血栓形成。

ITP 的新生儿死亡率低于 1% ~ 5%，血小板计数低于 20 000/μl。大多数出血事件发生在新生儿出生后 24 ~ 48 小时之间，期间血小板计数降至最低。对新生儿而言，没有证据表明剖宫产比阴道生产更安全，生产方式的选择应当依照常规的产科指征。

母体血小板计数、血小板抗体水平、母体 ITP 脾切除术史都不能准确预测 ITP 胎儿的血小板计数。之前同胞出生时是否发生血小板减少能准确预测 ITP 胎儿是否发生血小板减少。胎儿头皮取血和脐带穿刺术已基本弃用。

所有新生儿出生时均应当行脐带血血小板测定。血小板减少的新生儿在出生后应当予以严密观察，血小板计数最低值可在出生后 2 ~ 5 天才出现。有出血表现或者血小板低于 20 000/μl 的新生儿应予以 1g/kg 体重的静脉丙种球蛋白进行治疗。致命性的出血可予以丙种球蛋白联合血小板输注治疗。血小板计数小于 50 000/μl 的新生儿应当进行经颅超声检测以排除颅内出血。

子痫前期和 HELLP 综合征

子痫前期定义为孕 20 周后出现的高血压（收缩压大于 140 mmHg 或舒张压大于 90 mmHg）和蛋白尿（24 小时尿蛋白定量大于 300 mg）。子痫前期在妊娠中的发生率为 5%，占美国孕产妇死亡原因的 18%。易感因素包括小于 20 岁或大于 30 岁，BMI 升高，慢性高血压，以及胰岛素抵抗。50% 子痫前期的患者可出现血小板减少。内皮损伤以及凝血系统激活、凝血酶生成是可能引起血小板减少的机制。在这些血小板减少的患者中 D 二聚体、凝血酶 - 抗凝血酶复合物升高。

HELLP（溶血肝酶升高血小板减少）综合征的诊断标准如下：

- 微血管病性溶血性贫血
- 转氨酶升高
- 乳酸脱氢酶大于 600 U/L
- 血小板减少（少于 100 000/μl）

HELLP 综合征见于 10% 的重度子痫前期患者。75% HELLP 患者伴有蛋白尿，但只有 50% ~ 60% 患者伴有高血压。该综合征常见于白色人种、年龄大于 25 岁的经产妇。孕产妇死亡率为 1%，胎儿死亡率为 10% ~ 20%。胎儿死亡的原因包括胎盘缺血、胎盘早剥、胎儿不成熟、宫内窘迫。新生儿血小板减少可见于子痫前期以及 HELLP 综合征，血小板减少的机制尚不明确。再次妊娠时，HELLP 的再发生率为 3%。

子痫和 HELLP 综合征的确切治疗手段是娩出胎儿。处理的重点在于稳定患者以及促进胎肺成熟。当出现多器官功能障碍，胎儿窘迫，或者孕周超过 34 周时，应当立即分娩。20% 的患者可出现子痫前期相关弥散性血管内凝血（DIC），引起凝血障碍。子痫前期和 HELLP 综合征的临床表现会在分娩后数天内缓解。偶有 HELLP 综合征在产后出现。若症状加重或持续超过 1 ~ 2 天，可行血浆置换治疗。

妊娠急性脂肪肝发生在孕晚期，50% 的患者可合并高血压以及蛋白尿。微血管病性溶血性贫血以及血小板减少在该综合征中并不显著。通常患者的凝血酶原时间延长，纤维蛋白原水平以及抗凝血酶水平低。

血栓性血小板减少性紫癜和溶血尿毒综合征

血栓性血小板减少性紫癜（TTP）和溶血尿毒综合征（HUS）在妊娠中的发生率仅为 0.004%。以下为 TTP 的经典五联症：

- 微血管病性溶血性贫血
- 血小板减少
- 神经系统异常
- 发热
- 肾功能不全

然而，经典的五联症仅见于 40% 患者。妊娠是 TTP 的一个易感因素。妊娠期 TTP 的平均发生时间为孕 23.5 周。血浆置换被推荐应用于治疗妊娠期 TTP，只有在血浆置换无效时才考虑分娩。终止妊娠对 TTP 和 HUS 并没有治疗作用。

TTP 患者中发现有超大的 VWF 多聚体，特异的 VWF 剪切酶（ADAMTS-13）缺失导致了这些多聚体的产生。在 TTP 患者中

ADAMTS-13 水平一般低于 10%。ADAMTS-13 缺乏可以是先天性或者后天获得性，后天获得性的 ADAMTS-13 缺乏与抗 ADAMTS-13 抗体的出现相关。ADAMTS-13 的降低并不是 TTP 特异的，亦可见于孕晚期、尿毒症、急性炎症、恶性肿瘤和 DIC。大部分 TTP 患者对血浆置换治疗反应良好。糖皮质激素的作用目前仍存在争议，主要原因是由于存在相关副作用。妊娠期发生 TTP 的患者再次妊娠时发病风险高。

　　HUS 的平均发生时间在分娩后 26 天。患者表现为微血管病性溶血性贫血以及急性肾衰竭。VWF 水平往往升高，伴或不伴多聚体形成。VWF 剪切酶的缺乏与 HUS 综合征并不相关。

　　对于有妊娠相关 HUS 家族史的女性，少数人会在妊娠时发生首次 HUS，口服避孕药也可能诱发这些女性发生 HUS，产后 HUS 预后差。在妊娠相关的 HUS 中，血浆置换对逆转肾功能的效果欠佳，尽管如此，仍应尝试进行血浆置换。同时也需予以必要的透析以及其他支持治疗（表 26.1）。

表 26.1　妊娠相关微血管病

诊断	子痫前期	HELLP 综合征	产后溶血尿毒综合征	血栓性血小板减少性紫癜
起病时间	> 20 周	> 34 周	产后（90%）	< 24 周
MAHA	无	有	有	有
血小板减少	有	有	有	有
凝血障碍	无	20%	无	无
肾衰竭	罕见	罕见	有	可有
肝病	无	有	无	无
高血压	有	可有	可有	可有
分娩对疾病是否有疗效	有效	有效	无效	无效

HELLP，溶血肝酶升高血小板减少综合征；MAHA，微血管病性溶血性贫血；PP-HUS，产后溶血尿毒综合征；TTP，血栓性血小板减少性紫癜

弥散性血管内凝血

胎盘早剥是 DIC 的最常见原因（表 26.2）。可卡因成瘾者中胎盘早剥发生率升高。随着超声以及产前保健的发展，胎盘早剥并发的 DIC 以及死胎综合征发生率已有所下降。

B 超检查可识别死胎综合征。引产死胎可清除释放组织凝血活酶的源头。成分输血支持治疗及使用抗凝血酶Ⅲ可有效纠正出凝血功能障碍。

胎盘早剥的治疗方法为成分输血支持下迅速终止妊娠。抗凝血酶Ⅲ和活化蛋白 C 已证实对这种疾病有效。

高渗性盐水流产患者可出现一过性 DIC，但一旦胎儿娩出，DIC 常可缓解。流产后的梭状杆菌败血症可诱发 DIC，且临床预后差。

妊娠期静脉血栓栓塞

妊娠妇女发生静脉血栓栓塞（venous thromboembolism，VTE）的风险增加 7 ~ 10 倍，产后增加 15 ~ 35 倍。VTE 风险在分娩后迅速降低，产后 3 周即回落至产前水平，产后 6 周恢复至非妊娠状态。静脉血栓常见于左下肢，其中部分原因是右髂动脉跨过左髂静脉处使左髂静脉受压所致。

血流动力学改变导致静脉淤滞和高凝状态是妊娠期 VTE 高发的重要原因。妊娠期纤维蛋白原、Ⅷ因子和 von Willebrand 因子升高是高凝状态主要原因。除此之外，抗凝蛋白 S 下降、活化蛋白 C 获得性

表 26.2　产科弥散性血管内凝血的病因

胎盘早剥
胎儿死亡综合
羊水栓塞
HELLP 综合征
梭菌性脓毒血症
脓毒血症
产科大出血

HELLP，溶血肝酶升高血小板减少

抵抗、纤溶酶原激活剂抑制因子 1 和 2 型的活性增强以及组织型纤溶酶原激活剂活性下降所导致的纤溶活性下降也可能是引起高凝状态的因素。

既往 VTE 病史、BMI > 25、长期制动、先天性易栓症、抗磷脂抗体阳性和家族中有血栓形成的病史均会增加妊娠期 VTE 的风险。

妊娠期静脉血栓栓塞的诊断

检查技术的电离辐射有潜在的胎儿致肿瘤性和致畸性，使得妊娠期 VTE 的诊断较为困难。

加压超声（compression ultrasonography，CU）应作为妊娠期疑诊深静脉血栓形成（deep vein thrombosis，DVT）的初筛检查，检查需覆盖整个近端静脉系统至三分叉处。CU 检查正常不能排除腓静脉血栓形成。首次 CU 检查后的第 2 天和第 7 天仍需复查 CU 以排除腓静脉血栓进展。对疑似病例，在对胎儿进行防护下，可进行局部的静脉造影。当怀疑髂静脉血栓形成时，应进行脉冲多普勒超声检查。如果结果阴性或不确定，需考虑磁共振静脉血管成像（magnetic resonance venography，MRV）或静脉造影检查。

疑似肺栓塞的患者需予双侧下肢加压超声检查。如果超声检查阴性，下一步需进行肺通气 / 灌注扫描（V/Q）。如果肺通气 / 灌注扫描的结果为不确定，应予 CT 肺动脉造影检查（computed tomography pulmonary angiography，CTPA））。然而，因为 CTPA 的假阳性高，如果 CTPA 仅提示孤立性的肺动脉亚段充盈缺损则需要再进一步检查以明确诊断。

妊娠期全程 D- 二聚体水平均升高。D- 二聚体水平检测的敏感性高，特异性相对较低，而阴性预测价值很高。

妊娠期静脉血栓栓塞性疾病的治疗

普通肝素（Unfractionated heparin，UFH）和低分子肝素（low molecular weight heparin，LMWH）不能通过胎盘，因此，没有胎儿出血及致畸的风险。与低分子肝素相比，普通肝素更容易引起肝素诱发的血小板减少症、出血以及肝素所致骨质疏松症。

有个案报道了在肝素诱发的血小板减少症的患者中应用磺达肝癸、阿加曲班和重组水蛭素治疗。这三种药物在美国食品和药品管理局分类标准中为 B 类，表明上述药物在动物实验中未发现对妊娠有害，但仍缺乏人类妊娠期的研究。磺达肝癸可以通过胎盘，但浓度非常低，阿加曲班和重组水蛭素不能通过胎盘。香豆素衍生物可通过胎盘并导致胎儿出血及存在致畸性。在妊娠任何阶段使用香豆素衍生物均可能出现中枢神经系统异常。鼻骨发育不全和（或）骨骺点状发育不良与在妊娠第 6 周至第 12 周使用上述药物相关。

因妊娠期Ⅷ因子、肝素结合蛋白水平升高，部分凝血活酶时间对 UFH 的反应钝化。这种钝化反应容易导致肝素过量，检测抗活化凝血因子 X（FXa）的水平可以避免出现这一问题。LMWHs 较少非特异性结合肝素结合蛋白，因此 LMWHs 的剂量 - 抗凝效应更容易被预测。

UFH、LMWH、阿加曲班和比伐卢定在乳汁中不分泌，而磺达肝癸可经乳汁分泌。临床证据表明华法林不经乳汁分泌，因此，服用华法林治疗的母亲哺乳是安全的。

LMWH 的初始剂量取决于患者的体重。由于妊娠期孕妇体重和肾小球滤过率变化大，建议每月检测抗 FXa 水平以监测 LMWH 的抗凝血作用。在治疗的 3 ~ 4 周后减为 3/4 量证实是安全的并可以避免连续检测抗 FXa 水平。在选择性引产和和神经轴索麻醉前 24 小时需停用 LMWH。血栓形成的高危患者可静脉注射 UFH 并在分娩前的 4 ~ 6 小时停。LMWH 可在分娩后的 12 小时内重新使用。

在首次使用华法林后，UFH 或 LMWH 仍应持续应用至少 4 天，直至连续 2 天国际标准化比值均达到治疗水平（2.0 或更高）。

应给患者使用分级加压弹力袜，这样可提供 30 ~ 40 mmHg 压力，从而减低静脉炎后综合征的发生率。

如果在妊娠 37 周后诊断出 VTE，应考虑置入下腔静脉滤器。分娩时必须停用抗凝药，如果没有下腔静脉滤器的保护，很容易发生血栓脱落，导致肺栓塞，且相关死亡率高。

既往存在静脉血栓患者的预防性抗凝治疗

对于既往存在 VTE 的患者，若 VET 并无明显诱发因素，应考虑予以产前预防性抗凝治疗。若 VTE 继发于某些一过性的危险因素，患者并没有确切的易栓症，妊娠再次出现 VTE 的风险较低，则不需要产前预防性抗凝治疗。所有既往发生过 VTE 的妇女均应在产后接受为期 6 周的预防性抗凝治疗。

如果既往并无 VTE 病史，携带凝血因子 V Leiden 突变或凝血酶原基因突变杂合子的患者即使没接受预防性抗凝治疗，其发生产前VTE 的概率也很低。但对于抗凝血酶Ⅲ缺乏、凝血因子 V Leiden 突变或凝血酶原基因突变双重杂合子的患者，产前预防性抗凝治疗则非常必要（表 26.3）。

原因不明的 VTE 患者怀孕或计划怀孕时均应进行易栓症筛查。既往有流产、胎盘早剥、子痫前期和胎儿宫内发育迟缓病史的患者也应进行易栓症筛查。

剖宫产不是 VTE 的危险因素。对于存在单个 VTE 危险因素的患者，推荐应用药物或者器械进行血栓预防。对于存在多个 VTE 危险因素的患者，推荐应用药物联合器械进行血栓预防。在高危患者中，推荐血栓预防需持续 6 周。

表 26.3　常见的易栓症

遗传性

　凝血因子 V Leiden 突变

　凝血酶原 G20210A 突变

　纤溶酶原激活物抑制因子（PIA-I）基因 4G/4G 突变

　亚甲基四氢叶酸还原酶耐热性变异（同型半胱氨酸血症的最常见病因）

　抗凝血酶Ⅲ缺乏

　蛋白 C 缺乏

　蛋白 S 缺乏

获得性

　抗磷脂抗体

易栓症和复发性流产

习惯性流产指连续 3 次自发性宫内妊娠流产，每次均发生于怀孕 20 周以内。抗心磷脂抗体与复发性流产相关。目前仍没有关于遗传性易栓症与复发性流产的充足数据。

治疗包括泼尼松、小剂量阿司匹林、UFH、LMWH 和静脉注射丙种球蛋白。泼尼松治疗对于预防流产的疗效与皮下注射小剂量 UFH 相当。阿司匹林的毒副作用较多。UFH 和阿司匹林联用的疗效被证实优于单用阿司匹林。LMWH 可替代 UFH，UFH 和 LMWH 的最佳剂量仍未确定。

热带疾病的血液学表现

疟疾

贫血是疟疾严重的并发症，在恶性疟感染中贫血尤其显著。贫血的发生率和严重程度取决于患者的营养和免疫状态。贫血的严重程度受多种因素影响（表 26.4），不能完全归因于寄生红细胞在血管内的破坏。间日疟和卵形疟仅侵犯网织红细胞，三日疟仅侵犯成熟红细胞，恶性疟可侵犯所有成熟阶段的红细胞。间日虐寄生的红细胞比例很少超过体内总红细胞的 1%，而在恶性疟该比例可高达 50%。

间日虐利用红细胞膜上的 Duffy 抗原作为受体与红细胞接合而入侵，而恶性疟则利用血型糖蛋白 A 型和 B 型的唾液酸残基作为受体

表 26.4 疟疾贫血的原因

疟原虫寄生的红细胞血管内破裂

脾功能亢进

自身免疫性溶血（50% 患者直接抗人球蛋白实验阳性）

网织红细胞减少（慢性病性贫血）

红系异常造血（细胞因子介导）

继发细菌、真菌或病毒感染

营养性贫血

入侵。某些遗传缺陷可使宿主抵抗疟原虫感染（表 26.5）。

疟疾发病有两种主要临床形式：未免疫的急性发作和复发。疟疾急性发作主要表现为血红蛋白的迅速下降。疟疾复发则主要表现为脾大，贫血相对较轻，此时在外周血涂片中仅可见稀疏的裂殖子和一些配子体（表 26.6）。在热带地区，1 ~ 5 岁的儿童和妊娠期妇女更容易出现贫血，且更为严重。对恶性疟无免疫的妊娠期妇女在孕期可出现重型疟疾，伴有很高的流产率、早产率以及围生期和孕产妇死亡率。在已被免疫的妇女中，血管外溶血和叶酸缺乏是引起贫血的最主要原因。血管外溶血在孕中期达到高峰并伴有进行性的脾大。

反应过度疟疾脾大综合征（hyperreactive malarial splenomegaly，HMS）以脾大、脾功能亢进、多克隆 B 淋巴细胞增殖、血清 IgM 水平升高及高滴度的抗疟疾抗体为特征。镰状细胞血症患者不会患有HMS。HMS 患者存在持续性的具有淋巴细胞毒性的 IgM 抗体，致使抑制性 T 淋巴细胞的数量减少而 B 淋巴细胞增殖。HMS 与绒毛淋巴细胞脾淋巴瘤的发病相关。15% 的 HMS 患者伴有淋巴细胞明显升高，可能会误诊为慢性淋巴细胞白血病。

表 26.5　保护性基因改变

东南亚卵形红细胞症（常染色体显性遗传，带 3 基因 27 对碱基缺失）

β- 地中海贫血杂合子（保护性抵抗恶性疟感染）

血红蛋白 E 病，血红蛋白 S 病

遗传性胎儿血红蛋白持续存在

葡萄糖 -6- 磷酸脱氢酶缺乏症

Duffy 阴性表型（Duffy 抗原趋化因子受体是间日疟侵入红细胞的受体。Duffy 阴性个体不会感染间日疟。）

血型糖蛋白 A 缺陷表型 [En（a-），Mk]（血型糖蛋白是恶性疟裂殖体依附及入侵红细胞的重要配体。）

血型糖蛋白 B 缺陷表型 [S-s-u-]

CD35（Knops 抗原）变异型（CD35 参与恶性疟感染红细胞与未感染红细胞之间的重建）

表 26.6　疟疾的血液学表现

	急性发作（未被免疫）	疟疾复发
血色素下降	起病 24 ~ 48 小时内下降	慢性
贫血严重程度	血色素可降至 2 g/dl	比未感染对照组低 2 g/dl
中性粒细胞	前两天粒细胞增高，随后粒细胞减少持续 1 ~ 2 周，后粒细胞再次增高	因脾功能亢进可能降低
单核细胞	单核细胞增高	不定
淋巴细胞	淋巴细胞增高	不定
血小板	血小板下降	因脾功能亢进可能降低
脾功能亢进	无	有

内脏利什曼病

内脏利什曼病（VL 或黑热病）可由三种不同的杜氏利什曼原虫感染所致。杜氏利什曼原虫通过白蛉传播，VL 也可以通过性接触、输血和垂直传播。

杜氏利什曼原虫感染网状内皮细胞系统的巨噬细胞。患者表现为不规则热、体重下降、肝脾大、全血细胞减少和高丙种球蛋白血症。全血细胞减少是继发于脾功能亢进并可因叶酸缺乏而加重，典型病例有单核细胞和淋巴细胞增高。

慢性 VL 感染可导致骨髓增生减低、胶质转化、红系异常造血和骨髓纤维化。

非洲锥虫病（昏睡病）

非洲锥虫病（AT 或昏睡病）在撒哈拉以南非洲地区区域性流行。布氏冈比亚和布氏罗得西亚锥虫为致病原，舌蝇为传播媒介。感染与淋巴细胞和巨噬细胞增殖相关。典型病例表现为脾大、继发于脾功能亢进的全血细胞减少、多克隆高丙种球蛋白血症、单核细胞增高和淋巴细胞增高。

蠕虫感染

在钩虫、蛔虫和线虫的侵袭性迁移阶段出现嗜酸性粒细胞增多。钩虫感染是仅次于疟疾导致感染性贫血的病因。每条美洲钩虫每天所致的肠道失血量为 0.03 ~ 0.05 ml，而在十二指肠钩虫可达 0.15 ~ 0.23 ml。缺铁的发生与食物摄铁、贮存铁量和感染钩虫的数量相关。铁耗尽更多见于女性、妊娠期和儿童。表 26.7 简述了铁缺乏的少见病因。

克隆性嗜酸性粒细胞疾病

血嗜酸性粒细胞增多的定义为嗜酸性粒细胞计数超过 450/µl。与外周血比较，组织中有更多的嗜酸性粒细胞。持续性的嗜酸性粒细胞增多与少数患者的终末器官损害相关（表 26.8）。

IL-5、IL-3 和 GM-CSF 均可刺激嗜酸性粒细胞增殖并抑制嗜酸性粒细胞凋亡。嗜酸性粒细胞驱化因子 -1（eotaxin-1）、嗜酸性粒细胞驱化因子 -2（eotaxin-2）和调节激活 T 细胞表达和分泌因子（RANTES）这些驱化因子可以引导嗜酸性粒细胞向组织迁移。嗜酸性粒细胞可分泌多种细胞因子（例如 IL-2、IL-3、IL-4、IL-5、IL-7、IL-13、IL-16、TNF-alpha、TGF-beta 和 RANTES），也是一些阳离子蛋白如嗜酸性粒细胞阳离子蛋白、嗜酸性粒细胞过氧化物酶、主要碱性蛋白、嗜酸性粒细胞来源的神经毒素和 Charcot-Leyden 晶体溶血磷脂酶的来源。

在世界范围内，寄生虫感染是引起嗜酸性粒细胞增多的最常见原因，而在工业化国家最常见病因则是过敏性疾病。克隆性嗜酸性粒细胞疾病仅占所有嗜酸性粒细胞增多性疾病中的一小部分（表 26.9）。

表 26.7　蠕虫感染相关铁缺乏

蠕虫	丢失部位
鞭虫病（鞭虫）	肠出血
尿路血吸虫病	膀胱
肠道血吸虫病	结肠

表 26.8　与嗜酸性粒细胞增多症相关的终末器官损害

终末器官	嗜酸性颗粒蛋白	临床病理表现
心脏	过氧化物酶，嗜酸性粒细胞主要碱性蛋白，嗜酸性粒细胞阳离子蛋白	缩窄性心包炎，成纤维细胞性心内膜炎，心内膜心肌纤维化，心肌炎，附壁血栓形成，二尖瓣和三尖瓣反流，冠状动脉血栓
神经系统	嗜酸性粒细胞来源的神经毒素	多发性单神经炎，双下肢轻瘫，中枢神经系统功能障碍，小脑受累，复发性亚急性脑病，脑梗死，癫痫，嗜酸性粒细胞脑膜炎
肺		浸润，纤维化，胸腔积液，肺部结节
皮肤		血管性水肿，荨麻疹，丘疹结节病变，黏膜溃疡（口腔和生殖器）
眼睛		视网膜血管炎，微血栓
胃肠道 / 肝		腹水，腹泻，胃炎，结肠炎，胰腺炎，肝炎，肝结节
肌肉 / 关节		破坏性关节炎，浆膜腔积液，关节痛，肌炎

　　无论反应性或克隆性的持续性嗜酸性粒细胞增多均可引起组织损害，目前对引起终末器官损害的危险因子尚未确定。

　　对嗜酸性粒细胞增多患者的诊断往往受到该患者所在地域和旅行史的影响。除了多次大便检查找虫卵和虫体外，还需要检查地域常见的寄生虫抗体，有时甚至需要进行组织活检。

　　如未找感染性或反应性的病因，嗜酸性粒细胞增多则需考虑克隆性的病因。克隆性嗜酸性粒细胞疾病可分为：①克隆性 T 细胞疾病；②克隆性髓细胞疾病；③未能证实的疑似克隆状态 [特发性高嗜酸性粒细胞增多症（IHES）]。随着诊断水平的提高，被分类为 IHES 患者数量在不断减少（表 26.10）。

　　从杂合子女性中纯化出来的嗜酸性粒细胞如仅表达单种葡萄糖 -6- 磷酸同工异构酶，则显示嗜酸性粒细胞具有克隆性。PCR 法扩增人类雄激素受体基因位点（HUMARA）同样可以在女性患者中证

表 26.9　与嗜酸性粒细胞增多相关的常见疾病

感染（蠕虫，原生动物，真菌，HIV，HTLV-1）

过敏性疾病（哮喘，过敏性皮炎，过敏性鼻炎，荨麻疹，药物过敏反应）

呼吸道疾病（过敏性肺炎，Loeffler 综合征，变应性支气管肺曲霉病，热带性肺嗜酸性粒细胞增多症）

内分泌疾病（Addison 病）

胃肠道疾病（炎症性肠病，嗜酸性粒细胞性胃肠炎）

皮肤和皮下病变（过敏性皮炎，嗜酸性粒细胞性蜂窝织炎，疥疮，伴有嗜酸性粒细胞增多的间歇性血管性水肿，慢性特发性荨麻疹，复发性肉芽肿性皮炎，嗜酸性粒细胞性筋膜炎）

免疫缺陷综合征

结缔组织疾病（变应性肉芽肿性血管炎和皮肤坏死性嗜酸性粒细胞性血管炎）

肿瘤（淋巴瘤，T-ALL，T 淋巴细胞增殖性疾病，实体瘤）

髓细胞白血病和骨髓增殖性疾病（急性嗜酸性粒细胞性白血病，伴有嗜酸性粒细胞增多的急性粒单核细胞白血病，伴有嗜酸性粒细胞增多的慢性粒单核细胞白血病，慢性粒细胞白血病）

特发性高嗜酸性粒细胞综合征

细胞因子（IL-2，GM-CSF）

左旋色氨酸和毒油综合征

GM-CSF，粒细胞 - 巨噬细胞集落刺激因子；HIV，人类免疫缺陷病毒；HTLV-1，人 T 细胞白血病病毒；IL-2，白细胞介素 2；T-ALL，急性 T 淋巴细胞白血病

实嗜酸性粒细胞的克隆性。

T 细胞克隆性疾病

在克隆性和反应性嗜酸性粒细胞增多性疾病中均证实存在 TH2 淋巴细胞过度产生 IL-5。25% 克隆性嗜酸性粒细胞增多性疾病的患者存在异常的 T 淋巴细胞克隆。这些异常的克隆表型具有异质性 [例如（$CD3^+$，$CD4^+$，$CD8^-$），（$CD3^+$，$CD4^-$，$CD8^+$），（$CD3^+$，$CD4^-$，$CD8^-$），（$CD3^-$，$CD4^+$）]。在多数情况下，活化的 T 细胞表达 CD25 和 HLA-DR。50% 患者可以发现 T 细胞受体基因（beta）或（gamma）的克隆性重排。一定比例的患者可发展至 T 细胞淋巴瘤。

存在异常 $CD4^+$、$CD3^-$ T 细胞表型的患者产生高水平的 IL-5、IL-4

表 26.10 克隆性嗜酸性粒细胞增多性疾病

克隆性 T 细胞疾病

- T-ALL

- T 细胞淋巴瘤

- 异常 T 细胞克隆（[CD3$^+$，CD4$^+$，CD8$^-$]，[CD3$^+$，CD4$^-$，CD8$^+$]，[CD3$^+$，CD4$^-$，CD8$^-$]，[CD3$^-$，CD4$^+$]）

克隆性髓细胞疾病

- 急性白血病（伴有嗜酸性粒细胞增多的 AML-M2，伴有 inv（16）(p13；q22）或 t（16；16）(p13；q22）的 AML-M4 Eo）

- 伴有嗜酸性粒细胞增多的慢性粒单核细胞白血病

- 伴有嗜酸性粒细胞增多的骨髓增殖性疾病（真性红细胞增多症，慢性粒细胞白血病，原发性血小板增多症，骨髓纤维化）

- 伴有嗜酸性粒细胞增多的系统性肥大细胞病
  FIP1L1-PDGFRα 嗜酸性粒细胞增多性疾病

克隆性嗜酸性粒细胞增多性疾病

疑似克隆性嗜酸性粒细胞增多性疾病的患者需完善以下相关检查进行评价：

- 分类 CBC 和外周血涂片

- 生化组合

- 血清 IgE

- B$_{12}$

- 血纤维蛋白溶酶（升高见于伴嗜酸性粒细胞增多的系统性肥大细胞病以及 FIP1L1-PDGFRα 嗜酸性粒细胞增多性疾病的骨髓增殖变异型）

- 外周血流式细胞术（用于识别异常 T 淋巴细胞群）

- T 细胞受体基因（beta）或（gamma）重排试验

- HIV 血清学检测

- 胸、腹部和盆腔 CT 扫描

- 骨髓穿刺术和活检术（活检标本需予以网状纤维染色和类胰蛋白酶染色）

- 骨髓细胞遗传学检查

- FIP1L1-PDGFRA 融合基因 PCR 检测和（或）CHIC-2 荧光原位杂交检测

AML，急性髓细胞白血病；CBC，全血细胞计数；CT，计算机断层扫描；HIV，人免疫缺陷病毒；IgE，免疫球蛋白 E；PCR，聚合酶链式反应；T-ALL，急性 T 淋巴细胞白血病和 IL-13，可产生典型的皮肤表现，缺乏严重的终末器官受累，同时伴有 IgE 水平升高和多克隆性高丙种球蛋白血症。

对于存在异常 T 细胞克隆的患者的最佳治疗方法尚不明确，激素治疗可产生一定疗效。α- 干扰素在体外实验中对克隆性的 CD4$^+$ CD3$^-$ 细胞群有抗凋亡效应，可能增加这些细胞向淋巴瘤转变的风险。阿仑单抗在治疗 CD52 阳性的克隆性 T 细胞疾病中的疗效尚有待评价。

急性白血病

急性嗜酸性粒细胞白血病是很罕见的。抗氢化物过氧化物酶可被用来识别嗜酸性原始幼稚细胞。伴随有嗜酸性粒细胞增多的粒单核细胞白血病（M4Eo）与 inv（16）(p13；q22）和 t（16；16）(p13；q22）基因异常相关。核结合因子 -beta 是位于 16q22 基因位点上的转录因子，平滑肌肌球蛋白重链位于 16p13 基因位点上。M4Eo 中的嗜酸性粒细胞常呈现出发育不良的形态。

伴有嗜酸性粒细胞增多的慢性粒单核细胞白血病

伴有嗜酸性粒细胞增多的慢性粒单核细胞白血病两种主要亚型分别涉及血小板源性的生长因子受体 β（PDGFR-β）和纤维母细胞生长因子受体 1（FGFR1）。在两种亚型中，融合癌蛋白被持续活化，并激活下游的刺激通路和抗凋亡通路。

伴有嗜酸性粒细胞增多的慢性粒单核细胞白血病亚型

血小板源性的生长因子受体 β 亚型：

- 年龄 50 ～ 60 岁
- 多见于男性（> 90%）
- 单核细胞增多，嗜酸性粒细胞增多，脾大
- 最常见的染色体异常是 t（5；12）(p12；q31-32）(ETV6-PDGFR）
- 伊马替尼治疗有效

纤维母细胞生长因子受体 1 亚型（FGFR1）：

- 中位发病年龄：32 岁
- 男女比例（1.5 ：1）
- 与淋巴母细胞淋巴瘤转变相关（B 和 T）
- 与 *FGFR1* 基因在 8p11-12 位点上的基因重排相关
- 伊马替尼治疗无效

FIP1L1-PDGFR-α 嗜酸性粒细胞增多性疾病

FIP1L1-PDGFR-α 是一种持续活化的酪氨酸激酶，在一位嗜酸性粒细胞增多综合征的患者中首次被发现，该患者的 4q12 染色体上存在一段隐匿性 800kb 基因片段缺失。FIP1L1-PDGFR-α 尚不能被传统的染色体核型分析检出，需通过荧光原位杂交（CHIC-2）或逆转录聚合酶链式反应的方法检测。用于抑制 FIP1L1-PDGFRα 酪氨酸激酶所需伊马替尼的剂量（100 mg/d）少于在慢性粒细胞白血病中阻滞 BCR-ABL 酪氨酸激酶活性所需伊马替尼的剂量（400 mg/d）。绝大多数伴有 FIP1L1-PDGFR-α 的患者在伊马替尼治疗前 3 个月即可获得分子学缓解。最佳的治疗剂量和治疗周期尚待确定，停用伊马替尼将导致复发，重新使用伊马替尼治疗可再次诱导分子学缓解。伊马替尼可以抑制但不能清除 FIP1L1-PDGFR-α 阳性克隆。PDGFR-α 基因 T6741 位点基因突变可导致伊马替尼抵抗。该突变发生在 PDGFR-α 三磷酸腺苷（ATP）结合区域，与 *BCR-ABL* 基因上 T3151 突变发生位置相同。其他酪氨酸激酶抑制剂（例如达沙替尼、尼罗替尼）在伴 FIP1L1-PDGFRα 基因突变的嗜酸性粒细胞增多症使用经验有限。

在大多数患者中血纤维蛋白溶酶和维生素 B_{12} 水平升高。据报道，超过 60% 病例存在脾大。

在开始伊马替尼治疗前需进行血清肌钙蛋白检测和超声心动图检查，因为血清肌钙蛋白水平升高提示可能存在心肌病。对于那些合并嗜酸性粒细胞介导的心肌病或其他心脏疾病的患者，推荐在开始伊马替尼治疗前的 7 ～ 10 天预防性使用糖皮质激素。

特发性高嗜酸粒细胞综合征

特发性高嗜酸粒细胞综合征被定义为嗜酸性粒细胞增多超过 1500/μl 并持续超过 6 个月，伴随终末器官损害，且可排除引起嗜酸性粒细胞增多的原发或继发病因。如不存在终末器官损害，更适合将该病称为特发性嗜酸性粒细胞增多症。糖皮质激素可作为特发性高嗜酸粒细胞综合的一线治疗方案。对于激素抵抗的患者可使用羟基脲、α-干扰素以及白介素 -5 的单克隆抗体。对于不伴 FIP1L1-PDGFRα 融合蛋白的患者，伊马替尼是否可以作为 HES 的一线治疗仍有待验证。

中性粒细胞减少症

中性粒细胞减少症定义为中性粒细胞计数低于 1500/μl。严重粒细胞减少症定义为中性粒细胞计数低于 500/μl。对于非洲裔的患者，中性粒细胞计数可正常减低至 1000/μl。

中性粒细胞减少症分为原发性（血液系统疾病）和继发性两大类。继发性中性粒细胞减少症由外在因素引起，如免疫性疾病、脾功能亢进、感染以及药物等（表 26.11）。

表 26.11　中性粒细胞减少症的分类

原发性
先天性
获得性
继发性
免疫性中性粒细胞减少症
自身免疫性疾病相关性中性粒细胞减少症
大颗粒细胞淋巴细胞相关性中性粒细胞减少症
脾功能亢进
感染性中性粒细胞减少症
药物诱导的中性粒细胞减少症
营养缺乏（维生素 B_{12}、叶酸、铜）

原发性中性粒细胞减少症

先天性中性粒细胞减少症

先天性粒细胞减少症包括 Kostmann 综合征、周期性粒细胞缺乏症、先天性免疫缺陷综合征以及其他数个不在此讨论的罕见综合征。

Kostmann 综合征是一种新生儿起病的常染色体显性遗传性疾病，表现为中性粒细胞计数低于 200/µl、单核细胞增多、贫血、血小板增多、脾大以及髓系成熟停滞于早幼粒细胞阶段。中性粒细胞弹性酶突变导致中性粒前体细胞加速凋亡。90% 的 Kostmann 综合征患儿对粒细胞刺激因子（G-CSF）治疗有效。有些患者转化为骨髓异常增生综合征以及急性白血病，不明确 G-CSF 的使用是否增加了这种恶性转变的风险。

周期性粒细胞减少症可以是先天性的（常染色体显性遗传性疾病）或继发于克隆性大颗粒淋巴细胞综合征。先天性周期性粒细胞减少症患者的中心粒细胞弹性酶基因的酶活性位点突变导致中性粒细胞的凋亡加速。患者表现为每 21 ～ 56 天周期性的中性粒细胞减少。粒细胞减少可以相当严重并持续 3 ～ 6 天，在粒细胞最低期可出现发热、黏膜溃疡以及淋巴结肿大。G-CSF 可有效治疗周期性中性粒细胞缺乏症。

常伴有中性粒细胞减少症的先天性免疫缺陷综合征包括：X- 连锁无丙种球蛋白血症、X- 连锁高 IgM 综合征以及网状发育不良。

获得性中性粒细胞减少症

引起获得性中性粒细胞减少症的血液系统疾病包括各种白血病、骨髓增生异常综合征、淋巴增殖性疾病、再生障碍性贫血、早产儿中性粒细胞减少症以及慢性特发性中性粒细胞减少症。

慢性特发性中性粒细胞减少症可见于儿童或成人，有些患者的粒细胞减少的程度可相当严重。患者的抗中性粒细胞抗体阴性、骨髓细胞遗传学正常、骨髓增生正常或骨髓有丝分裂后细胞减少，这些患者的预后非常好，不会转化为骨髓异常综合征或白血病。一部分慢性特发性中性粒细胞减少症其实可能是自身免疫性中性粒细胞减少症，只是这些患者的抗中性粒细胞抗体未能检测出来。G-CSF 可有效增加这些患者的中性粒细胞计数。

继发性中性粒细胞缺乏症

免疫性中性粒细胞减少症

目前已在 2 个不同的糖蛋白上发现了 5 个中性粒细胞特异性抗原。FcμR Ⅲb（CD16）糖蛋白表达 NA 抗原（NA1、NA2、SH），这些抗原是 IgG3 和 IgG1 的低亲和力受体。糖蛋白 CD177 表达 NB 抗原。有数据提示 ANCA 可能参与继发性自身免疫中性粒细胞减少症的发生。可用于检测抗中性粒细胞抗原的试验包括：粒细胞免疫荧光试验（GIFT）、粒细胞凝集试验（GAT）以及单克隆抗体粒细胞抗原固定试验（MAIGA）。联合 GIFT 和 GAT 试验被推荐为最佳的方法。

同种免疫新生儿中性粒细胞减少症的发生是由于母体的抗体通过胎盘并作用于新生儿的中性粒细胞。当母亲和父亲的 CD16 亚型不同时，母亲会针对父亲 CD16 亚型产生抗体，导致同种异体免疫的中性粒细胞减少症。

单纯中性粒细胞减少的患者如能检测出上述抗中性粒细胞抗原可诊断原发性自身免疫性中性粒细胞减少症（AIN）。在 35% ~ 40% 的患者中可检测到 NA1 抗体。临床病程通常是良性的，疾病自发性缓解也并不少见。

自身免疫性疾病相关性中性粒细胞减少症

普通变异性免疫缺陷病可伴有自身免疫性中性粒细胞减少症，因此对于存在反复免疫性细胞减少症以及肉芽肿的患者需排除普通变异性免疫缺陷病可能。在 X- 连锁自身免疫性淋巴细胞增殖综合征（ALPS）的患者中，抗中性粒细胞抗体的检出率相当高。

在系统性红斑狼疮中，Fas 介导成熟中性粒细胞以及 CD34 阳性造血干细胞凋亡是引起中性粒细胞减少症的主要机制。Sjögren 综合征、系统性硬化、原发性胆汁性肝硬化以及 Graves 病都可合并免疫性中性粒细胞减少症。

Felty 综合征的患者典型表现为变形性类风湿关节炎、脾大以及类风湿因子滴度增高。现认为 Felty 综合征合并中性粒细胞减少症主要是经抗体介导的。在一部分 Felty 综合征的患者中，中性粒细胞减少症继发于克隆性的大颗粒淋巴细胞。

大颗粒淋巴细胞综合征相关性中性粒细胞减少症

大颗粒淋巴细胞综合征（LGL）由 T-淋巴细胞或自然杀伤（NK）细胞扩增引起。NK-LGL 亚型占所有 LGL 的 15%，侵袭性更高。40% 的 LGL 与其他疾病如类风湿关节炎相关。

克隆性 LGL 的 T 细胞表达 CD3-TCR 复合体，T 细胞受体基因重排阳性。这些细胞被认为是体内被激活了的细胞毒性 T 细胞。克隆性 LGL 细胞表达高水平的 Fas 配体，而正常中性粒细胞的生存期则受到 Fas-Fas 配体凋亡系统的调节。克隆性 LGL 综合征伴发的中性粒细胞减少症的发生机制包括：免疫复合物介导中性粒细胞在外周血被破坏，以及 Fas 配体分泌抑制骨髓粒细胞的生成。

感染性中性粒细胞减少症

继发性中性粒细胞减少症最常见的病因是感染。革兰氏阴性杆菌败血症、金黄色葡萄球菌、伤寒、副伤寒、兔热病、布氏杆菌感染均可引起中性粒细胞减少症。传染性肝炎、流感、麻疹、科罗拉多蜱热、传染性单核细胞增多症、巨细胞病毒、川崎病、HIV、微小病毒 B_{12} 感染也可引起感染性中性粒细胞减少症。

微小病毒 B19 与一过性中性粒细胞减少症相关，在免疫抑制的患者中可引起长时间的白细胞减少症。超过 70% 的获得性免疫缺陷综合征患者伴有中性粒细胞减少症，发生机制可能与脾功能亢进以及抗中性粒细胞抗体相关。

药物诱导的中性粒细胞减少症

引起中性粒细胞减少症的第二常见病因是药物暴露。在美国约 70% 的粒细胞缺乏症由药物引起，普鲁卡因酰胺、抗甲状腺药物以及柳氮磺胺吡啶是最常涉及的药物。限于本章节的篇幅，在此不能穷尽所有能引起中性粒细胞减少症的药物（Kaufman DW et al. The Drug

Etiology of Agranulocytosis and Aplastic Anemia，Oxford University Press，1991）。

引起单纯粒细胞减少症的三个病理机制包括：剂量依赖性抑制粒细胞生成、免疫介导的中性粒细胞及其前体细胞破坏、针对骨髓粒系前体细胞的直接毒性（表 26.12）。

与那些靠直接毒性或剂量依赖性抑制引起的中性粒细胞减少相比，免疫介导的中性粒细胞破坏引起的中性粒细胞减少症起病迅速（1～2 天），变异性也更大。免疫介导的中性粒细胞及其前体细胞破坏涉及两个机制：在半抗原机制中，药物作为半抗原诱导产生抗体，后续中性粒细胞的破坏需要药物持续存在；在免疫复合物机制中，一旦形成了免疫复合物，后续中性粒细胞的破坏并不需要药物持续存在。

易普利姆玛（ipilimumab）、氟达拉滨、利妥昔单抗可能引起自身免疫性中性粒细胞减少症。利妥昔单抗相关的中性粒细胞减少症呈迟发性，中位发生时间为末次利妥昔单抗使用后的 38～175 天，中位持续时间波动于 5～77 天。相关的发生机制仍不清楚。在这种情况下是否可使用 G-CSF 仍存在争议，应根据个体情况决定是否使用 G-CSF。

表 26.12　药物诱导单纯的中性粒细胞减少症的机制

剂量依赖性抑制粒细胞生成
- β- 内酰胺类、卡马西平、丙戊酸

免疫介导的中性粒细胞及其前体细胞破坏
- 药物作为半抗原诱导抗体产生，补体固定以及中性粒细胞破坏：青霉素、金制剂、头孢菌素、抗甲状腺药物
- 免疫复合物相关：奎尼丁

直接针对骨髓粒系前体细胞的毒性效应
- 柳氮磺胺吡啶、卡托普利、吩噻嗪、氯氮平
- 化疗药物极少导致单纯的粒细胞缺乏症

推荐阅读

Abdalla SH, Pasvol G. Approach to the patient in the tropics with anemia. In: Guerrant RL, Walker DH, Weller PF, eds. *Tropical Infectious Diseases: Principles, Pathogens and Practice.* 3rd ed. Philadelphia, PA: Elsevier; 2011.

Akhtari M, Curtis B, Waller EK. Autoimmune neutropenia in adults. *Autoimmun Rev.* 2009;9:62-66.

Boztug K, Klein C. Genetic etiologies of severe congenital neutropenia. *Curr Opin Pediatr.* 2011;23:21-26.

Checkley AM, Chiodini PL, Dockrell DH, et al. Eosinophilia in returning travellers and migrants from the tropics: UK recommendations for investigation and initial management. *J Infect.* 2010;60:1-10.

Gotlib J. World Health Organization-defined eosinophilic disorders: 2011 update on diagnosis, risk stratification, and management. *Am J Hematol.* 2011;86:677-688.

Kaufman DW, Kelly JP, Levy M, Shapiro S. *The Drug Etiology of Agranulocytosis and Aplastic Anemia.* Oxford: Oxford University Press; 1991.

McCrae KR. Thrombocytopenia in pregnancy. *Hematology Am Soc Hematol Educ Program.* 2010;2010:397-402.

Noel P. Eosinophilic myeloid disorders. *Semin Hematol.* 2012;49:120-127.

Pels SG, Paidas MJ. Microangiopathic disorders in pregnancy. *Hematol Oncol Clin North Am.* 2011;25:311-322.

Pierangeli SS, Leader B, Barilaro G, et al. Acquired and inherited thrombophilia disorders in pregnancy. *Obstet Gynecol Clin North Am.* 2011;38:271-295.

Rodger M. Evidence base for the management of venous thromboembolism in pregnancy. *Hematology Am Soc Hematol Educ Program.* 2010;2010:173-180.

Szczepiorkowski ZM, Winters JL, Bandarenko N, et al. Guidelines on the use of therapeutic apheresis in clinical practice: evidence-based approach from the apheresis. Applications Committee of the American Society for Apheresis. *J Clin Apher.* 2010;25:83-177.

Wilson ME, Weller PF. Eosinophilia. In: Guerrant RL, Walker DH, Weller PF, eds. *Tropical Infectious Diseases: Principles, Pathogens & Practice.* 3rd ed. Philadelphia, PA: Elsevier; 2011.

Wolach O, Bairey O, Lahav M. Late-onset neutropenia after rituximab treatment. *Medicine.* 2010;89:308-318.

Young NS. Agranulocytosis. In: Neal S Young eds. *Bone Marrow Failure Syndromes.* Philadelphia, PA: Saunders; 2000.

27

标准血液学检测诠释

Charles D. Bolan，Roger J. Kurlander 和 Geraldine P. Schechter

朱海燕　译　刘代红　审校

外周血和骨髓的细胞分析

血液学检测的特点是安全、快速地采集和分析血液和骨髓的细胞成分。通过离心血球容积计和显微镜评估外周血和骨髓可在一小时内获取临床基本信息 [1]，而自动全血计数仪可在几分钟内提供 [2] 包括血红蛋白浓度、红细胞压积、白细胞和血小板计数、白细胞分类和红细胞大小等信息。

全血计数

红细胞参数

红细胞压积是指红细胞比积或红细胞占血液百分比，传统方法通过离心血直接目测法检测。血红蛋白浓度和红细胞计数分别通过分光光度法和计数槽测量。其他红细胞指标是间接计算，包括平均红细胞体积（mean corpuscular volume，MCV）（红细胞压积除以红细胞计数）、平均血红蛋白含量（meancorpuscular hemoglobin，MCH）（血红蛋白除以红细胞计数）和平均血红蛋白浓度（mean corpuscular hemoglobin concentration，MCHC）（MCH 除以 MCV）。自动细胞计数仪直接分析和计算单个细胞的电阻抗或光线散射变化，提供很多与传统方法相同的参数。自动计数仪比血球容积计检测更具可重复性。

MCH 代表全部红细胞的平均血红蛋白含量，高度依赖于细胞大小，而 MCHC 代表平均总血红蛋白浓度或红细胞"红"的程度。

红细胞分布宽度（red cell distribution width，RDW）是自动细胞计数仪提供的红细胞亚群内大小的变异性检测。通常情况下该值升高表明红细胞大小不均。对于临时的观察者，RDW 检测这一特征比血涂片更加可靠[3]。当 RDW 明显增加时必须检查血涂片。RDW 对于存在大或小的红细胞亚群敏感，因此它对营养不良的早期检测可能比 MCV 更加有用。在地中海贫血中，RDW 通常正常，联合红细胞计数升高或正常、MCV 降低、RDW 正常，这是地中海贫血的一种常见表现[4]。因为在复杂的情况下结果可能并不可靠，在贫血分类中 RDW 与其他红细胞指标联合使用的作用有限。

通过自动细胞计数仪测定网织红细胞数量很大程度上取代了旧的手工方法。虽然传统的显微镜和自动化技术能产生相似的价值，但是自动化技术更加精确。两种方法均受细胞内有机体、嗜碱性点彩和其他结构的干扰。因此，当网织红细胞计数在临床病例中异常升高时，标准血涂片的显微镜检查和（或）网织红细胞制备可准确检测。

网织红细胞百分比受患者红细胞总数和红细胞压积的影响，所以绝对网织红细胞计数（绝对网织红细胞计数 =% 网织红细胞 × 红细胞计数 /100）是临床上比单纯网织红细胞百分比更加有用的参数。由于高度刺激的骨髓产生更大、更多染性、RNA 丰富的网织红细胞（称为应激性网织红细胞）[5]，更早期从骨髓释放，且释放到外周血 3 天后体外活体仍可以被染料染色，在这些临床情况下，绝对网织红细胞计数可能高估了真实的网织红细胞生产率。一些自动计数仪可能还提供检测网织红细胞亚群的能力，含有 RNA 的水平升高，被称为未成熟网织红细胞成分（immature reticulocyte fraction，IRF），它提示对红细胞生成刺激剂的早期反应，化疗或干细胞移植后早期的骨髓恢复[6]。自动计数仪还能够选择性地检测网织红细胞的血红蛋白含量，它因铁储备耗竭而快速减少，可用于鉴别献血者反复献血而导致的早期铁缺乏、铁缺乏的透析患者接受促红细胞生成素治疗贫血或妊娠晚期铁缺乏的妇女。

白细胞参数

白细胞（white blood cell，WBC）自动计数的检测方法与红细胞和血小板计数相同。由于健康人外周血有大约比白细胞多 1000 倍的红细胞和多 40 倍的血小板，因此，为便于检测，红细胞通常被渗透性溶解破坏，计数时基于大小和颗粒度排除残存的红细胞或血小板。自动计算更加快速、更加具有可重复性，比传统手工方法更加精确，特别是对于白细胞减少标本，最低可给每微升 100 个细胞计数。

白细胞自动分类能够非常精确地描述来自正常对照或具有正常白细胞形态患者的白细胞特征。对于血液病或白细胞异常的患者，自动分类可能仍然是准确的，但是不能假设其可靠性。因此，具有复杂临床表现的新患者的白细胞分类也应用外周血涂片评估。粒细胞绝对值自动计数在评估中性粒细胞减少患者感染风险、分级化疗诱导的毒副反应、随访造血干细胞移植后恢复时发挥可靠而重要的作用。

血小板

与红细胞和白细胞计数相似，自动血小板计数通过电阻抗和或光学法测量。自动计数仪在监控血小板减少时比传统手工计数方法更加准确，通常可准确计数每毫升小于 10 000 血小板。有时，即便有先进的光学技术，鉴别真正的血小板和来自沉淀蛋白或细胞碎片的残骸仍然非常困难。

平均血小板体积（mean platelet volume，MPV）是自动分析仪检测的常用参数。由于年轻血小板比老年血小板更大，MPV 对于检测血小板转化和（或）激活增加具有一定价值。但是，在采血的头两个小时内，MPV 因血小板在 EDTA 中形态改变和肿胀而快速增加，并且参考的标准不适合不同机构间比较[7]。

一些自动计数仪能够测量新释放血小板的 RNA 含量，表示为不成熟的血小板成分（immature platelet fraction，IPF）或不成熟血小板绝对数量（IPF 百分数乘以血小板计数）。这些检测可能在评估造血移植后的骨髓恢复和怀疑特发性血小板减少性紫癜（idiopathic thrombocytopenicPurpura，ITP）患者的骨髓血小板生成方面是有用的临床参数[8-9]。

误差的来源

在标本采集时，血栓形成或稀释血液的静脉注射液体可能造成临床相关误差[10-11]。虽然大部分自动化细胞计数仪装备能检测血栓形成，但有些可能不被发现，导致血小板和白细胞计数错误的减少。相反，液体稀释通常导致与先前的标本相比所有三系细胞的不同程度变化（红细胞、白细胞和血小板）。在通过留置导管抽血时，血栓形成和稀释的发生更加频繁。

误差也可以由血液样本存储引起。当储存在室温下，绝对的红细胞、白细胞和血小板计数稳定 3 天，但由于红细胞在 24 小时内肿胀增加而导致 MCV 增加，相关的红细胞压积、分布宽度也增加[12]。2 天后，WBC 分类中单核细胞相对比例降低，而白细胞、淋巴细胞、嗜酸性粒细胞相对百分比增加[12]。

由于冷或温活性抗体或缗钱状形成引起的试管内红细胞凝集可导致红细胞计数假性减少，而白细胞过多，尤其是白细胞计数超过 500 000 /μl，可以误差性地增加红细胞计数和计算红细胞压积[11]。同样，具有非常小或红细胞碎片的患者红细胞计数可能人为地降低。由于血小板聚集和 EDTA 抗凝剂所致的血小板卫星现象，可引起误差性的血小板减少或假性血小板减少，发生率 0.1%，占血小板减少评估患者的 15%[13]。在大多数情况下，假性血小板减少可以通过枸橼酸抗凝管采集标本进行全血细胞计数来消除，其中实测血小板计数应乘以 1.1。血小板聚集有时也会错误地升高白细胞计数，而小白细胞或红细胞碎片、或蛋白质沉淀可能人为地增加血小板计数[10,11]。

外周血涂片

外周血涂片常用于实验人员在自动计数仪报告异常值或临床血液科医生验证自动计数结果。通过 5 ~ 10 个油镜高倍（1000×）视野（high power fields，HPF）计数的平均血小板数量和（或）相同数量的低倍视野（low power fields，LPF）计数平均白细胞数量，自动计数值可与手工估计值对比。

选定含有均匀的单层细胞的有代表性的区域，避免涂片的边缘。

用公式计算血小板计数和白细胞计数：

血小板计数（血小板 /mm³）= 每个 HPF 平均血小板 × 15 000

白细胞计数（细胞 /mm³）= 每个 LPF 平均白细胞 × 250

　　在由于缺乏铁和维生素 B_{12} 或叶酸导致的贫血病例中不必查外周血涂片。但是，在那些对治疗无反应和怀疑溶血或复杂贫血的病例中，外周血涂片是非常有用的，在微血管疾病例如血栓性血小板减少性紫癜（thrombotic thrombocytopenic purpura，TTP）中是必需的。球形红细胞、小球形红细胞、裂红细胞、靶形红细胞、镰形红细胞、红细胞膜不规则、多色性红细胞、细胞内容物或寄生虫可能在溶血病例中看到，泪滴样红细胞和有核红细胞可出现在骨髓纤维化或肿瘤浸润。白细胞异常的评估例如出现幼稚和原始细胞预示着怀疑恶性肿瘤，其他改变例如颗粒减少和多叶核粒细胞、Pelger-Huet 细胞、中毒颗粒、Döhle 小体可能提示某些疾病。

　　通过外周血涂片看粒细胞形态优于自动细胞仪评估髓细胞系左移或幼稚细胞百分比增加，常见于感染或应激早期反应过程。在 RS 染色的外周血涂片中，手动分类 1000 个中性粒细胞计算其百分比或绝对数。

　　血小板形态常规检查适用于所有新诊断的血小板减少症患者，以便排除血小板堆积和假性血小板减少。浏览血片还可以发现形态学异常，如在灰色血小板综合征或病态造血中存在颗粒减少，或遗传性综合征，如 Bernard-Soulier 病和 May-Hegglin 异常存在特别大的血小板。

骨髓穿刺 / 活检

适应证

　　骨髓穿刺和活检检查可以确定或排除例如再生障碍性贫血、骨髓增生异常综合征、嗜血现象或不能解释的持续或严重血小板和粒细胞减少患者中骨髓被非造血细胞代替。骨髓评估不适于临床上单纯贫血和浏览外周血片足以确诊的患者。但是，对于不能解释的贫血，特别是需要频繁输血的患者，适合进行骨髓检查。虽然骨髓穿刺和活检在造血系统恶性肿瘤和筛查非造血系统恶性肿瘤转移中非常重要，放射性或核医学技术可能对检测转移更加敏感。骨髓还能被用来培养并确定感染原，例如分枝杆菌和真菌。戈谢病（Gaucher disease）或淀粉样变性也有提示。

风险

使用局麻进行骨髓穿刺活检会伴有轻度不适，有经验的操作者执行通常非常安全。研究性或特殊的实验室检查，需签署知情同意书。既要顾及患者的舒适度，又要获得足够体积的标本——特别是活检。大部分患者几毫升利多卡因足以提供表皮和骨膜麻醉；非常紧张和恐惧的患者可以给予镇静。血小板减少不是骨穿或活检的禁忌证，充分标记并直接按压穿刺点即可；一些血小板功能缺陷患者或由于病态造血导致的血小板减少可能需要血小板输注以便控制出血。抗凝剂在操作前需要停用或间隔充足时间，严重凝血因子缺乏的患者需要凝血因子替代治疗以避免明显出血。

出血和局部感染非常罕见。在一个超过 50 000 活检的研究中，只有 14 例严重出血，1 例死亡，6 例需要输血[14]。即便是粒细胞减少和免疫功能缺陷患者，通过使用仔细的无菌技术和适当的局部护理也能够安全控制感染。

技术

在成人中，髂后上棘是首选的部位；它可以在患者卧位时直接触诊定位，通常可提供足够的活检和穿刺标本。当患者肥胖、局部放疗或局部皮肤情况不能在髂后上棘操作时，髂前上棘是一个合理选择。当髂骨不能操作时可选择胸骨穿刺。然而，胸骨不能进行骨髓活检，且很少被患者接受，并发症较多。胸骨创伤性穿透或断裂损伤下面的结构是非常罕见但严重的并发症，特别是恶性肿瘤或多发性骨髓瘤导致胸骨下结构受损时较容易发生。

骨髓穿刺

骨髓穿刺是通过推进一个特别设计装有内芯的针通过骨皮质进入髓腔，移去针芯后，利用负压将细胞抽入注射器。目测确定存在骨髓小粒或颗粒。在玻片上推片，立即染色确定骨髓细胞形态，例如怀疑 ITP 或白血病的患者中的巨核细胞或原始细胞。穿刺抽取细胞悬液也可用于特殊研究，如细胞遗传学和流式细胞仪分析，而吸出的血块也可以固定在玻片上，进行苏木精 - 伊红染色，或骨髓活检的其他染色。一些患者由于细胞过多、细胞过少、纤维化或转移性癌细胞可能导致骨髓干抽。在检测恶性肿瘤患者骨髓受累方面，骨髓穿刺不如活检可靠，不适合纤维化或肉芽肿。

骨髓活检

即使造血细胞全部被纤维组织或肿瘤取代，仍然可能获得活检标本。苏木精 - 伊红染色的活检切片提供了其他关于骨髓结构和细胞结构的重要信息。通过进一步推进骨髓活检针移除针芯后穿透髓腔获得骨髓活检标本。在某些情况下，活检部位与骨髓穿刺位点相同，在骨髓穿刺获得细胞后，可以在同一穿刺部位通过进一步深入骨髓皮质进行活检；这种技术方便操作者和患者，但是容易伴有人为的细胞缺乏、出血和结构破坏[15]。穿刺误差可以通过获得更大的活检样本来尽量避免（1.5 ～ 2.5 cm），也可以提高对骨髓成分的评价。通过使用金属探针推出活检针芯内的活检样本，固定、脱钙、切片、苏木精和伊红染色、组织化学染色（网硬蛋白、胶原蛋白、铁）或者各种各样的免疫组织化学染色。

骨髓细胞

骨髓细胞可以通过浏览大的骨髓活检样本评估。因为正常骨髓细胞结构随着年龄而减少；正常细胞百分比可以通过 100 减去患者年龄来估算。细胞异常降低提示骨髓损伤，细胞过高提示增殖性疾病、病态造血、应激反应或使用生长因子。

巨核细胞数量和形态

正常细胞活检和穿刺的标本，每个低倍镜（100×）视野应该包含多个巨核细胞。巨核细胞增多与继发于外周破坏、炎症、铁缺乏或髓系增殖 / 骨髓增生异常综合征所致的细胞数量增多相关。巨核细胞数量减少可能反应原发骨髓疾病例如再生障碍性贫血、低巨核细胞性血小板减少或化疗后骨髓抑制。正常巨核细胞表现为具有多叶核（3 或更多）的大细胞。大量小于 3 个分叶核的小巨核细胞出现提示由于增加的血小板数量或发育不良导致巨核细胞成熟度左移；伴有单个核的巨核细胞或多个小分叶核和成熟的细胞质特别提示病态造血。

髓系与红系比值

髓系与红系比值（M：E）是通过计数骨髓涂片 300 ~ 500 个细胞来测定的。正常 M：E 比值从 1：1 到大约 3：1 波动。M：E 比值应该可以解释全部细胞背景下，受影响细胞定性的表现和临床状况。红系增生，表现为 M：E 比值下降，提示红系对贫血（特别是溶血性贫血）、病态造血或促红细胞生成素的反应。

红系发育不良指由于自身免疫、药物副作用或 ABO 血型主要不合的造血干细胞移植导致的红细胞生成减少。在生理应激、感染、外源性生长因子的反应或在髓系增殖性疾病中可以出现髓系增生。

髓系和红系细胞

髓系和红系细胞应该具有正常形态、正常成熟的分布以及细胞核和细胞质同时成熟。中断了正常成熟的顺序（例如完全成熟障碍或不成熟细胞形成优势或"核左移"分化模型）。存在过多数量的原始细胞或至少 2 个或 3 个主要造血细胞系发育不良提示严重的造血系统疾病。轻度核左移和轻度巨核细胞性改变常常是非特异性的。

淋巴细胞和浆细胞

骨髓标本中淋巴细胞计数常常存在大量正常变异，这些细胞可能弥漫分布或明显的淋巴细胞聚集。小梁旁窦淋巴细胞聚集出现在滤泡淋巴瘤中。当免疫组化染色时，典型的良性淋巴细胞聚集包含 T 细胞比 B 细胞更多，而 B 细胞丰富的淋巴细胞聚集更常见于克隆性 B 细胞淋巴增殖性疾病。

浆细胞小于骨髓细胞的 2%；增加通常见于炎症性疾病、良性克隆性丙种球蛋白血症和多发性骨髓瘤。在常规涂片中区分肿瘤性浆细胞是困难的。大量的多核或浆细胞团超过 5 ~ 10 个细胞被怀疑肿瘤，在骨髓瘤中存在细胞大小和伴有核仁的不成熟细胞核的明显变异。在骨髓活检中浆细胞的细胞内 kappa 和 lambda 轻链的免疫组化染色提示存在单克隆性特征。存在浆细胞样淋巴细胞提示 Waldenström 巨球蛋白血症或淋巴浆细胞性淋巴瘤。

骨髓的其他细胞异常

上皮或间质起源的肿瘤细胞更紧地黏附在一起，抽吸困难，伴有非常高的核 - 浆比值的异常大细胞紧紧地成群分布。浏览骨髓片寻找恶性细胞，在低倍镜下搜寻全片，包括涂片边缘。在骨髓活检中也容易鉴定肿瘤细胞，特殊的免疫组化染色有时能帮助确定起源部位。

骨髓铁储备

当骨髓铁明显增加时，在常规染色的涂片或活检标本上能看见含铁血黄素的黄色颗粒。普鲁士蓝染色是铁的特殊染色，对评估铁储备减少和红系细胞的铁颗粒来说是必需的。环形铁粒幼细胞是由于铁在线粒体内蓄积导致粗糙铁颗粒环绕细胞核周围至少一半的红系前体细胞。他们通常继发于先天性异常、维生素 B_6 缺乏、毒物暴露（例如铅或酒精）、药物或病态造血导致的异常卟啉合成。虽然，可染色骨髓铁显示组织铁储备充足，但是并不提示储备可以被动员为有效的红细胞生成。例如，当慢性炎症时铁调素水平升高，铁被困在巨噬细胞内不能用于血红蛋白合成。相反，可染色铁缺乏提示铁储备缺乏。这个方法的敏感性很大程度上取决于获取样本的数量，为了最大收益，可染色铁评估至少需 7 个单独的粒子 [16]。此外，由于细胞数量减少、技术误差或存在细胞抗原结合染料标记的抗体，可染色骨髓铁缺乏可能错误地提示铁缺乏 [17]。

其他研究

由于完成的分析具有非常广泛的多样性，临床医生应该在标本采集前将指定的临床问题和适当的鉴别诊断给实验室，以方便正确的标记并使用适当参数设置。与自动全血细胞计数相似，流式细胞仪由于凝血和细胞聚集而导致错误和人为误差；因此，标本应仔细采集到合适的抗凝管中并快速、安全地运到实验室。如细胞遗传学和荧光原位杂交（FISH）等分子诊断研究对血液病，特别是髓系恶性肿瘤的诊断和监测具有重要作用，免疫组化染色及 T 和 B 细胞受体重排的分子生物学分析在证明淋巴系统恶性肿瘤克隆性方面至关重要。

评估营养性贫血和低增生性贫血的血清学检测
血清铁和总铁结合力

血清铁是从转铁蛋白解离后通过自动化学分析法检测到的[19]。总铁结合力（total iron binding capacity，TIBC），主要指结合到转铁蛋白，可以通过向样品中加入过多的铁来检测。未结合铁通过吸收被移去，结合到蛋白的铁再次分离，并通过血清铁检测。目前在许多实验室，不饱和铁结合力直接由自动化学分析仪测量，TIBC 是计算得到的[19]。在样品含有血红蛋白（溶血标本）、由于清除储存中破坏的红细胞而导致红细胞回输后短暂的几小时血清铁检测假性升高[20]。转铁蛋白饱和度百分比是通过血清铁除以总铁结合能力然后乘以 100 计算的。

在健康人群中，血清铁有显著的昼夜变化，在早晨水平最高；到半夜，血清铁水平可以很低，月经期前有 10% ~ 30% 的增加，月经期间有相似的下降[19]。缺铁的特征是血清铁降低而血清总铁结合能力升高，因此，转铁蛋白饱和度下降。炎症和慢性病性贫血的患者血清铁水平也低于正常，但是因为总铁结合力也下降，因此转铁蛋白饱和度百分比仍然正常。在严重慢性炎症的患者中血清铁水平和铁饱和度百分比常常与缺铁性贫血中的特点有重叠[21]。单纯缺铁患者的 TIBC 水平高（超过 300 μg/dl）有助于区分两者，但当铁耗竭与炎症并存，TIBC 通常是低的，血清铁蛋白和转铁蛋白受体检测可帮助确认铁缺乏诊断[21]（见下文）。

血清铁含量和铁饱和度升高发生在多种遗传和后天的条件下（表27.1）。不同类型的遗传性血色病导致铁调素缺乏，导致尽管铁水平高，但胃肠道铁吸收仍然高。地中海贫血的铁过载主要是由于多次输血，但也伴有通过增加红细胞合成抑制铁调素而刺激胃肠道铁吸收增

表 27.1　血清铁和铁饱和度升高的原因

铁过载状态
遗传性血色病
HFE，转铁蛋白，HJV，铁调素，膜铁转运蛋白基因突变
输血性含铁血黄素沉着症
铁利用障碍
纯红细胞再生障碍性贫血
再生障碍性贫血
无效红细胞生成
营养性巨幼细胞性贫血
铁粒幼细胞性贫血
地中海贫血中间型和重型
先天性红细胞合成不良性性贫血
未知或多种机制
丙型肝炎
肝硬化
慢性酒精中毒

加 [22]。后者的机制介导了地中海贫血中间型和溶血性贫血患者的铁过载。

血清铁水平升高也来自于铁重复利用的失败，如巨幼红细胞和铁粒幼细胞性贫血、红细胞再生障碍性贫血。其他原因包括暴发性急性肝炎由于严重的肝细胞损伤和慢性肝炎，特别是丙型肝炎。铁缺乏患者，每摄入 325 mg 硫酸亚铁片剂 1 ~ 2 小时后，血清铁水平升高大于 100 mcg/ml，这表明药剂适当的生物利用度和正常的小肠吸收 [21]。

可溶性转铁蛋白受体

可溶性转铁蛋白受体，组织转铁蛋白受体的截短形式，用"三明治型"酶联免疫法分析检测。血清转铁蛋白受体水平在红细胞生成增加的状态时增加，如溶血性贫血、巨幼红细胞性贫血，地中海贫血及缺铁性贫血。转铁蛋白受体水平在红细胞生成下降的状态时减少，如再生障碍性贫血和肾功能不全。据报道，这个检测可以区分铁缺乏和慢性炎症/疾病性贫血[21,23]，但两种情况的受体水平经常重叠。当两种情况共存时，血清转铁蛋白受体水平与铁蛋白水平或铁蛋白对数水平的比值可能对区分两者更为有用[23]。在一些伴有炎症性贫血的患者中，转铁蛋白受体水平升高可能反映红细胞生成功能铁池的可用性有限，而不是铁储备衰竭[24]。目前可实现自动检测[23,25]。正如以前讨论的一样，网织红细胞血红蛋白含量的变化，直接衡量新红细胞血红蛋白合成，可能是在活跃的血细胞生成中功能性铁最具有力且和敏感的检测方法。

血清铁蛋白

血清铁蛋白可通过多种免疫检测方法测定[19]。血清铁蛋白水平通常与身体铁储备相关。在某些极端情况下，铁蛋白检测是最有用的：如低值（< 15 ng/ml）对储存铁缺乏非常敏感，非常高的水平（> 1000 ng/ml）通常提示铁过载状态。由于血清铁蛋白是一种急性期反应物，既有铁缺乏和炎症性或肝病性贫血的患者血清铁蛋白水平常常在正常范围，通常是 40 ~ 70 ng/ml 之间[21]，在一个研究中小于7% 的伴有铁储备缺乏的患者血清铁蛋白水平超过 100 ng/ml[26]。可溶性转铁蛋白受体/铁蛋白对数指数在 25% 的炎症性贫血且铁蛋白水平 > 100 ng/ml 的患者中可诊断铁缺乏[23]。

非常高水平的铁蛋白通常表明遗传性血色素沉着症、肝疾病，尤其是慢性丙型肝炎或输血含铁血黄素沉着症导致的铁过载状态。这些患者的血清铁水平升高。超过 5000 ng/ml 的超高水平铁蛋白经常出现在严重的炎症状态，如播散性真菌或分枝杆菌病，或巨噬细胞活化相关疾病，例如 Still 病或综合征与噬血细胞综合征。表 27.2 列出了与高血清铁水平无关的铁蛋白水平升高原因，包括遗传因素如高铁蛋白血症白内障综合征[27]和明显的后天原因，如糖尿病相关的"代谢"综合征、肥胖和脂肪肝[28]。在并发炎症或肝疾病的情况下，铁蛋白水平可能不能准确评估输血性含铁血黄素沉着症和高水平（> 1000 ng/ml）患者铁螯合疗法的反应。

维生素 B₁₂（钴胺）

血清维生素 B₁₂ 一般通过基于酶联竞争性结合试验检测，常常以结合内因子为基础 [19]。血清维生素 B₁₂ 水平低于 100 pg/ml 几乎总是与细胞维生素 B₁₂ 缺乏相关，通过血清甲基丙二酸水平升高反应（见下文）[29]。50% 维生素 B₁₂ 水平在 100 ~ 200 pg/ml 之间的患者和不到 10% 在 200 ~ 300 pg/ml 之间的患者有甲基丙二酸水平升高，提示细胞维生素 B₁₂ 缺乏。超过 300 pg/ml 以上，只有 0.1% 的患者有细胞维生素 B₁₂ 缺乏。血清维生素 B₁₂ 低而甲基丙二酸水平正常患者可能提示维生素 B₁₂ 储备早期耗尽或维生素 B₁₂ 转运蛋白 I 水平降低，不在造血细胞利用维生素 B₁₂ 中发挥作用。在临床情况下，如在再生障碍性贫血中，维生素 B₁₂ 转运蛋白 I 的主要生产者髓系细胞严重缺乏，可能导致血清维生素 B₁₂ 水平降低。骨髓瘤患者和那些伴 HIV 感染的患者经常有不明原因的维生素 B₁₂ 降低，可能是由于髓细胞团减少。经维生素 B₁₂ 的胃肠外治疗后，患者的维生素 B₁₂ 水平仍然低，可能存在遗传性维生素 B₁₂ 转运蛋白 I 缺乏。肝坏死患者或骨髓增殖性疾病相关的维生素 B₁₂ 结合蛋白增加。

血清甲基丙二酸

甲基丙二酸单酰脱氢酶是维生素 B₁₂ 依赖性酶，在哺乳动物细胞中是甲基丙二酸转化为丁二酸盐所必需的成分。甲基丙二酸由气液色

表 27.2　高铁蛋白血症而血清铁饱和度不高的原因
炎症
感染
代谢综合征
恶性肿瘤
巨噬细胞活化综合征
膜铁转运蛋白基因突变（经典型）
高铁蛋白血症 - 白内障综合征 [L 铁蛋白基因（FTL）突变]
铁缺铁性贫血难治性肠外铁治疗（TEMPRSS6 突变）

谱法或质谱法测定[19]。95% 以上细胞维生素 B_{12} 缺乏的患者中血清和尿甲基丙二酸升高。大多数甲基丙二酸水平正常及血清维生素 B_{12} 低的无大红细胞症或贫血的患者被认为已经储备耗尽但无细胞维生素 B_{12} 缺乏。在肾功能不全时，在无细胞维生素 B_{12} 缺乏的情况下，降低甲基丙二酸排泄可导致血清水平升高。细胞维生素 B_{12} 缺乏的诊断可通过维生素 B_{12} 治疗开始后，血清甲基丙二酸减少至正常水平确认。

血清同型半胱氨酸

叶酸、维生素 B_{12} 或吡哆醇（维生素 B_6）缺乏阻碍了同型半胱氨酸甲基化形成甲硫丁氨酸，导致血清同型半胱氨酸水平增加[19]。细胞维生素 B_{12} 缺乏常常引起甲基丙二酸和血清维生素 B_{12} 水平都升高，但有 5% 的维生素 B_{12} 缺乏患者只有血清同型半胱氨酸升高。通常，使用同型半胱氨酸确认细胞维生素 B_{12} 或叶酸缺乏不符合成本效益。同型半胱氨酸水平更常用于临床动脉或静脉血液高凝状态的风险评估（见第 22 章）。同型半胱氨酸水平升高的其他原因包括肾功能不全、遗传性叶酸循环和含硫氨基酸代谢必须酶缺乏。

血清内因子抗体检测

本试验阳性可高度特异性诊断由于内因子的自身免疫性消耗而导致的维生素 B_{12} 吸收不良（恶性贫血），但血清检测的敏感性不足50%。

血清和红细胞叶酸测定

血清和红细胞叶酸水平是通过竞争性受体结合分析决定的[19]。血清叶酸水平反映最近的膳食摄入量，而红细胞叶酸水平反映在红细胞形成时体内的叶酸储备。因为细胞摄取叶酸必须有维生素 B_{12}，叶酸或维生素 B_{12} 缺乏时均可发现红细胞叶酸水平降低；因此，红细胞叶酸水平低需要血清维生素 B_{12} 水平解释。红细胞叶酸是从全血溶血准备测量，升高的血清叶酸水平将影响红细胞叶酸值。维生素 B_{12} 缺乏状态时，叶酸治疗后发现血清叶酸水平升高。在评估患者叶酸缺乏时，维生素 B_{12} 水平检测是必不可少的，因为叶酸替代可能改善贫血，但不能改善维生素 B_{12} 缺乏时不可逆的神经并发症。在贫血患者中评估血清和红细胞叶酸水平不具有成本效益，而应限于怀疑吸收不良的患者。

血清促红细胞生成素

在由于骨髓衰竭导致的难治性贫血患者中，促红细胞生成素（erythropoietin，EPO）水平显著升高（超过 $500 \sim 1000$ U/ml）通常预示着重组 EPO 治疗失败。因此，这种免疫测定可用于鉴别 EPO 类药物治疗无效的患者亚群。另一方面，在肾性贫血、恶性贫血或炎症性贫血患者中不值得检测 EPO 水平，因为这些情况下 EPO 水平通常低（< 100 U/ml）和缺乏，且可治疗。

低浓度的 EPO 检测还可用于区分真性红细胞增多症与其他原因引起的红细胞增多。在真性红细胞增多症患者中，EPO 水平低于正常范围，与自身的红系祖细胞增殖一致。在罕见的遗传性 EPO 信号通路异常导致的原发性红细胞增多症和不明原因的特发性红细胞增多症中，EPO 水平降低[30]。继发性红细胞增多症患者 EPO 水平常在正常范围，但放血治疗后常会升高。

评估异常血红蛋白和溶血性贫血的检测

血红蛋白电泳

以前曾用碱性和酸性电泳方法来鉴别和定量异常血红蛋白和次要血红蛋白，但目前在大型临床实验室中，已经被高效液相色谱（high performance liquid chromatography，HPLC）、等电聚焦（isoelectric focusing，IEF）和毛细血管电泳方法所替代[31]。小型临床实验室可能继续使用碱性醋酸纤维素或 pH8.6 的琼脂糖凝胶电泳来筛选标本，以鉴别血红蛋白 A、S、C，发现异常血红蛋白后，再用光密度法进行定量（图 27.1）。次要血红蛋白 F 和 A2 也可用该方法分离，但成年患者用光密度法无法准确测量。由于一些血红蛋白 G 和 D 与血红蛋白 S 迁移相同，所以通常用溶解度方法来证明血红蛋白 S 的存在（见

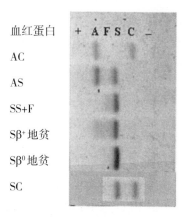

图 27.1　血红蛋白电泳，醋酸纤维素，pH8.6

下）。pH 为 6 的枸橼酸琼脂电泳也能分离血红蛋白 A、S、C 和 F，常规用于血红蛋白 S 和 C 的确证。它可以将 Hb D（包括突变 β 球蛋白链）和 Hb G（包含突变 α 球蛋白链）从 Hb S 中区分出来。枸橼酸琼脂电泳能将血红蛋白 C 从血红蛋白 E 和血红蛋白 O Arab 分离出来，后者在碱性电泳及高效液相色谱法中和血红蛋白 C 迁移相同 [31]。

IEF 和 HPLC 用于新生儿筛查，因为它们比碱性或酸性琼脂糖凝胶电泳法从血红蛋白 S 和 A 中分离胎儿血红蛋白效果更好；但 IEF 和 HPLC 更昂贵，且需要更加专业的解读 [19]。

镰状细胞溶解度试验

脱氧 Hb S 不溶于浓磷酸盐缓冲液，利用这一特性可以证实随电泳迁移的血红蛋白实际上是 HbS。由于溶解度试验不能区分镰状特征和镰状细胞病，因此临床上一般不用于镰状细胞病的诊断。

镰状细胞处理

缺氧时，来自镰状细胞特性或 HbS 纯合子个体的红细胞在脱氧时会呈现镰状细胞形态。这一检测 HbS 的方法已被镰状细胞溶解度试验替代，但它不能区别镰状细胞特性和镰状细胞病。

Hb A$_2$ 定量

HPLC 用于 Hb A$_2$ 定量检测 [31]，柱层析法也通常使用，但当存在 Hb S 干扰时检测结果可能不太准确。Hb A$_2$ 浓度超过 3.5%，一般可确证为地中海贫血特征。当存在铁缺乏时，则可能会将升高的 HbA$_2$ 水平检测值降至正常范围。α 或 δβ 地中海贫血患者 Hb A$_2$ 正常，因此临床上需要确证 α- 地中海贫血时，必须要进行 DNA 检测。

Hb F 定量

许多临床实验室仍然使用碱变性试验定量 Hb F 的百分比。这种测试方法利用 Hb F 在碱性条件下稳定的溶解性，而其他很多血红蛋白都发生沉淀。碱性条件处理后，过滤分离后剩下 Hb F，再定量溶血分光光度法进行检测。该方法对于 10% ~ 15% 的 Hb F 样本测量是精确的，但当 HbF 水平较高时，则检测结果偏低，需要采用更精确的 HPLC 方法。

Hb F 细胞

也可应用免疫学方法测定含有 Hb F 的红细胞数量来检测 Hb F，并且可以区分高 Hb F 红细胞（"F 细胞"）和低 Hb F 红细胞。遗传性持续性胎儿血红蛋白增多症患者的红细胞内 HbF 有独特的分布特征（见第 4 章）。

不稳定血红蛋白的检测

一些不稳定血红蛋白，例如 HbZurich 和 Hb Koln，在 50℃ 或 17% 异丙醇条件下溶血时发生沉淀。不稳定 Hb 也可通过在氧化条件下，红细胞内形成海因茨小体结构（变性血红蛋白）来检测，该包涵体位于红细胞膜附近，经亮甲酚蓝或新亚甲蓝染色后显微镜观察呈蓝色（见第 3 章）。

葡萄糖 -6- 磷酸脱氢酶（G6PD）

临床实验室用定性或定量的方法检测 G6PD 缺乏，这些方法是利用 NADP 生成 NADPH 的原理。最常用的筛查方法是基于 NADPH 固有荧光的荧光斑点法。在美国，最常见变异的 G6PD 酶缺乏症患者（G6PD A-）的网织红细胞中酶含量要明显高于成熟红细胞。因此，如果这些 G6PD A- 患者，因药物或氧化剂所致溶血，网织红细胞反应性增生时，这些方法就不能用于诊断。但在这种情况下红细胞内也可能检出海因茨小体（变性血红蛋白，见上述）。女性杂合子患者可能漏诊[32]。

血清结合珠蛋白

这种血红蛋白结合蛋白可采用浊度分析法检测[19]。结合珠蛋白是一种急性炎症反应物，当检测水平极低时，是急性或慢性溶血的指标。游离血红蛋白结合到结合珠蛋白上后，30 分钟内就会被网状内皮系统清除。体内 50 ml 的溶血量就可以耗尽血液中的结合珠蛋白，若无持续的溶血存在，尚至少需 5 天时间才能恢复到正常水平。由于 α 链的遗传差异，正常范围变异较大。很少有遗传性结合珠蛋白水平很低的患者。严重肝病患者因肝合成功能障碍可致结合珠蛋白水平下降。

尿含铁血黄素

尿沉渣用普鲁士蓝染色后，显微镜检查证明肾管型中存在蓝染颗粒，提示铁沉积于肾小管上皮细胞。

止血和凝血试验

活化部分凝血活酶时间（aPTT）

该试验用于评估枸橼酸钠抗凝血浆加入钙离子、部分凝血活酶（提供不含组织因子的磷脂）和表面激活剂后启动血液凝固所需的时间。自动化仪器检测血液凝固采用物理学方法或基于浊度的改变[33]。活化部分凝血活酶时间（activated partial thromboplastin time，aPTT）对Ⅷ和Ⅸ因子缺乏特别敏感，但对因子ⅩⅠ、Ⅹ、Ⅴ、凝血酶原和纤维蛋白原这些不常见的缺乏也会延长。Ⅷ因子（＞ 30%）和纤维蛋白原

（＞ 100 mg%）轻度减少，该试验可能检测不到[33]。与出血无关的罕见因子、XII因子、激肽释放酶原和大分子物质的缺乏也可致 aPTT 延长。

aPTT 延长也常见于应用抗凝药物（抗凝血酶，如肝素、水蛭素、阿加曲班、比伐卢定、达比加群）、狼疮抗凝物，以及一些不太常用的因子特异性抗体（如抗VIII因子抗体，而其他因子抗体罕见）。患者血浆与正常血浆 1 : 1 混合，检测 aPTT 持续性延长，则提示存在抗体。检测抗VIII因子抗体可能需要将 1 : 1 混合的血浆进行 37℃ 1 h 的孵育，以使抗体与VIII因子结合。加入磷脂能够纠正 aPTT 的延长能确证狼疮抗凝物的存在（见下文）。泛抑制物罕见发生，见于华氏巨球蛋白血症或多发性骨髓瘤患者 M 副蛋白使多种凝血因子失活。另一罕见的使IX、X 和 V 因子严重缺乏的原因，是凝血因子被吸收于原发性系统性淀粉样变性的淀粉样蛋白沉积物上[33]。

普通肝素治疗常应用 aPTT 监测，以避免肝素治疗量不足或超量。常出现的问题是多种部分凝血活酶对肝素的灵敏性不同，各种仪器检测结果也不一致。必须制定标准曲线来比较一组接受全部剂量肝素治疗的患者 PTT 与肝素水平，后者通过抗 Xa 因子试验测得，用以确定新的 aPTT 试剂的治疗范围和使用的仪器。一项研究以上述方式检测一批 aPTT 试剂，结果表明 aPTT 试验与对照的比率在 2.0 ~ 3.0 间，对于治疗性肝素水平是一个比较好的目标范围[34]。考虑到 aPTT 试剂的灵敏度不同，许多实验室现在应用其抑制抗 Xa 的能力来监测肝素水平。aPTT 对低分子量肝素（LMWH）不敏感，因此当肾功能不全、肥胖、妊娠或择期手术患者需要监测 LMWH 时，必须应用抗 Xa 试验。

aPTT 结果错误的原因常包括采血量不足、因红细胞压积高导致的血浆与枸橼酸比偏低、样本送检延误，或静脉输液或肝素的污染。

凝血酶原时间

凝血酶原时间（prothrombin time，PT）利用一个更有效的凝血活酶来检测因子VII、V、X、凝血酶原和纤维蛋白原的缺乏[33]，因此 PT 可用于评价肝功能和监测华法林治疗，后者可降低由肝合成的维生素 K 依赖性因子 Ⅱ、Ⅶ、Ⅸ 和 X。这些因子遗传性缺乏和自身抗体罕见，其中最常见是遗传性Ⅶ因子缺乏，可因单独 PT 延长而鉴别出。因子 X、V、凝血酶原和纤维蛋白原的缺乏，aPTT 和 PT 均延长。

一些狼疮抗凝物可能影响 PT 及 aPTT。罕见情况下，产生抗凝血酶原抗体，可清除循环中的凝血酶原，造成严重的凝血酶原缺乏和出血。也有极少数情况，暴露于牛凝血酶可导致抗凝血酶和抗 V 因子抗体的产生。

国际标准化比值（International normalized ratio，INR）已用于华法林治疗的标准化监测[33]。INR 是患者的 PT 与正常对照的比值，能够提高所使用凝血活酶试剂的国际敏感度指数（International Sensitivity Index，ISI）的作用。商品化的凝血活酶都经过校准，并赋予 ISI 值，后者反映了该试剂对华法林化血浆的敏感性。但它可能会误导使用 INR 来描述未用华法林治疗患者 PT 的延长，特别是肝病患者[33]。与上述 aPTT 试验一样，PT 可受相同的分析前人为因素的影响。

活化凝血时间

活化凝血时间（activated clotting times，ACT），用于心脏手术和心脏导管术。

凝血酶时间

该试验用于测定低浓度凝血酶启动的凝血时间，血凝过程仅释放纤维蛋白肽 A 和 B。凝血酶时间的延长见于低纤维蛋白原水平或存在肝素、副蛋白、异常纤维蛋白原、纤维蛋白（原）裂解产物[33]。毒蛇凝血酶时间延长见于类似情况，但对肝素不敏感，因为只有纤维蛋白肽 A 从可溶性纤维蛋白原中释放。异常纤维蛋白原血症可通过比较纤维蛋白原的抗原水平和基于凝血酶时间分析法测定的纤维蛋白原水平来证实，该病可遗传或继发于肝病[33]。

特定因子测定

大多数特定因子测定是在 PTT 或 PT 为基础的试验中，患者血浆对于特定因子缺乏血浆的凝血时间纠正能力（参见第 20 章）。ⅩⅢ 对纤维蛋白单体交联作用很重要，增加血凝块的稳定性，因此其缺乏与 aPTT、PT 或凝血酶时间的异常无关。XⅢ 因子是通过免疫法或在尿素中形成凝块的溶解度来测定[33]。

纤维蛋白原

纤维蛋白原水平测定常规使用高浓度凝血酶的凝血酶时间为基础的试验检测，但也可使用化学法或免疫法[33]。由于纤维蛋白原是一种急性炎症反应物，炎症和恶性肿瘤患者常升高，降低见于弥散性血管内凝血、噬血细胞综合征、进展期肝病、天冬酰胺酶治疗，偶见于遗传。

优球蛋白溶解时间

优球蛋白是一种包含纤维蛋白原、纤溶酶原、纤溶酶原抑制物的血浆沉淀物，不含大多数纤溶抑制物，是在患者血浆中加入凝血酶产生血凝块而形成，测定血凝块的溶解时间即优球蛋白溶解时间。优球蛋白缺乏抑制物，因此血凝块溶解一般比较迅速（90 ~ 300 分钟内）。溶解时间异常缩短发生于纤溶亢进状态，如严重肝疾病，但也可反映低纤维蛋白原血症导致的凝血块形成不良。

D- 二聚体

这种免疫法检测的是凝血酶和XⅢ a 因子的作用下纤维蛋白裂解产物的交联二聚体，水平升高提示局部纤维蛋白形成过度（深静脉血栓形成、肺栓塞、肺炎、术后状态）或弥散性血管内凝血。阳性值的意义在于预测局部血栓形成不良，尤其是存在并发症如感染、炎症或恶性肿瘤情况。高灵敏度或中灵敏度的 D- 二聚体检测阴性更有助于排除血栓形成[35,36]。D- 二聚体阳性也用于预测原因不明的血栓形成中断治疗后的血栓再发[37]，但诸如年龄、性别等因素对 D- 二聚体水平的影响也非常重要[38]。

血小板功能试验

血小板计数正常情况下存在皮肤黏膜出血，可能提示血小板功能障碍。光透射法或阻抗法聚集仪是评价肾上腺素、ADP 和胶原诱导的血小板聚集最有效的方法。但聚集仪法检测的应用受到限制，因为检测需要患者到实验室现场采集样本，采血后富血小板血浆或全血检测需要立即进行，以免血小板体外活化，导致结果不准确。

过去常使用出血时间来筛选可疑的血小板功能异常。改良 Ivy 技术是用一个模具在前臂掌面做两个平行于肘前折叠方向的切口，用血压计套囊在上臂充气施加 40 mmHg 的压力，每 30 秒将出血从切口轻轻拭去，记录出血停止的时间。这一技术受到切口深度、技术人员熟练程度、患者皮肤特征等因素的影响。例如 EhlerDanlos 病、成骨不全症和坏血病患者结果可能异常[33]。因此，该方法的重复性是一个问题，也不能作为出血风险筛选的有用指标。

在过去十年中，自动化仪器的发展为血小板功能异常筛选提供了更可靠的方法[33]。这些仪器很多用于检测阿司匹林，有些已专门设计用于监测抗血小板治疗，包括阿司匹林和氯吡格雷[39]。PFA-100 是其中最早的一款仪器，大多数研究的内容是，测量血小板以高剪切速率通过表面包被胶原蛋白的小孔，经肾上腺素或 ADP 诱导产生聚集，达到阻碍进一步流动的时间（"终止"时间）。PFA-100 可用于中度和重度血管性血友病（von Willebrand disease，VWD）的筛查，以及加压素治疗的疗效检测[40]，而用于筛查轻度 VWD 及罕见的血小板分泌、存储功能缺陷的敏感性和特异性则被质疑[41-42]。异常结果需要更特异的 VWD 疾病诊断试验（VWD 抗原、瑞斯托霉素辅因子测定和多聚体分析）、血小板聚集仪或其他特殊试验以证实[41-42]。值得注意的是，一旦能排除终止时间延长是药物作用所致，那么 90% 的异常都是 VWD，而 10% 是其他血小板缺陷。

出血时间或自动化仪器也可以用于对那些可能有获得性血小板功能异常的患者需要进行有创性干预措施前的初筛，如严重肾功不全、骨髓增殖性疾病，或药物介导的血小板功能障碍[33]。

高凝状态的检测

抗凝血酶、蛋白 C 和蛋白 S

这些蛋白质的功能测定对于缺陷的评价比抗原测定更为敏感。遗传缺陷杂合子患者，通常只是这些蛋白之一在正常水平下限的轻度减少。然而，它们可能成为静脉高凝状态的显著风险（特别是在抗凝血酶缺陷患者）。获得性抗凝血酶缺陷见于弥散性血管内凝血、肝病、肝素治疗以及广泛血栓形成。获得性蛋白 C、蛋白 S 缺陷见于维生素 K 缺乏、华法林治疗以及广泛血栓形成。游离蛋白 S 缺陷发生于炎症继发性 C4b 结合蛋白增高的患者。但这些检测不适用于急性静脉血栓栓塞。

活化蛋白 C 抵抗

这项基于 aPTT 试验的异常主要与遗传性 V 因子 Leidon 遗传多态性有关，已被 V 因子 Leidon 分子检测所取代。

狼疮抗凝物

这些 β_2- 糖蛋白 -1 的获得性抗体，是一种对磷脂高亲和性的蛋白，可能与动脉和静脉性高凝状态有关。另一方面，阳性结果也常见于健康人，或为一过性增高。功能分析方法包括稀释的蝰蛇毒试验（the diluteRussell viper venom test，DRVTT）、基于低剂量磷脂 aPTT 的试验（经高浓度磷脂或血小板中和试验确诊），对于血栓形成风险的敏感性要高于抗心磷脂抗体的血清学试验。蝰蛇毒直接激活 X 因子，而不用通过激活内源性凝血途径的 VII 因子及更早阶段的因子（见第 20 章和第 22 章）。

V 因子 Leidon 和凝血酶原 G 20210A

对这些常见突变的分子检测，特别是多态性，不受急性静脉血栓栓塞的影响。

评估恶性血液病患者的检测

血清蛋白电泳

电泳主要是基于电荷来分离蛋白质，可采用琼脂糖凝胶电泳或毛细管区带电泳[19]。正常血浆蛋白经琼脂糖凝胶电泳分离后，再经与蛋白结合的染料染色，可呈现六条区带。白蛋白、α_1、α_2 及两种 β 球蛋白是五条不连续的区带，而 γ 球蛋白是一种较弥散、电泳成分混杂的条带（图 27.2 和表 27.3）。单克隆免疫球蛋白（M 副蛋白）在 β 或 γ 球蛋白区域形成不连续的区带而被识别，正常蛋白和副蛋白条带的浓度（"峰值"）可用密度法检测。当常规总蛋白、白蛋白检测发现球蛋白增高时，就需要进行蛋白电泳以区分反应性的多克隆和单克隆增生。为了确诊单克隆性，需要行免疫固定电泳，以证实可疑的单克隆条带仅包含单一的重链和轻链（图 27.3）。毛细管区带电泳通常比琼脂糖凝胶电泳更为敏感，尤其是对小分子副蛋白，但是有假阴性结果的报道 [43]。当单克隆蛋白由于温度、pH 或不明因素，迁移率不典型，与浊度法定量检测免疫球蛋白结果极度不相关，则可能提示毛细管区带电泳或琼脂糖凝胶电泳结果的假阴性。假阳性通常发生于琼脂糖凝胶电泳，需要进一步免疫固定电泳确认。

单克隆免疫球蛋白可伴发于浆细胞、淋巴性恶性肿瘤，轻链淀粉样变性。大多数血清浓度低于 3 g/dl 的单克隆蛋白与恶性病的临床或

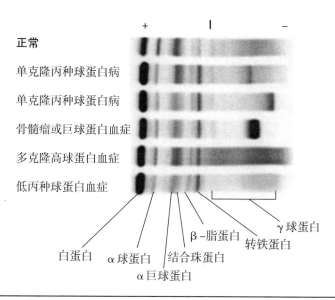

图 27.2　血清蛋白电泳

表 27.3　标准蛋白电泳的血浆蛋白电泳迁移模式

白蛋白区
白蛋白
α1 区
α1- 抗胰蛋白酶 结合珠蛋白 铜蓝蛋白
β 区
β 脂蛋白（低密度脂蛋白） 转铁蛋白 C3（补体）
γ 区
纤维蛋白原（不完全凝集的标本） IgA IgM IgG

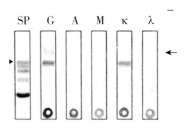

图 27.3　一例 IgG-κ 单克隆蛋白的免疫固定电泳图解

血清蛋白电泳图上箭头指向假定的单克隆带（SP 道），蛋白结合染料染色后。其他涌道提示存在与 IgG（G）、IgA（A）、IgM（M）重链、Igκ（κ）和 λ（λ）轻链特异抗体反应的产物。右侧小箭头指示起点

病理学证据并不相关，但具有向浆细胞克隆恶性转化的潜力，因此被称为意义未明的单克隆免疫球球蛋白病。偶有个体显示两种单克隆蛋白（双克隆免疫球蛋白病），可能是两种不同的克隆。虽然这两种条

带的电泳迁移率不一样，但是如果包含相同的重链和轻链，也认为是来源于同一种克隆，可能是因为形成了多聚体。具有典型的多克隆免疫球蛋白病患者，如 HIV 感染或肝疾病，可能有个不连续的小条带，称之为寡克隆免疫球蛋白病。这些患者中，大多数 γ 球蛋白是多克隆的。

浓度高于 3 g/dl 的 M 副蛋白通常指 IgG 或 IgA 型的多发性骨髓瘤或者华氏巨球蛋白血症。血浆（或尿液）的 M 蛋白量是肿瘤负荷的标志物，通过电泳连续监测对于评估疗效极为重要。为了使检测结果更为可靠，需要剔除多克隆免疫球蛋后对 M 蛋白定量分析。

尿液蛋白电泳

低丙球蛋白血症或其他疑为浆细胞恶性病患者需要进行尿液轻链排泄评估。大约 15% 的骨髓瘤患者血中检不出任何 M 蛋白，但在尿液中排泄单克隆轻链（本周蛋白尿）。随机尿标本在电泳筛查前要进行浓缩，不连续的条带进一步通过免疫固定电泳证实是完整的单克隆免疫球蛋白（血清 M 蛋白的溢出）还是游离的轻链。如果存在副蛋白，连续收集 24 小时尿液标本，有助于肿瘤负担和疗效的监测。

免疫固定电泳

免疫固定电泳代替免疫电泳，用来确证蛋白电泳图谱中 β 或 γ 球蛋白区域中的不连续条带是否为单克隆条带。γ、α 球蛋白、μ 重链、κ 和 λ 轻链的抗体分层次分布于电泳膜上，蛋白电泳后的样本点样后进行检测。存在的单克隆免疫球蛋白与一种重链族的和（或）一种轻链类型的抗体形成免疫固定条带（图 27.3）。IgM 和 IgA 蛋白分布更接近 β 球蛋白区域；IgG 蛋白可位于 β 和 γ 球蛋白区域中的任何位置。只有在伴随严重肾衰竭的骨髓瘤患者，或轻链自发形成太大的四聚体难以被肾清除，血清蛋白电泳中可见游离轻链。当血清副蛋白只与一种抗轻链抗体结合时，疑为不常见的 IgD 和非常少见的 IgE 型骨髓瘤。

血清游离轻链

该方法是应用暴露于轻链但隐藏于完整单克隆免疫球蛋白的抗原

表位的 κ 和 λ 轻链抗体，进行浊度法的自动化免疫学检测游离轻链的浓度。因为比尿液电泳法相对方便、敏感，该方法常用来监测轻链骨髓瘤和淀粉样变性的治疗反应 [44-45]。对淀粉样变性、单克隆免疫球蛋白病和冒烟型多发性骨髓瘤的诊断和预后都有价值 [46]。对于稳定的单克隆免疫球蛋白患者，相对于 M 蛋白，其血清游离轻链的浓度随着时间变化波动较大，因此无助于这类疾病进展的检测 [47]。

血清免疫球蛋白定量

血清免疫球蛋白定量可用自动免疫浊度法或免疫比浊法进行检测。相比于检测 M 副蛋白，这些检测更有助于正常免疫球蛋白的定量。比如，对于 IgA 副蛋白形成的多聚体、单克隆 IgM 五聚体有解离成更小分子量的种类的倾向，用这种方法就可以产生错误的检测结果，因为此时免疫球蛋白定量会受到分子量变化的影响。

血清冷球蛋白

该试验最关键的一步是标本在到达实验室前的处理，血液标本应抽到经预热的注射器或温暖的试管中，在 37℃ 条件下运送至实验室，直至血清从凝血块中分离出来前要一直保持 37℃，之后血清冷藏于 4℃ 冰箱，24 小时后进行检测。当试管被重新加温至 37℃ 时，沉淀溶解则表明血清中存在冷球蛋白。对分离的或重新溶解的冷凝蛋白质进行电泳和免疫固定电泳，就可冷球蛋白中含有免疫球蛋白。冷球蛋白血症分为①单克隆免疫球蛋白，通常为 IgM；②与多克隆 IgG 结合的具有类风湿活性的单克隆 IgM（"混合型冷球蛋白血症"），或③与多克隆 IgG 结合的多克隆 IgM。混合型冷球蛋白血症（②和 ③）与多种淋巴增殖病或自身免疫疾病、感染性疾病特别是丙型肝炎有关 [48]。

血清黏度

奥氏黏度计通过比较血清和水在 37℃ 条件下流经毛细管的时间来检测黏度。正常血清的黏度是水的 1.4 ~ 1.8 倍。当相对黏度超过 6 时，高黏度的临床症状就会出现，但相对黏度低至 3 或 4 的时候症状也可能出现。

血清 β_2- 微球蛋白

血清 β_2- 微球蛋白是一类与 I 型人类白细胞抗原（human leukocyte antigen，HLA）非共价结合的小分子蛋白，可用免疫浊度法测定其血清浓度。β_2- 微球蛋白升高见于炎症疾病、肾衰竭（排泄异常）以及淋巴细胞和浆细胞恶性肿瘤。骨髓瘤和某些淋巴瘤 β_2- 微球蛋白水平增高是一项重要的预后指证，提示疾病进展、对治疗的反应差。骨髓瘤自体移植后 β_2- 微球蛋白水平增高预示早期复发。但对于化疗反应性追踪没有应用价值，因为其缺乏特异性。

血清乳酸脱氢酶

乳酸脱氢酶检测是基于酶活性的自动化分析，其正常范围随检测方法的种类有所差异。血清乳酸脱氢酶水平增高反映富含该酶的细胞坏死；显著升高（通常高过正常 5 倍）常见于巨红细胞性贫血、血管内溶血性贫血或噬血细胞综合征。同样高的水平可见于急性白血病、淋巴瘤，常常是肿瘤溶解综合征发生的征兆。血清水平是非霍奇金淋巴瘤国际预后指数的一个风险因子。五种乳酸脱氢酶同工酶的分析很少用于血液疾病的诊断。

血清尿酸

血清尿酸采用自动酶法检测。恶性血液肿瘤中升高的血清尿酸水平高于 10 mg/dl 时，提示需要提高对细胞转换率增高（肿瘤溶解综合征）的关注，尿酸沉积导致肾并发症的发生。低尿酸血症可见于霍奇金淋巴瘤。本周（轻链）蛋白尿偶有引起伴近端肾小管损害的间质性肾炎，其尿酸过高导致低尿酸血症，伴其他特征如多尿、糖尿和氨基酸尿，又称为 Fanconi 综合征。

中性粒细胞评估

骨髓粒细胞储备

骨髓的粒细胞储备可用氢化可的松刺激试验[49] 或对非格司亭的

反应[50]来检测。在氢化可的松刺激试验中，测定静脉给药（200 mg 氢化可的松）前、3 小时、4 小时、5 小时后的中性粒细胞绝对数量。若中性粒细胞数量未能增高到至少 1600/μl，则提示骨髓粒细胞储备不足。类似的，皮下注射 5 mg/kg 非格司亭 24 小时后，粒细胞绝对数量未增高至 5000/μl 以上，则提示化疗诱发的发热性中性粒细胞减少症产生的风险增加。

白细胞碱性磷酸酶

这项试验是一种较为廉价的外周血中性粒细胞的细胞化学染色，用于白细胞增多患者慢性髓细胞性白血病的筛查。检测依赖于酶活性催化酶解染料，进而染色细胞。染色强度分等级为 0 ~ 4+，每个中性粒细胞进行分级积分，计算 100 个细胞的总积分。慢性髓细胞性白血病或阵发性睡眠性血红蛋白尿患者的中性粒细胞碱性磷酸酶积分较低（< 10 Kaplow 单位），反应性白细胞增多症和真性红细胞增多症患者积分增高（> 80 Kaplow 单位），其他骨髓增殖性疾病积分可正常、降低或增高。很大程度上，这项试验已被 FISH 方法检测外周血中性粒细胞的 BCR-ABL 或骨髓的细胞遗传学分析所取代[51]（见第 13 章）。

参考文献

1. Wintrobe MW. The principles and technic of blood examination. In: Wintrobe MW, ed. *Clinical Hematology*. Philadelphia, PA: Lea and Febiger; 1942:177-214.
2. Bourner G, Dhaliwal J, Sumner J. Performance evaluation of the latest fully automated hematology analyzers in a large, commercial laboratory setting: a 4-way, side-by-side study. *Lab Hematol*. 2005;11(4):285-297.
3. Simel DL, Halvorsen RA Jr, Feussner JR. Erythrocyte anisocytosis. Visual inspection of blood films vs automated analysis of red blood cell distribution width. *Arch Intern Med*. 1988;148(4):822-824.
4. Bessman JD, Feinstein DI. Quantitative anisocytosis as a discriminant between iron deficiency and thalassemia minor. *Blood*. 1979;53(2):288-293.
5. Crouch JY, Kaplow LS. Relationship of reticulocyte age to polychromasia, shift cells, and shift reticulocytes. *Arch Pathol Lab Med*. 1985;109(4):325-329.
6. Piva E, Brugnara C, Chiandetti L, Plebani M. Automated reticulocyte counting: state of the art and clinical applications in the evaluation of erythropoiesis. *Clin Chem Lab Med*. 2010 Oct;48:1369-80.
7. Thompson CB, et al. The role of anticoagulation in the measurement of platelet volumes. *Am J Clin Pathol*. 1983;80(3):327-332.
8. Briggs C, Kunka S, Hart D, Oguni S, Machin SJ. Assessment of an immature platelet fraction (IPF) in peripheral thrombocytopenia. *Br J Haematol*. 2004;126:93-99.
9. Barsam SJ, Psaila B, Forestier M, et al. Platelet production and platelet destruction: assessing mechanisms of treatment effect in immune thrombocytopenia. *Blood*. 2011;117:5723-5732.
10. Zandecki M, Genevieve F, Gerard J, Godon A. Spurious counts and spurious results on haematology analysers, a review. Part I: platelets. *Int J Lab Hematol*. 2007;29:4-20.

11. Zandecki M, Genevieve F, Gerard J, Godon A. Spurious counts and spurious results on haematology analysers, a review. Part II: white blood cells, red blood cells, haemoglobin, red cell indices, and reticulocytes. *Int J Lab Hematol.* 2007;29:4-20.
12. Gulati GL, et al. Changes in automated complete blood cell count and differential leukocyte count results induced by storage of blood at room temperature. *Arch Pathol Lab Med.* 2002;126(3):336-342.
13. Silvestri F, et al. Incidence and diagnosis of EDTA-dependent pseudothrombocytopenia in a consecutive outpatient population referred for isolated thrombocytopenia. *Vox Sang.* 1995;68(1):35-39.
14. Bain BJ. Bone marrow biopsy morbidity and mortality. *Br J Haematol.* 2003;121(6):949-951.
15. Islam A. Bone marrow aspiration before bone marrow core biopsy using the same bone marrow biopsy needle: a good or bad practice? *J Clin Pathol.* 2007;26:212-215.
16. Hughes DA, Stuart-Smith SE, Bain BJ. How should stainable iron in bone marrow films be assessed? *J Clin Pathol.* 2004;57(10):1038-1040.
17. Barron BA, Hoyer JD, Tefferi A. A bone marrow report of absent stainable iron is not diagnostic of iron deficiency. *Ann Hematol.* 2001;80(3):166-169.
18. Nguyen D, Diamond LW, Braylan RC. Approach to flow cytometry: general considerations. In: Nguyen D, Diamond LW, Braylan RC, eds. *Flow Cytometry in Hematopathology. A Visual Approach to Data Analysis and Interpretation.* 2nd ed. Totowa, NJ: Humana Press; 2007:2-9.
19. Burtis CA, Ashwood ER, Bruns DE, eds. *Tietz Textbook of Clinical Chemistry and Molecular Diagnostics.* 5th ed. Saint Louis: Elsevier Saunders Company; 2012.
20. Hod EA, Brittenham GM, Billote GB, et al. Transfusion of human volunteers with older, stored red blood cells produces extravascular hemolysis and circulating non-transferrin-bound iron. *Blood.* 2011;118:6675-6682.
21. Cook JD. Diagnosis and management of Iron deficiency. *Best Pract Res Clin Haematol.* 2005;18:319-332.
22. Finberg KE. Unraveling mechanisms regulating systemic iron homeostasis. *Hematology Am Soc Hematol Educ Program.* 2011;2011:532-537.
23. Skikne BS, Punnonen K, Caldron PH, et al. Improved differential diagnosis of anemia of chronic disease and iron deficiency anemia: a prospective multicenter evaluation of soluble transferrin receptor and the sTfR/log ferritin index. *Am J Hematol.* 2011;86:923-927.
24. Siebert S, Williams BD, Henley R, et al. Single value of serum transferrin receptor is not diagnostic for the absence of iron stores in anaemic patients with rheumatoid arthritis. *Clin Lab Haematol.* 2003;25:155-160.
25. Pfeiffer CM, Cook JD, Mei Z, et al. Evaluation of an automated soluble transferrin receptor (sTfR) assay on the Roche Hitachi analyzer and its comparison to two ELISA assays. *Clin Chim Acta.* 2007;382:112-116.
26. Guyatt GH, Patterson C, Ali M. Diagnosis of iron deficiency anemia in the elderly. *Am J Med.* 1990;88:205-209.
27. Roetto A, Bosio S, Gramalglia E. Pathogenesis of hyperferritinemia cataract syndrome. *Blood Cells Mol Dis.* 2002;29:532-535.
28. Brudevold R, Hole T, Hammerstrom J. Hyperferritinemis is associated with insulin resistance and fatty liver in patients without iron overload. *PLoS One.* 2008;3:e3547.
29. Stabler SP, Allen RH, Savage DG, et al. Clinical spectrum and diagnosis of cobalamin deficiency. *Blood.* 1990;76:871-881.
30. McMullin MF. Idiopathic erythrocytosis: a disappearing entity. *Hematology Am Soc Hematol Educ Program.* 2009;2009:629-635.
31. Chui DHK, Steinberg, MH. Laboratory diagnosis of hemoglobinopathies and thalassemias. In: Hoffman R, et al., eds. *Hematology: Basic Principles and Practices.* Philadelphia, PA: Elsevier, Churchill Livingstone; 2009.
32. Beutler E. Glucose-6-phosphate dehydrogenase deficiency. A historical perspective. *Blood.* 2008;111:16-24.
33. Schmaier AH. Laboratory evaluation of hemostatic disorders. In: Hoffman R, et al., eds. *Hematology: Basic Principles and Practices.* Philadelphia, PA: Elsevier, Churchill Livingstone; 2009.
34. Bates SM, Weitz JI, Johnston M, et al. Use of a fixed activated partial thromboplastin time ratio to establish a therapeutic range for unfractionated heparin. *Arch Intern Med.* 2001;161(3):385-391.
35. Rathbun SW, Whitsett TL, Raskob GE. Exclusion of first-episode deep-vein thrombosis after-hours using D-Dimer. *Blood Coagul Fibrinolysis.* 2007;16(8):795-800.
36. Bates SM, Jaeschke R, Stevens SM, et al. Diagnosis of DVT: Antithrombotic therapy and prevention of thrombosis. 9th ed: American College of Chest Physicians evidence based clinical practice guidelines. *Chest.* 2012;141(2 suppl): e351S-418S.
37. Palareti G, Cosmi B, Legnani C, et al. D-Dimer testing to determine the duration of anticoagulation therapy. *N Engl J Med.* 2006;355:1780-1790.
38. Baglin T, Palmer CR, Luddington R, Baglin C. Unprovoked recurrent venous thrombosis: prediction by D-Dimer and clinical risk factors. *J Thromb Haemost.* 2008;66:577-582.
39. Chen F, Maridakis V, O'Neill EA, et al. A randomized clinical trial comparing point-of-care platelet function assays and bleeding time in healthy subjects treated with aspirin or clopidogrel. *Platelets* [epub ahead of print]. September 2011.
40. Chen F, Maridakis V, O'Neill EA, et al. A randomized clinical trial comparing point-of-care platelet function assays and bleeding time in healthy subjects treated with aspirin or clopidogrel. *Platelets.* 2012;23:249-58.
41. Favaloro EJ. Clinical utility of the PFA-100R. *Semin Thromb Hemost.* 2008;34:709-733.

42. Platelet function analyzer (PFA)-100 closure time in the evaluation of platelet disorders and platelet function. *J Thromb Haemostas.* 2006;4:312-319.
43. Bossuyt X, Marien G. False-negative results in detection of monoclonal proteins by capillary zone electrophoresis: a prospective study. *Clin Chem.* 2001;47:1477-1479.
44. Bradwell AR, Carr-Smith HD, Mead GP, et al. Highly sensitive, automated immunoassay for immunoglobulin free light chains in serum and urine. *Clin Chem.* 2001;47(4):673-680.
45 Bradwell AR, Carr-Smith HD, Mead GP, et al. Serum test for assessment of patients with Bence Jones myeloma. *Lancet.* 2003;361(9356):489-491.
46. Kyle RA, Rajkumar SV. Monoclonal gammopathy of unknown significance and smouldering multiple myeloma: emphasis on risk factors for progression. *Br J Haematol.* 2007;139:730-743.
47. Katzmann JA, Snyder MR, Rajkumar SV, et al. Long-term biological variation of serum protein electrophoresis M-spike, urine M-spike, and monoclonal serum free light chain quantification: implications for monitoring monoclonal gammopathies. *Clin Chem.* 2011;57:1687-1692.
48. Ferri C, Zignego AL, Pileri SA. Cryoglobulinemia. In: Young NS, Gershon SL, High KA, eds. *Clinical Hematology.* Mosby Elsevier, Philadelphia PA; 2006:625-636.
49. Mason BA, Lessin L, Schechter GP. Marrow granulocyte reserves in black Americans. Hydrocortisone-induced granulocytosis in the "benign" neutropenia of the black. *Am J Med.* 1979;67:201-205.
50. Hansen PB, Johnsen HE, Ralfkiaer E, et al. Blood neutrophil increment after a single injection of rhG-CSF or rhGM-CSF correlates with marrow cellularity and may predict the grade of neutropenia after chemotherapy. *Br J Haematol.* 1993;84:581-585.
51. Tkachuk DC, Westbrook CA, Andreef M, et al. Detection of bcr-abl in chronic myelogenous leukemia by in situ hybridization. *Science.* 1990;250:559-562.

28

流式细胞术的基本原理及临床应用

Thomas A. Fleisher 和 Raul C. Braylan

胡建达　译

　　流式细胞术是许多血液学实验室的一项常规技术，它能成为临床实验室的主要检查手段得益于单克隆抗体日益广泛的应用，单克隆抗体能通过识别细胞表面及细胞内的蛋白质标志来分辨细胞所属种系、分化、激活及其他生物特性。随着仪器设计的进步，配备有光学系统的台式细胞计数仪应运而生，它与先进的荧光化学技术相结合，使之能更广泛应用于临床。此外，由 1988 年通过的临床实验室进步修正案授权美国病理学家学院（CAD）建立了资质测试，以支持这项技术的临床应用。流式细胞术的主要优势是能够同时分析大量单个细胞的多个参数。对它的研究加深了人们对造血细胞的发育、分化、激活及凋亡的了解，提供了恶性血液病的重要信息，揭示了干细胞移植后的免疫重建过程，帮助人们理解细胞异常所致的免疫及血液系统缺陷。因此，流式细胞术在众多血液病的诊断、分型以及监测中都起着重要作用。

　　流式细胞仪的基本组成包括四个主要元素：光学系统，液流系统，电子系统，以及配备有特殊软件的计算机分析系统[1-2]。光学系统采用单个或多个光源，一般是产生单色光的单个或多个激光作为激发光源。细胞与激发光相交发出的光经过固定位置的双色镜过滤与反射，最终使得特定波长的发射光束被光电检测器收集和定量。为了保证所有被分析的细胞能持续暴露于激发光源，液流系统必须保持细胞在单行液流轴线上依次通过，因此，利用四周鞘液的流体力学效应，将细胞悬浮液集中于液流中央。细胞和激发光束相交处产生特征性的散射光（非荧光）信号，而荧光试剂标记的细胞膜或细胞内的抗原结合产生荧光信号。不同的光信号（参数）被光板接收，从而进一步分析每个细胞的多个参数。两种与试剂无关的参数（非荧光）为前向散射光和侧向散射光，前者反映细胞的大小，后者则反映细胞的规则性及颗粒性质。这两种参数结合可用于三个主要亚群白细胞（淋巴细胞、单核细胞、粒细胞）的分辨以及全血样品中红细胞和血小板的分析 [3]。

流式细胞仪收集的荧光数据来自于细胞膜或细胞内的检测结果，因结合了荧光素直接或间接标记的抗体或某些特定配体基团，或某些自身带有荧光性质的分子。荧光试剂被特定波长的激发光激发，并发射较低能量（较长波长）的荧光。目前应用于临床流式细胞仪的荧光素种类繁多，主要有异硫氰酸荧光剂、藻红蛋白、叶绿素蛋白以及别藻蓝蛋白。近来研发出了两种荧光素结合使用的技术，依靠的是能量转移，由第一种试剂发出荧光而激发第二种荧光试剂。由此扩大了一种激光束产生的反射光波长的范围。多种荧光素在同一波长的激发光照射下而发出不同波长的荧光意味着多种试剂可以在同一光源下同时应用产生多色荧光而不必采用多个光源。目前临床应用的仪器主要通过增加光源的数量来增加多色荧光的分析范围，而多色的分析要求复杂的荧光颜色补偿以及能够进行后续数据分析的数据处理系统。

流式细胞术在血液学的临床应用早期是辅助鉴别白血病和淋巴瘤的形态分型，它能同时提供关于细胞亚型、分化、成熟 [4-5]、增殖及凋亡等多方面信息 [6]。此外，流式细胞术能通过 CD4+ T 细胞的绝对计数而成为人类免疫缺陷病毒感染的最好的预后监测指标 [7]。近来，流式细胞术还在以下几个方面具有重要的应用价值：造血干细胞的鉴定、肿瘤微小残留病灶的监测、免疫缺陷病的诊断、某些红细胞相关疾病的鉴别、血浆和红细胞血制品中混入白细胞数量的测定、血小板及其他血细胞的分析 [8-12]。流式细胞术不仅能够分析细胞表面特性，还能评估细胞内部结构。固定剂和破膜剂有利于试剂进入胞内以示踪特定的蛋白质，分析其功能特性 [13]。本章节旨在阐释流式细胞学数据表示及分析的基本概念，并对血液科医生在临床应用该技术方面做一个简要的概述。

数据的表示及分析

目前的流式细胞仪主要利用特殊的计算机软件将细胞数量的分布和光信号强度的关系以绘制成图表的形式来反映一种或多种参数。图 28.1 表示的是一个单参数的直方图，它反映的是细胞数量（y 轴）与光信号强度（x 轴）的关系。或者可以将两种相关参数共同决定的细胞分布绘制成一张散点图（图 28.2A）或一系列同心线（等高线，图 28.2B）。当分析多参数（多色荧光）时，通常将数据以双参数的形式呈现。对目的细胞进行亚群分析时，通常需收集 10 000 ~ 20 000 个细胞才足以获取有意义的数据。但是当要分析的细胞数量分布较稀疏时，如评估外周血中造血干细胞（CD34⁺）或监测白血病的微小残留病灶时，必须收集分析更多的细胞总数。

区分一个阳性信号通常是在未标记（不加单克隆抗体）细胞或

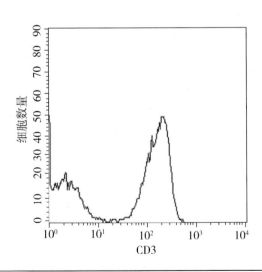

图 28.1 单参数直方图：分析淋巴细胞时 CD3 荧光信号（x 轴）与细胞数量（y 轴）的分布图

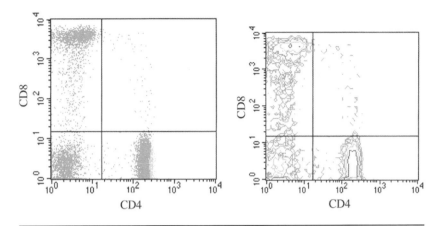

图 28.2 A. 双色荧光（CD4 和 CD8）标记下分析淋巴细胞的散点图，点数代表细胞数；B. 双色荧光（CD4 和 CD8）标记下分析淋巴细胞产生的等高线，等高线的水平代表细胞数

加荧光标记无关抗体孵育过的细胞形成的信号背景下进行分析的。通常，阳性和阴性的分界线必须在上述信号背景下对99%（或98%）的细胞信号强度进行分析来界定。信号强度在这条分界线以上判为阳性细胞，即能被加入细胞悬液中的特异性试剂结合。这种方法适用于明确表达同型抗原的细胞群，而对于异质性大的细胞或细胞产生的荧光信号较弱时，就要选用调整的或替代的分析标准，否则在计算阳性率时是不准确的。

计算机生成的数据好坏与仪器的性能、设置、试剂以及所用细胞悬液的制备密切相关。为避免产生无效的数据，必须制定一定的标准。首先，仪器的正常运行是必需的，且必须有一个专业软件和方法建立的质控程序；其次，合格试剂的选择也是良好实验室操作的一部分，而细胞悬液制备的质量可以通过非荧光参数来评估，前向和侧向散射光可以用于确定细胞是否为目的细胞，因为每种主要血细胞类型发射的散射光都有其特征。血小板明显比其他血细胞小，且大小不一，这种特征就可以用于与红细胞相比而区分。红细胞与淋巴细胞在前向和侧向散射光上有部分重叠（图 28.3A），但是由于血中两者的数量差距很大，因此实际上不必担心红细胞中混入淋巴细胞（通常10 000 个红细胞里包含的淋巴细胞少于 20 个）。相比之下，红细胞的出现使得淋巴细胞的分析倍加困难。基于此，对全血样本或含有相当数量红细胞的样本进行淋巴细胞分析时，就涉及一个特殊的红细胞溶解步骤来消除红细胞的干扰。（图 28.3B）。充分溶解红细胞后，外周血样本可被分成三个细胞群，正常淋巴细胞最小（前向角散射光较小）形态规则且无颗粒（侧向角散射光较小），而粒细胞稍大（前向角散射光较强）且含有大量颗粒（侧向角散射光较强），单核细胞则介于二者之间（图 28.3B）。另两种数量较少的粒细胞以它们在散点图上的位置不同而区分，嗜酸粒细胞通常落在粒细胞群里，而嗜碱粒细胞则与淋巴细胞部分重叠。散点图中淋巴细胞聚集的区域也可见造血干细胞。然而很重要的一点是必须认识到上述的细胞分布并不一定适用于恶性血液病，因为肿瘤细胞可能发射异常的散射光或形成一个特殊细胞群而有别于正常细胞。目前鉴别主要白细胞类型尤其是淋巴细胞的标准做法是单独使用白细胞 CD45 单克隆抗体或它与单核细胞特异性抗体 CD14 联合应用。当红细胞未充分溶解时（图 28.4），或非淋巴细胞其他细胞碎片数量较大污染淋巴细胞群时，CD45 也能用于识别淋巴细胞的特征（呈特征性的明亮染色信号）。恶性细胞也可利用通过不同试剂的标记进而根据其染色特性来与相似的正常细胞鉴别，其中包括 CD45 的表达（图 28.5、图 28.6）。联合分析侧向角散射光和 CD45，不论是否对目的细胞亚群进行后续设门，都有助于造血系统和淋巴系统恶性疾病的鉴别诊断[17]。

根据抗体上结合的荧光信号分析能反映特定种系细胞膜蛋白的生物性质。利用单克隆抗体鉴别一个细胞群体时结果相当精确，如图 28.1 所示的 CD3 标记的全 T 细胞。在这个例子中，设淋巴细胞门以限定分析范围，此时细胞被分为两个群体，CD3 阴性的细胞群包括 B 细胞、NK 细胞，和 CD3 阳性的 T 细胞群。在某些情况下，由于细胞膜蛋白表达的多样性而影响了数据的处理，如图 28.7 和 28.8 所示，在这两张图中都至少存在 3 个细胞群：标记阴性细胞群，强荧光信号的细胞群以及荧光信号介于二者之间的细胞群。在图 28.7 中，CD8 弱阳性的细胞群主要是 NK 细胞，而强阳性的是 CD8$^+$ T 细胞。在图 28.8A

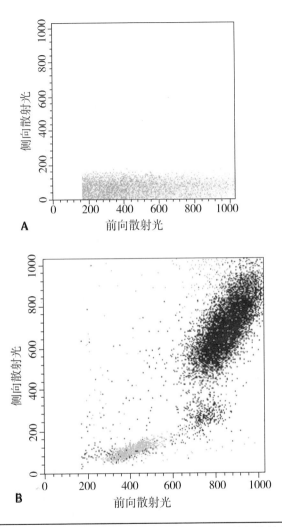

图 28.3　A. 未经 RBC 溶解的全血样本散点图，x 轴表示前向散射光，y 轴表示侧向散射光；B. 经 RBC 溶解后的全血样本散点图，白细胞分成三个细胞群：淋巴细胞、单核细胞、粒细胞

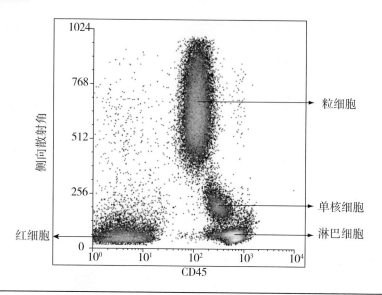

图 28.4 利用侧向散射光和 **CD45** 荧光标记可将正常外周血样本中的粒细胞、单核细胞、淋巴细胞和残余红细胞分成几个界限分明的细胞群

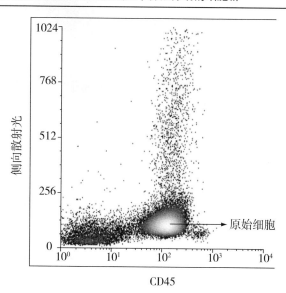

图 28.5 利用侧向散射光和 **CD45** 荧光标记对急性髓系白血病患者的外周血样本分析，可见特征性细胞群（原始粒细胞）

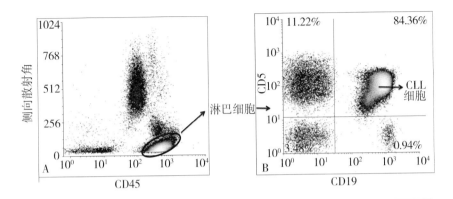

图 28.6 A. 利用 CD45 和侧向散射光对 CLL 患者的外周血样本分析可见淋巴细胞增多；对淋巴细胞设门椭圆图进一步分析；B. 发现大部分淋巴细胞都异常共表达 CD19 和 CD5，这是 CLL 的典型特征

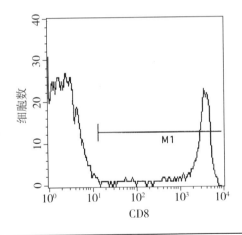

图 28.7 利用 CD8 检测淋巴细胞的直方图

中，CD4 弱阳性的是单核细胞，而强阳性的是 T 细胞，在对淋巴细胞进行合适的设门下就可大大减少单核细胞的混入（图 28.8B）。单核细胞表达低强度的 CD4 分子的发现有助于解释 HIV 感染该细胞的机制。

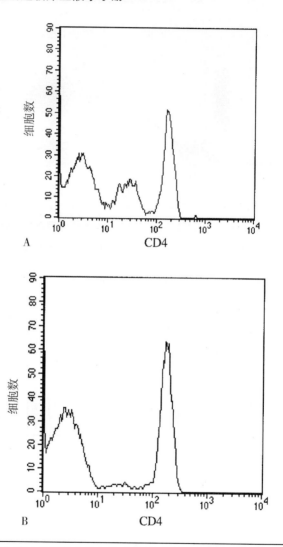

图 28.8　**A.** 利用 **CD4** 检测单个核细胞（淋巴细胞和单核细胞）直方图；**B.** 利用 **CD4** 检测淋巴细胞直方图

　　许多单克隆抗体，不论是单独或与其他抗体联合使用，均可用于鉴别特定的细胞群体（表 28.1），而且单克隆抗体的结合特性可用于特

表 28.1　基于指定分化抗原簇的临床流式细胞术常用的白细胞抗原

CD1a：胸腺皮质细胞，树突状细胞，郎格汉斯细胞

CD2：T 细胞，胸腺细胞，NK 细胞亚群

CD3：T 细胞，胸腺细胞

CD4：T 细胞亚群，胸腺细胞亚群，单核细胞 / 巨噬细胞

CD5：T 细胞，B 细胞亚群

CD7：胸腺细胞，T 细胞，NK 细胞，早期髓系细胞

CD8：T 细胞亚群，胸腺细胞亚群，NK 细胞亚群

CD10：早期 B 细胞，中性粒细胞，骨髓基质细胞

CD11b：单核细胞，粒细胞，NK 细胞

CD11c：髓系细胞，单核细胞

CD13：粒 - 单核细胞

CD14：单核细胞，粒 - 单核细胞

CD15：粒细胞，单核细胞，内皮细胞

CD16：NK 细胞，粒细胞，巨噬细胞

CD19：B 细胞（从前 B 细胞到浆细胞）

CD20：成熟 B 细胞

CD21：成熟 B 细胞，滤泡树突状细胞

CD22：成熟 B 细胞

CD23：活化 B 细胞

CD25：活化 T 细胞，活化 B 细胞，调节 T 细胞

CD27：记忆 B 细胞

CD30：活化 T、B、NK 细胞，单核细胞，Reed-Sternberg 细胞

CD33：髓系细胞，髓系祖细胞，单核细胞

CD34：造血前体细胞，毛细血管内皮细胞

CD38：大部分胸腺细胞，活化 T 细胞，前 B 细胞，生发中心 B 细胞，浆细胞，髓系细胞，单核细胞，NK 细胞

CD36：血小板，单核细胞 / 巨噬细胞

CD41：巨核细胞，血小板

CD42b：巨核细胞，血小板

CD45：白细胞

CD45RA：（naive）T 细胞亚群，B 细胞，单核细胞

CD45RO：（memory）T 细胞亚群，B 细胞亚群，单核细胞 / 巨噬细胞

CD56：NK 细胞，NK-T 细胞

续表

CD61：血小板，巨核细胞，巨噬细胞

CD64：成熟中性粒细胞，单核细胞

CD71：红系祖细胞，增殖细胞

CD79a：B 细胞

CD95（Fas）：淋巴细胞（激活后上调），单核细胞，中性粒细胞

CD103：肠黏膜上皮 T 细胞

CD117：髓样原始细胞，肥大细胞

CD138：上皮细胞，浆细胞

CD，簇分化抗原；NK，自然杀伤细胞

定细胞群体的流式细胞研究。如上所述，前向散射和侧向角散射这些非荧光参数有助于区分淋巴细胞、单核细胞、粒细胞和血小板[3]。而在粒细胞中，中性粒细胞和嗜酸性粒细胞可根据补体受体 CD16 的表达来鉴别：中性粒细胞表达 CD16 而嗜酸性粒细胞不表达[11]。红系细胞可根据血型糖蛋白的表达来鉴别。淋巴细胞群也可根据种系特异性抗体来区分不同群及亚群。造血干细胞可根据细胞表面蛋白 CD34 的表达进行鉴别，CD34 在造血干细胞移植时骨髓干细胞或动员的外周血干细胞的评价及体外分离都具有重要价值。

许多用于评估造血系统成分的单克隆抗体试剂检测的抗原并非特异性地表达于某一种细胞，因此数据的解读分析必须结合不同膜蛋白的表达谱。联合使用不同抗体常可辨别特殊细胞群体不同抗原的表达。在细胞周期所处的不同条件下，如细胞分化的早期或后期、细胞被激活时、及或发挥某些特定细胞功能时，细胞表面蛋白可能发生改变。膜蛋白的表达上调意味着抗原表达量的变化，并可能根据适时的表达模式，使某一类型细胞从阴性转变成强阳性。例如，T 细胞表达 IL-2 受体（CD25）α 链就是这样的模式（图 28.9），然而在表达 CD25 的 CD4$^+$ T 细胞中，将 CD25 表达作为激活标志以鉴定调节性 T 细胞时，结果分析就显得复杂[18]。当阳性与阴性的区别不是特别明显时，采用统一的判断标准，在不同的研究数据之间进行有效的比对就显得尤为重要。在某些情况下，一种特定蛋白同工型的表达存在差异，细胞可能表达其中一种或同时表达两种同工型（图 28.10）。

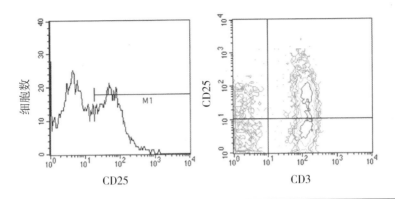

图 28.9 淋巴细胞表达 CD25 的单参数直方图（左），淋巴细胞 CD3 和 CD25 表达等高线图（右）

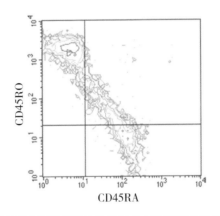

图 28.10 CD4$^+$ T 细胞 CD45RA 和 CD45RO 表达等高线图

　　如上所述，有时对于特殊标记物使用百分比阳性率会产生误导，如图 28.11 所示，未标记的细胞群和标记的细胞群发生明显的重叠。直方图上的重叠提示有标记的细胞位移部分不能通过简单的计数来表示它们为阳性或者阴性。目前，多数实验室通常记录未标记和已标记细胞荧光强度的几何均数（GMC），然后用相对于背景信号增加的荧光信号的倍数来报告特殊标记的阳性细胞（基于标记细胞 GMC 除以未标记或无关抗体处理的细胞 GMC 所得到的商）。这些考量对用于识别恶性细胞的许多标记物就显得尤为重要。事实上，共识小组专家反复强调，在分析造血系统恶性疾病结果时，用百分数值作为结果报告差强人意[19-20]。这些数值不足以充分获取肿瘤细胞检测信息，也不能详细描述肿瘤细胞的表型，因此，建议在对造血系统或淋巴系统恶性疾病的流式结果进行分析处理时，需建立在对所使用的每种抗体检测结果图解的基础上，而且结果应该是描述性的，如同在显微镜下评估细胞或组织。数值只用于提示存在恶性细胞或其他明确的细胞群。

流式细胞术也被应用于细胞内特征的研究，尤其是对那些仅在细胞内才能检测得到的蛋白质，或者那些也同时表达于细胞膜的蛋白质。此外，有许多试剂可结合 DNA，从而可用以判断细胞周期[21]。近来，细胞内流式细胞术也应用于某些细胞功能的检测，包括通过检测对细胞刺激和激活的特殊过程中胞内的细胞因子如钙离子流、pH 的改变及细胞内信号蛋白的磷酸化[13]。但这些应用目前在常规

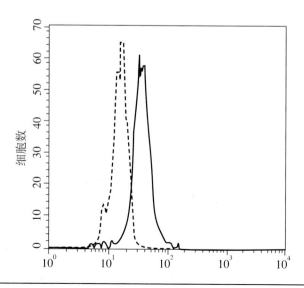

图 28.11　标记细胞群与未标记细胞群重叠的直方图

临床实验室中还很有限。某些不表达于细胞膜的细胞内蛋白可作为恶性疾病的诊断或预后指标在临床上很常用，这些包括末端 DNA 转移酶[22]、bcl-2[23-25] 和 ZAP-70[26-27]。

流式细胞术在血液学中的应用

　　流式细胞术对许多血液系统疾病的评估都有很大的价值，但受益最多的莫过于造血系统和淋巴系统的恶性疾病。流式细胞术改变了我们以往对急性白血病或淋巴细胞增殖性疾病的诊断、鉴别诊断和监测的方法，现在由于缺乏流式分析结果而给这些患者进行治疗的情况几乎不存在。流式细胞术实现了快速、定量以及大量细胞的多参数同时分析，使得恶性细胞的发现、鉴别以及计数变得简单，即使是在混有正常细胞的情况下。流式细胞术鉴别恶性细胞的能力基于它能区分正常和恶性细胞的抗原表达的不同。正常造血细胞来源于骨髓的干细胞形成的不同细胞系，这些祖细胞经历了不同的发育阶段最终在血循环或其他外周器官中成熟。随着造血细胞的发育及分化，细胞膜和细胞内的抗原成分发生变化，这些抗原成分是其细胞种系及分化阶段的特征标志。造血系统恶性肿瘤细胞是一群表达与其同源非肿瘤细胞相似抗原的克隆性细胞群，但每种恶性细胞通常有各自特异性的表达谱，抗原的表达可以增强、减弱、缺乏、变异或转变成另一细胞系的抗原。因此，细胞免疫表型与散射光信号显示的物理性质结合进行分析，不仅可以判断其所属细胞系、细胞发育阶段，而且在大多数情况下还可用以判断其良恶性。特别是，在 T 细胞和 B 细胞增殖性疾病中，淋巴细胞的克隆性特征可以通过免疫球蛋白的轻链[28] 或 T 细胞受体 β 链的限制性表达来识别[29]。结合具有提示作用的抗原检测以确定单克隆性淋巴细胞增殖，对于良恶性淋巴细胞性疾病[30] 的鉴别诊断意义重大，不仅是对骨髓和外周血标本[31]，同样也用于淋巴结[32] 和淋巴结外的病变[33] 中，这项技术与细胞学检查联用，在细针穿刺获取的样本时尤其有用[34-36]。

　　流式细胞术的应用近来已扩展至 MDS[37] 和浆细胞疾病[38]，在后者，可用于骨髓瘤和其他浆细胞疾病的鉴别诊断，同时对于高危的意义未明单克隆丙种球蛋白血症和冒烟型骨髓瘤[39]，也可以提供一定的预后信息。

流式细胞术是 MRD 检查的一项重要工具。技术进步、更多的抗体和可选择范围更大的荧光染料及新的分析方法，带来了更广泛的应用，提高了鉴别恶性细胞的敏感性。MRD 的存在对于治愈性手段如异基因造血干细胞移植等治疗前后的急性白血病复发具有预测价值[40-44]，MRD 的监测已经成为许多治疗方案的重要组成部分。急性白血病细胞的基因异常可以通过分子遗传学技术检测，但当缺乏基因标志物时，流式细胞术是一个很好的替代方法。此外，在不断有新药出现的慢性淋巴细胞白血病的疗效评估中，流式细胞术 MRD 检测已成为一项有用的工具。

流式细胞术在非恶性疾病中的应用也在临床实验室常规开展，这项技术是 HIV 感染后监测疾病进展和疗效的重要工具[7]。原发性免疫缺陷病中有一些淋巴细胞的特征性改变，包括细胞群或亚群的丢失、特异性细胞膜蛋白或细胞内蛋白的缺失以及正常免疫过程的改变，这些都能通过流式细胞术检测发现［如：记忆 T 细胞和（或）B 细胞的产生][13]。在以炎症反应为特征的一系列疾病中，特定淋巴细胞群或亚群检测的相关研究正在进行，特别是细胞活化标志物的表达。强化化疗和造血干细胞移植后的免疫重建可以通过流式细胞术进行监测，而且由于近来对恶性疾病开展免疫疗法和疫苗的临床试验，该方法显得更有意义了。

临床实验室也对淋巴细胞以外的白细胞进行检测。通过对单核细胞的检查可确定单核细胞膜受体表达缺陷相关的疾病[13]。流式细胞术可用于检测粒细胞表达的重要黏附分子、产生活性氧的能力以及粒细胞特异性自身抗体的产生，亦用于嗜酸性粒细胞生成过多的检测，如嗜酸性粒细胞增多症。对于嗜碱性粒细胞，流式细胞术用于研究胞内细胞因子的生成及在接触特异性抗原后体外抗原表达的激活。

流式细胞术用于造血干细胞的识别，通常根据 CD34 的表达和其他细胞膜标志对移植干细胞进行定性和定量[8]。分离纯化骨髓或外周血中的干细胞通常使用 CD34 分选方法，移植后的患者通过流式细胞术评估供者细胞植入情况，某些情况下，还要评估供受者细胞的嵌合。

对于红细胞，流式细胞术用于检测细胞膜蛋白、溶血性贫血相关的自身抗体、母胎出血综合征及镰刀型细胞贫血的 F 细胞 [9,45]。红细胞和白细胞的糖基化磷脂酰肌醇锚定蛋白的流式细胞学检查是目前准确诊断阵发性睡眠性血红蛋白尿的好方法 [46]。

流式细胞术分析血小板可以在全血样本中进行，而不必分离血小板，减少了细胞处理 [10]。这种方法可用于检测血小板相关的免疫球蛋白、血小板活化和聚集状态以及网织血小板。流式细胞术也是一种检测血小板结构和功能糖蛋白缺陷的快速有效方法，如血小板无力症中 gpⅡb/ Ⅲa 和巨大血小板综合征中 gpⅠb 的表达异常。

小结

流式细胞术在许多血液疾病的实验室检查中不可或缺，这项技术是评估细胞膜和细胞内特征的有力工具。随着试剂种类的增加和对细胞生物学的深入了解，意味着流式细胞术将在良恶性血液系统疾病多种细胞成分的临床检测及鉴别中将发挥更为重要的作用。

参考文献

1. Givan AL. Principles of flow cytometry: an overview. *Methods Cell Biol.* 2001;63:19-50.
2. McCoy JP Jr. Basic principles of flow cytometry. *Hematol Oncol Clin North Am.* 2002;16:229-243.
3. Loken MR, Brosnan JM, Bach BA, Ault KA. Establishing optimal lymphocyte gates for immunophenotyping by flow cytometry. *Cytometry.* 1990;11:453-459.
4. Szczepanski T, van der Velden V, van Dongen JJ. Flow-cytometric immunophenotyping of normal and malignant lympho-cytes. *Clin Chem Lab Med.* 2006;44:775-796.
5. Kussick SJ, Wood BL. Using 4-color flow cytometry to identify abnormal myeloid populations. *Arch Pathol Lab Med.* 2003;127:1140-1147.
6. Darzynkiewicz Z, Bedner E, Smolewski P. Flow cytometry in analysis of cell cycle and apoptosis. *Semin Hematol.* 2001;38:179-193.
7. Mandy F, Nicholson J, Autran B, Janossy G. T-cell subset counting and the fight against AIDS: reflections over a 20-year struggle. *Cytometry.* 2002;50:39-45.
8. Gratama JW, Kraan J, Keeney M, Sutherland DR, Granger V, Barnett D. Validation of the single-platform ISHAGE method for CD34+. Hematopoietic stem and progenitor cell enumeration in an international multicenter study. *Cytotherapy.* 2003;5:55-65.
9. Davis BH. Diagnostic utility of red cell flow cytometric analysis. *Clin Lab Med.* 2001;21:829-840.
10. Linden MD, Frelinger AL III, Barnard MR, Przyklenk K, Furman MI, Michelson AD. Application of flow cytometry to platelet disorders. *Semin Thromb Hemost.* 2004;30:501-511.
11. Gopinath R, Nutman TB. Identification of eosinophils in lysed whole blood using side scatter and CD16 negativity. *Cytometry.* 1997;30:313-316.
12. Khan SS, Solomon MA, McCoy JP Jr. Detection of circulating endothelial cells and endothelial progenitor cells by flow cytometry. *Cytometry B Clin Cytom.* 2005;64:1-8.

13. Bleesing JJ, Fleisher TA. Cell function-based flow cytometry. *Semin Hematol.* 2001;38:169-178.
14. Shulman HM, Wells D, Gooley T, Myerson D, Bryant E, Loken MR. The biologic significance of rare peripheral blasts after hematopoietic cell transplantation is predicted by multidimensional flow cytometry. *Am J Clin Pathol.* 1999;112:513-523.
15. Perfetto SP, Ambrozak D, Nguyen R, Chattopadhyay P, Roederer M. Quality assurance for polychromatic flow cytometry. *Nat Protoc.* 2006;1:1522-1530.
16. Schnizlein-Bick CT, Mandy FF, O'Gorman MR, et al. Use of CD45 gating in three and four-color flow cytometric immunophenotyping: guideline from the National Institute of Allergy and Infectious Diseases, Division of AIDS. *Cytometry.* 2002;50:46-52.
17. Borowitz MJ, Guenther KL, Shults KE, Stelzer GT. Immunophenotyping of acute leukemia by flow cytometric analysis. Use of CD45 and right-angle light scatter to gate on leukemic blasts in three-color analysis. *Am J Clin Pathol.* 1993;100:534-540.
18. Raimondi G, Turner MS, Thomson AW, Morel PA. Naturally occurring regulatory T cells: recent insights in health and disease. *Crit Rev Immunol.* 2007;27:61-95.
19. Braylan RC, Atwater SK, Diamond L, et al. U.S.-Canadian Consensus recommendations on the immunophenotypic analysis of hematologic neoplasia by flow cytometry: data reporting. *Cytometry.* 1997;30:245-248.
20. Wood BL, Arroz M, Barnett D, et al. 2006 Bethesda International Consensus recommendations on the immunophenotypic analysis of hematolymphoid neoplasia by flow cytometry: optimal reagents and reporting for the flow cytometric diagnosis of hematopoietic neoplasia. *Cytometry B Clin Cytom.* 2007;72(suppl 1):S14-S22.
21. Darzynkiewicz Z, Bedner E, Smolewski P. Flow cytometry in analysis of cell cycle and apoptosis. *Semin Hematol.* 2001;38:179-193.
22. Farahat N, Lens D, Morilla R, Matutes E, Catovsky D. Differential TdT expression in acute leukemia by flow cytometry: a quantitative study. *Leukemia.* 1995;9:583-587.
23. Cook JR, Craig FE, Swerdlow SH. bcl-2 expression by multicolor flow cytometric analysis assists in the diagnosis of follicular lymphoma in lymph node and bone marrow. *Am J Clin Pathol.* 2003;119:145-151.
24. Cornfield DB, Mitchell DM, Almasri NM, et al. Follicular lymphoma can be distinguished from benign follicular hyperplasia by flow cytometry using simultaneous staining of cytoplasmic bcl-2 and cell surface CD20. *Am J Clin Pathol.* 2000;114:258-263.
25. Laane E, Tani E, Bjorklund E, et al. Flow cytometric immunophenotyping including Bcl-2 detection on fine needle aspirates in the diagnosis of reactive lymphadenopathy and non-Hodgkin's lymphoma. *Cytometry B Clin Cytom.* 2005;64:34-42.
26. Slack GW, Wizniak J, Dabbagh L, Shi X, Gelebart P, Lai R. Flow cytometric detection of ZAP-70 in chronic lymphocytic leukemia: correlation with immunocytochemistry and Western blot analysis. *Arch Pathol Lab Med.* 2007;131:50-56.
27. Wang YH, Fan L, Xu W, Li JY. Detection methods of ZAP-70 in chronic lymphocytic leukemia. *Clin Exp Med.* 2012;12:69-77.
28. Chizuka A, Kanda Y, Nannya Y, et al. The diagnostic value of kappa/lambda ratios determined by flow cytometric analysis of biopsy specimens in B-cell lymphoma. *Clin Lab Haematol.* 2002;24:33-36.
29. Beck RC, Stahl S, O'Keefe CL, Maciejewski JP, Theil KS, Hsi ED. Detection of mature T-cell leukemias by flow cytometry using anti-T-cell receptor V beta antibodies. *Am J Clin Pathol.* 2003;120:785-794.
30. Weisberger J, Wu CD, Liu Z, et al. Differential diagnosis of malignant lymphomas and related disorders by specific pattern of expression of immunophenotypic markers revealed by multiparameter flow cytometry review. *Int J Oncol.* 2000;17:1165-1177.
31. Sanchez ML, Almeida J, Vidriales B, et al. Incidence of phenotypic aberrations in a series of 467 patients with B chronic lymphoproliferative disorders: basis for the design of specific four-color stainings to be used for minimal residual disease investigation. *Leukemia.* 2002;16:1460-1469.
32. Martinez A, Aymerich M, Castillo M, et al. Routine use of immunophenotype by flow cytometry in tissues with suspected hematological malignancies. *Cytometry B Clin Cytom.* 2003;56:8-15.
33. Almasri NM, Zaer FS, Iturraspe JA, Braylan RC. Contribution of flow cytometry to the diagnosis of gastric lymphomas in endoscopic biopsy specimens. *Mod Pathol.* 1997;10:650-656.
34. Barrena S, Almeida J, Del CG-M, et al. Flow cytometry immunophenotyping of fine-needle aspiration specimens: utility in the diagnosis and classification of non-Hodgkin lymphomas. *Histopathology.* 2011;58:906-918.
35. Demurtas A, Accinelli G, Pacchioni D, et al. Utility of flow cytometry immunophenotyping in fine-needle aspirate cytologic diagnosis of non-Hodgkin lymphoma: a series of 252 cases and review of the literature. *Appl Immunohistochem Mol Morphol.* 2010;18:311-322.
36. Meda BA, Buss DH, Woodruff RD, et al. Diagnosis and subclassification of primary and recurrent lymphoma. The usefulness and limitations of combined fine-needle aspiration cytomorphology and flow cytometry. *Am J Clin Pathol.* 2000;113:688-699.
37. Kussick SJ, Fromm JR, Rossini A, et al. Four-color flow cytometry shows strong concordance with bone marrow morphology and cytogenetics in the evaluation for myelodysplasia. *Am J Clin Pathol.* 2005;124:170-181.
38. Paiva B, Almeida J, Perez-Andres M, et al. Utility of flow cytometry immunophenotyping in multiple myeloma and other clonal plasma cell-related disorders. *Cytometry B Clin Cytom.* 2010;78:239-252.

39. Perez-Persona E, Vidriales MB, Mateo G, et al. New criteria to identify risk of progression in monoclonal gammopathy of uncertain significance and smoldering multiple myeloma based on multiparameter flow cytometry analysis of bone marrow plasma cells. *Blood.* 2007;110:2586-2592.

40. Elorza I, Palacio C, Dapena JL, Gallur L, Sanchez de TJ, az de HC. Relationship between minimal residual disease measured by multiparametric flow cytometry prior to allogeneic hematopoietic stem cell transplantation and outcome in children with acute lymphoblastic leukemia. *Haematologica.* 2010;95:936-941.

41. ez-Campelo M, Perez-Simon JA, Perez J, et al. Minimal residual disease monitoring after allogeneic transplantation may help to individualize post-transplant therapeutic strategies in acute myeloid malignancies. *Am J Hematol.* 2009;84:149-152.

42. Foster JH, Hawkins DS, Loken MR, Wells DA, Thomson B. Minimal residual disease detected prior to hematopoietic cell transplantation. *Pediatr Blood Cancer.* 2011;57:163-165.

43. Sanchez J, Serrano J, Gomez P, et al. Clinical value of immunological monitoring of minimal residual disease in acute lymphoblastic leukaemia after allogeneic transplantation. *Br J Haematol.* 2002;116:686-694.

44. Venditti A, Maurillo L, Buccisano F, et al. Pretransplant minimal residual disease level predicts clinical outcome in patients with acute myeloid leukemia receiving high-dose chemotherapy and autologous stem cell transplantation. *Leukemia.* 2003;17:2178-2182.

45. Chen JC, Davis BH, Wood B, Warzynski MJ. Multicenter clinical experience with flow cytometric method for fetomaternal hemorrhage detection. *Cytometry.* 2002;50:285-290.

46. Borowitz MJ, Craig FE, Digiuseppe JA, et al. Guidelines for the diagnosis and monitoring of paroxysmal nocturnal hemoglobinuria and related disorders by flow cytometry. *Cytometry B Clin Cytom.* 2010;78:211-230.

29

血液病的分子诊断

Jaroslaw P. Maciejewski 和 Bartlomiej Przychodzen
艾利莎 译 胡 豫 审校

背景

分子生物学和基因技术的应用大大地促进了血液病的进展。很多新技术已经在临床中得到应用。本章将介绍分子技术在血液病诊断中的应用以及常用的分子技术的原理和细节；个别技术在具体应用中被描述；这些方法多数已经在本书介绍的多种疾病的诊断中得到了应用。

未来十年最重要的技术包括：

- 聚合酶链反应（PCR）和 PCR 衍生技术
- Sanger 法测序技术
- DNA 微芯片技术
- 下一代测序（NGS）

值得一提的是，这些技术是很多衍生技术的基石。因此，我们就这些技术的原理做一个简单介绍，在具体诊断领域中的应用将在接下来的章节阐述。值得一提的是，多数用于检测基因序列变异的间接法，如：熔解曲线分析、限制性内切酶多态性、序列特异性引物扩增PCR 法（SSP）、序列特异性寡核苷酸探针杂交技术（SSOP）将逐渐取代直接测序法。

PCR

PCR 给血液病的分子诊断带来了革命性的变化，并衍生出各种相关的 PCR 技术。使用 DNA 和 RNA 经反转录成 cDNA 均可作为模板，在上游引物和下游引物特异性结合到目的 DNA 序列后，DNA 聚合酶（Taq 聚合酶）进行双向延伸（图 29.1）。经过变性、退火、延伸的重复循环后，目的序列可以呈指数倍地扩增。通过 PCR 引物设计也可检测 DNA 序列的多态性；也可通过引物标记便于检测或定量 PCR 产物。以下我们将结合特定的应用来介绍各种 PCR 衍生技术。

一代测序

最流行的测序方法是 20 世纪 70 年代 Sanger 发展起来的双脱氧核糖核酸链末端终止法。这种 Sanger 测序法依赖于使用不同颜色标记的双脱氧核糖核酸（dd NTPs）。与常规的 PCR 反应体系相比，

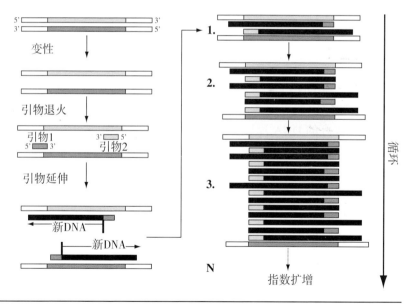

图 29.1 **PCR 反应原理。目标由 DNA 或 mRNA 反转录形成的 cDNA 组成，在在上游引物和下游引物特异性结合到目的 DNA 序列上下游后，DNA 聚合酶（Taq 聚合酶）进行双向延伸，经过变性、退火、延伸的重复循环后，目的序列可以呈指数倍地扩增**

Sanger 法测序除了四种脱氧核糖核酸（dNTPs）之外，还混有不同颜色标记的 dd NTPs。当 ddNTP 掺入 DNA 片段末位碱基时，DNA 延伸将会被终止。由于 dNTP 和 dd NTP 的掺入是随机的，通过测序 PCR 将产生不同大小的 DNA 片段。这些片段末端均带有标记了不同颜色的四种碱基。因为所有的这些片段均有不同大小，所以通过毛细管电泳可以进行分离和识别。在毛细管电泳中，每个带有荧光标记的片段按照片段长度大小进行泳动，短的片段迁移速度快。当电泳到毛细管的尾部，通过激光和荧光检测器可以识别每一个片段。每个片段都是按照从小到大的顺序通过检测器，DNA 序列则通过荧光峰图即可得到；多数情况下，该方法仅能对感兴趣的基因某一小部分进行测序（通常一个反应只能测一个外显子）。因此，尽管是一个基因的测序也会非常耗时耗力，需要采用多重 PCR 反应和一系列序列特异性引物。

二代测序

二代测序采用大量的平行测序方法克服了 Sanger 法测序局限性（图 29.2）。将 DNA 随机打断形成了上万的 DNA 片段，再通过通用接头将其锚定固相表面。通过通用引物进行大量 PCR 扩增，最终同时产生上百万的 DNA 片段。对每个小片段的测序是和传统的 DNA 测序一样：将带有不同颜色标记的四种碱基按照顺序加入体系延伸 DNA 链，而没有反应的核苷酸将被洗脱。只要末端碱基被成功的合成，就会释放出激光激发后代表四种不同碱基的特异荧光。随着超灵敏 CCD 相机的问世，只要有碱基合成就会被识别。由于这个过程是同时进行的，因此可以一次读取上百万个碱基。一个循环最后以除去可逆性末端结束。通过多次循环，每个循环读取一个碱基后，每个 DNA 片段的完整序列读取将完成。片段的长度决定了完成待测片段所需循环的次数。这些过程所产生的海量的短片段序列还需要将其组装成有意义的，连续的特定的靶基因序列、染色体区域或者转录子序列（如果用 mRNA）。通过计算机分析即可将这些序列组装起来。

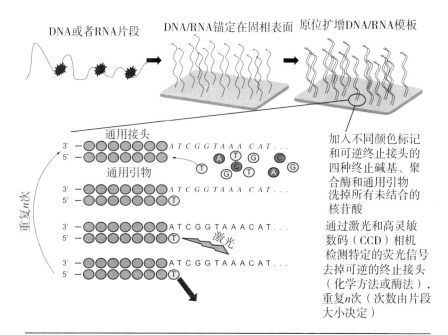

图 29.2　二代测序原理。第一步通常是构建 **DNA/RNA** 片段文库，可通过酶法（限制性内切酶）或者机械（超声）的方式实现。然后将所有的片段连接上通用接头后再与固相表面的通用接头连接。这使得每个片段测序得以同时进行。通常这些片段在测序之前需要 **PCR** 扩增。测序由四步组成。第一步是加入可逆性的终止碱基造成一个核苷酸的延伸；第二步洗掉所有未结合的核苷酸，然后通过激光和 **CCD** 相机扫描；最后一步对末端区域进行修饰以保证下一个循环能顺利进行。循环数取决于需要测序的数百万的片段长度

检测个体生殖系突变或多态性

血液病的精确诊断或者对疾病易感性的检测取决于对突变基因的识别。临床上可行的方法大多涉及检测发生在基因特定位点的突变。目前，绝大多数检测方案采用 PCR 来扩增所涉基因的片段。多种方法可用于检测个体的基因突变（图 29.3）。例如：这些方法用于检测地中海贫血、其他血红蛋白病和遗传性家族性血色病等遗传性血液病

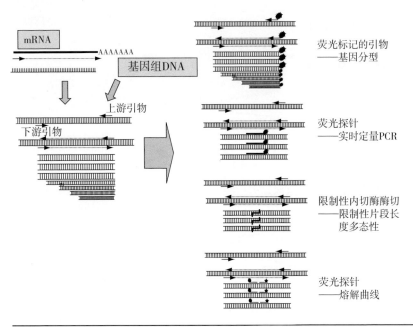

图 29.3　应用 PCR 技术检测基因突变。已有多种基于 PCR 的技术可用于血液病的诊断。荧光标记引物能用于检测扩增产物大小的较小改变，这种技术叫基因分型。荧光探针也可用于通过引物和模板的杂交的实时定量 PCR。通过 PCR 反应获得的 DNA 扩增产物能用于限制性内切酶酶切。如果在扩增产物中的突变位点为特定的酶的特定限制性酶切位点，限制性内切酶则会酶切 PCR 产物形成不同大小的片段，这些片段可以通过毛细管电泳或者琼脂糖凝胶电泳进行检测。最后，采用特异的荧光探针与扩增序列进行杂交后，熔解曲线可以用来区分个别等位基因。探针和模板序列的差异会导致不同的熔解曲线；这些曲线可通过荧光探针从模板中解离下来发出荧光而获得

的基因突变[1-2]。同样，这些方法也可用于检测其他具有临床意义的突变或者多态性。

限制性片段长度多态性（RFLP）

在 PCR 技术问世之前，对限制性内切酶位点的改变检测采用传

统的基因组 DNA Southern 印记法，接着就是采用探针杂交的方法。现在则采用结合 PCR 扩增后在进行限制性片段长度多态性分析的方法。限制性内切酶消化在 PCR 扩增前或扩增后均可进行。如果突变影响了限制性内切酶酶切位点，那么可以方便地采用限制性片段长度多态性分析技术。PCR 扩增携带突变的基因片段后，限制性内切酶就会特异性切割 PCR 产物。然后，通过凝胶电泳可区分片段大小的改变。通过比较能够很容易区分野生型、杂合型和纯合型。如果使用荧光标记的引物，则可通过毛细管电泳来提高检测的灵敏度和通量。检测遗传性血色病基因突变就是采用这种对 PCR 产物进行 PFLP 分析的技术。

PCR 产物的熔解曲线分析

最近，人们采用 PCR 结合熔解曲线来检测基因突变，这样可降低工作量并实现自动化。熔解曲线分析法是利用标记探针与目的序列单个碱基的错配会造成熔解温度的显著降低而设计的。因此，扩增产物和探针的错配形成的杂合子会造成比能正确配对的杂合子有更低熔解温度。在荧光探针的或者能与带有突变的扩增产物杂交后释放出荧光信号的探针存在下进行目的片段的 PCR 扩增，反应结束后，将杂交片段变性；探针会解离从而降低了释放的荧光信号，形成熔解曲线。通过熔解曲线的形状即可区分正常等位基因（单一曲线）和杂合子（双峰）。对于纯合突变，曲线会发生改变，产生有特征性的单峰。如果一个基因存在多种突变，则须设计特异的探针和引物来检测杂合子、纯合子以及复合杂合子。

等位基因特异性扩增 PCR

四引物扩增阻滞突变系统 PCR 是检测等位基因变异的 PCR 方法之一；其可检测单核苷酸多态性（SNP），也可检测单基因突变。通过两个方向相反的外侧引物和两个内侧引物进行 PCR 后会产生两种不同的等位基因扩增产物和一个较大的对照扩增产物。因为外侧引物通常被设计得与突变部位非常接近。这两个等位基因特异性地扩增产物大小将不同，这样很容易地通过凝胶电泳分离；电泳时，野生型将产生两条带，纯合突变型也会产生两条带，杂合突变将产生三条带。

PCR 产物直接测序法

另外一个突变检测方法是对 PCR 产物直接测序法。两个等位基因易被识别，直接测序法具有以下优点：可发现除了特点位点以外的其他突变位点、所测区域所有变异的序列均可检测。

血红蛋白病的分子诊断

血红蛋白病是一大类常染色体隐性遗传的血液性疾病。尽管常规实验室检测和临床表现已足以对其正确诊断，但是分子遗传学分析对疾病的确诊和对异常的血红蛋白进行精确分型是必需的 [3]。例如：某些复合突变可能会很大程度地影响后代的表型。因此，分子诊断对那些需要遗传咨询的患者、无症状携带者和产前诊断具有重要的意义。

以前一般都采用 Souther 杂交法，但现在人们更青睐 PCR 技术。最常用的是等位基因特异性寡核苷酸（ASO）探针杂交技术和等位基因特异性引物技术。第一种方法依赖于野生型和突变型的寡核苷酸探针与 PCR 扩增产物杂交。斑点印迹分析一般标记 ASO，而反向斑点印迹分析标记的是扩增的 DNA，这样可以自动检测多种突变。等位基因特异性引物技术的原理则是引物与目的序列正确配对比错配的 PCR 反应效率更高。而采用 ARMS 技术则存在针对基因组 DNA 野生型引物和突变型引物的挑战。多重突变可通过荧光标记的 ARMS 引物来实现自动检测，因为 ARMS 后可产生被 DNA 自动分析仪检测的不同大小的片段。α 球蛋白、β 球蛋白基因的大片段缺失可采用设计与断裂点序列互补配对的引物进行跨越断裂点的 PCR 技术（gap-PCR）进行检测。然而，对于某些特殊的缺失突变，Souther 印记杂交法仍然是金标准。

结合各自方法来检测具有种族和区域性分布特点的球蛋白基因突变可对 90% 以上的患者做出成功的分子诊断。对于那些经过标准的突变筛查后仍然未知的突变，变性梯度凝胶电泳、杂交分析也许是进一步检测的方法；然而，最好的检测罕见或未知突变的方法是对球蛋白基因进行完整的测序。

细胞遗传学诊断
细胞中期核型分析

传统的细胞遗传学是在染色体中期分裂象铺片上使用显带技术。中期核型分析需要有丝分裂活性，因此要在细胞培养后加入有丝分裂原。在髓系疾病中，最常加入淋巴细胞培养基和造血生长因子。淋巴系统恶性疾病中通常加入凝集素。许多显带技术可用于识别染色体及某些染色体片段，临床检测中最常用的为 G 显带。由于染色质的生化性质不同，如富含 AT 和 GC，从而显现出不同的条带特点[4-8]。

细胞和有丝分裂的活性影响染色体诊断率，很多疾病因此无法得到有效信息。如骨髓纤维化，通常骨髓穿刺是干抽的。再如再生障碍性贫血和骨髓增生异常，也常因为缺乏祖细胞而无法获得结果。在这些病例中，可使用外周血进行细胞遗传学分析。

常规核型分析可分辨出 330 个染色体条带，每个条带大概包含 107 个碱基对（bp）和大量基因。经典核型分析的分辨率约为 5Mb，对于更小的染色体片段及其定位便无法确认。敏感率依赖于所分析的细胞数目，通常计数 20 个细胞，至少对两个细胞进行详细分析。若存在位于不同区域的数个克隆，分析会变得更加复杂。鉴于所能确定异常的特点，在 20 个细胞（如确认两个异常细胞）中敏感性约为 10%。

此检测可识别染色体平衡易位及非平衡改变，有些需要进一步的分析。一些平衡易位的诊断率较高，如慢性粒细胞白血病（CML）中的 t（9；22），急性髓系白血病（AML）中 t（15；17），inv 16 和 t（8；21），急性早幼粒细胞白血病（APL）中的 t（15；17），急性淋巴细胞白血病（ALL）中的 t（9；22）和 t（12；21），淋巴瘤中的 t（14；18），t（11：14），t（11：18）等。一旦确认某种特定的染色体异常，核型分析可用来进行治疗效果的评估（细胞遗传学缓解），但此方法敏感性有限[5-8]。

荧光原位杂交技术

在染色体异常的靶向检测中，荧光原位杂交（FISH）是最常用的技术，尤其有助于发现染色体结构异常以及确认未知来源的染色体。然而，FISH 无法排查未知的染色体改变除非临床高度怀疑某种已知异常。FISH 通常不需要进行细胞分离及培养，敏感性大大高于传统的细胞遗传学技术。可提供更加精确的异常细胞比例，有助于评估微小残留病变（MRD）。亦可用于监测造血干细胞移植术后供者与受者血细胞的增生水平（见下）。FISH 技术可对血液、骨髓、体液，包括石蜡包埋组织的各种组织样本进行检测 [5,9]。

FISH 检测中，特定荧光标记的单链 DNA 探针与载玻片上的中期或间期细胞核进行杂交。不同颜色标记的多色 FISH 探针可在一张载玻片上杂交。探针有检测特定染色体结构、多个染色体序列杂交及检测特定 DNA 序列等多种选择。在二倍体染色体样本中，探针亦可识别特定染色体的阿尔法卫星序列，并对二倍体细胞的两条染色体都进行标记。染色体涂抹探针来源于整条染色体 [见光谱核型分析（SKY），下文讨论]。探针可从特定基因组片段序列进行克隆制备。着丝粒探针可根据杂交的强度来确认着丝粒的长度。

在平衡易位检测中常用检测特定断裂点的探针。双色双融合或双色单融合 FISH 探针标记两个断裂点两端对应的序列。另外，双色分离探针通过标记单个基因的 3' 和 5' 端用于识别 DNA 序列，在正常细胞中发出黄色信号，易位发生时，标记靶序列的两种颜色亦发生分离而产生两种颜色的信号。FISH 检测染色体片段扩增的特异性高于缺失。总之，FISH 仅检测 100 个数量级的细胞，其敏感性较 PCR 低。计数更多细胞是否能提高敏感性目前仍不清楚。

FISH 技术广泛用于检测淋巴瘤相关的染色体易位，用于诊断 CML、骨髓增生异常综合征（MDS）、T 细胞急性淋巴细胞白血病（T-ALL）和 B 细胞急性淋巴细胞白血病（B-ALL）（表 29.1）[6,8-10]。同时，FISH 还可检测某些非霍奇金淋巴瘤、霍奇金淋巴瘤及进展型自然杀伤（NK）细胞淋巴瘤中胞内 Epstein-Barr 病毒（EBV）（见后）。

表 29.1　荧光原位杂交检测常见的染色体易位和缺失

疾病	染色体异常
CLL/SLL	del13q14，del11q22
LPL	t（9；14）
MZL	t（11；14），t（1；14），t（14；18）
FL	t（14；18）
MCL	t（11；14）
DLBCL	del3q27，t（14；18）
BL	t（8；14），t（2；8），t（8；22）
ALL	t（12；21），t（11q23），t（9；22）
AML	t（11q23），t（8；21），inv（16）
CML	t（9；22）
APL	t（15；17）

ALL，急性淋巴细胞白血病；AML，急性髓系白血病；APL，急性早幼粒细胞白血病；BL，伯基特淋巴瘤；CLL，慢性淋巴细胞白血病；CML，慢性粒细胞白血病；DLBCL，弥漫大 B 细胞淋巴瘤；FL，滤泡性淋巴瘤；LPL，淋巴浆细胞淋巴瘤；MCL，套细胞淋巴瘤；MZL，边缘带淋巴瘤；SLL，小淋巴细胞淋巴瘤

光谱核型分析（SKY）

　　SKY 技术是通过与多色涂抹探针杂交，来观察 24 条染色体的形态并分析其结构 [11]。这些探针通过某个染色体组的 PCR 扩增反应并标记特定的荧光来制备。经过与中期分裂象铺片杂交后，用数字相机来记录完整的发射光谱，便可识别标记不同荧光的染色体。SKY 的精确性远远高于传统细胞遗传学，有助于确认 G 显带无法识别的新的、未经确认的染色体改变。在一项研究中，SKY 发现 35% 的病例存在新的染色体异常，提供了更全面的遗传学信息，改进了这 35% 病例的诊断。

比较基因组杂交和单核苷酸多态性阵列

阵列比较基因组杂交

　　阵列比较基因组杂交（A-CGH）通过分析细胞遗传学异常用于多

种克隆性疾病。所检测的 DNA 与正常对照 DNA 被处理成片段，用荧光染料标记，再与 DNA 探针进行共杂交。肿瘤细胞 DNA 中染色体的非平衡改变可被检测、量化，并通过对不同颜色荧光的强度进行分析而明确改变发生的位置。最初，这种分析需要中期染色体制备（M-CGH）。对中期分裂象铺片的需求将分辨率限制在 5Mb 左右，并需要相当有经验的遗传学工作者对此进行分析。因此，M-CGH 无法得到广泛应用，仅用于特定领域的研究。

细菌人工染色体最初用于 CGH 阵列的制备。阵列技术的出现使得 CGH 得以研究人类疾病的遗传学改变。60 个碱基的寡核苷酸探针对应的特定单核苷酸多态性阵列（SNP）覆盖了整个基因组，包括编码区和非编码区。因此，比起使用中期分裂象作为杂交样本，有序排列的 DNA 片段可获得较高的分辨率。通过对比分析不同染色体区域的不同荧光强度，可确认相关区域基因是否缺失或者扩增（图29.4A）。分辨率大小取决于 DNA 阵列中结合的数目、大小及其定位。

单核苷酸多态性（SNP）阵列——核型分析

最近出现的 SNP 阵列可用于研究疾病的遗传易感性，亦可分析拷贝性变异和杂合子丢失（LOH）。这种技术通过包含寡核苷酸探针的阵列对应整个人类基因组的 SNP [36]。检测的 DNA 被处理成片段，连接至通用连接器，与对应的引物结合标记后进行扩增（图 29.4B）。与 CGH 不同，SNP 不需要对照 DNA。杂交完成后，测量每个阵列的荧光强度。通过生物信息学分析来确认每个 SNP 是纯合子还是杂合子。除了定性，还可根据每个位点（与特定 SNP 探针结合处）的荧光强度来获得超倍体和亚倍体的拷贝数。一个完整的多样的阵列设计（珠杂交或阵列液相杂交）平台目前可检测大于 100 个标记，覆盖22 条常染色体和 X 染色体。每个插入标记的距离平均为 10Kb，其分辨率非常高。最初用于全基因组相关基因型的研究，亦可用于核型分析。作为核型分析工具，SNP 可达到相当高的分辨率（依赖于 SNP探针密度），并不需要细胞分裂相（无需细胞培养和增殖），但由于技术的性质限制只能进行染色体非平衡改变的检测。比起中期染色体分析，SNP 阵列核型分析在 MDS、多发性骨髓瘤（MM）、AML、CLL

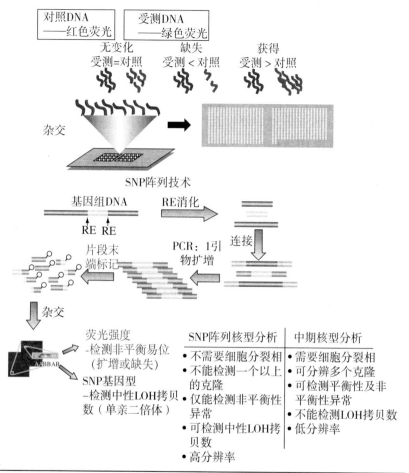

图 29.4　**A. 阵列比较基因组杂交（A-CGH）。A-CGH** 将检测 **DNA** 与对照 **DNA** 样本杂交，对照 **DNA** 样本已根据特定的染色体序列标记上了不同的荧光染料。通过对比被测 **DNA** 与对照 **DNA** 的荧光光谱变化来检测非平衡性易位，如特定基因（或特定染色体区域）缺失或扩增。根据探针的数目，可将非常复杂的染色体分析转化为特定染色体片段的存在或丢失。**B.SNP** 阵列核型分析。该原理基于基因片段的 **PCR** 产物与包含等位 **SNP** 寡核苷酸探针的芯片进行杂交并进行扩增。根据芯片的密度以及所检测 **SNP** 的位点等，可达到多个分辨率水平。生物信息分析检测特定位点和杂合子丢失（**LOH**）的拷贝数（荧光强度），**LOH** 可能由有丝分裂中丢失或部分单亲二倍体片段重组造成

患者中，可发现较高比例的克隆性非平衡染色体改变。相对于中期核型分析和 A-CGH，SNP 另一个优势在于可以检测许多实体肿瘤和髓系恶性疾病中的中性 LOH 拷贝数（单亲二倍体）。SNP 阵列核型分析的敏感性很低（取决于样本的克隆增殖细胞比例），和中期核型分析相当。除了包含各种探针的全基因组阵列，定制的 SNP 阵列可有特别的应用：针对非同义 SNP 以及针对基因组中特殊区域的 SNP（如人类白细胞抗原 HLA）。

鉴于 SNP 的高分辨率以及合适的微阵列模板，该方法适宜常规应用于临床，尤其适合检测存在染色体非平衡改变的疾病[12]。

体细胞突变和染色体异常的定量分析

聚合酶链反应（PCR）分析染色体异常

PCR 可广泛应用于检测恶性疾病中特异性染色体异常[5,7-8]。其主要优点在于较高的特异性和敏感性，但需要在无菌环境下操作，以避免污染。DNA 引物设计涵盖了特定染色体异常区域的两端，从而产生特定大小的 PCR 产物，没有发生异常的则无法产生扩增产物。在反应进行中加入合适的对照。由于每个细胞的高拷贝数，反转录酶（RT）实时 PCR 可以算是 PCR 技术中敏感性更高的一种模式。在实时 PCR 中，mRNA 作为异常的副本进行反转录，而 cDNA 仍是扩增的模板（图 29.5）。通过一对内引物进行额外一轮的扩增可使敏感性和特异性可得到进一步增强，即为嵌套式 PCR。该方法的敏感性接近于每 106 个正常细胞中一个恶性细胞，可用于各种疾病的 MRD 评估[5]。

最近，实时光循环 PCR（图 29.5）的应用，可检测出每 10^5 个正常细胞中的一个恶性细胞。参考标准包括一个单拷贝基因。实时 PCR 的原理为目标序列的扩增中加入荧光标记的探针。探针的靶序列在正向和反向引物之间。探针的 5' 端为报告荧光染料（6-FAM），而 3' 端为淬灭荧光染料 [6- 羧甲基罗丹明（TRAMA）]，其解链温度高于延长引物。当荧光染料与 DNA 序列连接时并不能发出荧光。当 5' 端至 3' 端的 Taq 聚合酶的核酸外切酶活性将探针降解时，荧光才可发出。因此对反应进展的监测，可通过检测荧光信号强度的指数增长期，同

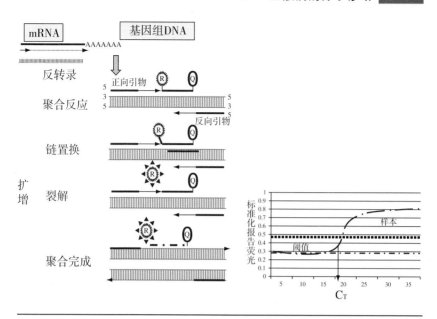

图 29.5　实时定量 PCR。由 mRNA 和 DNA 衍生出的 cDNA 均可作为扩增模板。实时 PCR 的原理为在目标序列的扩增中加入荧光标记的探针。探针的靶序列在与 PCR 产物杂交的正向和反向引物之间，通过扩增积累放大信号。探针的 5' 端为报告荧光染料，3' 端为淬灭荧光染料，其解链温度高于延长引物。当荧光染料与 DNA 序列连接时，并不能发出荧光。当 5' 端至 3' 端的 Taq 聚合酶的核酸外切酶活性将探针降解时，荧光才可发出。因此，对反应进展的监测，可通过检测荧光信号强度的指数增长期，同时随着循环数的增加，报告染料的强度会升至背景噪声之上。这个值即阈值，与目标模板的拷贝数成反比

时随着循环数的增加，报告染料的强度会升至背景噪声之上。这个值即阈值，与目标模板的拷贝数成反比。通过稀释对照细胞或包含突变的 DNA/cDNA 产生标准曲线，异常细胞出现频率的测量是根据此来进行。结果可表达为每微克 RNA 融合基因的拷贝数或异常细胞的频率。由于管家基因 / 转录副本的广泛存在，融合基因的 PCR 循环数阈值需与管家基因的循环数实现标准化[5]。

　　临床实践中，PCR 技术包括定量 PCR，可预测疾病的治疗效果

和复发情况。在一些有特定染色体易位的疾病中，细胞遗传学和分子遗传学的缓解可作为停止治疗的指征。分子遗传学缓解相对于细胞遗传学缓解的复发风险亦已明确。PCR 最常用于检测以下疾病的特征性异常，CML（bcr/abl）、APL（PML/RARA）、套细胞淋巴瘤及滤泡淋巴瘤（分别为 cycD1/IgH 和 IgH/bcl2）以及 B 细胞淋巴细胞白血病（bcr/abl，IgH 重排）（表 29.2）。

为获得最全面的诊断信息，把所有可能的异常进行筛查显然是十分昂贵且耗时的。为使 PCR 技术更加精准检测出相关白血病和淋巴瘤的分子学异常，科学家们进行过多次尝试。使用多重 PCR 及多种引物组合，可以在一次 PCR 反应中检测多个染色体易位。比如，引物混合物可设计成 28 种不同易位的检测，包含 80 个断裂点和剪接变异体，这可以减少 PCR 反应次数。但因为所需要的阳性对照和敏感性不高，这种技术在临床的应用受到一定的限制。但是，全面的筛查技术有其潜在价值，如 PCR 检测 PML/RARA 阳性，可忽略形态学是否具有 M3 的特征或细胞遗传学是否发现 t（15；17），以及一些不常见的易位，如 ALL 里 t（12；21）或 AML 中 t（11；14）。

体细胞突变的检测

某个基因的获得性突变可使细胞得到恶性表型，这可能具有一定的临床意义[5]。PCR 对于这种突变的检测类似于胚系突变（见前文）。检测方法包括 DNA PCR，如果突变导致扩增片段间的长度差异（如 FLT-3 基因内部串联重复[13]），进行电泳可确定野生型和突变的扩增产物。标记引物用于扩增时，毛细管凝胶电泳可以分辨出非常细微的差别。当突变取代已有或产生新的限制点，一个碱基的变化都能够被识别。因此，扩增之后，使用限制性内切酶对 PCR 产物进行消化，并进行电泳来确定突变是否存在（见上文 RFLP）。设计突变型或野生型等位基因特异性 PCR 引物进行扩增，是目前最常用的方法。最后，受突变影响的外显子可被扩增和直接测序。

与典型突变或基因的若干不变突变不同，更大基因（多个外显子）的突变检测十分困难，因为突变可能多种多样且定位于不同的外显子上。由于劳动强度过大，使用 PCR 技术，包括对扩增产物直接

表 29.2　PCR 检测常见染色体融合

染色体易位	融合产物	疾病
t（9；22）	bcr/abl P190	CML
	bcr/abl P210	ALL
	bcr/abl P230	CNL
t（15；17）	PML/RAR-A	AML-M3
t（8；21）	AML/ETO	AML-M2
inv16	CBF-B/MYH11	AML-M4EO
t（5；12）	TEL/PDGF-R	CMML
t（1；19）	E2A/PBX1	ALL
t（4；11）	MLL/AF4	ALL
t（12；21）	TEL/AML1	ALL
t（14；18）	IgH/bcl2	FL
t（11；14）	bcl1/IgH	MCL
t（11；18）	API2/MLT	MZL
t（2；5）	NPM/ALK	ALCL
t（8；22）	c-myc/Igλ	BL
t（8；14）	c-myc/IgH	BL
t（2；8）	c-myc/Igκ	BL

ALCL，间变性大细胞淋巴瘤；ALL，急性淋巴细胞白血病；AML，急性髓细胞白血病；BL，伯基特淋巴瘤；CML，慢性粒细胞白血病；CMML，慢性粒单核细胞白血病；CNL，慢性中性粒细胞白血病；FL，滤泡性淋巴瘤；MCL，套细胞淋巴瘤；MZL，边缘带淋巴瘤

测序都难以实现以上的基因突变检测。二代测序技术可解决部分这样的问题。

与胚系突变检测相比，样本中所含的突变细胞比例可能会影响 PCR 检测结果：即使 100% 的细胞有突变，只有 50% 的等位基因受到影响。10% 以上的细胞存在突变，即可由 PCR 技术检测到。

值得注意的是，用于检测单基因突变的细胞状态有可能影响相关杂合子突变的结果，如 Jak2V617F。多数检测开始时使用普通细胞，纯合子和杂合子的区别可能是被野生型细胞污染所致。

最近，二代测序技术用于检测体细胞病变。诊断信息里包括测序全基因组、外显子或染色体组，鉴定不变基因突变或与平行测序的基因样本进行比对，以及检测所有的体细胞突变。多种程序可用来鉴定技术误差导致的假阳性和真性体细胞事件的基因编码序列改变。另一种二代测序方法就是靶向深度测序，可以通过一些步骤富集单个基因的外显子。由于被测序的扩增子整体片段较小，测序深度可加大（"深度测序"），可对突变负荷/克隆大小进行评估。这些技术可用于监测治疗效果和 MRD。

克隆性研究

目前，已确定的获得性缺陷（如：点突变、易位）被作为克隆性研究的合适指标，但并不适用于某些临床情况。造血系统的寡克隆或者偏移异常的诊断需要应用多种其他克隆性研究实验。

X 染色体失活模式分析

X 染色体失活模式分析（XCIP）尤其适用于分析无疾病相关特异性克隆指标的情况[14]。XCIP 克隆性分析在大部分女性患者更有意义。目前已知的是，克隆/寡克隆 XCIP 并不能诊断恶性疾病，但是可以作为临床症状和实验室检查结果的补充。

XCIP 检测基于雌性哺乳动物细胞有一条 X 染色体处于失活状态[14]。这种失活是随机的，发生在胚胎形成期，并稳定遗传给所有子代细胞。这种失活的原理包括某一部分 DNA 的甲基化。肿瘤是单个恶变细胞的克隆性增殖形成，基于这一理论，XCIP 在受累肿瘤组织、尤其是血液中的检测值应该与正常组织不同。因此，X 染色体上基因多态性指标和活化/失活 X 染色体的差别是 XCIP 克隆性分析的基础。既然疾病特异性指标不是必须的，病理变化就可以通过预期模式推断出来。目前使用得最多的多态性指标包括人雄激素受体（HUMARA）、磷酸甘油酸激酶以及 FRM1 基因。HUMARA 的杂合率接近 90%。现代 XCIP 分析使用的是 PCR 技术。

HUMARA 检测时，DNA 被对甲基化敏感的限制性内切酶消化，然后扩增、电泳，并与未被消化的 DNA 电泳图相对比。HpaII 能消化未被甲基化的等位基因，以利于甲基化等位基因的扩增。

通过条带强度的对比可以推断出甲基化和非甲基化基因扩增片段的偏移程度。在其他常用检测中，通过 RNA 技术检测单个或短串联重复序列的多态性，可用于分析失活或活化 X 染色体的基因编码序列。使用 RT-PCR 后，进一步分析扩增片段的限制性片段长度多态性。XCIP 结果的解释必须结合 X 染色体的年龄相关偏移和非随机失活模式进行综合分析，在女性这些情况可能高达 25%。

T 细胞受体和免疫球蛋白重排分析

在 T 细胞和 B 细胞发育过程中，T 细胞的 α（A）、β（B）、δ（D）、γ（G）受体和免疫球蛋白重链（H）和轻链（L）的 VDJ 基因发生重排，为 T 细胞和 B 细胞的细胞识别提供了分子学基础[15-17]。免疫球蛋白（Ig）重链至少有 40 种功能性可变基因片段（VH），27 种多样性片段（DH），6 种交叉片段（JH）和 5 恒定基因片段（CH）。Igκ 基因复合体由 35 个 Vκ 片段，5 个 Jκ 片段和一个 Cκ 基因片段组成。Igλ 基因复合体由 30 个 Vλ 片段，4 个 Cλ 片段组成，每个片段前都加一个 Jλ 基因片段。

TCR 是包含 TCRα 和 β 或 TCRγ 和 δ 的同二聚体。和 Ig 基因相似，α 和 β 链是由包含 VDJ 片段的基因编码（65 个 VB 片段，7 个 JB 片段和 2 个 CB 片段，合成 β 链的 DB 前体，8 个 VD，3 个 DD 和 4 个 JD 基因片段，以及一个单独的 CD 区域）。TCRα 和 γ 链由 V 区域和 J 区域重组而形成的。TCRα 链基因复合体包含超过 50 个 VA，61 个 JA 和 1 个 CA 基因片段。TCRγ 基因复合体包含 6 个 VG 和 2 个 CG 片段，是由 2 个或 3 个 JG1 或 JG2 基因加工而来的。Ig 和 TCR 的重排无线性限制：B 细胞和 T 细胞可包含完整的或不完整的交叉重排，这一特质可以用来评估它们的克隆形成能力。克隆扩增会导致某一特定重排的 Ig 或 TCR 凝集比例过高，可以利用这一特性来诊断恶性 T 细胞或 B 细胞疾病。

免疫球蛋白和 TCR 连接区聚合酶链反应

Ig 和 TCR 基因片段的 PCR 分析是以对二者连接区的选择性扩增为基础的。只有当 Ig 或者 TCR 的基因重排后成为连续基因才能进行扩增，因为未进行重排的基因片段结构相距太远[18]，作为目的基因对于 PCR 来说太大，因而不能直接用于 PCR 扩增。与 Southern 印记杂交比起来，PCR 依赖于特定片段的组合和连接多样性。PCR 适用于血液和组织样本，包括淋巴组织和皮肤（尤其适用于诊断侵犯皮肤的 T 淋巴瘤）。一系列涵盖全部 V 区基因范围的 JB 引物被用于 IgH 或 TCR 的多元扩增。对于 B 细胞群来说，IgH（免疫球蛋白重链）重排的分析最有意义，因为 IgH 位点最先重排；通常可以研究完整的的 VH-JH 重排。然而，由于体细胞内 IgV（免疫球蛋白可变区）区的高频突变妨碍了退火和扩增，分析 DH_JH 的不完整重排对于鉴定一些局部重排的不成熟 B 细胞可能也有用。此外，全面的 Ig 克隆评估可能也包括对 Ig 轻链的分析，尤其是 κ 链基因。正如上文中所讨论到的，因为 Ig 轻链分次重排，所有的 Igλ 阳性的成熟 B 细胞都有一条表达或不表达的 Igκ 重排基因（一般来说包括 *kde* 基因）。对 IgL（免疫球蛋白轻链）基因仍需进行进一步分析，以增强克隆评估的敏感度。

TCRγ 基因的 PCR 分析已经成为 T 细胞克隆检测的经典范例，γ 链的重排出现早，并且在 α/βT 细胞和 γ/δT 细胞以及一些 B 细胞中都存在，这是进行研究的主要优势，此外，针对该基因的引物种类数量较少，连接的多样性比其他 TCR 基因少。β 基因重排对于检测 α/β 克隆是一项非常有力的工具。即使考虑到丰富的组合多样性，利用适当的引物进行相对有限的反应也可以获取几乎所有基因类型的扩增。为了提高方法的敏感度，对完整的 VB-JB 和不完整的 DB-JB 重排都可能需要进行研究；虽然对 PCR 的产物可能需要进行很复杂的分析（见下文），β 基因丰富的连接多样性还是赋予了 βTCR 克隆的高敏感度。δ 基因的分析相对简单，能为不成熟的 T 细胞和 γ/δT 细胞的分析提供参考，但往往对 α/βT 细胞的分析意义不大。相比而言，α 基因分析并不是很有价值，因为其基因片段极度复杂，且伴随 β 基因重排。

目前对 PCR 克隆产物有两种检测方法：异源双链电泳和基因扫

描，利用 DNA 不同的生物学性质，两种方法都能检测到 PCR 扩增产物的微小差别，鉴定相同的产物[19]。

重排后的 TCR 和 Ig 基因分型取决于基因片段的扩增产物，扩增用荧光染料标记引物并用毛细管凝胶电泳检测被标记的产物，绝大多数以毛细管凝胶电泳为原理的自动基因测序装置都可以用于实现这项技术，这就使得分辨以多以 3bp 为长度变化单位的 PCR 产物成为可能[20]。一般情况下，PCR 扩增的产物是多克隆的，分别在毛细管凝胶电泳中呈现出许多明显不同的峰。IgH 和 TCRβ 基因由于存在高频的框内 V-J 重排，结果显示很明显；而至于其他位于两者之间的基因，由于存在框外重排（不表达）或不完全重排，结果显示不明显。如果存在单克隆群体，则会显示与免疫显性克隆相符的单一峰。一种同样有用的技术也可用于鉴定 Ig 重排。混合细胞群中恶性（克隆）细胞基因分型的敏感性大概为 5%。在异源双链分析中经常检测到双等位基因重排。

正如上文所讲到的，Ig 和 TCR 克隆的评估可以不受假定克隆群体的谱系限制。然而，在三联体经典基因扫描模式中，波峰间隙局限于功能性框内重排片段。这种情况下，表达性的重排也可以通过以 RNA 为原料的 RT-PCR 来获得。

可以测序连接 CDR3 的重排显性片段，并将之用于 PCR 引物的设计，只扩增恶性克隆片段。通过采用巢式 PCR、V 和 J 引物的方法，使用克隆型特异性引物（如内部 J 引物）的 PCR 还可以进一步扩增。这样的方法可以提高检测的灵敏度和特异性。

TCR 和免疫球蛋白重排分析的应用包括对血液、骨髓、淋巴结以及皮肤损伤中 B 和 T 细胞克隆的判定，用于诊断 T-ALL、B-ALL、骨髓瘤、淋巴瘤、大颗粒淋巴细胞（LGL）白血病和慢性淋巴细胞白血病。在 CLL 中，球蛋白重排分析是一个重要的预后指标（见第 14 章）。对克隆性 IgH 测序可能会揭示与胚系 IgV 基因结构的同源性。抗原的诱导引发常会导致体细胞 IgV 基因的高频突变，因此，IgV 的突变状态，结合相应的临床表现，可用于辨别 CLL 的生发中心前后的区别。

感染性血液病的分子诊断

分子学技术是血清方法和组化方法在微生物学中越来越重要的一项补充[21]，对病原病毒核苷酸精确的检测、定位、定量可以更好地区分个体疾病的存在，并且常常用于决定治疗方案。比如说，EBV 增殖状态的探测对于早期诊断和治疗移植后淋巴增生性疾病非常重要。对于 DNA 病毒，以疱疹病毒为例，RT-PCR 测得 mRNA 转录即可诊断活动性感染，而 PCR 可在疾病潜伏期即可测得 DNA 阳性。分子技术最常用于诊断 EBV、CMV、HHV-6，也用于诊断反转录病毒，比如HTLV-1（表 29.3）[22-23]。

EB 病毒

PCR 和 FISH 都可以检测到淋巴组织肿瘤中的 EB 病毒（表29.3）。与 EB 病毒互补的 FISH 探针可以检测到恶性细胞中的病毒。由于 DNA PCR 敏感性高但却不能定量，而且存在病毒潜伏感染的可能，因此 PCR 出现阳性结果不能说明病毒活动。相对而言，光循环PCR 试验可以提供高度精确的拷贝数，但其敏感性较低，用于此试验的有 Taqman 探针（单链 DNA 探针经 Taq 多聚酶降解时会发光）和beacon 探针（与扩增产物内部片段杂交后出现构象变化会引起 DNA探针发光）如上述所说，Taqman 探针用于检测易位，其敏感度可低至每（1 ～ 2）× 10^5 细胞只能检测到 1 个病毒拷贝[24]。病毒总是存在于细胞中，而用于检测的 DNA 源于血液中的白细胞。

最常见的检测恶性细胞中病毒的试验方法是用 FISH 探针检测EBV 编码的 RNA。这种方法的敏感性与 EBV RNA 的高转录以及能够探测潜伏状态下的 EBV 基因组有关（EBER 的转录独立于宿主细胞的自身细胞周期）。

巨细胞病毒

分子学方法在巨细胞病毒病的诊断具有广泛的应用，并与传统的以培养和组织化学为基础的技术相竞争。DNA PCR 可用于检测 CMV

表 29.3 血液恶性肿瘤中的病毒

疾病	病原
弥漫大 B 细胞淋巴瘤	免疫缺陷患者中频繁出现 EBV，SV40 也有可能
浆母 B 细胞淋巴瘤	EBV
原发性渗出性淋巴瘤	HHV-8
弥漫性 T 细胞淋巴瘤的	EBV（频繁出现）
Burkitt 淋巴瘤	EBV
淋巴瘤样肉芽肿	EBV（偶尔出现）
侵袭性 NK 细胞白血病	EBV（恒定）
结外 NK/ T 细胞淋巴瘤	EBV（偶尔出现）
血管免疫母 T 细胞淋巴瘤	EBV（偶尔出现）
淋巴浆细胞性淋巴瘤	HCV
霍奇金淋巴瘤	EBV（某些种类）
移植后淋巴增殖性疾病	EBV（90%）
原发性中枢神经系统淋巴瘤	EBV（100%）
滤泡树突状肉瘤	EBV（偶尔出现）
成人 T 细胞白血病	HTLV-1

CNS，中枢神经系统；EBV，EB 病毒；HCV，丙型肝炎病毒；HHV-8，人类疱疹病毒 8；HTLV-1，人 T 细胞白血病病毒 1；NK，自然杀伤细胞；SV40，猴病毒 40

的基因组，但由于其高灵敏度，个体血清出现阳性结果不能提供明确的诊断信息。CMV 是严格的胞内病毒，定量 PCR 的 DNA 来源于血液中的白细胞。利用光循环仪技术的定量 PCR 是检测的 CMV 病毒血症和滴度的常规方法，可以用 Beacon 或 Taqman 探针（对于 EBV 而言）实现。利用阳性对照校准的标准曲线，可以对病毒基因组拷贝的数量进行精确的计算[25]。CMV 可测定的浓度范围在（$1 \sim 5$）$\times 10^5$ 拷贝 / 毫升，与抗原血症测得 2×10^5 白细胞的结果相符。

细小病毒 B19

血清学方法只有在少数情况下能提供有效信息。与巨细胞病毒相似，B19 PCR 可以出现很高的阳性率但不能说明临床相关的病毒血症。

由于活动性感染期间病毒粒子有极高的拷贝数，血清中的 B19 可以用 DNA 杂交的方法进行检测、定量，无需扩增。斑点杂交是定量测定最合适的方法，将含有一定 B19 基因组拷贝数的阳性血清连续稀释后进行测定，病毒滴度可以通过与稀释标准比对来确定 [21]。

其他病毒

理论上，任何已知核苷酸序列的病毒都可以使用 PCR 进行检测。在一些临床的情况下，病毒检测阳性可能具有诊断意义（表29.3）。例如，原发性渗出性淋巴瘤中可能找到疱疹病毒 -6；腺病毒（11 型）和多瘤病毒（BK、JC）DNA 的存在可能对诊断骨髓移植后的出血性膀胱炎有帮助。

捐赠者 / 接受者嵌合的分子检测

异源干细胞移植后再生血细胞的供 - 受嵌合的测定已成为一项有临床提示意义的标准实验室检测。对此已有几种技术被开发，包括 STR 分析、RFLP 或 FISH 检测 X 或 Y 染色体。用各种不同细胞类型进行分析可以检测各个不同的造血谱系的嵌合情况。

基于多聚合酶链反应的短串联重复序列分析

许多人类基因位点的短串联重复序列在拷贝数上有很大的变异，它们的长度是遗传而来的，但个体之间的模式可能有差异，因此形成了高度多态性的微卫星 STRs [26-29]。这样的位点包括 FGA、VWA、TH01、F13A1 和 D21S11。应用多个引物对可以同时扩增多个基因位点的 STR，从而显示双等位基因插入 / 缺失多态性，这些基因拷贝数的差异可以用于法医鉴定和亲子鉴定。

对于骨髓移植来说，可以对供体和受体的数个基因位点的 STR 进行扩增，可以从中选择最有信息价值的基因位点，最大程度分辨供受者之间的拷贝数的差异。移植后，血液采样，提取 DNA，然后扩增有价值的 STR，凝胶电泳，检测供体和（或）受体的条带。如果用荧光染料标记引物，PCR 扩增产物可以用毛细管凝胶电泳的方法对其大小进行精确的区分，从而进行基因分型。

测量信号峰下面积，然后用供体峰下面积除以受体和供体的峰下面积之和计算供体嵌合的百分比，如此计算多个有参考价值的基因位点的嵌合率，再取平均值。这种 STR 分析的敏感性很高，仅需要 5% 的供体 / 受体细胞即可对所有位点检测，大约 1% 的供体 / 受体细胞即可对选定基因位点的全部人群进行检测。将这种方法与细胞分离技术相结合，可以探测淋巴系或髓系细胞嵌合的情况，将为非清髓性移植的适应证决定条件提供有效信息。

通过实时（定量）聚合酶链反应进行短串联重复分析

实时 PCR 的 STR 分析是一种更灵敏且能高度定量的方法[30-32]，选用两个引物对，每个引物对分别针对特定的供体和受体的 STR 等位基因。适用于这种分析的 STR 拥有双等位基因多态性，两个等位基因都有至少两个连续碱基的变化，拥有高杂合性。该方法的灵敏度可低至 0.1%，但仍需要大量选择标记的引物和探针用于鉴定最有意义的位点。

限制性片段长度多态性分析

人类基因组中许多基因位点都有显著的等位基因多态性，从而造成了限制性核酸内切酶位点的差异。用限制性内切酶消化 DNA 后将产物电泳，如果供者和受者在某些基因座的等位基因有差异的话，用针对多态位点的标记 DNA 探针进行 southern 印迹杂交时，会产生供体和受体特异性条带。

性染色体的荧光原位杂交分析

X 和 Y 染色体的着丝粒探针可用来检测和定量供体和受体细胞。该法只适用于异性间移植。

分子学人类白细胞抗原分型

传统的血清学检测正日益被分子学检测取代，因为后者对 HLA

等位基因和多态性的分辨率更高、更精确[33-34]。对 HLA 基因座的分子分析导致大量新的等位基因被发现，越来越多的多态性仍在被挖掘。基于 PCR 的方法和引物已被开发用于中等分辨率（IR）水平和高分辨率（HR）水平分型。许多机构仍用血清学方法进行 I 类和 II 类等位基因的检测，但在其他一些地方，II 类等位基因的检测中血清学方法已经被废弃[35]。但血清学方法仍能起到一些作用，尤其是对分子学方法确认 0 等位基因后的补充确认。

基于聚合酶链反应的人类白细胞抗原检测

现在的 HLA 检测技术以两种方法为主：SSP 和 SSOP。等位基因或群体水平的分型通常使用 SSP。群体和基因组特异性引物可以在检测的第一阶段使用，然后再用等位基因特异性引物进行检测。用于中等和高等分辨率分型的标准化引物已经被开发[36]。然而，直接测序技术将有可能主导 HLA 检测的未来。

SSOP 试验可以用来鉴定个体等位基因或 SNPs。一般来说，SSOP 通过使用全部多态性位点的外显子 2、3 的通用核酸序列的匹配探针，即可对扩增子与探针的差异性杂合程度进行分析。对此已经有标准化探针被研发出来。SSOP 杂交可以进行几种改进，其中包括的基于膜和基于磁珠的荧光技术。对于流式细胞术的方法，比如使用点阵仪技术，PCR 扩增是在荧光标记的引物对存在的情况下进行。探针被固定到聚苯乙烯磁珠中，磁珠用荧光染料标记，流式细胞技术可以根据它们的橙红色荧光以及扩增子的补偿荧光的发光特点将其区分开来。磁珠携带的探针若与扩增子结合会发出特殊的双荧光，由此即可检测出特定的等位基因。这种试验方法可以同时多元进行以广泛筛选多个等位基因。这种试验方法可以同时多元进行以广泛筛选多个等位基因。

针对多态性设计一系列的引物，也可以用来探测个体 HLA 等位基因中的 SNPs，这种方法也被称为单核苷酸延伸，和 SSOP 一样，也可以多元进行。

最后，为了实现对以前未知的或新的多态性最大分辨率的检测，可以对 HLA 基因的独特区域进行 PCR 扩增和直接测序。

参考文献

1. Lillicrap D. Molecular diagnosis of inherited bleeding disorders and thrombophilia. *Semin Hematol.* 1999;36:340-351.
2. Arcasoy MO, Gallagher PG. Molecular diagnosis of hemoglobinopathies and other red blood cell disorders. *Semin Hematol.* 1999;36:328-339.
3. Old JM. Screening and genetic diagnosis of haemoglobin disorders. *Blood Rev.* 2003;17:43-53.
4. Spowart G. Mitotic metaphase chromosome preparation from peripheral blood for high resolution. In: Gosden JR, ed. *Methods in Molecular Biology Chromosome Analysis Protocols.* Vol 29. Totowa, NJ: Humana Press; 1994:1-10.
5. Hokland P, Pallisgaard N. Integration of molecular methods for detection of balanced translocations in the diagnosis and follow-up of patients with leukemia. *Semin Hematol.* 2000;37:358-367.
6. Rowley JD. Cytogenetic analysis in leukemia and lymphoma: an introduction. *Semin Hematol.* 2000;37:315-319.
7. Bernard OA, Berger R. Location and function of critical genes in leukemogenesis inferred from cytogenetic abnormalities in hematologic malignancies. *Semin Hematol.* 2000;37:412-419.
8. Ferrando AA, Look AT. Clinical implications of recurring chromosomal and associated molecular abnormalities in acute lymphoblastic leukemia. *Semin Hematol.* 2000;37:381-395.
9. Gozzetti A, Le Beau MM. Fluorescence in situ hybridization: uses and limitations. *Semin Hematol.* 2000;37:320-333.
10. Kirsch IR, Reid T. Integration of cytogenetic data with genome maps and available probes: present status and future promise. *Semin Hematol.* 2000;37:420-428.
11. Schrock E, Padilla-Nash H. Spectral karyotyping and multicolor fluorescence in situ hybridization reveal new tumor-specific chromosomal aberrations. *Semin Hematol.* 2000;37:334-347.
12. Lichter P, Joos S, Bentz M, Lampel S. Comparative genomic hybridization: uses and limitations. *Semin Hematol.* 2000;37:348-357.
13. Murphy KM, Levis M, Hafez MJ, et al. Detection of FLT3 internal tandem duplication and D835 mutations by a multiplex polymerase chain reaction and capillary electrophoresis assay. *J Mol Diagn.* 2003;5:96-102.
14. Gale RE. Evaluation of clonality in myeloid stem-cell disorders. *Semin Hematol.* 1999;36:361-372.
15. Arstila TP, Casrouge A, Baron V, et al. Diversity of human alpha beta T cell receptors. *Science.* 2000;288:1135.
16. Macintyre EA, Delabesse E. Molecular approaches to the diagnosis and evaluation of lymphoid malignancies. *Semin Hematol.* 1999;36:373-389.
17. Butler JE. Immunoglobulin gene organization and the mechanism of repertoire development. *Scand J Immunol.* 1997;45:455-462.
18. Beishuizen A, Verhoeven MA, Mol EJ, et al. Detection of immunoglobulin kappa light-chain gene rearrangement patterns by Southern blot analysis. *Leukemia.* 1994;8:2228-2236.
19. Langerak AW, Szczepanski T, Van Der BM, et al. Heteroduplex PCR analysis of rearranged T cell receptor genes for clonality assessment in suspect T cell proliferations. *Leukemia.* 1997;11:2192-2199.
20. Plasilova M, Risitano A, Maciejewski JP. Application of the molecular analysis of the T cell receptor repertoire in the study of immune-mediated hematologic disease. *Hematol J.* 2003;8:173-181.
21. Brown KE. Molecular diagnosis of viral disease in hematology patients. *Semin Hematol.* 1999;36:352-360.
22. Precursor B-cell and T-cell neoplasms. In: Jaffe ES, Harris NL, Stein H, et al., eds. *World Health Organization Classification of Tumours. Pathology and Genetics of Tumours of Haematopoietic and Lymphoid Tissues.* Lyon: IARC Press; 2001:109-117.
23. Mature B-cell neoplasms. In: Jaffe ES, Harris NL, Stein H, et al., eds. *World Health Organization Classification of Tumours. Pathology and Genetics of Tumours of Haematopoietic and Lymphoid Tissue.* Lyon: IARCPress; 2001:119-187.
24. Jebbink J, Bai X, Rogers BB, et al. Development of real-time PCR assays for the quantitative detection of Epstein-Barr virus and cytomegalovirus, comparison of TaqMan probes, and molecular beacons. *J Mol Diagn.* 2003;5:15-20.
25. Li H, Dummer JS, Estes WR, et al. Measurement of human cytomegalovirus loads by quantitative real-time PCR for monitoring clinical intervention in transplant recipients. *J Clin Microbiol.* 2003;41:187-191.
26. Brouha PC, Ildstad ST. Mixed allogeneic chimerism. Past, present, and prospects for the future. *Transplantation.* 2001;72:S36-S42.
27. Kreyenberg H, Holle W, Mohrle S, et al. Quantitative analysis of chimerism after allogeneic stem cell transplantation by PCR amplification of microsatellite markers and capillary electrophoresis with fluorescence detection: the Tuebingen experience. *Leukemia.* 2003;17:237-240.
28. Leclair B, Fregeau CJ, Aye MT, et al. DNA typing for bone marrow engraftment follow-up after allogeneic transplant: a comparative study of current technologies. *Bone Marrow Transplant.* 1995;16:43-55.
29. Monaco AP. Chimerism in organ transplantation: conflicting experiments and clinical observations. *Transplantation.* 2003;75:13S-16S.
30. Fernandez-Aviles F, Urbano-Ispizua A, Aymerich M, et al. Serial quantification of lymphoid and myeloid mixed chimerism using multiplex PCR amplification of short tandem repeat-markers predicts graft rejection and relapse, respectively, after allogeneic transplantation of CD34+ selected cells from peripheral blood. *Leukemia.* 2003;17:613-620.
31. Nuckols JD, Rasheed BK, McGlennen RC, et al. Evaluation of an automated technique for assessment of marrow engraft-

ment after allogeneic bone marrow transplantation using a commercially available kit. *Am J Clin Pathol.* 2000;113: 135-140.

32. Alizadeh M, Bernard M, Danic B, et al. Quantitative assessment of hematopoietic chimerism after bone marrow transplantation by real-time quantitative polymerase chain reaction. *Blood.* 2002;99:4618-4625.

33. Klein J, Sato A. The HLA system. First of two parts. *N Engl J Med.* 2000;343:702-709.

34. Klein J, Sato A. The HLA system. Second of two parts. *N Engl J Med.* 2000;343:782-786.

35. Cao K, Chopek M, Fernandez-Vina MA. High and intermediate resolution DNA typing systems for class I HLA-A, B, C genes by hybridization with sequence-specific oligonucleotide probes (SSOP). *Rev Immunogenet.* 1999;1:177-208.

36. Tiu R, Gondek L, O'Keefe C, Maciejewski JP. Clonality of the stem cell compartment during evolution of myelodysplastic syndromes and other bone marrow failure syndromes. *Leukemia.* 2007;21:1648-1657.

30

功能基因组学的解释

Adrian Wiestner 和 Louis M. Staudt

樊建玲 译 侯 健 审校

  "先天抑或后天"模式对于决定遗传特性均非常重要，就单个细胞或组织的基因的表达来说，这两者是对立统一的。细胞的属性由基因决定，根据细胞对环境的反应的需要，基因被转录成核糖核酸（RNA），但不是所有的基因都在所有细胞中无时无刻地表达。也就是说，"转录基因组"或者基因是在一个特定的细胞在特定的时间表达的基因组中的一小部分基因。转录基因组将细胞的属性、功能、调控肿瘤信号途径的活性以及对外部环境的反应整合在一起。在血液系统恶性肿瘤中，转录基因组的定量分析有助于细化疾病的分类及更好地判断预后。此外，通过转录基因组的分析有助于揭示不同癌基因的信号途径及其重要性，并可进一步通过短链互补的 RNAs 下调基因表达的靶基因干扰实验进行证实。在某些情况下，这些方法有助发现癌基因突变，从而有助于将研究样本的"结构"遗传信息和"功能"基因组特征联系起来。近年来，随着全基因组测序技术在肿瘤中广泛应用，科学家们已经描绘出全面的关于肿瘤的基因突变图谱。功能基因组学将有可能继续成为肿瘤生物学领域中研究突变基因功能的强大工具。

  在这里我们集中讨论功能基因组学方法的一般概念，并主要以淋巴系统恶性肿瘤的研究为例来阐明其应用。

基因表达谱捕获转录信息

目前可用于捕获单细胞基因表达信息的 2 个主要技术是 DNA 芯片和 RNA 测序。DNA 芯片由固相载体组成，载体上连接有检测特定 RNA 的探针。每个芯片由数千个探针组成，每个探针与特定 RNA 杂交。芯片技术通常将寡核苷酸探针连接到一个固相载体上。Affymetrix 基因芯片® 是商品化的寡核苷酸芯片，根据特定的芯片类型可以对 47 000 个转录因子的表达进行定量（人类基因组 U133 Plus 2.0）。新的测序技术可以确定样本中的所有 RNA 序列。这项技术除得到实际序列信息外，还能对样本中特定 RNA 的相对丰度进行定量检测。

基因表达特征在分子诊断、结果预测和肿瘤靶向治疗中的应用

芯片检测通常每个样本会产生几千个数据点，使研究者和统计学家等淹没在大量数据中，因此用肉眼进行数据分析几乎是不可能的。目前许多技术有助于芯片数据的分析 [1-4]。在所谓的非监督分析中，用统计学的方法使共享基因的表达可视化，并鉴定样本的不同组别。这种方法不依赖外部数据。"监督"学习方法不是依靠统计检验来判断基因表达特征与已知的生物或临床特征的关系。

非监督分析：层次聚类的模式发现

一种常用的非监督策略称为层次聚类 [1]。该分析方法能明确所有样本中类似表达模式的基因。例如，层次聚类能将在一组样本中高表达而在另一组样本中低表达的基因组成一个基因组。具有相同的细胞功能的基因通常协同表达，从而在特定生物学过程中的形成不同"基因表达特征"[5]。基因表达特征有助于捕获生物学特性，包括细胞类型、分化状态、细胞功能和激活的信号通路，从而为研究芯片数据的复杂性可能与研究样本的生物学有关提供了一个框架。层次聚类

是发现协同表达基因模式的有价值工具。该分析方法的强大功能在于通过一组有着相同进程的基因而不是孤立的基因来鉴别不同的生物学功能。例如，为了增殖，细胞同时表达涉及细胞周期、复制和代谢的数百个基因，这在层次聚类中可视为一个增殖特征。在基因表达研究中每个样本都用到一组芯片。缺乏重复性是这些数据逊色的原因。然而，基于特征的分析策略本质上是通过大量的比技术重复更有价值的生物学重复。

层次聚类不仅可以发现样本中协同表达的基因，也可以发现具有相同基因表达模式的一组样本。因此，层次聚类可以分析肿瘤样本的异质性，而这对于临床可能非常重要[6-8]。所以，层次聚类是非常有用的"问题驱动"而不是"假设驱动"的分析数据集工具，可以发现意想不到的关联。

通过实验定义的基因表达特征经分类后可用于统计分析[3,5,9]。以特征为基础的分析可以提供肿瘤类型的分子分类方法、建立预后评价体系、通过对特定药物的敏感性鉴定肿瘤亚型、建立最佳的药物组合，以及便于探索新的通路抑制剂。目前已经证实的有效方法是基因富集分析（GSEA）和联系图。GSEA 对一系列基因中含特定功能特征的可能性提供统计方法[4]。这种方法能检测不同肿瘤类型的基因表达差异是否由于例如 NF-κB 信号通路的激活程度存在差异；类似的，一个药物的疗效可能与不同的信号途径激活有关。将这些肿瘤和药物的特征联系起来就形成了联系图[3]。基因表达谱本质上是将肿瘤生物学特征和肿瘤药物作用机制匹配起来。该方法有助于药物研发以及通过识别哪一类患者可能会从干预中获益来指导临床抗肿瘤治疗。

监督分析：构建诊断、预后、治疗反应的分子预测

"监督"分析方法是用生物或临床数据来寻找对诊断或预后判断最有价值的基因表达差异。例如，为得出生存相关的一个预测分子，可以使用 Cox 比例风险方法确定与特定的预后相关的基因表达特征。初步分析可能会随样本大小和阈值选择的不同产生几百个基因，再用层次聚类的方法对数据进行组织，鉴定出与生存有关的生物过程的特定基因表达特征。用分子预测因子代表基因表达特征，而最佳基因数

随疾病和分析技术的不同而有所变化。在弥漫大 B 细胞淋巴瘤的大宗研究中发现 17 个与分化、肿瘤增殖、肿瘤 - 宿主相互作用相关的几个基因特征一起形成了最佳的预后评分系统[10]。而在慢性淋巴细胞白血病（CLL）中，则仅单个基因，ZAP-70，就是生物学和预后不同的亚型之间差异表达最大的基因[11]。

基因表达分析的挑战

一种方法产生的涉及数百个标本中的成千上万基因的定量数据阻碍了统计的应用，这并不奇怪。我们主要专注的三个方面在近期的一篇综述进行了更详细的讨论[12]。

数据重现性：训练集和验证集的价值

来自基因表达研究的大量数据增加了寻找临床变量和基因表达之间关联性的可能性，增加了从一个数据集推导出的模型可能在一个独立的数据集中无法重现的可能性。一种防止过拟合问题的方法是在一项研究中将病例随机分配成两个独立的集。"训练集"用来推导模型，而"验证集"是用来检测模型的一般适用性。

多重校正：伪发现的概念

为分析基因表达数据，必须对传统的概率检测进行修正，才能在盘大的数据集上进行的无数次的检测。由于 P 值是用来检验不同的假设，因此多重检验校正可以避免大量的假阳性估计。错误发现率（FDR）可以预测表面上显著差异的一组变量中假阳性发现的可能的数量。FDR 的计算是在给定的 P 值中预期机会发现的个数除以该有意义的阈值中的观察的个数。

不同基因表达研究中的真实和表面的差异

由美国食品与药物管理局资助的涉及不同实验室和不同芯片平台的一项质量控制研究发现，芯片测量具有卓越的重现性。原则上，在建立可靠方法时，不同报告研究中的表面和真实的差异可以有许多原因，包括探针的错误注释，斑点阵列特征缺乏特异性，杂交和信号检测的技术差异以及看似产生差异基因列表的不同分析策略[13]。使用不同的平台可能仅仅使基因列表部分重叠，却不能捕捉相同的生物学特征，因为鉴定一个独特的诊断整体或细胞进程的基因表达特征可能由几百基因组成，然而在不同的平台上，不是所有的基因都具有同样的代表性和同样好的检测结果。因此，这些基因的排列顺序在不同的研究中有很大的不同。对一组差异表达基因进行比较时，包括排名前列的基因在内可能都需要检测通用性[14]。随着技术平台的不断规范化和更强大的分析运算方法，芯片研究的重现性可能已经超过了免疫组化或流式细胞仪的方法。

用短链互补 RNA 进行基因干扰研究确定肿瘤生物学的必要途径

研究发现短链（20 ～ 30 bp 之间）RNA 可以调节的 mRNA 稳定性和翻译 mRNA，因此被改造成一个强大的工具用来筛选肿瘤生物学上所必需的基因[15]。将短链 RNA 导入细胞中能有效地"敲低"靶基

表 30.1   用短链互补 RNA 进行基因干扰研究

肿瘤类型	主要发现和结论	参考文献
DLBCL	描述了用 RNA 干扰的方法进行全基因组功能丧失筛选的应用。发现 ABC-DLBCL 的 NF-κB 标签特征以及肿瘤细胞的存活依赖 NF-κB 通路的接头分子 CARD11	15
DLBCL	发现 B 细胞受体信号通路的组成部分对于 ABC-DLBCL 亚群的增殖和存活具有重要作用。描述 CD79B 的激活突变	16
DLBCL	发现 MyD88 对于 ABC-DLBCL 增殖生存的重要作用以及描述一些类型的淋巴瘤的激活突变	17
MM	证明 NF-κB 通路对于 MM 发病机制的重要性以及遗传异常激活途径的特征	18
MM	确定 IRF4 是 MM 发病机制的主要和必要的"枢纽"	19

ABC-DLBCL，活化 B 细胞样 DLBCL；DLBCL，弥漫大 B 细胞淋巴瘤；MM，多发性骨髓瘤；NF-κB，核因子 κB

因的活性，从而可能可以评估一个基因对于被转染细胞的表型、增殖和存活的重要性。所用到的两种主要的方法：一是短链 RNA 体外合成和转染进入细胞；二是 RNA 被整合到一个病毒表达载体，然后转染细胞。后一种方法具有提供稳定表达短链 RNA 的优势，而转染的 RNA 分子通常仅在转染后的前 2 ~ 3 天有效。该方法可以量化，从而基本上可以对整个基因组进行功能测试。最近使用该方法的一些研究列于表 30.1。

基因表达谱的临床应用

基因表达谱是从研究检测到临床应用的快速转型阶段。表 30.2 总结了选择功能基因组学研究以及最近的一些综述，提供了更详细的讨论 [5,38-40]。表 30.3 列出了一些结合基因表达谱的前瞻性临床试验。由于可以获得组织标本，因此在许多恶性肿瘤中已经开展基因表达临床研究。许多开拓性的研究是回顾性的，往往基于病例资料，并且集中在诊断方面。

表 30.2　血液系统肿瘤中的选择功能基因组学研究

基因表达谱

诊断	主要发现和结论	参考文献
AML	根据基因表达特征确定 AML 亚组。基因表达谱分析预后改善信息	20，21
B-ALL	将 173 名白血病儿童的白血病细胞进行体外药敏试验并得出了以基因表达为基础的耐药性评分系统，用来预测两个独立群体的预后	22
B-ALL	在 360 例儿童 B-ALL 中，为每个细胞遗传学定义的预后亚组确定不同的 GESs，并衍生出一个预测分子能准确地将患者分到各自亚组。确定了一个新的不是以诊断细胞遗传学异常为特征的 B-ALL 亚组	23
BL	开发了基于基因表达的 BL 的分子诊断，可以将 BL 和 DLBCL 进行鉴别。具有分子标记的 BL 患者当接受强化疗方案时具有生存优势	24，25

续表

基因表达谱

诊断	主要发现和结论	参考文献
CLL	用免疫球蛋白基因型进行细分的 CLL 亚型具有共同的基因表达特征。与天然的、生发中心来源的或 $CD5^+B$ 细胞相比，正常记忆 B 细胞与 CLL B 细胞关系更大	26
CLL	尽管免疫球蛋白基因型细分的两个 CLL 亚群具有相同的基因表达标记特征，但仍有数百个基因，包括 ZAP-70，存在表达差异。ZAP-70 可作为预后标记	27，11
CLL	比较血液、骨髓、淋巴结中 CLL 细胞的基因表达差异。描述了 B 细胞受体和 NF-κB 在淋巴结中被激活	28
CLL	明确基因表达特征作为接受氟达拉滨治疗的 CLL 患者的药效学检测	29
DLBCL	在 DLBCL 中鉴定出分子和临床上不同的两种疾病亚型，在与 B 细胞分化不同阶段相关的基因存在表达差异：GCB-DLBCL 和 ABC-DLBCL，前者预后更好	6
DLBCL	以基因表达作为预后判断鉴定出 5 年生存率分别为 70% 和 20% 的两组亚群	10，30
FL	形成基于两种基因表达特征的生存预测分子，能捕获微环境的影响	31
MCL	描述了 MCL 的分子诊断，定义了 cyclin D1 阴性的 MCL 亚群。形成整合了致癌信号途径活性和预后的肿瘤增殖相关的基因表达评分系统	32
MCL	将基因表达分析用于硼替佐米治疗过程中的一系列肿瘤标本，发现蛋白酶体抑制剂作用下的细胞应激反应	33
MM	根据不同的基因缺失和不同的临床结局明确 MM 的亚型特征	34，8
MM	通过结合首次硼替佐米治疗后基因表达谱建立 MM 预后模型	35
PMBL	明确 PMBL 和霍奇金淋巴瘤之间的关系	36，37

ABC-DLBCL，活化 B 细胞样 DLBCL；AML，急性髓系白血病；B-ALL，急性 B 细胞淋巴细胞白血病；CLL，慢性淋巴细胞白血病；DLBCL，弥漫大 B 细胞淋巴瘤；FL，滤泡性淋巴瘤；GCB-DLBCL，生发中心 B 细胞样 DLBCL；GESs，基因表达标记；MCL，套细胞淋巴瘤；MM，多发性骨髓瘤；PMBL，原发纵隔 B 细胞淋巴瘤

表 30.3 结合基因表达谱选择前瞻性临床试验 *

DLBCL：比较 R-CHOP 与剂量调整的 EPOCH-R 的随机 III 期临床研究
（NCT00118209）

MCL：硼替佐米联合剂量调整的 EPOCH-R 的 II 期研究（NCT00131976）

CLL：PCI-32765 治疗有治疗指征并且 > 65 岁或存在 17p 缺失的 CLL/SLL 的
II 期研究（NCT01500733）

* 列在 http：//www.clinicaltrials.gov。
CLL，慢性淋巴细胞白血病；DLBCL，弥漫大 B 细胞淋巴瘤；EPOCH-R，依托泊苷、泼尼松、长春新碱、环磷酰胺、多柔比星和利妥昔单抗；MCL，套细胞淋巴瘤；SLL，小淋巴细胞淋巴瘤

最近，基因表达谱已被作为一种工具来捕捉肿瘤生物学动态变化。例如一项研究，分析了 CLL 细胞在血液、淋巴结或骨髓中的功能变化[28]。用基因表达谱分析接受治疗患者的连续的肿瘤样本，提供了全面的药效学评估，从而可以验证有无击中预定的靶标，并总结肿瘤细胞中随后（应激）反应的特点[29,33]。

参考文献

1. Eisen MB, Spellman PT, Brown PO, Botstein D. Cluster analysis and display of genome-wide expression patterns. *Proc Natl Acad Sci U S A*. 1998;95(25):14863-14868.
2. Golub TR, Slonim DK, Tamayo P, et al. Molecular classification of cancer: class discovery and class prediction by gene expression monitoring. *Science*. 1999;286(5439):531-537.
3. Lamb J, Crawford ED, Peck D, et al. The Connectivity Map: using gene-expression signatures to connect small molecules, genes, and disease. *Science*. 2006;313(5795):1929-1935.
4. Subramanian A, Tamayo P, Mootha VK, et al. Gene set enrichment analysis: a knowledge-based approach for interpreting genome-wide expression profiles. *Proc Natl Acad Sci U S A*. 2005;102(43):15545-15550.
5. Shaffer AL, Wright G, Yang L, et al. A library of gene expression signatures to illuminate normal and pathological lymphoid biology. *Immunol Rev*. 2006;210:67-85.
6. Alizadeh AA, Eisen MB, Davis RE, et al. Distinct types of diffuse large B-cell lymphoma identified by gene expression profiling. *Nature*. 2000;403:503-511.
7. Valk PJ, Delwel R, Lowenberg B. Gene expression profiling in acute myeloid leukemia. *Curr Opin Hematol*. 2005;12(1):76-81.
8. Zhan F, Huang Y, Colla S, et al. The molecular classification of multiple myeloma. *Blood*. 2006;108(6):2020-2028.
9. Nevins JR, Potti A. Mining gene expression profiles: expression signatures as cancer phenotypes. *Nat Rev Genet*. 2007;8(8):601-609.
10. Rosenwald A, Wright G, Chan WC, et al. The use of molecular profiling to predict survival after chemotherapy for diffuse large-B-cell lymphoma. *N Engl J Med*. 2002;346(25):1937-1947.
11. Wiestner A, Rosenwald A, Barry TS, et al. ZAP-70 expression identifies a chronic lymphocytic leukemia subtype with unmutated immunoglobulin genes, inferior clinical outcome, and distinct gene expression profile. *Blood*. 2003;101(12):4944-4951.
12. Tinker AV, Boussioutas A, Bowtell DD. The challenges of gene expression microarrays for the study of human cancer. *Cancer Cell*. 2006;9(5):333-339.
13. Sotiriou C, Piccart MJ. Taking gene-expression profiling to the clinic: when will molecular signatures become relevant to patient care? *Nat Rev Cancer*. 2007;7(7):545-553.

14. Wright G, Tan B, Rosenwald A, Hurt EH, Wiestner A, Staudt LM. A gene expression-based method to diagnose clinically distinct subgroups of diffuse large B cell lymphoma. *Proc Natl Acad Sci U S A.* 2003;100(17):9991-9996.
15. Ngo VN, Davis RE, Lamy L, et al. A loss-of-function RNA interference screen for molecular targets in cancer. *Nature.* 2006;441(7089):106-110.
16. Davis RE, Ngo VN, Lenz G, et al. Chronic active B-cell-receptor signalling in diffuse large B-cell lymphoma. *Nature.* 2010;463(7277):88-92.
17. Ngo VN, Young RM, Schmitz R, et al. Oncogenically active MYD88 mutations in human lymphoma. *Nature.* 2011;470(7332):115-119.
18. Annunziata CM, Davis RE, Demchenko Y, et al. Frequent engagement of the classical and alternative NF-kappa B pathways by diverse genetic abnormalities in multiple myeloma. *Cancer Cell.* 2007;12(2):115-130.
19. Shaffer AL, Emre NC, Lamy L, et al. IRF4 addiction in multiple myeloma. *Nature.* 2008;454(7201):226-231.
20. Valk PJ, Verhaak RG, Beijen MA, et al. Prognostically useful gene-expression profiles in acute myeloid leukemia. *N Engl J Med.* 2004;350(16):1617-1628.
21. Bullinger L, Dohner K, Bair E, et al. Use of gene-expression profiling to identify prognostic subclasses in adult acute myeloid leukemia. *N Engl J Med.* 2004;350(16):1605-1616.
22. Holleman A, Cheok MH, den Boer ML, et al. Gene-expression patterns in drug-resistant acute lymphoblastic leukemia cells and response to treatment. *N Engl J Med.* 2004;351(6):533-542.
23. Yeoh E-J, Ross ME, Shurtleff SA, et al. Classification, subtype discovery and prediction of outcome in pediatric acute lymphoblastic leukemia by gene expression profiling. *Cancer Cell.* 2002;1(2):133-143.
24. Dave SS, Fu K, Wright GW, et al. Molecular diagnosis of Burkitt's lymphoma. *N Engl J Med.* 2006;354(23):2431-2442.
25. Hummel M, Bentink S, Berger H, et al. A biologic definition of Burkitt's lymphoma from transcriptional and genomic profiling. *N Engl J Med.* 2006;354(23):2419-2430.
26. Klein U, Tu Y, Stolovitzky GA, et al. Gene expression profiling of B cell chronic lymphocytic leukemia reveals a homogeneous phenotype related to memory B cells. *J Exp Med.* 2001;194(11):1625-1638.
27. Rosenwald A, Alizadeh AA, Widhopf G, et al. Relation of gene expression phenotype to immunoglobulin mutation genotype in B cell chronic lymphocytic leukemia. *J Exp Med.* 2001;194(11):1639-1647.
28. Shipp MA, Ross KN, Tamayo P, et al. Diffuse large B-cell lymphoma outcome prediction by gene-expression profiling and supervised machine learning. *Nat Med.* 2002;8:68-74.
29. Dave SS, Wright G, Tan B, et al. Prediction of survival in follicular lymphoma based on molecular features of tumor-infiltrating immune cells. *N Engl J Med.* 2004;351(21):2159-2169.
30. Rosenwald A, Wright G, Wiestner A, et al. The proliferation gene expression signature is a quantitative integrator of oncogenic events that predicts survival in mantle cell lymphoma. *Cancer Cell.* 2003;3(2):185-197.
31. Shaughnessy JD Jr, Zhan F, Burington BE, et al. A validated gene expression model of high-risk multiple myeloma is defined by deregulated expression of genes mapping to chromosome 1. *Blood.* 2007;109(6):2276-2284.
32. Shaughnessy JD Jr, Qu P, Usmani S, et al. Pharmacogenomics of bortezomib test-dosing identifies hyperexpression of proteasome genes, especially PSMD4, as novel high-risk feature in myeloma treated with Total Therapy 3. *Blood.* 2011;118(13):3512-3524.
33. Rosenwald A, Wright G, Leroy K, et al. Molecular diagnosis of primary mediastinal B cell lymphoma identifies a clinically favorable subgroup of diffuse large B cell lymphoma related to Hodgkin lymphoma. *J Exp Med.* 2003;198(6):851-862.
34. Savage KJ, Monti S, Kutok JL, et al. The molecular signature of mediastinal large B-cell lymphoma differs from that of other diffuse large B-cell lymphomas and shares features with classical Hodgkin lymphoma. *Blood.* 2003;102(12):3871-3879.
35. Bullinger L. Gene expression profiling in acute myeloid leukemia. *Haematologica.* 2006;91(6):733-738.
36. Shaffer Iii AL, Young RM, Staudt LM. Pathogenesis of human B cell lymphomas. *Annu Rev Immunol.* 2012;30:565-610.
37. Johnson SK, Heuck CJ, Albino AP, et al. The use of molecular-based risk stratification and pharmacogenomics for outcome prediction and personalized therapeutic management of multiple myeloma. *Int J Hematol.* 2011;94(4):321-333.
38. Herishanu Y, Perez-Galan P, Liu D, et al. The lymph node microenvironment promotes B-cell receptor signaling, NF-kappaB activation, and tumor proliferation in chronic lymphocytic leukemia. *Blood.* 2011;117(2):563-574.
39. Rosenwald A, Chuang EY, Davis RE, et al. Fludarabine treatment of patients with chronic lymphocytic leukemia induces a p53-dependent gene expression response. *Blood.* 2004;104(5):1428-1434.
40. Weniger MA, Rizzatti EG, Perez-Galan P, et al. Treatment-induced oxidative stress and cellular antioxidant capacity determine response to bortezomib in mantle cell lymphoma. *Clin Cancer Res.* 2011;17(15):5101-5112.

附录

批准临床使用的细胞因子

吴　晓　译　陈文明　审校

促红细胞生成素（Epoietin Alfa，Procrit™，Epogen™）

Epoietin-α（EPO）的适应证

- 慢性肾衰竭（anemia of chronic renal failure，CRF）患者的贫血[透析（+）或透析（–）]。
- 应用齐多夫定治疗人类免疫缺陷病毒（HIV）感染患者所致的贫血。
- 化疗所致的贫血。
- 减少外科手术过程中的异体输血。

在成人 CRF 患者中，给予促红细胞生成素（erythropoietin，EPO）50 ～ 100 U/kg（3 次 / 周）能使红细胞比容维持在中高度水平。对于肾透析患者，建议应用静脉给药途径；静脉给药或者皮下给药可用于慢性肾衰竭但没有应用血液透析的患者。慢性肾衰竭患者应用 EPO 治疗血红蛋白高于目标水平，会增加患者心血管疾病发生风险。因此，EPO 的剂量应个体化，以达到和维持血红素水平在 10 ～ 12 g/dl，并且将对药物治疗敏感的患者（2 周血红蛋白水平增加 1 g/dl 以上）患心血管疾病的风险降至最低。应用齐多夫定治疗 HIV 感染且血清 EPO 水平＜ 500 mU/ml 的成人患者时，若其齐多夫定的使用剂量＜ 4200 mg/ 周，建议应用 EPO 的起始剂量为 100 U/kg，静脉或者皮下注射，每周 3 次，共维持 8 周。应用滴定法测量 EPO 水平时，应避免输血并且血红蛋白水平不应超过 12 g/dl。当患者体内

EPO 水平超过 500 mU/ml 时对外源 EPO 无反应。在接受化疗的癌症贫血患者中，推荐初始 EPO 剂量为 150 U/kg，皮下注射，每周 3 次，或者每周皮下注射 40000 U。若血红蛋白水平 > 10 g/dl，不需使用 EPO 治疗。血清 EPO 水平 > 200 mU/ml 的患者可能对 EPO 治疗无反应。最近一些临床研究显示，红细胞生成刺激因子（erythropoiesis-stimulatingagent，ESA）能缩短患者的总生存期和（或）增加肿瘤的进展或者乳腺癌、非小细胞肺癌、头颈、淋巴结、和宫颈癌的复发风险。因此，不推荐可治愈的骨髓抑制患者使用 EPO 治疗。为减少成人外科手术中的异体输血，可在手术前 10 天、手术当天、手术后 4 天，应用 EPO 300 IU/（kg·d）。另一个可选择方案是，在手术前 3 周，皮下注射 EPO 600 U/kg，每周一次，并在手术当天给予第 4 次注射。所有患者均应补充铁剂。术前血红蛋白值应在 10 ~ 13 g/dl。未接受预防性抗凝的手术患者，EPO 可增加深静脉血栓形成风险，在这种情况下应考虑预防深静脉血栓的抗凝治疗。

在应用 EPO 治疗前和治疗期间，应评估患者的储备铁。多数患者在应用 EPO 治疗过程中需要补充铁剂。EPO 治疗贫血期间血压可能升高，治疗前应控制高血压。此外，在使用 EPO 期间需定期监测血红蛋白水平。

过敏反应和抗体介导的纯红细胞再生障碍性贫血与 EPO 的使用有关。EPO 含有白蛋白，可能有病毒性疾病传播风险，但风险极低。

Darbepoietin-α（Aranesp™）

Darbepoietin-α 不同于重组人红细胞生成素 EPO，前者是通过唾液酸化糖含量增加分子量，延长其半衰期，增强其在体内的生物活性。

Darbepoietin-α 用于治疗慢性肾衰竭性贫血和骨髓恶性肿瘤化疗后的贫血。成人贫血伴有肾衰竭患者，推荐起始剂量为 0.45 μg/kg，静脉注射或皮下注射，每周一次。另外，对于未进行血液透析的患者，推荐起始剂量 0.75 μg/kg 可以调整为皮下注射，每 2 周一次。

Darbepoietin-α 与 CRF 患者心血管事件风险增加相关。目标血红蛋白为 14 g/dl 的患者，其心血管事件发生率高于目标血红蛋白为

10 g/dl 的患者。因此 CRF 患者目标血红蛋白应保持在 10 ~ 12 g/dl。非髓样癌接受化疗的患者，Darbepoietin-α 推荐剂量是 2.25 µg/kg，皮下注射，每周 1 次，或者 500 µg，皮下注射，每 3 周一次。当血红蛋白水平 > 10 g/dl 时，不接受治疗。Darbepoietin-α 对癌症患者的治疗目标是避免输血。

在应用 Darbepoietin-α 治疗贫血过程中，患者血压可能升高。所以在治疗前应控制血压。

癫痫发作和严重心血管事件在血红蛋白升高速度较快的患者中也有报道。如果 2 周内血红蛋白升高水平超过 1.0 g/dl，应降低 Darbepoietin-α 剂量。

临床研究显示，肿瘤患者（乳腺癌、非小细胞肺癌、头颈部肿瘤、淋巴癌和宫颈癌）使用 ESA 治疗可缩短生存期或者增加肿瘤进展的风险。因此，不推荐可治愈的骨髓抑制患者使用 Darbepoietin-α 治疗。

Darbepoietin-α 有两种辅料，即聚山梨酯 80 和白蛋白。白蛋白与病毒传播性疾病相关，但是风险极低。

甲氧基聚乙二醇重组人红细胞生成素 - β（Mircera™）

甲氧基聚乙二醇重组人红细胞生成素 -β 是一种连续促红细胞生成素受体激动剂，可以每月给药。它的半衰期可达 130 小时，具有低清除率以及独特的受体结合特性。

甲氧基聚乙二醇重组人红细胞生成素 -β 可用于慢性肾疾病贫血的治疗。未使用 ESA 治疗的患者，推荐起始剂量 0.6 µg/kg，每 2 周 1 次，静脉或皮下注射。

应用于 ESA 的所有注意事项也同样适用于甲氧基聚乙二醇重组人红细胞生成素 -β（纯红细胞再生障碍性贫血，心血管事件，高血压，对肿瘤生长的影响）。

粒细胞集落刺激因子（非格司亭，Neupogen™）

非格司亭调节骨髓内中性粒细胞生成与其功能。

粒细胞集落刺激因子的适应证

- 非髓系肿瘤患者经过化疗骨髓抑制所致的严重中性粒细胞减少与发热。
- 急性髓系白血病，诱导或巩固治疗之后。
- 骨髓恶性肿瘤患者化疗后骨髓移植。
- 动员外周血造血干细胞。
- 重度慢性中性粒细胞减少症。

粒细胞集落刺激因子（granulocyte colony-stimulating factor，G-CSF）可皮下注射或静脉注射；推荐剂量为每天 5 μg/kg。

用 G-CSF 治疗的患者可发生过敏反应、严重镰状细胞危象、骨痛、脾大和脾破裂。粒细胞集落刺激因子具有刺激髓系白血病细胞增殖的潜能。

聚乙二醇化粒细胞集落刺激因子（培非格司亭，NEULASTA™）

聚乙二醇化粒细胞刺激因子是由非格司亭 N 端共价结合 20 kDa 的聚乙二醇分子产生。聚乙二醇化粒细胞刺激分子大于肾清除率的阈值，因此可延长循环半衰期。

聚乙二醇粒细胞刺激因子可降低非髓系恶性肿瘤患者接受化疗后骨髓抑制引起的中性粒细胞减少所致的发热的风险。成人推荐剂量为 6 mg，皮下注射，每个化疗周期一次。

在应用聚乙二醇化粒细胞集落刺激因子的患者中可见脾破裂、成人呼吸窘迫综合征、过敏反应、严重的镰状细胞危象和髓系白血病细胞增殖，相关副反应与聚乙二醇化粒细胞刺激因子前体的化合物相关。

粒细胞巨噬细胞集落刺激因子（沙格司亭，LEUKINE™）

沙格司亭诱导中性粒细胞的剂量依赖性增加，对单核细胞和嗜酸性粒细胞的影响较小。当停止应用粒细胞巨噬细胞集落刺激因子（GM-CSF），3 ~ 5 天后白细胞计数可下降到治疗前水平。

粒细胞巨噬细胞集落刺激因子适应证

- 患者年龄超过 35 岁，已经过急性髓细胞白血病的诱导化疗。
- 动员外周血造血干细胞。
- 非霍奇金淋巴瘤、霍奇金淋巴瘤和急性淋巴细胞性白血病自体干细胞移植后骨髓重建。
- 异基因骨髓移植后的骨髓重建。
- 异体和自体骨髓移植植入失败或植入延迟。

GM-CSF 可用于皮下注射或静脉注射。通常推荐剂量为每天 $250 \mu g/m^2$。

GM-CSF 的使用可能与体液潴留、毛细血管渗漏综合征、胸腔和心包积液、肺循环中的粒细胞浸润、室上性心律失常以及肾、肝功能不全有关。GM-CSF 具有刺激髓系白血病细胞增殖的潜力。

白细胞介素 -11（奥普瑞白介素，Neumega ™）

白细胞介素 -11（IL-11）是一种血小板生长因子，能够刺激巨核细胞祖细胞的增殖和诱导巨核细胞成熟；此外，它还促进胃肠黏膜上皮细胞的完整性。

IL-11 刺激血小板的生成，并能在应用第 14 ～ 21 天产生剂量依赖性血小板峰值。

IL-11 可用于骨髓恶性肿瘤化疗后骨髓抑制期严重血小板减少症的预防。但不建议使用骨髓清髓化疗后的应用。

IL-11 的推荐剂量为 50 μg/kg，每天一次。应用 IL-11 可发生过敏性反应，如视乳头水肿、液体潴留、水肿、心律失常、胸腔积液和电解质紊乱。

罗米司亭（NPLATE ™）

罗米司亭是一种血小板生成素受体激动剂，适用于糖皮质激素、免疫抑制剂及脾切除治疗反应差的慢性免疫性血小板减少性紫癜患者。

罗米司亭的推荐初始剂量为每周一次 1 μg/kg，然后根据患者治疗反应调整每周剂量。建议使用最低剂量维持血小板计数＞ 50 000/μl 以降低出血风险。

罗米司亭与继发于网状纤维沉积的骨髓纤维化风险增加有关。